U0746346

人体解剖学与组织胚胎学

第2版

（供临床医学、预防医学、康复治疗技术等专业用）

主　编　韩中保　刘伏祥

副主编　胡华麟　张玫琦　刘宏伟　何世洪　张栋梁

编　者　（以姓氏笔画为序）

丁祥云（山东医学高等专科学校）

王丰刚（漯河医学高等专科学校）

刘伏祥（益阳医学高等专科学校）

刘宏伟（承德护理职业学院）

杨　青（遵义医药高等专科学校）

杨国仲（雅安职业技术学院）

何世洪（四川中医药高等专科学校）

张　华（山东医学高等专科学校）

张玫琦（长春医学高等专科学校）

张栋梁（江苏医药职业学院）

封美慧（山东药品食品职业学院）

赵　宏（益阳医学高等专科学校）

胡华麟（安庆医药高等专科学校）

接琳琳（山东中医药高等专科学校）

韩中保（江苏医药职业学院）

鲁　海（广东食品药品职业学院）

中国健康传媒集团

中国医药科技出版社

内 容 提 要

　　本教材是"全国高等职业院校临床医学专业第二轮教材"之一，系根据高等职业院校临床医学专业的教学大纲基本要求和课程特点编写而成。内容涵盖人体解剖学、组织学和胚胎学等内容。本教材坚持"三基、五性、三特定"，注重简明扼要，理解性强，理论联系实际，凸显实用性。本教材为书网融合教材，即纸质教材有机融合电子教材、教学配套资源（PPT、微课、视频、图片等）、题库系统、数字化教学服务（在线教学、在线作业、在线考试）。

　　本教材主要供全国高等职业院校临床医学、预防医学、康复治疗技术等专业教学使用，也可作为基层医务工作者、青年教师的参考用书。

图书在版编目（CIP）数据

人体解剖学与组织胚胎学/韩中保，刘伏祥主编．—2 版．—北京：中国医药科技出版社，2023.8（2024.9重印）
全国高等职业院校临床医学专业第二轮教材
ISBN 978－7－5214－3526－9

Ⅰ.①人…　Ⅱ.①韩…②刘…　Ⅲ.①人体解剖学－高等职业教育－教材②人体组织学－人体胚胎学－高等职业教育－教材　Ⅳ.①R32

中国国家版本馆 CIP 数据核字（2023）第 152114 号

美术编辑　陈君杞
版式设计　友全图文

出版　**中国健康传媒集团** | 中国医药科技出版社
地址　北京市海淀区文慧园北路甲 22 号
邮编　100082
电话　发行：010－62227427　邮购：010－62236938
网址　www.cmstp.com
规格　889mm×1194mm $^1/_{16}$
印张　22
字数　634 千字
初版　2018 年 8 月第 1 版
版次　2023 年 8 月第 2 版
印次　2024 年 9 月第 3 次印刷
印刷　北京侨友印刷有限公司
经销　全国各地新华书店
书号　ISBN 978－7－5214－3526－9
定价　**88.00 元**

获取新书信息、投稿、为图书纠错，请扫码联系我们。

出版说明

为贯彻落实《国家职业教育改革实施方案》《职业教育提质培优行动计划（2020—2023年）》《关于推动现代职业教育高质量发展的意见》等有关文件精神，不断推动职业教育教学改革，对标国家健康战略、对接医药市场需求、服务健康产业转型升级，支撑高质量现代职业教育体系发展的需要，中国医药科技出版社在教育部、国家药品监督管理局的领导下，在本套教材建设指导委员会主任委员厦门医学院王斌教授，以及长春医学高等专科学校、江苏医药职业学院、江苏护理职业学院、益阳医学高等专科学校、山东医学高等专科学校、遵义医学高等专科学校、长沙卫生职业学院、重庆医药高等专科学校、重庆三峡医药高等专科学校、漯河医学高等专科学校、辽宁医药职业学院、承德护理职业学院、楚雄医药高等专科学校等副主任委员单位的指导和顶层设计下，通过走访主要院校对2018年出版的"全国高职高专院校临床医学专业'十三五'规划教材"进行了广泛征求意见，有针对性地制定了第二版教材的出版方案，旨在赋予再版教材以下特点。

1. 强化课程思政，体现立德树人

坚决把立德树人贯穿、落实到教材建设全过程的各方面、各环节。教材编写应将价值塑造、知识传授和能力培养三者融为一体，在教材专业内容中渗透我国医疗卫生事业人才培养需要的有温度、有情怀的职业素养要求，着重体现加强救死扶伤的道术、心中有爱的仁术、知识扎实的学术、本领过硬的技术、方法科学的艺术的教育，为人民培养医德高尚、医术精湛的健康守护者。

2. 体现职教精神，突出必需够用

教材编写坚持现代职教改革方向，体现高职教育特点，根据《高等职业学校专业教学标准》《职业教育专业目录（2021）》要求，以人才培养目标为依据，以岗位需求为导向，进一步优化精简内容，落实必需够用原则，以培养满足岗位需求、教学需求和社会需求的高素质技能型人才准确定位教材。

3. 坚持工学结合，注重德技并修

本套教材融入行业人员参与编写，强化以岗位需求为导向的理实教学，注重理论知识与岗位需求相结合，对接职业标准和岗位要求。在教材正文适当插入临床案例，起到边读边想、边读边悟、边读边练，做到理论与临床相关岗位相结合，强化培养学生临床思维能力和操作能力。

4. 体现行业发展，更新教材内容

教材建设要根据行业发展要求调整结构、更新内容。构建教材内容应紧密结合当前临床实际要求，注重吸收临床新技术、新方法、新材料，体现教材的先进性。体现临床程序贯穿于教学的全过程，培养学生的整体临床意识；体现国家相关执业资格考试的有关新精神、新动向和新要求；满足以学生为中心而开展的各种教学方法的需要，充分发挥学生的主观能动性。

5. 建设立体教材，丰富教学资源

依托"医药大学堂"在线学习平台搭建与教材配套的数字化资源（数字教材、教学课件、图片、视频、动画及练习题等），丰富多样化、立体化教学资源，并提升教学手段，促进师生互动，满足教学管理需要，为提高教育教学水平和质量提供支撑。

本套教材凝聚了全国高等职业院校教育工作者的集体智慧，体现了凝心聚力、精益求精的工作作风，谨此向有关单位和个人致以衷心的感谢！

尽管所有参与者尽心竭力、字斟句酌，教材仍然有进一步提升的空间，敬请广大师生提出宝贵意见，以便不断修订完善！

数字化教材编委会

主　编　韩中保　刘伏祥

副主编　胡华麟　张玫琦　刘宏伟　何世洪　张栋梁

编　者　（以姓氏笔画为序）

丁祥云（山东医学高等专科学校）

王丰刚（漯河医学高等专科学校）

刘伏祥（益阳医学高等专科学校）

刘宏伟（承德护理职业学院）

杨　青（遵义医药高等专科学校）

杨国仲（雅安职业技术学院）

何世洪（四川中医药高等专科学校）

张　华（山东医学高等专科学校）

张玫琦（长春医学高等专科学校）

张栋梁（江苏医药职业学院）

封美慧（山东药品食品职业学院）

赵　宏（益阳医学高等专科学校）

胡华麟（安庆医药高等专科学校）

接琳琳（山东中医药高等专科学校）

韩中保（江苏医药职业学院）

鲁　海（广东食品药品职业学院）

前言 PREFACE

人体解剖学与组织胚胎学是高等职业院校临床医学专业必修的专业基础课程。本教材基于基层医疗卫生事业高素质技术技能型人才培养的目标要求，依照《高等职业学校临床医学专业教学标准》的要求，有机整合人体解剖学、组织学和胚胎学，将正常人体形态、结构及其发生、发展规律等基础理论知识与临床课程紧密结合，在知识和能力教学目标方面更加适合培养基层医生的需要；坚持"三基、五性、三特定"，注重简明扼要，理解性强，理论联系实际，凸显实用性。

本教材分为绪论和8篇24章，包括第一篇基本组织（上皮组织、结缔组织、肌组织和神经组织）、第二篇运动系统（骨学、骨连结和肌学）、第三篇内脏学（消化系统、呼吸系统、泌尿系统、男性生殖系统、女性生殖系统和腹膜）、第四篇脉管系统（心血管系统和淋巴系统）、第五篇感觉器（视器、前庭蜗器和皮肤）、第六篇内分泌（内分泌系统）、第七篇神经系统（中枢神经系统、周围神经系统、神经传导通路以及脑和脊髓的被膜、血管及脑脊液循环）、第八篇人体胚胎学概要（人体胚胎早期发育），每章的内容均与国家执业助理医师考试相对接。

本教材每章设有"学习目标""情境导入""素质提升""目标检测"等模块，旨在教书育人、德育为先，加强课程思政；教学目标明确具体，重点难点突出明显，助教助学清晰到位，临床结合适宜生动。本教材的插图形式多样，包括人体解剖标本图、组织切片图、模式图、示意图等，图文并茂，有利于学习者看图、读图和写图能力的提高。本教材搭载"医药大学堂"数字化教学服务平台，为学习者提供配套的学习课件、微课、题库等网络学习资源。学习者可扫描教材中的二维码，就能应用手机、平板电脑等移动设备进行在线学习。本教材主要供全国高等职业院校临床医学、预防医学、康复治疗技术等专业教学使用，也可作为基层医务工作者、青年教师的参考用书。

本教材由来自全国医药卫生类高等职业院校教学一线的16位教师精心编写而成，是集体智慧的结晶。本版教材在编写过程中，得到了各参编院校的大力支持，在此我们表示衷心感谢！

虽然编者们尽最大努力，力求精益求精，但由于水平所限，疏漏和不尽如人意之处在所难免，敬请批评指正。

编 者
2023 年 5 月

CONTENTS 目录

第二篇　运动系统

第三篇　内脏学

第四篇　脉管系统

第五篇　感觉器

第八篇　人体胚胎学概要

绪　论

PPT

> ◎ **学习目标**
>
> 　　1. 通过本章学习，重点把握人体的组成，组织、器官、系统的概念；解剖学姿势和方位术语。
> 　　2. 学会利用解剖学方位术语，描述器官的位置关系；具有理论联系实际、实事求是、严谨认真的学习态度。

一、人体解剖学与组织胚胎学的概念及其在医学中的地位

　　人体解剖学与组织胚胎学是研究正常人体形态结构、发生发展及其相关功能的科学，属于生物科学的形态学范畴，是医学科学中一门重要的基础课程。其主要任务是研究探讨正常人体各器官的位置、形态、毗邻关系、发生发育规律及其相关功能。

　　人体解剖学与组织胚胎学分为三个部分：人体解剖学、组织学和胚胎学。

　　人体解剖学是通过手术器械解剖及肉眼观察的方法，研究正常人体的形态结构的科学，又称大体解剖学，又分为系统解剖学和局部解剖学。系统解剖学是按照人体的系统组成，描述构成各系统的器官以及各器官位置、形态结构和主要功能的科学。局部解剖学是以某一局部为中心，描述其结构层次以及各器官位置分布与毗邻关系的科学。由于研究角度、方法和目的的不同，人体解剖学又衍生出其他分支，如临床应用解剖学、X线解剖学、断层解剖学、运动解剖学、艺术解剖学等。

　　组织学是研究人体器官、组织与细胞的微细结构及其相关功能的科学。其研究要借助显微镜和切片技术。在光学显微镜下所观察的结构称为光镜结构或微细结构，在电子显微镜下所观察的结构称为电镜结构或超微结构。在组织学研究领域，随着组织化学技术、放射自显影技术等的应用，对人体微细结构的研究已经发展到亚细胞和分子水平。

　　胚胎学是研究人体发生、发展及其机制规律的科学，研究内容主要包括男女性生殖细胞、受精、胚胎早期发生、各器官系统的发育及胚胎与母体的关系等。

　　恩格斯说："没有解剖学，就没有医学"。医学中1/3以上的名词来自人体解剖学及组织胚胎学。所以，人体解剖学与组织胚胎学是医学生必修的一门重要的医学基础课。学习人体解剖学与组织胚胎学的目的是掌握正常人体的形态结构知识，为后续医学课程的学习打好基础。只有在充分认识正常人体形态结构的基础上，才能区分正常与异常，才能正确理解人体各器官、各系统的生理功能与病理变化，才能正确诊疗疾病与开展临床治疗，达到增进人类健康、提高人类生活质量之目的。因此，每个医学生都必须学好人体解剖学与组织胚胎学。

二、人体的组成和分部

　　1. 人体的组成　构成人体结构和功能的基本单位是细胞。人体细胞大小不一，形态多样，不同种类的细胞完成不同的生理功能。细胞的基本结构包括细胞膜、细胞质和细胞核三部分。细胞之间存在一些不具细胞形态的物质，称细胞外基质。许多形态和功能相似的细胞与细胞外基质共同构成组织。人体组织分为四种基本组织，即上皮组织、结缔组织、肌组织和神经组织，它们是构成人体各器官和系统的

基础。由几种组织有机地结合，构成具有一定形态、能够完成一定功能的结构，称器官，如心、肝、肾等。功能上密切相关的器官一起构成人体的系统，完成人体某种连续的生理功能。人体可分为九大系统，即运动系统、消化系统、呼吸系统、泌尿系统、生殖系统、循环系统、感觉系统、内分泌系统和神经系统。人体各器官、系统在神经和体液的调节下，相互联系，共同配合，构成一个完整的有机体。

消化、呼吸、泌尿、生殖四个系统的器官大部分位于胸腔、腹腔和盆腔内，并借助一定的管道直接或间接与外界相通，我们把具有直接或间接管道与外界相通的器官称为内脏。

2. 人体的分部　人体按外部形态可区分为头、颈、躯干和四肢四部分。头的前部称面，颈的后部称项。躯干前面分为胸部、腹部、盆部和会阴；躯干后面的上部称为背，下部称为腰。四肢分为上肢和下肢，上肢分为肩、臂、前臂和手；下肢分为臀、股、小腿和足。

三、解剖学姿势和常用术语

（一）解剖学姿势

解剖学姿势是指身体直立，两眼平视前方，上肢下垂于体侧，掌心朝向前；下肢并拢，足尖向前的姿势。解剖学姿势是用以说明人体各结构、器官之间位置关系的特定标准姿势，在描述人体器官时，不管所描述的标本、模型、局部或患者处于任何位置，都必须以解剖学姿势为依据。

（二）常用方位术语

按解剖学姿势，常用方位术语如下。

1. 上和下　是描述部位高低关系的名词，近头顶者为上，近足底者为下。如眼位于鼻之上，而口则位于鼻之下。

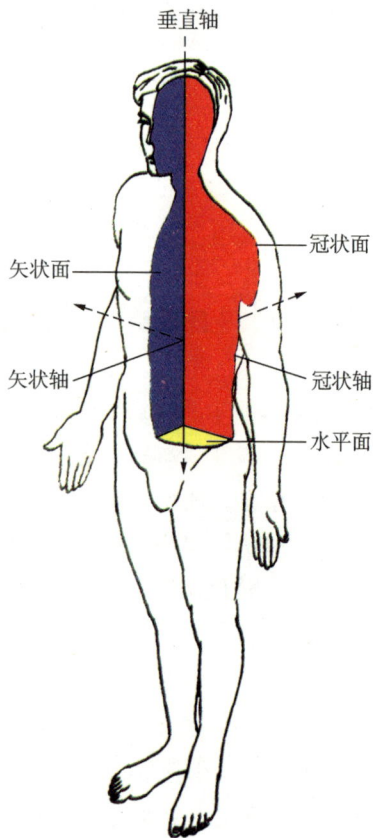

绪论图-1　人体的轴和面

2. 前和后　近腹面者为前，近背面者为后。前、后也可分别称为腹侧和背侧。

3. 内侧和外侧　是相对于正中矢状面距离远近的术语，距正中矢状面近者为内侧，反之为外侧。描述上肢前臂结构时，由于尺骨在内侧，桡骨在外侧，内侧也称为尺侧，外侧也称为桡侧。小腿部结构因胫骨在内侧，腓骨在外侧，小腿内侧和外侧又分别称为胫侧和腓侧。

4. 内和外　是描述与体腔或空腔器官位置关系的术语，腔内者或近腔面者为内，腔外者或远腔面者为外。如舌在口腔内，心在胸腔内。

5. 浅和深　是表示与体表距离远近的术语，靠近体表者为浅，距离体表远者为深。

6. 近侧与远侧　是表示相对于四肢根部距离远近的术语，即靠近四肢根部者为近侧，远离四肢根部者为远侧。

（三）轴和面

根据解剖学姿势，人体任何部位均可设置为3个互相垂直的假想轴和面（绪论图-1）。

1. 轴　是主要用以描述关节运动时的术语。①垂直轴：上下方向，与地平面垂直且和人体长轴平行的轴。②矢状轴：前后方向，与地平面平行且与人体长轴垂直的轴。③冠状轴：左右方向，与地平面平行且垂直于矢状轴和垂直轴的轴，又称额状轴。

2. 面 ①矢状面：沿前后方向将人体分成左、右两部分的纵切面。其中，通过人体正中线的矢状面，称正中矢状面，它将人体分成对称的两半。②冠状面：沿左右方向将人体分成前、后两部分的纵切面，又称额状面。③水平面：与地平面平行且与矢状面和冠状面相互垂直的面，又称横断面。在描述器官切面时，垂直于长轴的切面称为横切面，平行于长轴的切面称为纵切面。

四、人体器官的变异、异常与畸形

根据中国人体质调查资料，通常把统计学上占优势的结构称为正常。有些人某些器官的形态、构造、位置、大小可能与正常形态不完全相同，但与正常值比较接近，相差并不显著，又不影响其正常生理功能者，称变异。若超出一般变异范围，统计学上出现率极低甚至影响其正常生理功能者，则称异常或畸形。

五、组织切片技术及常用的染色法

组织学研究要运用组织切片技术制作组织切片，其制作要经过选材、固定、脱水、透明、包埋、切片、粘片、染色、封片等过程。染色的目的是将没有对比度的组织结构通过染色区分，以便于在显微镜下观察和识别。制作组织切片最常用的染色法是采用苏木素和伊红两种染料进行染色（称 HE 染色）。苏木素是碱性染料，可将细胞内某些物质染成蓝色。对碱性染料亲和力强而被染成蓝色的物质称为嗜碱性物质。伊红是酸性染料，可将细胞内某些物质染成红色。对酸性染料亲和力强而被染成红色的物质称为嗜酸性物质。

六、学习人体解剖学与组织胚胎学的基本观点与方法

1. 形态与功能相联系的观点 器官的形态结构是其功能的结构基础，一定的形态结构决定细胞、组织和器官的功能，如骨骼肌细胞呈细长纤维状，收缩可以缩短。人类上、下肢从事不同功能活动，上、下肢形态结构差异显著，与四肢动物有明显区别。长期锻炼可使肌发达、骨骼粗壮，长期卧床则可致肌萎缩、骨质疏松。结构与功能相互联系、相互影响。

2. 局部和整体相统一的观点 人体是多器官、多系统组成的有机体。任何器官和局部都是整体不可分割的一部分。通过神经系统和体液的调节，器官、局部与整体之间，器官与器官之间，局部与局部之间，在结构和功能上既相互联系又相互影响。如运动系统的活动，可促进心、肺的功能活动。在学习的过程中要有局部与整体相统一的观点，从整体的角度来理解器官、局部的形态结构以及它们之间的功能关系。同时，应注重局部结构与整体结构的差异以及平面结构与立体结构的关系，以更好地学习、利用。

3. 进化发展与环境相统一的观点 人类是由亿万年前的灵长类古猿进化而来的，在形态结构上还保留着灵长类哺乳动物的结构特点，如身体两侧对称，体腔被分成胸腔和腹腔等。现代人类的形态结构仍在不断地发展和变化，如人体的细胞、组织和器官一直处于新陈代谢、分化发育的动态之中，血细胞处于不断更新之中。

人生活在自然和社会的大环境中，不仅从外界环境中摄取物质，排出废物，进行物质交换，而且不可避免地受到自然规律、社会现象的影响。人体通过神经 – 体液的调节和控制，不断地统一人体内部的功能活动，以适应周围环境。应注意科学发展与保护环境相统一，努力营造和谐的社会，保障人人享有健康生活。

4. 理论联系实际的观点 学习人体解剖学与组织胚胎学的目的是实际应用。在学习中要注重理论

联系实际，通过观察尸体、大体标本、模型、组织切片，加深对理论知识的理解和记忆；对临床上看得见、听得到、摸得着、用得上的解剖学知识要在自身活体上反复触摸，准确定位，通过反复比较，对照分析，综合归纳，举一反三，从而牢牢把握。人体解剖学与组织胚胎学研究的是正常的人体结构，而自己就是最好的教科书和图谱，把书本知识与自己的身体结合起来，学习效果就会事半功倍。在获得教材知识的同时，还应涉猎参考书，拓宽知识面；参与研究性学习，活跃自己的思路；努力参加社会实践，达到学以致用的目的。

目标检测

答案解析

单项选择题

1. 人体结构、功能的最基本单位是（　　）
    A. 细胞　　　　　　　　B. 组织　　　　　　　　C. 器官
    D. 系统　　　　　　　　E. 细胞外基质

2. 组织的组成是（　　）
    A. 细胞和细胞外基质　　B. 细胞和基质　　　　　C. 细胞和组织液
    D. 细胞和纤维　　　　　E. 纤维和基质

3. 下列不属于内脏的是（　　）
    A. 胃　　　　　　　　　B. 肝　　　　　　　　　C. 肾
    D. 心　　　　　　　　　E. 肺

4. 表示距正中矢状面远近的方位术语是（　　）
    A. 上和下　　　　　　　B. 内和外　　　　　　　C. 前和后
    D. 深和浅　　　　　　　E. 内侧和外侧

5. 沿前后方向将人体分为左、右两部分的切面是（　　）
    A. 矢状面　　　　　　　B. 冠状面　　　　　　　C. 水平面
    D. 纵切面　　　　　　　E. 横切面

（何世洪　鲁　海）

第一篇 基本组织

第一章 上皮组织

◎ 学习目标

1. 通过本章学习，重点把握上皮组织的结构特点和分类；被覆上皮分类及各类被覆上皮分布、结构和功能；内皮和间皮的概念。

2. 学会细胞和组织结构的观察、描述方法；具有将结构与功能相关联的能力；促进知识的灵活掌握、理解和运用。

>> 情境导入

情景描述 患者，男，62岁。有30多年吸烟史，近10年每年冬季出现咳嗽、咳白色黏液样痰，治疗后缓解。3天前出现咳嗽、咳痰加重伴发热就诊。经临床、实验室及影像学检查，诊断为慢性支气管炎急性发作。

讨论 1. 气管、支气管腔面被覆哪种上皮组织？

2. 患者为何会咳嗽、咳痰？

上皮组织，简称上皮，由许多形态较规则、紧密排列的上皮细胞和少量细胞外基质组成。上皮细胞具有明显极性，朝向体表或有腔器官腔面的一侧称为游离面，常分化出一些特殊结构以适应其功能；与游离面相对的另一侧称为基底面，借基膜与结缔组织相连。上皮组织内一般无血管，细胞所需营养物质由深部结缔组织内的血管透过基膜供给。上皮组织内分布有丰富的感觉神经末梢。

上皮组织的主要功能是保护、吸收和分泌。上皮组织主要分为被覆上皮和腺上皮两类，此外，机体某些部位还存在特化的上皮，如能感受特定理化刺激的感觉上皮、具有收缩功能的肌上皮等。本章主要介绍被覆上皮和腺上皮。

⚙ 素质提升

被覆上皮的功能

被覆上皮有不同的类型，它们覆盖在我们身体表面或衬贴在体腔和有腔器官的腔面。不同种类的被覆上皮分布在人体不同的部位，它们作为各自器官的组成结构，为保障整体器官以至人体的功能而承担起相应的责任。因此，不同器官、不同部位的被覆上皮具有不同的功能，比如小肠腔面的单层柱状上皮是以吸收、分泌功能为主，为完成小肠对食物的消化吸收功能，柱状细胞的游离面上形成许多微绒毛，以此增加小肠黏膜的表面积，从而使小肠的消化、吸收功能得以增强；又如假复层纤毛柱状上皮，在柱状细胞游离面上形成了许多能够摆动的纤毛，帮助将进入呼吸道的病菌、灰尘等排出体外。实际上，每一种被覆上皮都在担当自己的使命。

第一节　被覆上皮

PPT

被覆上皮是指覆盖于体表或衬于体腔和有腔器官腔面的上皮组织。根据上皮细胞层数及垂直切面上表层细胞的形状，被覆上皮分为不同类型（表1-1）。

表1-1　被覆上皮的类型和主要分布

上皮类型		主要分布
单层上皮	单层扁平上皮	内皮：心、血管和淋巴管的腔面
		间皮：胸膜、腹膜和心包膜的表面
		其他：肺泡上皮和肾小囊壁层的上皮等
	单层立方上皮	肾小管和甲状腺滤泡上皮等
	单层柱状上皮	胃、肠、胆囊、子宫等的腔面
	假复层纤毛柱状上皮	呼吸道等的腔面
复层上皮	复层扁平上皮	未角化的：口腔、食管和阴道等的腔面
		角化的：皮肤的表皮
	复层柱状上皮	眼睑结膜和男性尿道
	变移上皮	肾盏、肾盂、输尿管和膀胱等的腔面

一、单层上皮

1. **单层扁平上皮**　很薄，仅由一层扁平细胞组成。上皮表面观，细胞呈多边形或不规则形，边缘锯齿状，相邻细胞互相嵌合；细胞核呈扁圆形，位于细胞中央。垂直切面观，细胞扁薄；核扁椭圆形；胞质少，仅胞核部位略厚（图1-1）。

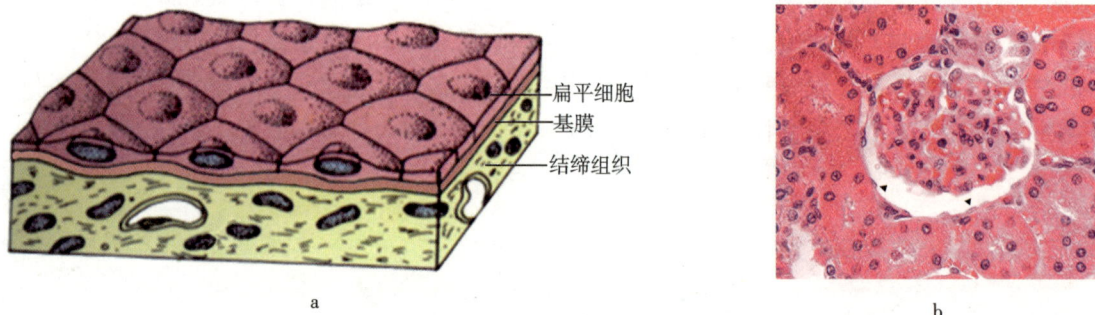

扁平细胞
基膜
结缔组织

a　　　　　　　　　　　　　　b

图1-1　单层扁平上皮
a. 模式图　b. 单层扁平上皮光镜像（肾小囊壁层，高倍）
▲单层扁平细胞的胞核

衬于心、血管、淋巴管内表面的单层扁平上皮称为内皮，表面光滑，利于血液和淋巴的流动。分布于胸膜、腹膜和心包膜表面的单层扁平上皮称为间皮，表面湿润、光滑，可减少组织间摩擦，利于内脏活动。此外，肾小囊壁层和肺泡上皮亦是单层扁平上皮。

2. 单层立方上皮 由一层近似立方形的细胞组成。表面观，细胞呈多边形。垂直切面观，细胞呈正方形；核圆，位于细胞中央。单层立方上皮见于肾小管、甲状腺滤泡等处，具有吸收或分泌功能（图1-2）。

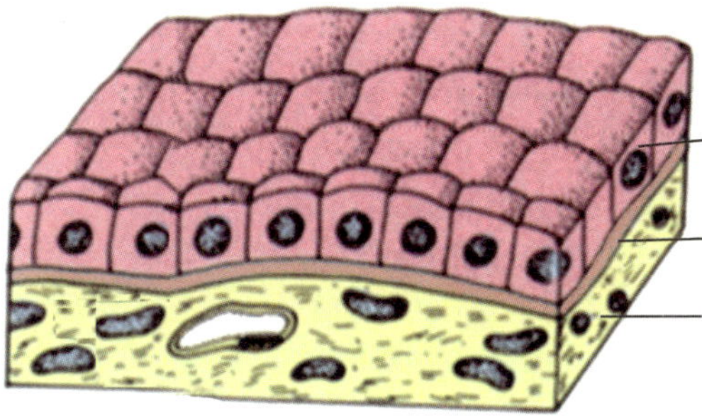

图1-2 单层立方上皮
a. 模式图 b. 单层立方上皮光镜像（甲状腺，高倍）
→立方形的滤泡上皮细胞

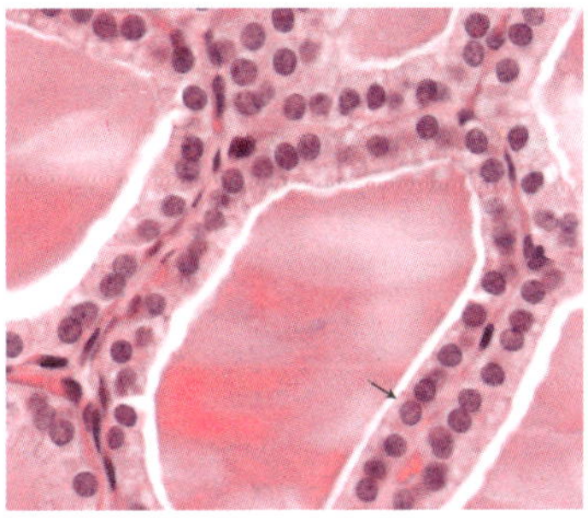

3. 单层柱状上皮 主要由一层棱柱状细胞组成。表面观，细胞呈多边形。垂直切面观，细胞呈柱状；核呈椭圆形，靠近细胞基底部。单层柱状上皮主要分布在胃、肠、子宫、胆囊、输卵管和肾集合管等腔面，具有吸收或分泌功能。小肠腔面的单层柱状上皮，柱状细胞游离面上存在密集的微绒毛，形成光镜下的纹状缘；子宫和输卵管等腔面的单层柱状上皮，细胞游离面具有纤毛。分布于肠的单层柱状上皮，在柱状细胞间还散在有数量不等的杯状细胞。杯状细胞形似高脚酒杯，顶部膨大的胞质内充满黏原颗粒，底部细窄位于基膜上；核较小，呈三角形或扁圆形，靠近基底部（图1-3）。杯状细胞可分泌黏液。

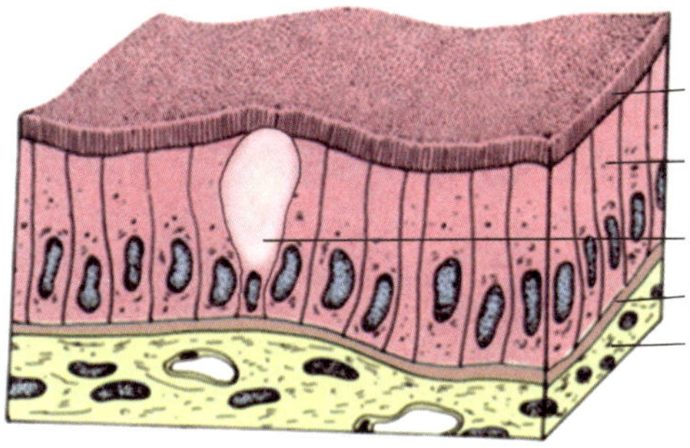

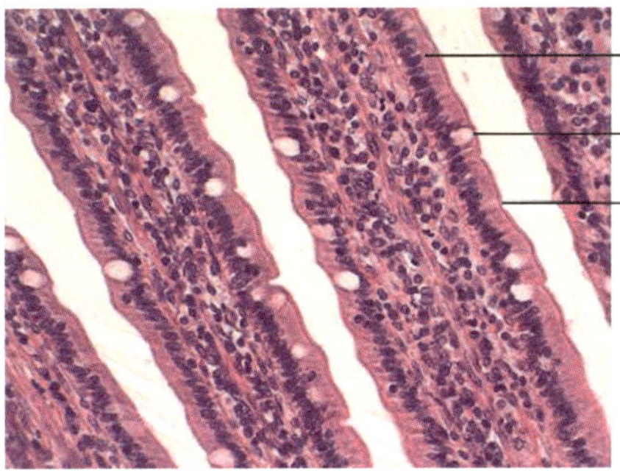

图1-3 单层柱状上皮
a. 模式图 b. 单层柱状上皮光镜像（小肠，低倍）

4. 假复层纤毛柱状上皮 由柱状细胞、杯状细胞、梭形细胞和锥体形细胞组成，细胞高低不等，细胞核的位置不在同一水平面上，从垂直切面观察似复层，但所有细胞基底部均附在基膜上，因此实为单层。此种上皮中，柱状细胞数量最多，其游离面具有纤毛，故称假复层纤毛柱状上皮（图1-4）。此种上皮主要分布在呼吸管道的腔面，具有重要的保护功能。🔲 微课

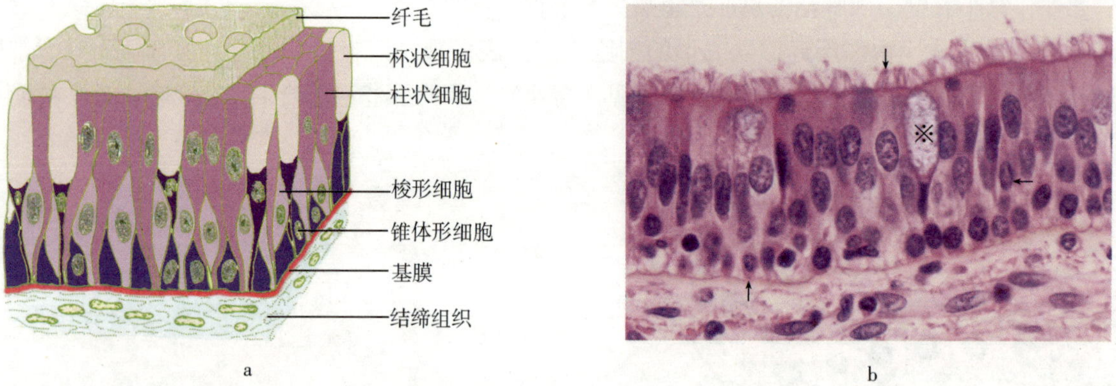

纤毛
杯状细胞
柱状细胞
梭形细胞
锥体形细胞
基膜
结缔组织

a

b

图1-4 假复层纤毛柱状上皮

a. 模式图 b. 假复层纤毛柱状上皮光镜像（人气管，高倍）

↓纤毛柱状细胞 ※ 杯状细胞 ↑锥体形细胞 ←梭形细胞

二、复层上皮

1. 复层扁平上皮 又称复层鳞状上皮，较厚，由多层细胞组成。垂直切面观，紧靠基膜为一层立方形或矮柱状的基底细胞，胞质嗜碱性，向上依次为数层多边形细胞、梭形细胞和表面几层扁平细胞（图1-5）。最表层的扁平细胞趋向退化、不断脱落；基底细胞较幼稚，具有旺盛的分裂增殖能力，新生的细胞逐渐向浅层移动以补充脱落的细胞。复层扁平上皮与深部结缔组织的连接面凹凸不平，使两者的接触面积扩大，既保证了上皮组织的营养供应，又使两者的连接更加牢固。

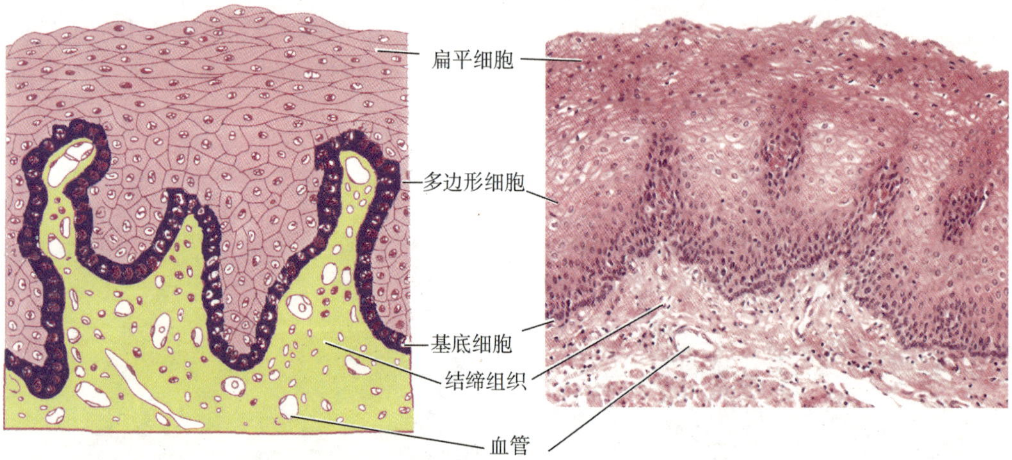

扁平细胞
多边形细胞
基底细胞
结缔组织
血管

图1-5 复层扁平上皮

a. 模式图 b. 未角化复层扁平上皮光镜像（食管，高倍）

复层扁平上皮根据表层细胞是否角化，分为角化复层扁平上皮和未角化复层扁平上皮。前者分布于皮肤表皮，角化的浅层细胞核消失，胞质内充满角蛋白；后者衬贴在口腔、食管、阴道等的腔面，浅层细胞有核，含角蛋白少。复层扁平上皮具有耐摩擦和阻止异物侵入等作用，有很强的再生修复能力。

2. 复层柱状上皮 主要见于眼睑结膜和男性尿道等处，浅层为一层排列较整齐的柱状细胞，深层为一层或几层多边形细胞。

3. 变移上皮 由表层细胞、中间层细胞和基底细胞构成，分布于肾盏、肾盂、输尿管和膀胱的腔面，特点是细胞的形状和层数可随器官的收缩与扩张状态而变化，故又称移行上皮。如膀胱充盈扩张时，上皮变薄，细胞层数减少，细胞形状变扁；膀胱空虚收缩时，上皮变厚，细胞层数增多，细胞较高（图1-6）。变移上皮表层细胞呈大立方形，一个表层细胞可覆盖几个中间层细胞，称盖细胞，有防止尿液侵蚀的作用。

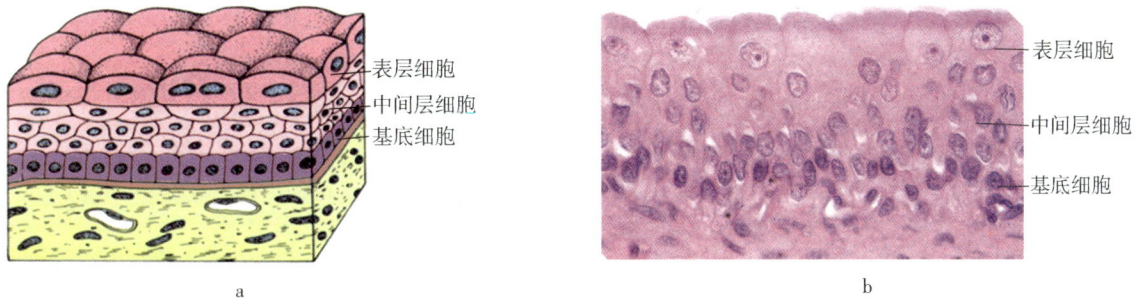

图1-6　变移上皮

a. 模式图　b. 膀胱变移上皮光镜像（空虚态，高倍）

第二节　腺上皮与腺

由腺细胞构成的以分泌功能为主的上皮，称腺上皮。以腺上皮为主要成分构成的器官称为腺。

腺根据有无导管，分为内分泌腺和外分泌腺。内分泌腺无导管，其分泌物称为激素，激素进入腺细胞周围的毛细血管和淋巴管，随血液和淋巴运行而发挥作用，如甲状腺、肾上腺等。外分泌腺有导管，其分泌物经导管排至体表或器官腔内，如汗腺、唾液腺等。

外分泌腺由分泌部和导管两部分构成（图1-7）。分泌部又称为腺泡，由一层腺细胞组成，中央为腺腔。有些腺在分泌部与基膜间有肌上皮细胞，其收缩有助于腺泡分泌物排入导管。导管是直接与分泌部通连的上皮性管道，由单层或复层上皮构成，主要是排出分泌物，有的导管还有吸收水、电解质及分泌的作用。

腺细胞根据其分泌物性质的不同，分为浆液腺细胞和黏液腺细胞（表1-2，图1-7）。由浆液腺细胞组成的腺泡，称浆液性腺泡；分泌部完全由浆液性腺泡构成的腺，称浆液性腺。由黏液腺细胞组成的腺泡，称黏液性腺泡；分泌部完全由黏液性腺泡构成的腺，称黏液性腺。由浆液腺细胞和黏液腺细胞共同组成的腺泡，称混合性腺泡；分泌部既有浆液性腺泡又有黏液性腺泡，或者含有混合性腺泡的腺，称混合性腺。

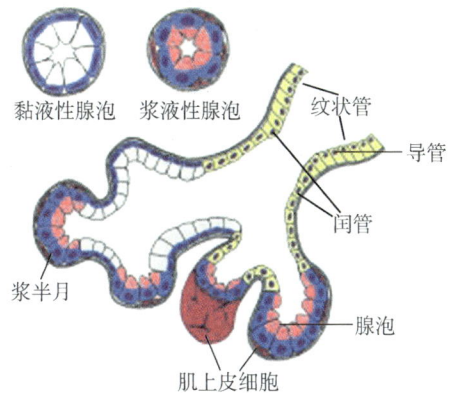

图1-7　外分泌腺结构模式图

表1-2　浆液腺细胞与黏液腺细胞

	浆液腺细胞	黏液腺细胞
细胞形状	锥体形或柱状	锥体形或柱状
细胞核	圆形，位于细胞中央或近基底部	扁圆形，常位于细胞基底部
细胞质	基底部胞质呈嗜碱性，顶部胞质含较多嗜酸性酶原颗粒	核周胞质呈弱嗜碱性，顶部胞质含较多黏原颗粒，HE染色切片上因颗粒被溶解而着色浅
分泌物	稀薄，含酶	形成黏液，有润滑、保护作用

PPT

第三节 上皮细胞的特化结构

上皮细胞的游离面、基底面和侧面常分化形成一些特殊结构而与其功能相适应（图1-8至图1-11，表1-3）。这些特殊结构亦可见于其他组织的细胞。

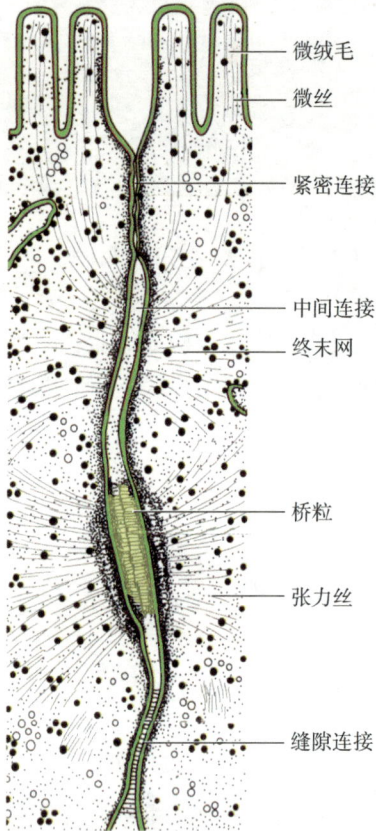

图1-8 单层柱状上皮的微绒毛与细胞连接结构模式图

微绒毛
微丝
紧密连接
中间连接
终末网
桥粒
张力丝
缝隙连接

细胞间直接交通的管道

图1-9 缝隙连接超微结构模式图

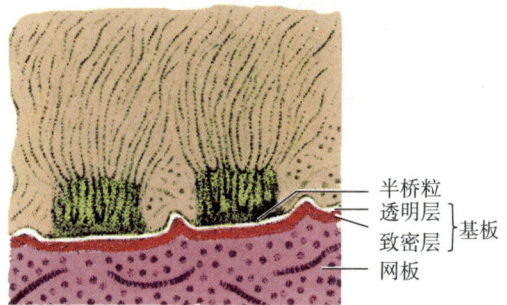

半桥粒
透明层
致密层
网板
基板

图1-10 基膜与半桥粒超微结构模式图

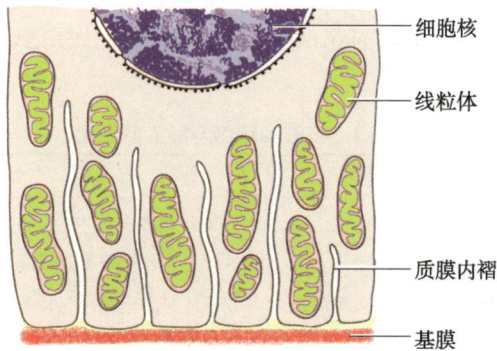

细胞核
线粒体
质膜内褶
基膜

图1-11 质膜内褶超微结构模式图

表 1 - 3　上皮细胞的特化结构

	名称	结构特点	功能
游离面	微绒毛	为游离面细胞膜和细胞质共同向细胞表面伸出的细小指状突起，内含纵行微丝	扩大细胞游离面的表面积
	纤毛	为游离面细胞膜和细胞质共同向细胞表面伸出的突起，内含纵行微管，较微绒毛粗而长	定向、节律性摆动
侧面	紧密连接	近游离面，相邻细胞膜外层间断融合	连接和封闭细胞间隙
	中间连接	常位于紧密连接下方，相邻细胞间隙为 15～20nm，内充满丝状物，细胞膜的胞质面有致密物质和微丝	黏着，保持细胞形状，传递细胞收缩力
	桥粒	位于中间连接深部，相邻细胞间隙为 20～30nm，其内丝状物的中央有一条致密的中间线。胞质面的致密物质构成附着板，张力丝附着于该板	使细胞间连接牢固
	缝隙连接	细胞间隙仅有 2～4nm，相邻细胞膜上有直径 2nm 的小管相通	小分子物质及离子交换，传递化学信息
基底面	基膜	为上皮与结缔组织间的薄层均质膜，由靠近上皮的基板和与结缔组织邻接的网板构成。厚度因部位而异	支持、连接；是一种半透膜，利于上皮细胞与结缔组织间的物质交换
	质膜内褶	上皮细胞基底面的细胞膜向胞质内凹陷形成，其间有纵向排列的线粒体	扩大细胞基底面的表面积，增强对水、电解质的转运
	半桥粒	位于上皮细胞的基底面，为桥粒的一半	加强上皮细胞与基膜间的连接

目标检测

答案解析

一、单项选择题

1. 上皮组织的特点是（　　）

    A. 有丰富的毛细血管
    B. 上皮组织细胞少
    C. 无神经末梢分布
    D. 上皮细胞间有大量的细胞外基质
    E. 上皮细胞有极性

2. 被覆上皮分类的依据是（　　）

    A. 上皮的厚度
    B. 上皮的功能
    C. 上皮细胞排列的层次及表层细胞的形态
    D. 上皮分布的部位
    E. 上皮内有无血管

3. 腔面分布有复层上皮的器官是（　　）

    A. 口腔
    B. 气管
    C. 小肠
    D. 子宫
    E. 血管

4. 假复层纤毛柱状上皮分布于（　　）

    A. 结肠
    B. 子宫
    C. 气管和支气管
    D. 胆囊
    E. 输卵管

5. 下列不属于复层扁平上皮特点的是（　　）

    A. 由多层细胞组成
    B. 表层细胞为扁平形
    C. 中间数层为多边形细胞
    D. 基底细胞具分裂增殖的能力
    E. 表层细胞全部角化

6. 衬贴内皮的器官是（　　）

    A. 小动脉   B. 胸膜   C. 肾小囊

    D. 胃   E. 皮肤

7. 甲状腺滤泡上皮为（　　）

    A. 单层扁平上皮   B. 单层立方上皮   C. 单层柱状上皮

    D. 复层柱状上皮   E. 变移上皮

8. 杯状细胞见于（　　）

    A. 复层柱状上皮   B. 单层立方上皮   C. 假复层纤毛柱状上皮

    D. 变移上皮   E. 复层扁平上皮

9. 上皮细胞侧面的连接结构不包括（　　）

    A. 紧密连接   B. 缝隙连接   C. 质膜内褶

    D. 中间连接   E. 桥粒

10. 能够定向摆动的结构是（　　）

    A. 微绒毛   B. 紧密连接   C. 半桥粒

    D. 纤毛   E. 缝隙连接

二、思考题

1. 简述上皮组织的结构特点。

2. 请回答被覆上皮的分类及各类被覆上皮分布的部位。

（张文琦　杨　青）

书网融合……

| 本章小结 | 微课 | 题库 |

第二章 结缔组织 🅮 微课Ⅰ

◎ 学习目标

1. 通过本章学习，重点把握疏松结缔组织内各种细胞成分和纤维成分的光镜结构及其功能；基质的组成、特性，分子筛的概念及功能；软骨的分类，各软骨的结构和功能；骨组织的结构，长骨骨干的结构；各种骨细胞的结构和功能；骨髓的结构和功能；血液中各种有形成分的正常值、形态结构和功能。

2. 学会运用思维导图整合结缔组织的四种类型；运用列表、画图比较疏松结缔组织中各细胞的光镜结构与功能，三种软骨的特点及分布，各类白细胞的正常值与主要生理功能。

≫ 情境导入

情景描述 患儿，男，6 岁。因近来气候变化出现咳嗽，咳白色黏痰、发热、憋喘入院治疗。体格检查：体温 37.8℃，口唇稍有发绀，肺部听诊有广泛哮鸣音。血常规：白细胞计数 8.5×10^9/L，中性粒细胞百分比 70%。诊断与治疗：患儿诊断为过敏性哮喘，给予支气管扩张剂雾化吸入，憋喘症状缓解，听诊两肺哮鸣音明显减少。

讨论 1. 患儿出现哮喘的诱因是什么？为什么给予支气管扩张剂后症状缓解？

2. 肥大细胞如何参与过敏反应？其结构特点和功能是什么？

结缔组织由细胞和大量的细胞外基质构成。根据结构和功能分为固有结缔组织、软骨组织、骨组织和血液。结缔组织的主要功能为连接、支持、营养、保护、防御和修复等。

结缔组织均由胚胎时期的间充质分化而来。间充质由间充质细胞和大量无定形的基质组成。间充质细胞呈星状多突形，相邻细胞以突起连结形成三维立体细胞网；细胞之间有缝隙连接；细胞核大、染色浅，核仁明显；细胞质弱嗜碱性（图 2-1）。间充质细胞是一种低分化的细胞，在胚胎发育过程中可分化成各种结缔组织细胞、血管内皮细胞和肌细胞等。

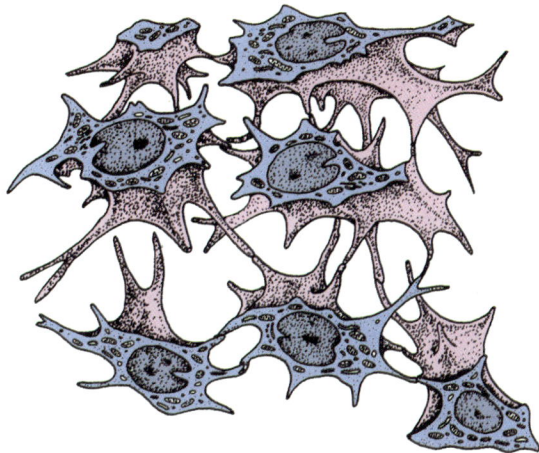

图 2-1 间充质立体模式图

第一节　固有结缔组织

固有结缔组织分为疏松结缔组织、致密结缔组织、网状组织和脂肪组织4种类型，由细胞和细胞间质构成，细胞间质包括基质和纤维。不同结缔组织的细胞成分及细胞间质的构成不同。

一、疏松结缔组织

疏松结缔组织又称为蜂窝组织，其结构特点是细胞种类较多，纤维量较少，排列疏松（图2-2）。疏松结缔组织在体内分布最为广泛，存在于器官之间、组织之间，具有支持、连接、营养、修复和防御等功能。

（一）细胞 🔲 微课2

疏松结缔组织内有成纤维细胞、巨噬细胞、浆细胞、肥大细胞、脂肪细胞、未分化的间充质细胞和少量来自血液的各种白细胞（图2-2）。各类细胞的数量和分布状态随存在部位和功能状态的不同而异。

1. 成纤维细胞　是疏松结缔组织中主要的细胞。因能合成纤维和基质而得名。细胞呈扁平多突状；细胞核较大，着色浅，核仁明显；细胞质呈弱嗜碱性。电镜下，胞质内有丰富的粗面内质网、游离核糖体及发达的高尔基复合体（图2-3）。

成纤维细胞能产生结缔组织的基质和纤维。维生素C能促进成纤维细胞产生纤维，故创伤或手术后应足量补充；肾上腺糖皮质激素会抑制成纤维细胞产生纤维，创伤和手术后应慎重使用。

当成纤维细胞的功能处于静止状态时，称纤维细胞。细胞体积较小，呈长梭形或扁平星状，胞核小而着色深，核仁不明显，胞质呈弱嗜酸性。

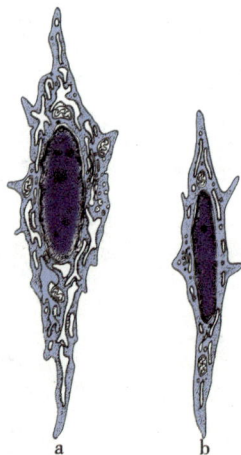

图2-2　疏松结缔组织铺片仿真图

图2-3　成纤维细胞（a）和纤维细胞（b）

2. 巨噬细胞　又称组织细胞，是体内广泛存在的具有强大吞噬功能的细胞。形态多样，随功能状态而改变。静止状态呈圆形或椭圆形；当功能活跃时，常伸出较长的伪足而形态不规则。胞质丰富，多为嗜酸性，可有异物颗粒和小泡；胞核较小，卵圆形或肾形，染色深。电镜下，细胞表面有许多皱褶、小泡和微绒毛，胞质内有大量的初级溶酶体、次级溶酶体、吞噬体、吞饮小泡、残余体；近细胞膜处的胞质内有微丝和微管等（图2-4）。

巨噬细胞是血液内单核细胞穿出血管进入周围组织后分化形成的，属于机体单核-吞噬细胞系统的主要成员。具有以下功能。

（1）吞噬作用　巨噬细胞受到细菌代谢产物和炎症组织的变性蛋白等的刺激，能够做定向变形运动，吞噬细菌、病毒、体内衰老变性的细胞及异物等。

（2）抗原呈递作用　巨噬细胞能识别、捕捉侵入机体的病原微生物等抗原物质。被巨噬细胞捕捉的抗原物质经加工处理后，与主要组织相容性复合物（MHC）Ⅱ类分子结合，形成抗原－MHCⅡ类分子复合物，储存在细胞表面，并呈递给淋巴细胞，激活淋巴细胞，启动免疫应答（图2－5）。活化的巨噬细胞能杀伤肿瘤细胞。

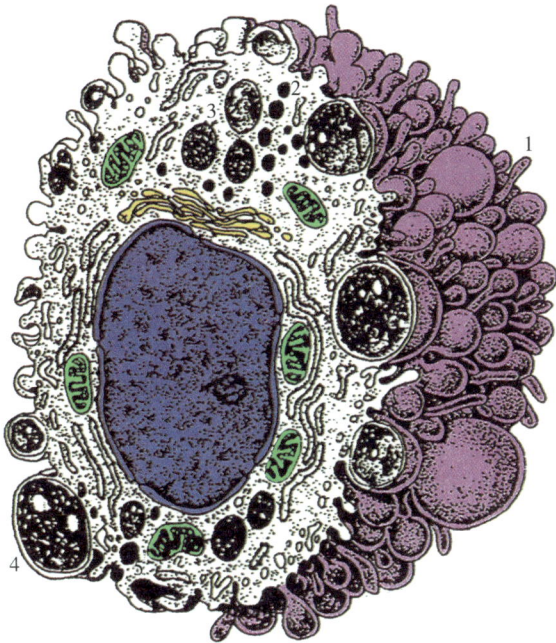

图2－4　巨噬细胞电镜结构模式图
1. 微绒毛　2. 初级溶酶体　3. 次级溶酶体　4. 吞噬体　5. 残余体

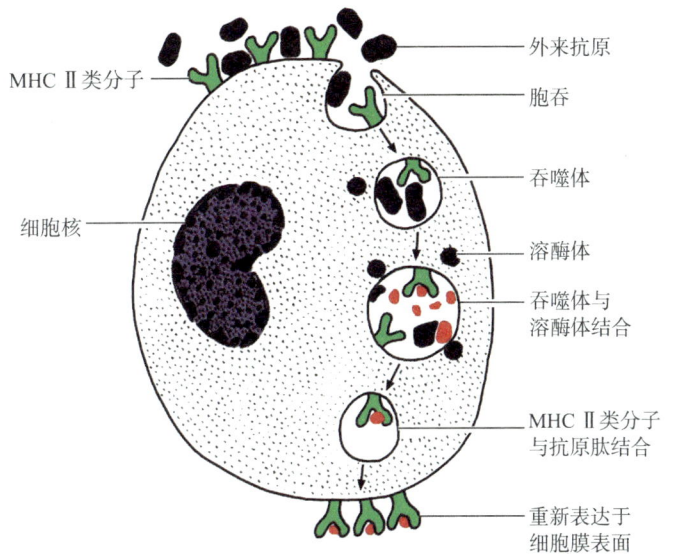

图2－5　巨噬细胞处理、呈递抗原过程示意图

（3）分泌功能　巨噬细胞能释放溶酶体中的水解酶，以分解细胞外物质；同时还能合成和释放多种生物活性物质，如溶菌酶、干扰素、肿瘤坏死因子、白细胞介素1、补体和多种细胞因子等，具有防御和调节免疫等功能。

3. 浆细胞　在一般结缔组织内较少见，而在病原菌或异物蛋白易入侵的部位如消化道、呼吸道固有层结缔组织内多见。浆细胞由B淋巴细胞在抗原刺激下分化发育形成。光镜下，细胞呈圆形或卵圆形，大小不等。胞质丰富，嗜碱性，近胞核处有一浅染区域；核圆形，较小，常偏于细胞一侧，染色质致密呈块状，常在核膜下排列呈辐射状，核仁明显（图2－2）。电镜下，胞质内有丰富的平行排列的粗面内质网、游离核糖体，核周有中心体和发达的高尔基复合体等，构成光镜下的核周浅染区（图2－6）。浆细胞能合成和分泌免疫球蛋白，即抗体，参与机体的体液免疫反应。

4. 肥大细胞　多位于小血管周围，细胞较大，呈圆形或卵圆形，胞核小，呈圆形；胞质内充满粗大、具有异染性的嗜碱性颗粒（图2－2）。电镜下，颗粒大小不一，呈圆形或卵圆形，表面有单位膜包裹（图2－7）。肥大细胞来源于骨髓的造血干细胞。在与外界接触的部位如真皮、消化道与呼吸道黏膜的结缔组织中分布较多，主要参与机体的过敏反应。肥大细胞的颗粒内含组胺、嗜酸性粒细胞趋化因子、肝素等，在胞质内合成和释放白三烯。当机体过敏时，肥大细胞脱颗粒，颗粒内容物释放出来，组胺和白三烯可引起毛细血管扩张及通透性增加，肝素有抗凝血作用。嗜酸性粒细胞趋化因子可引导嗜酸性粒细胞定向聚集到过敏反应的部位，从而减轻过敏反应。

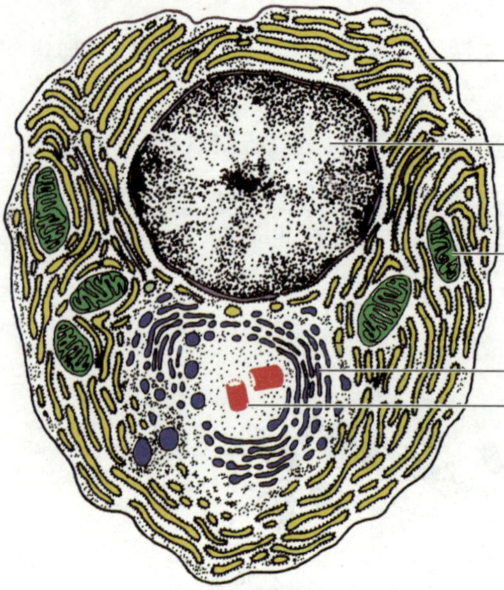

图 2-6　浆细胞电镜结构模式图

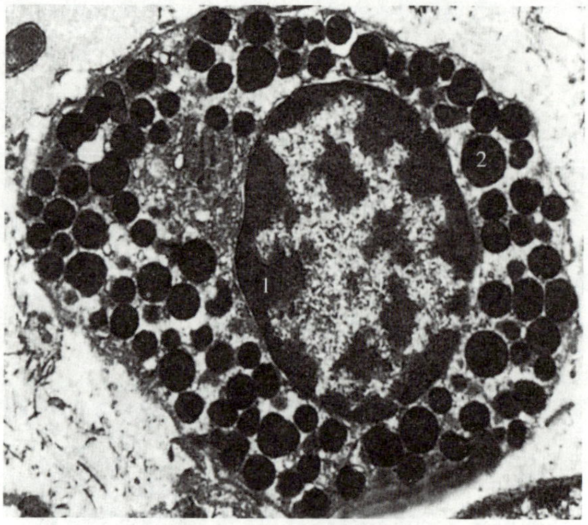

（粗面内质网、细胞核、线粒体、高尔基复合体、中心体）

图 2-7　肥大细胞电镜像

1. 细胞核　2. 颗粒

5. 脂肪细胞　常单个或成群分布，细胞较大，呈球形或卵圆形，相互挤压时呈多边形。胞质内充满脂滴，胞核及其他成分均被挤到细胞的周边。HE 染色标本中，脂滴被脂溶剂（如二甲苯）溶解，使细胞呈空泡状（图 2-2）。脂肪细胞由未分化的间质细胞分化形成，具有合成和贮存脂肪、参与脂质代谢的功能。

6. 未分化的间充质细胞　多分布在小血管周围，是一种分化程度较低的干细胞，形似纤维细胞。它们保持着间充质细胞的分化潜能，在炎症与创伤修复等情况下，可以分化为成纤维细胞、脂肪细胞、新生血管壁的内皮细胞和平滑肌细胞等。

（二）纤维

结缔组织的纤维分三种类型：即胶原纤维、弹性纤维和网状纤维。

1. 胶原纤维　数量最多，新鲜时呈白色，有光泽，故又称白纤维。HE 染色呈粉红色，呈波浪形（图 2-2）。其化学成分为胶原蛋白。胶原纤维的韧性大，抗拉力强。

2. 弹性纤维　新鲜时呈黄色，又称黄纤维。在 HE 染色标本中，着色与胶原纤维相似，与胶原纤维不易区别。用醛复红或地衣红能将弹性纤维染成紫色或棕褐色。弹性纤维较细，折光性强，有分支，交织成网（图 2-2）。弹性纤维具有弹性，除去外力后能迅速复原。

3. 网状纤维　在 HE 染色标本中不易着色，银染色呈黑色，故又称嗜银纤维。网状纤维较细，短而分支多，互相交织成网。大多分布在结缔组织与上皮组织、神经组织交界处，肌细胞、脂肪细胞周围以及造血器官等部位。

除了成纤维细胞生成网状纤维外，血管和消化道的平滑肌细胞也可以生成网状纤维和胶原纤维。

（三）基质

基质是由生物大分子形成的无定形胶状物，充填于细胞和纤维之间，其化学成分主要为蛋白聚糖和糖蛋白，还有从毛细血管动脉端渗入基质的液体，称组织液。

1. 蛋白聚糖　是由蛋白质与多糖结合形成的大分子复合物，是基质的主要成分。其中主要的多糖成分是透明质酸，其次是硫酸软骨素 A、C，硫酸角质素和硫酸乙酰肝素等。透明质酸是一种曲折盘绕的长链大分子，它与其他的多糖成分和蛋白质聚合形成有许多微孔隙的大分子，称分子筛（图 2-8）。分子筛具有屏障作用，允许小于其孔径的水和溶于水的营养物、激素、气体分子、离子、代谢产物等通过，便于血液与细胞之间进行物质交换；而大于其孔径的物质如细菌、大分子物质等不能通过，使其成为限制细菌扩散的防御屏障。溶血性链球菌和癌细胞能产生透明质酸酶，破坏分子筛的屏障作用，使感染和肿瘤蔓延扩散。

硫酸角质素
透明质酸
硫酸软骨素
核心蛋白

结合蛋白

图 2 - 8　蛋白聚糖分子结构模式图

2. 糖蛋白　主要有纤维粘连蛋白、层粘连蛋白和软骨粘连蛋白等。这类大分子的表面具有与多种细胞、胶原及蛋白聚糖相结合的位点，是将此三种成分有机连接的介质；此外，对细胞的分化与迁移也具有一定的作用，并参与基质分子筛的构成。

3. 组织液　正常状态下，组织液从毛细血管动脉端渗入基质，然后经毛细血管静脉端或毛细淋巴管回流入血液或淋巴。组织液的不断更新，有利于血液中的氧和营养物质不断地经结缔组织输送给各种组织的细胞，并将细胞的代谢产物和二氧化碳运走，成为细胞赖以生存的液态环境。在病理情况下，基质中的组织液可增多或减少，临床上称水肿或脱水。

二、致密结缔组织

致密结缔组织是一种以纤维为主要成分而细胞和基质较少的结缔组织。绝大多数的致密结缔组织是以大量胶原纤维为主，少数以弹性纤维为主。纤维粗大而且排列紧密，故支持连接和保护的作用较强。根据纤维的性质和排列方式，可分为以下几种。

1. 规则致密结缔组织　分布在肌腱（图 2 - 9）、腱膜等处，其细胞外基质主要含大量粗大、平行排列的胶原纤维束，纤维间借少量基质相连。纤维束间有成纤维细胞，又称腱细胞，沿纤维的长轴排列。

2. 不规则致密结缔组织　主要分布在真皮、巩膜和内脏器官的被膜等处，其细胞外基质主要含大量粗大、排列不规则的胶原纤维束，纤维束交织成致密的板层结构，仅有少量成纤维细胞和基质（图 2 - 10）。

图 2 - 9　规则致密结缔组织（肌腱纵切，高倍）

↓腱细胞

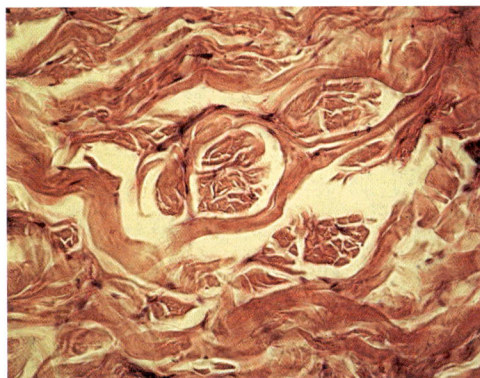

图 2 - 10　不规则致密结缔组织（真皮，高倍）

三、脂肪组织

脂肪组织由大量脂肪细胞聚集而成，并被少量疏松结缔组织分隔成许多小叶。主要作用是缓冲和能量储存（图2-11）。

图2-11 脂肪组织（高倍）

素质提升

认识肥胖的危害性，传播健康生活方式

肥胖症是一种由遗传因素、环境因素、内分泌调节异常、炎症、肠道菌群失调等多种原因相互作用而引起的慢性代谢性疾病。发生机制是摄入的能量超出消耗的能量，主要体现在脂肪细胞的数量增多、体积增大，体积增大是细胞内脂滴堆积的结果。严重的肥胖常与血脂异常、高血压、冠心病、糖尿病等疾病同时发生，还可伴随阻塞性睡眠呼吸暂停综合征、胆囊疾病、高尿酸血症、痛风、骨关节炎、静脉血栓、生育功能受损以及某些肿瘤发病率增高等，甚至出现自卑、抑郁、社会适应能力差等精神问题。

治疗肥胖症的意义并非单纯地减低体重，更多的是希望通过保持健康的体重来改善患者的健康状况，降低相关并发症的风险。肥胖症的日常生活管理重在改变生活方式，养成健康的饮食习惯并长期坚持运动，保证膳食营养素平衡，避免过量食用碳水化合物、高脂肪食物等。

四、网状组织

网状组织主要由网状细胞、网状纤维和基质构成。网状细胞为星状多突的细胞，胞质较多，呈弱嗜碱性；胞核大，圆形或卵圆形，染色淡，核仁明显（图2-12）。网状细胞具有产生网状纤维的功能，网状纤维细而多分支，交织成网架。网状组织分布在骨髓、淋巴结、脾和淋巴组织等处，形成血细胞和淋巴细胞发育的微环境。

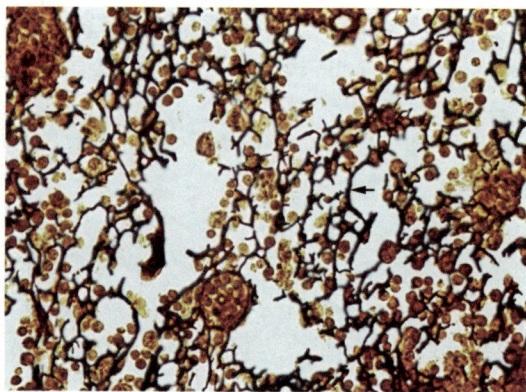

图2-12 网状组织（淋巴结，镀银染色，高倍）

←网状纤维

第二节 软骨与骨

软骨组织和骨组织主要构成机体的支架，起支持、保护作用。

一、软骨 🅴 微课3

软骨由软骨组织及其周围的软骨膜构成。软骨组织主要由软骨基质、纤维和软骨细胞构成。

（一）软骨组织

1. 软骨基质 呈固态，其化学组成与疏松结缔组织的基质相似，但糖胺聚糖以硫酸软骨素含量最高；也以透明质酸分子为主干，形成分子筛结构；在 HE 染色时呈嗜碱性。基质内的小腔称为软骨陷窝，软骨细胞即位于其中。软骨陷窝周围的基质呈强嗜碱性，称软骨囊；软骨组织内无血管，但基质富含水分，渗透性好，因而软骨膜内血管中的营养物质可通过渗透进入软骨组织。

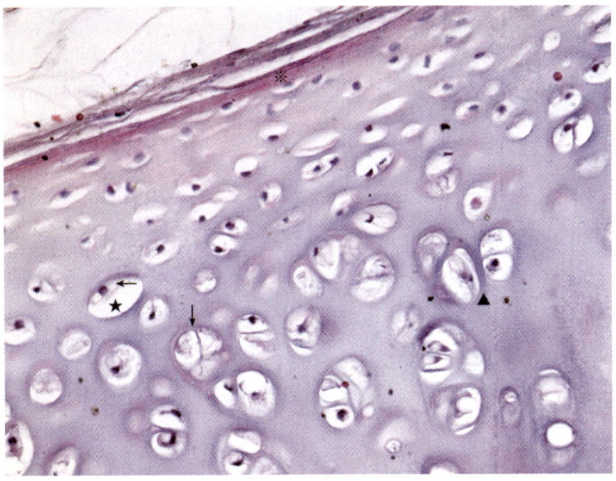

2. 纤维 纤维埋于基质中，使软骨具有韧性和弹性。纤维的种类和含量因软骨类型而异。

3. 软骨细胞 位于软骨陷窝中。软骨组织周边部的软骨细胞幼稚，单个分布，体积小，呈扁圆形；越靠近软骨中心，软骨细胞越成熟，体积渐大，呈椭圆形或圆形，成群分布（多为 2~6 个聚集），它们由同一个幼稚软骨细胞分裂而来，故称同源细胞群。成熟软骨细胞的核为圆形或卵圆形，染色浅，可见 1~2 个核仁；胞质呈弱嗜碱性（图 2-13）。

图 2-13 透明软骨（气管软骨，高倍）

▲软骨囊 ↓同源细胞群 ★软骨陷窝 ←软骨细胞 ※软骨膜

（二）软骨膜

除关节软骨外，软骨表面均被覆一层致密结缔组织，即软骨膜。软骨膜可分为内层和外层。外层纤维多，较致密，主要起保护作用；内层细胞和血管多，较疏松，其中的梭形骨祖细胞可增殖分化为软骨细胞，使软骨生长。

（三）软骨的分类

根据软骨组织所含纤维的不同，将软骨分为三种：透明软骨、纤维软骨和弹性软骨（表 2-1）。

表 2-1 软骨的分类及分布

分类	纤维	分布
透明软骨	胶原原纤维	肋软骨、关节软骨、气管和支气管等处
纤维软骨	胶原纤维	关节盘、椎间盘和耻骨联合等处
弹性软骨	弹性纤维	耳廓、咽喉和会厌等处

1. 透明软骨 因在新鲜时呈半透明状而得名，分布较广，包括肋软骨、关节软骨及呼吸道软骨等。透明软骨内的纤维是胶原原纤维。胶原原纤维很细，其折光率与基质相似，因而在光镜下与基质不易区分。基质内含大量水分，这是透明软骨呈半透明的重要原因之一（图 2-13）。透明软骨具有较强的抗压性，并有一定的弹性和韧性。

2. 纤维软骨　新鲜时呈不透明的乳白色，分布于关节盘、椎间盘及耻骨联合等处。其结构特点是基质内有大量平行或交叉排列的胶原纤维束，基质较少，软骨细胞较少、体积小，常成行分布于纤维束之间（图 2-14）。纤维软骨韧性很强，主要起连结和保护作用。

3. 弹性软骨　新鲜时呈不透明的黄色，分布于耳廓、咽喉和会厌等处。其结构特点是基质有大量交织成网的弹性纤维（图 2-15），故具有较强的弹性。

图 2-14　纤维软骨（高倍）
↑胶原纤维束　★软骨细胞　▲软骨囊

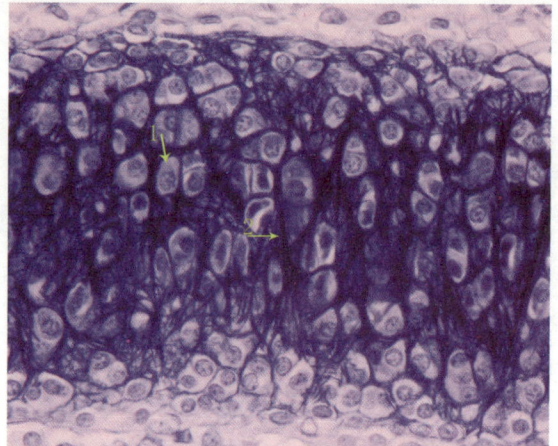

图 2-15　弹性软骨（特殊染色，高倍）
1. 软骨细胞（↓）　2. 弹性纤维（→）

二、骨 e 微课 4

骨主要由骨组织、骨髓和骨膜等构成，具有运动、保护和支持作用。骨髓是血细胞发生的部位。此外，骨组织是人体重要的钙、磷贮存库，体内 99% 的钙和 85% 的磷贮存于骨内。

（一）骨组织

骨组织是人体最坚硬的组织之一，由大量钙化的细胞外基质和多种细胞组成。钙化的细胞外基质称为骨基质，细胞包括骨祖细胞、成骨细胞、骨细胞和破骨细胞。骨细胞数量最多，分散在骨基质内，其余 3 种细胞位于骨组织边缘（图 2-16）。

1. 骨基质　简称骨质，即钙化的细胞外基质，包括有机质和无机质。有机质由大量胶原纤维和少量无定型基质组成。基质呈凝胶状，主要成分是中性和弱酸性糖胺聚糖，还含有多种糖蛋白，如骨钙蛋白、骨粘连蛋白和骨桥蛋白。无机质又称为骨盐，占骨重量的 65%，主要为细针状羟基磷灰石结晶，沿胶原纤维长轴排列。有机质使骨质具有韧性，无机质使骨质坚硬。

最初形成的细胞外基质无钙盐沉积，称类骨质。类骨质钙化称为骨质。骨基质中的胶原纤维成层排列，并与骨盐紧密结合，构成板层状的骨

骨陷窝
骨板
成骨细胞
骨祖细胞
骨细胞

骨被覆细胞

破骨细胞

皱褶缘

亮区

图 2-16　骨组织的各种细胞模式图

板，同层骨板内的纤维相互平行，相邻两层骨板的纤维相互垂直或成一定角度，犹如多层木质胶合板的结构，可以有效增强骨的强度。在骨板内和骨板间有大量容纳骨细胞胞体的小窝，称骨陷窝，以及容纳骨细胞突起的小管，称骨小管。

在长骨骨干以及长骨骺、短骨、扁骨和不规则骨的表面，骨板层数多、排列规则，所有骨板结合紧密，构成骨密质。在长骨骨骺、短骨、扁骨和不规则骨的内部，数层不规则的骨板形成大量针状或片状骨小梁，它们交织成多孔立体网格样结构，网孔大小不一、肉眼可见，构成骨松质。

2. 骨组织的细胞 骨组织的细胞除大量骨细胞外，还有骨祖细胞、成骨细胞和破骨细胞。

（1）骨祖细胞 位于骨组织和骨膜的交界处，细胞较小，呈梭形。骨祖细胞是骨组织的干细胞，当骨组织生长、改建及骨折修复时，骨祖细胞能分裂分化为成骨细胞。

（2）成骨细胞 位于骨组织表面，成年前较多，成年后较少。成骨细胞常呈单层排列，胞体较大，立方形或矮柱状，表面伸出许多细小突起，并与邻近的成骨细胞或骨细胞的突起形成缝隙连接；成骨细胞的胞核较大，呈圆形，可见明显的核仁；胞质嗜碱性。成骨细胞的功能是合成和分泌胶原纤维和基质，当成骨细胞被其分泌的类骨质包埋并有钙盐沉积时，便成为骨细胞。

（3）骨细胞 单个分散于骨板内或骨板间，胞体较小，呈扁椭圆形，位于骨陷窝内；胞体伸出许多细长突起，位于骨小管内，相邻骨细胞的突起形成缝隙连接，因而骨小管也彼此通连。骨陷窝和骨小管内的组织液可营养骨细胞，同时运走代谢产物。骨细胞对骨质的更新与维持具有重要作用，骨陷窝周围的薄层骨质钙化程度较低，当机体需要时，骨细胞可溶解此层骨质，使钙释放而进入骨陷窝的组织液，从而参与调节血钙的平衡。

（4）破骨细胞 数量较少，位于骨组织表面的小凹陷内。破骨细胞是一种多核巨细胞，一般认为由多个单核细胞融合形成。破骨细胞的主要功能是溶解和吸收骨质，参与骨组织的重建和维持血钙的平衡（图2-17）。

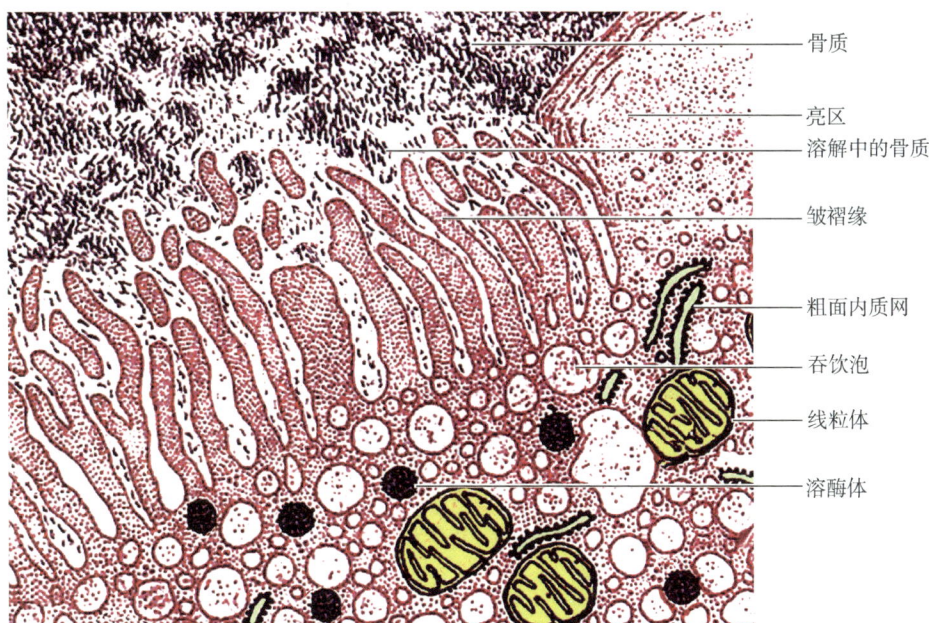

图2-17 破骨细胞电镜结构模式图

（二）长骨的结构

长骨由骨干和骨骺两部分构成，表面被覆骨膜和关节软骨。骨干内部的骨髓腔和骨骺内部的骨松质网眼内有骨髓。

1. **骨干** 主要由骨密质构成。骨密质在骨干内形成环骨板、骨单位和间骨板。骨干中有横穿的穿通管，又称福尔克曼管或福克曼管，内含血管、神经及组织液（图2-18）。

（1）环骨板 是环绕骨干内、外表面排列的骨板，分别称为内环骨板和外环骨板。外环骨板较厚，由数层至数十层骨板组成，较整齐地环绕骨干排列。内环骨板较薄，由数层排列不甚规则的骨板组成。

（2）骨单位 又称哈弗斯系统，是内、外环骨板之间的纵行圆筒状结构，数量多，是长骨起支持作用的主要结构。骨单位长0.6~2.5mm，直径30~70nm，其中轴为纵行的管道，称中央管，又称哈弗斯管，内含组织液、血管和神经；周围是10~20层呈同心圆排列的骨单位骨板，又称哈弗斯骨板（图2-19）。

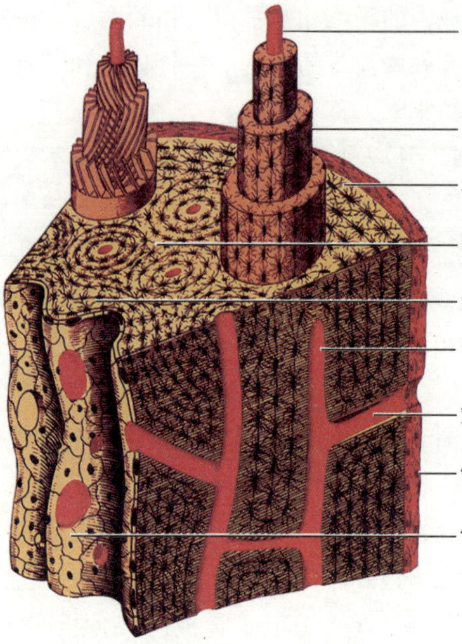

图2-18 长骨骨干立体结构模式图

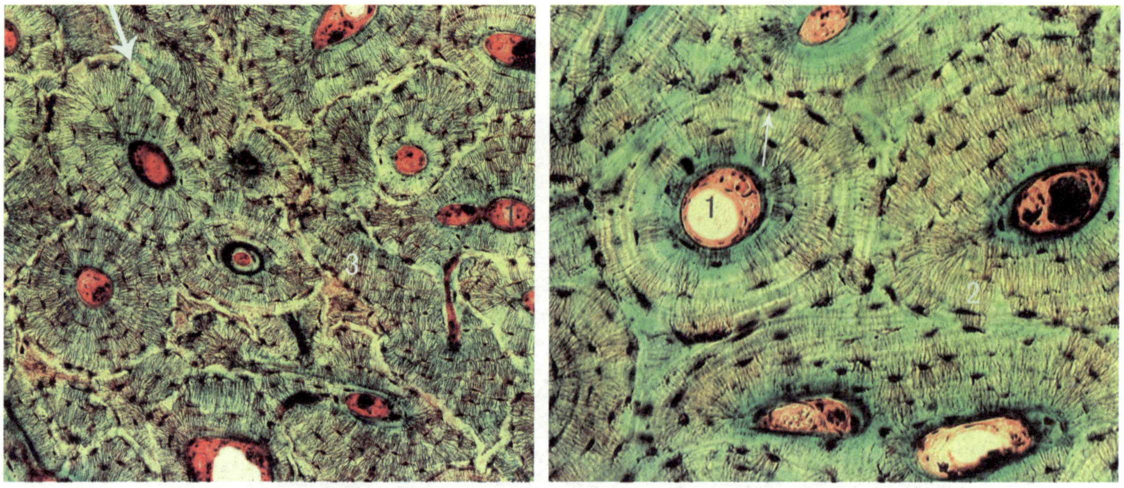

图2-19 长骨横切片（硫堇染色）
a. 低倍　b. 高倍
1. 中央管　2. 骨小管　3. 间骨板　↓黏合线　↑骨陷窝

（3）间骨板 存在于骨单位之间或骨单位与环骨板之间，是骨生长和改建过程中原有的骨单位被吸收时的残留部分（图2-19）。

2. **骨骺** 主要由骨松质构成，其表面有薄层骨密质。骨骺的关节面上有关节软骨覆盖。骨松质内的小腔隙与骨干内的骨髓腔相通。

3. **骨膜** 除关节面以外，骨的内、外表面均覆盖有结缔组织膜，分别称骨内膜和骨外膜，通常所说的骨膜指骨外膜。骨外膜较厚，分为内、外两层。外层较厚，由致密结缔组织构成，含粗大密集的胶原纤维，其中有些纤维穿入骨质，称穿通纤维，将骨外膜固定于骨；内层较薄，组织疏松，含骨祖细胞、血管、神经等。骨内膜很薄，衬覆于骨髓腔面、穿通管和中央管的内表面及骨小梁的表面，由一层扁平的骨祖细胞和少量结缔组织构成。骨膜的主要作用是营养骨组织，并为骨的生长和修复提供成骨细胞。

4. 骨髓　见本章第三节。

三、骨的发生和生长

骨发生于胚胎时期的间充质，出生以后继续生长发育，直至成年期才停止加长和增粗，但骨的内部改建终身进行，改建速度随年龄增长而逐渐减缓。

（一）骨的发生

骨的发生有两种形式，即膜内成骨和软骨内成骨。

1. 膜内成骨　先由间充质形成骨的膜性雏形，然后在此雏形内发生骨化过程。额骨、顶骨、枕骨、颞骨、锁骨等以此种方式发生。其具体过程是：在将要成骨的部位，间充质首先分化为原始结缔组织膜，然后间充质细胞分化为骨祖细胞，继而分化为成骨细胞；成骨细胞分泌类骨质，自身被包埋其中而成为骨细胞，类骨质钙化为骨基质，形成最早出现的骨组织。最早形成骨组织的部位称为骨化中心（图2-20）。

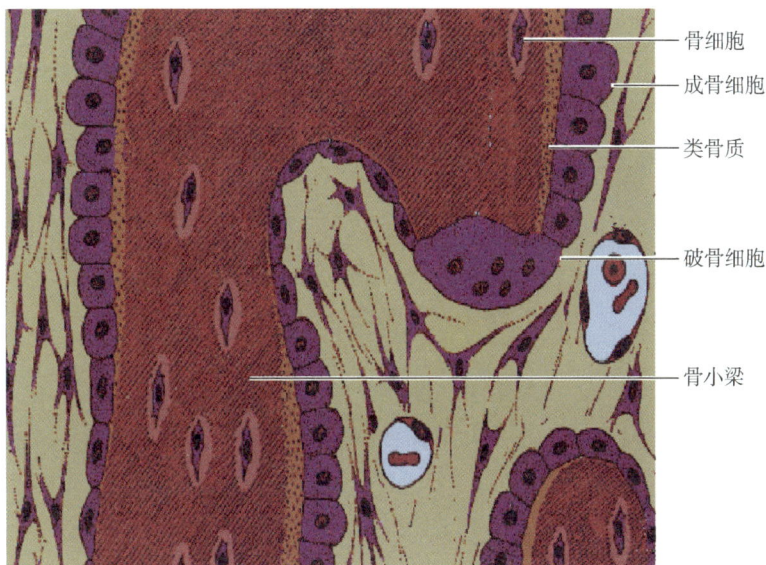

图 2-20　膜内成骨模式图

骨细胞
成骨细胞
类骨质
破骨细胞
骨小梁

2. 软骨内成骨　在骨发生的部位先形成透明软骨雏形，然后软骨组织逐渐由骨组织替代。人体的大多数骨如四肢骨、躯干骨和部分颅底骨等都是以此种方式发生的。

（二）长骨的生长

在骨的发生过程中和发生后，骨不断生长，表现为骨加长和骨增粗两方面。

1. 骨加长　是通过骺板的不断生长和不断骨化而实现的。这种替换过程与初级骨化中心的形成过程类似，但变化的顺序性和区域性更明显。从骨骺端到骨干骨髓腔之间，骺板依次分为软骨储备区、软骨增生区、软骨成熟区、软骨钙化区和成骨区5个区（图2-21）。以上各区的变化是连续进行的，而且软骨的增生、退化及成骨在速率上保持平衡，这就保证了在骨干长度增长的同时，骺板保持一定的厚度。17～20岁时，骺板停止生长并逐渐由骨组织取代，长骨停止增长，这时，在骨干与骨骺间留有一条骺板的痕迹线，称骺线。

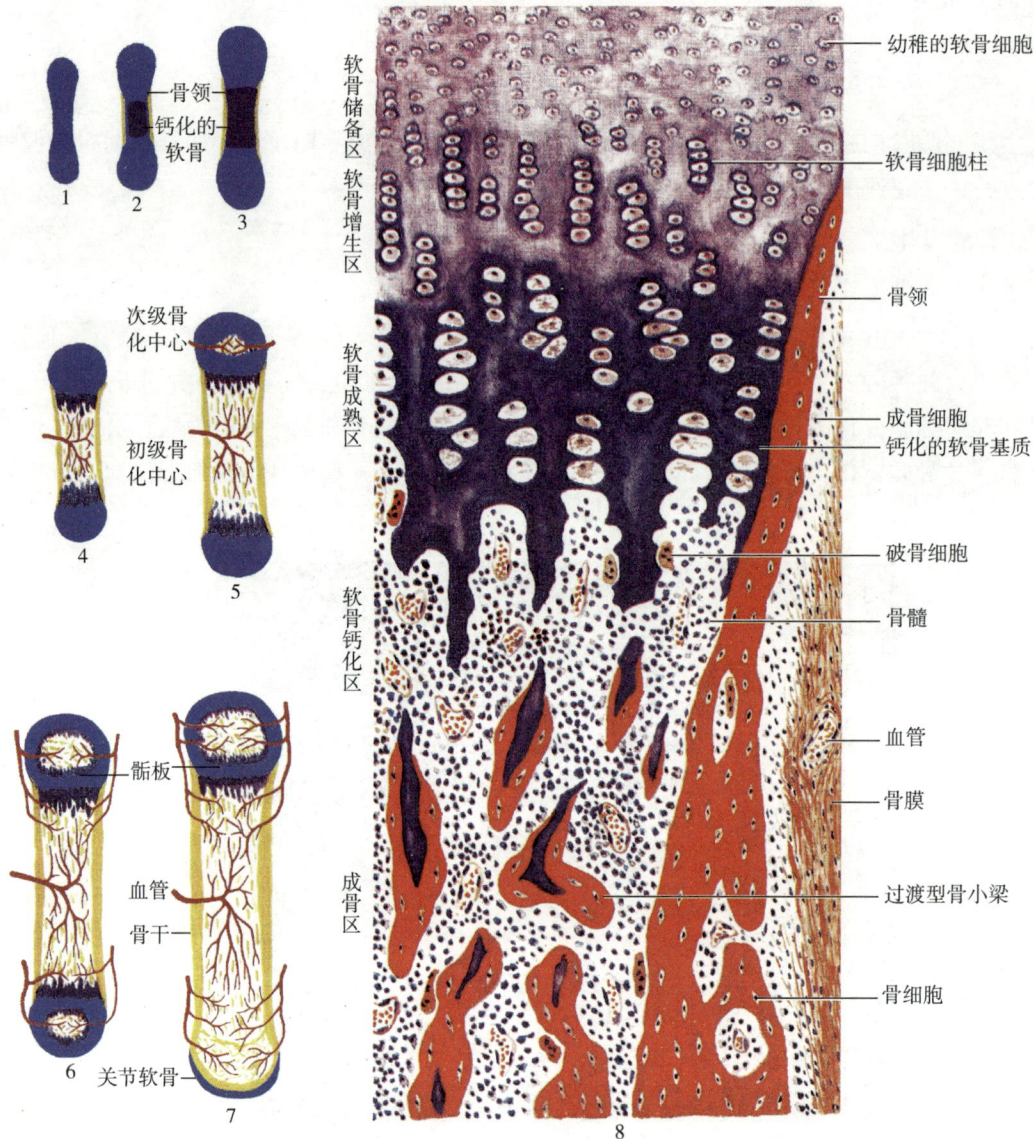

图 2 - 21　软骨内成骨过程和长骨发生、生长模式图
1. 软骨雏形　2 ~ 7. 软骨内成骨及长骨生长　8. 骺板成骨

2. 骨增粗　由骨外膜深部的成骨细胞不断在骨干表面添加骨组织而实现。而在骨干内表面，骨组织不断被破骨细胞吸收，使骨髓腔横向扩大。骨干外表面的新骨形成速度略快于骨干内部的吸收速度，这样骨干的骨密质逐渐增厚。到 30 岁左右，长骨不再增粗。

在骨的生长发育过程中，骨进行着一系列的改建过程，外形和内部结构不断变化。并且骨内部的改建持续终身，从而使骨与整个机体的发育和生理功能相适应，也使得骨组织具有十分明显的年龄性变化。

第三节　血　液 e 微课 5

PPT

》》情境导入

　　情景描述　患者，女，35 岁。头昏、乏力 4 个月，伴皮肤青紫 1 周入院。体格检查：贫血貌，睑结膜苍白，全身皮肤散在出血点，肝、脾、淋巴结不大。体温 37℃，脉搏 90 次/分，呼吸 20 次/分，血压

100/60mmHg。血常规：白细胞计数 2.6×10^9/L，中性粒细胞百分比45%，淋巴细胞百分比50%，血小板计数 26×10^9/L，血红蛋白56g/L，网织红细胞百分比0.008%。诊断与治疗：患者确诊为再生障碍性贫血。给予去除病因和支持及对症治疗。

讨论　1. 红细胞、白细胞、血小板计数的正常值分别是多少？
　　　2. 何谓再生障碍性贫血？血常规检查有什么特点？

血液是呈液态的结缔组织，在心血管系统内不断流动。正常人的血量为体重的7%～8%，故体重60kg的成人血量为4200～4800ml。血液由血浆和血细胞组成。从血管取少量血液加入适量抗凝剂（如肝素或枸橼酸钠），经自然沉降或离心沉淀后，血液可分出三层：上层为淡黄色的血浆，下层为红细胞，中间的薄层为白细胞和血小板。

血浆相当于细胞外基质，约占血液容积的55%，其中90%是水，其余为血浆蛋白（白蛋白、球蛋白、纤维蛋白原）、脂蛋白、脂滴、无机盐、酶、激素、维生素和各种代谢产物。血液流出血管后，溶解状态的纤维蛋白原转变为细丝状的纤维蛋白，将血细胞和大分子血浆蛋白包裹起来，形成凝固的血块，并析出淡黄色的清亮液体，称血清。血清与血浆的区别在于血清不含纤维蛋白原。

血细胞又称为血液的有形成分，约占血液容积的45%，包括红细胞、白细胞和血小板（图2-22）。血细胞形态结构的光镜观察，通常采用Wright或Giemsa染色的血涂片标本。血细胞分类和计数的正常值如下。

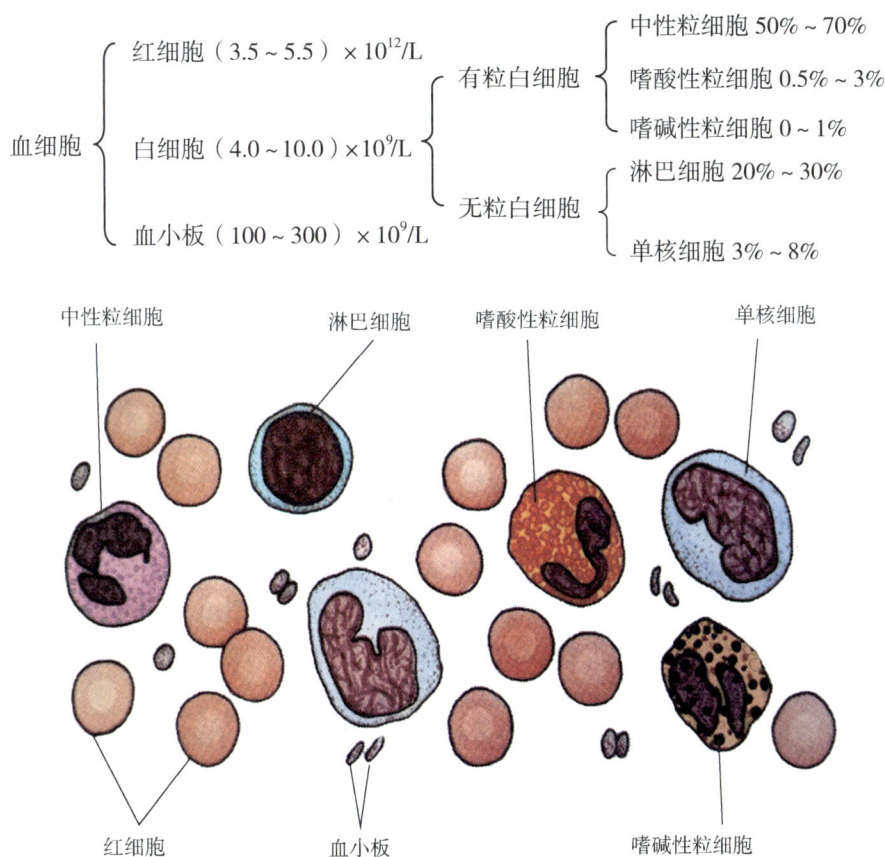

图2-22 血细胞和血小板光镜结构模式图

血液保持一定的比重（1.050～1.060）、pH（7.3～7.4）、渗透压（313mosm）、黏滞性和化学成分，在维持机体内环境的稳态中发挥重要作用。血液成分与性质的变化可诱发机体多种疾病，反之，多种疾病也可导致血液成分或性质发生特征性的变化。血细胞的形态、数量、比例和血红蛋白含量的测定，称血常规。患病时，血常规常有显著变化。故检查血常规对了解机体身体状况和诊断疾病具有重要意义。

一、血细胞

（一）红细胞 e 微课6

红细胞形态呈双凹圆盘状（图2-23），直径 $7 \sim 8\mu m$，中央较薄约 $1\mu m$，周缘较厚约 $2\mu m$。因此，在血涂片中，红细胞中央染色较浅，周缘染色较深（图2-24）。红细胞的这种形态可使其具有较大的表面积，最大限度地携带 O_2 和 CO_2。

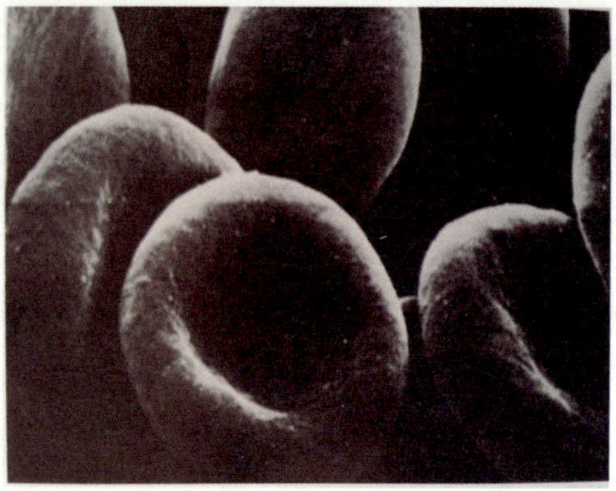

图 2-23　红细胞扫描电镜图

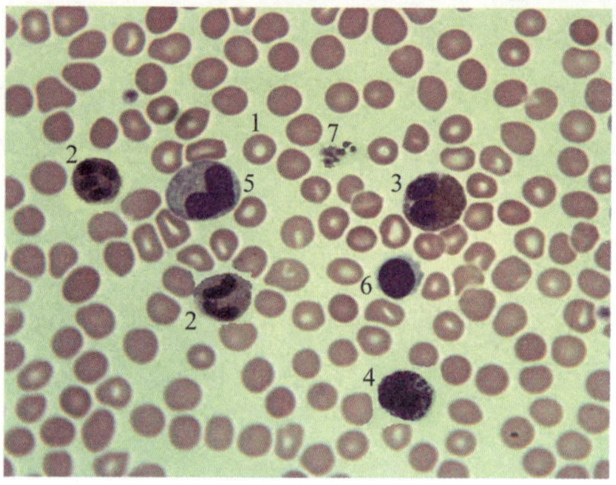

图 2-24　血细胞（Wright 染色，高倍）

1. 红细胞　2. 中性粒细胞　3. 嗜酸性粒细胞
4. 嗜碱性粒细胞　5. 单核细胞　6. 淋巴细胞　7. 血小板

成熟的红细胞无细胞核，也无细胞器，由于红细胞缺乏线粒体，ATP 由无氧酵解产生；胞质内充满血红蛋白（Hb），使红细胞呈现颜色，血红蛋白具有结合与运输 O_2 和 CO_2 的功能。血红蛋白与 O_2 和 CO_2 的结合是可逆性的，当血液流经肺时，血红蛋白即释放 CO_2 而与 O_2 结合；当血液流经其他器官组织时，红细胞则释放 O_2 并与 CO_2 结合。血红蛋白对 CO 的亲和力比对 O_2 的亲和力大得多，且结合后不易分离。如煤气中毒时，因血红蛋白与大量 CO 结合，阻碍了其与 O_2 的结合，导致组织缺 O_2，严重时可致死。

红细胞的渗透压与血浆相等，相当于 0.9% 的 NaCl 溶液，使出入红细胞的水分维持平衡。当血浆渗透压降低时，过量水分进入细胞，细胞膨胀成球形，甚至破裂，血红蛋白逸出，称溶血，溶血后残留的红细胞膜囊称为血影；反之，若血浆的渗透压升高，可使红细胞内的水分析出过多，导致红细胞皱缩。凡能损害红细胞膜的因素，如脂溶剂、蛇毒、溶血性细菌等均能引起溶血。

红细胞的胞膜，除了维持红细胞的正常形态外，还含有特异性的血型抗原，其中与临床关系最密切的是 ABO 和 Rh 血型系统。

正常成人血液中红细胞数的平均值，男性为 $(4.0 \sim 5.5) \times 10^{12}/L$，女性为 $(3.5 \sim 5.0) \times 10^{12}/L$。正常成人血液中血红蛋白含量，男性为 $120 \sim 150g/L$，女性为 $110 \sim 140g/L$。红细胞的数目及血红蛋白的含量有生理性改变，如婴儿高于成人，运动时多于安静状态，高原地区居民大都高于平原地区居民。红细胞形态和数目的改变以及血红蛋白质和量的改变超出正常范围，则为病理现象。

红细胞的平均寿命约 120 天。衰老的红细胞在经过脾和肝时被巨噬细胞清除。与此同时，每天有大量新生红细胞从骨髓进入血液。外周血中除了大量成熟红细胞外，还有少量未完全成熟的红细胞，称网织红细胞，在成人为红细胞总数的 0.5% ~ 1.5%，新生儿较多，可达 3% ~ 6%。用煌焦油蓝染色，可见胞质内有蓝色的细网或颗粒，它是细胞内残留的核糖体（图2-25），表明网织红细胞仍有合成血红蛋白的功能。红细胞完全成熟时，核糖体消失，血红蛋白的含量即不再增加。

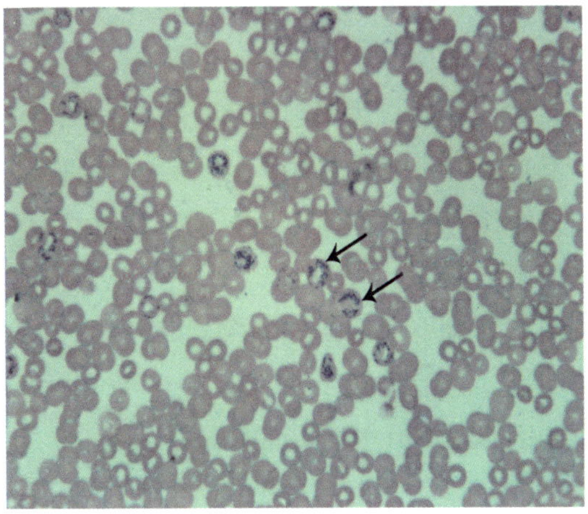

图2-25　网织红细胞（煌焦油蓝染色，高倍）
←网织红细胞

（二）白细胞 📱微课7

白细胞为无色、有核、有细胞器的球形细胞，体积比红细胞大，能做变形运动，均能离开血管进入结缔组织或淋巴组织，发挥防御和免疫功能。正常成人白细胞的值为（4.0~10）×10^9/L，男、女无明显差别，婴幼儿稍高于成人。在感染或其他病理状态下，白细胞总数及各种白细胞的百分比均可发生改变。光镜下，根据白细胞胞质内有无特殊颗粒，可将其分为有粒白细胞和无粒白细胞两类。有粒白细胞又根据颗粒的嗜色性，分为中性粒细胞、嗜酸性粒细胞和嗜碱性粒细胞。无粒白细胞包括单核细胞和淋巴细胞两种（图2-22，图2-24）。

1. **中性粒细胞**　数量最多，占白细胞总数的50%~70%。直径10~12μm。核呈杆状或分叶状，分叶核一般为2~5叶，正常人以2~3叶者居多（图2-22，图2-24）。若1~2叶核的细胞增多，称核左移，常出现在机体受细菌严重感染时；若4~5叶核的细胞增多，称核右移。一般核分叶越多，表明细胞越接近衰老。中性粒细胞的胞质染成粉红色，含有许多细小、分布均匀的淡紫色及淡红色颗粒。颗粒可分为嗜天青颗粒和特殊颗粒两种。嗜天青颗粒约占颗粒总数的20%，体积较大，呈淡紫色，电镜下，它是一种溶酶体，含有酸性磷酸酶和过氧化物酶等，能消化分解吞噬的异物。特殊颗粒约占颗粒总数的80%，体积较小，呈淡红色，内含碱性磷酸酶、吞噬素、溶菌酶等。吞噬素具有杀菌作用，溶菌酶能溶解细菌表面的糖蛋白。

中性粒细胞具有活跃的变形运动和吞噬功能。中性粒细胞对细菌产物及受感染组织释放的某些化学物质具有趋化性，因而细菌感染时，白细胞计数、中性粒细胞百分比显著增高。中性粒细胞从骨髓进入血液，停留6~7小时，在结缔组织中存活2~3天。

2. **嗜酸性粒细胞**　占白细胞总数的0.5%~3%。直径10~15μm。核分为2~3叶，以2叶常见，胞质内充满粗大、均匀、染成橘红色的嗜酸性颗粒（图2-22，图2-24）。电镜下，颗粒多呈椭圆形，有膜包被，内含颗粒状基质和方形或长方形结晶体。颗粒含有酸性磷酸酶、芳基硫酸酯酶、过氧化物酶、组胺酶和阳离子蛋白等，因此，它也是一种溶酶体。

嗜酸性粒细胞也能做变形运动，并具有趋化性。它能吞噬抗原抗体复合物，释放组胺酶灭活组胺，从而减弱过敏反应；还可释放阳离子蛋白，参与杀灭寄生虫。因此，嗜酸性粒细胞具有抗过敏和抗寄生虫作用。在患过敏性疾病或寄生虫病时，血液中嗜酸性粒细胞增多。嗜酸性粒细胞在血液中一般停留6~8小时，在组织中可存活8~12天。

3. **嗜碱性粒细胞**　数量最少，占白细胞总数的0~1%。直径10~12mm。核呈S形或不规则形，偶见分叶，着色较浅，常被颗粒掩盖。胞质内有大小不等、分布不均、染成蓝紫色的嗜碱性颗粒（图2-22，图2-24）。电镜下，嗜碱性颗粒内充满细小微粒，呈均匀状或螺纹状分布。颗粒内有肝素和组胺；而白三烯则存在于细胞质内，它的释放较前者缓慢。肝素具有抗凝血作用，组胺和白三烯参与过敏反应。嗜碱性粒细胞在组织中可存活10~15天。

嗜碱性粒细胞与肥大细胞在分布、颗粒大小与结构、胞核形态等方面均有所不同。但两种细胞都含有肝素、组胺和白三烯等成分，故两者相似，其关系尚待研究。

4. 单核细胞　占白细胞总数的 3%～8%。它是白细胞中体积最大的细胞，直径 14～20μm。核呈肾形、马蹄形或不规则形，染色质颗粒细而松散，故着色较浅（图 2-22，图 2-24）。胞质丰富，呈灰蓝色，内含许多细小的淡紫色嗜天青颗粒，为特化的溶酶体，内含过氧化物酶、酸性磷酸酶、非特异性酯酶和溶菌酶。

单核细胞是巨噬细胞的前身，具有活跃的变形运动、明显的趋化性和一定的吞噬功能，并参与免疫应答，但其功能不及巨噬细胞强。单核细胞在血流中停留 1～2 天后，穿出血管进入组织和体腔，分化为巨噬细胞等具有吞噬功能的细胞。

5. 淋巴细胞　淋巴细胞占白细胞总数的 20%～30%。直径 6～8μm 的为小淋巴细胞，9～12μm 的为中淋巴细胞，13～20μm 的为大淋巴细胞。血液中的淋巴细胞大部分为小淋巴细胞，核为圆形，一侧常有浅凹，染色质浓密呈块状，着色深。胞质很少，在核周形成一窄带，呈嗜碱性，染成蔚蓝色，含少量嗜天青颗粒（图 2-22，图 2-24）。中淋巴细胞和大淋巴细胞的核为椭圆形，染色质较疏松，故着色较浅；胞质较多，其中也可见少量嗜天青颗粒。

淋巴细胞是主要的免疫细胞，在机体防御疾病的过程中发挥关键作用。根据淋巴细胞的发育部位、表面分子表达和功能等的不同，可分为胸腺依赖淋巴细胞、骨髓依赖淋巴细胞和自然杀伤细胞三种类型。

二、血小板

血小板是骨髓中巨核细胞脱落的细胞质小块，故无细胞核，但有细胞器，表面有完整的细胞膜。血小板呈双凸圆盘状，直径 2～4μm；当受到机械或化学刺激时，则伸出突起，呈不规则形。在血涂片上，血小板常聚集成群（图 2-26）。血小板中央部分含蓝紫色的颗粒，称颗粒区；周边部呈均质浅蓝色，称透明区。

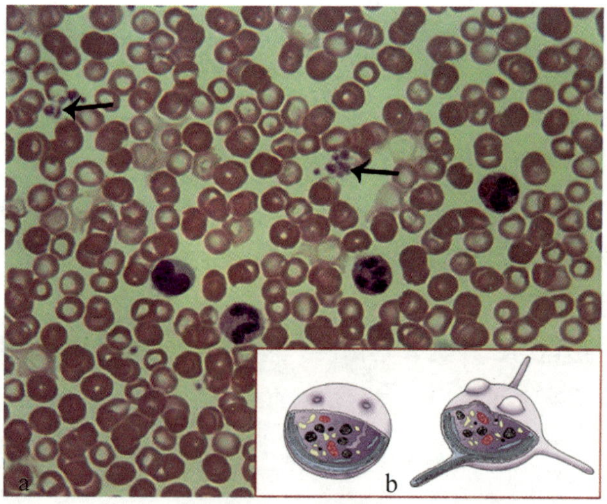

图 2-26　血液涂片

a. 油镜图（Wright 染色）　b. 电镜模式图

←血小板

血小板在止血和凝血过程中起重要作用。当血管受损或破裂时，血小板被激活，发生黏附、聚集和释放反应，形成血栓，封堵破损的血管；同时，血小板释放颗粒内含物，使血浆内的凝血酶原变为凝血酶，后者催化纤维蛋白原变成细丝状的纤维蛋白，将血细胞网罗其间，形成血块止血。血小板还有保护血管内皮、参与内皮修复、防止动脉粥样硬化的作用。血小板的寿命为 7～14 天。血液中的血小板数低于 $100 \times 10^9/L$ 为血小板减少，低于 $50 \times 10^9/L$ 则有出血危险。

三、骨髓和血细胞的发生

体内各种血细胞都有一定的寿命，每天都有一定数量的血细胞衰老死亡，同时机体造血器官又有相同数量的血细胞生成并进入血流，使外周血中血细胞的数量和质量保持动态平衡。一旦失去这种平衡，便可能发生血液性疾病，如再生障碍性贫血、白血病等。

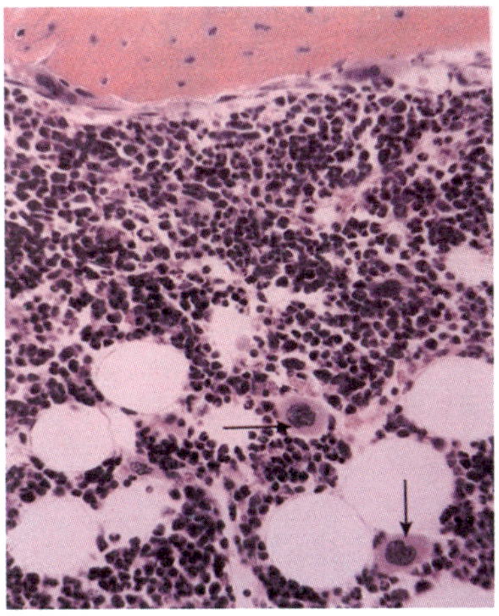

图 2 - 27　骨髓（高倍）
→巨核细胞

（一）骨髓的结构

骨髓位于骨髓腔内，是机体主要的造血器官，占体重的4%～6%。骨髓分为红骨髓和黄骨髓。胎儿及婴幼儿时期的骨髓都是红骨髓，大约从 5 岁开始，长骨干的骨髓腔内出现脂肪组织，并随年龄增长而增多，即为黄骨髓。红骨髓具有活跃的造血功能，主要分布在扁骨、不规则骨和长骨骺端的骨松质中。黄骨髓内仅有少量的幼稚血细胞，故仍保持着造血潜能，当机体需要时可转变为红骨髓进行造血。红骨髓主要由造血组织和血窦构成（图 2 - 27）。

1. 造血组织　主要由网状组织和造血细胞组成。网状细胞和网状纤维构成造血组织的支架，网孔中充满着各种不同发育阶段的血细胞、少量造血干细胞、巨噬细胞、脂肪细胞和未分化间充质细胞等。造血细胞赖以生长发育的内环境，即造血诱导微环境，由网状组织、微血管及巨噬细胞等共同组成，调节造血细胞的增殖与分化。

2. 血窦　形状不规则，管腔大小不一，窦壁衬贴有孔内皮，基膜不完整，血窦之间充满造血组织。血窦壁周围和血窦腔内的单核细胞和巨噬细胞有吞噬清除血流中的异物、细菌和衰老死亡血细胞的功能。

（二）造血干细胞和造血祖细胞

血细胞发生是造血干细胞在一定的微环境和某些因素的调节下，先增殖分化为各类血细胞的祖细胞，然后祖细胞定向增殖、分化直至成为各种成熟血细胞的过程。

（三）血细胞发生过程的形态演变

血细胞的发生是一连续的发展过程，各种血细胞的发育大致可分为三个阶段：原始阶段、幼稚阶段（又分为早、中、晚三期）和成熟阶段。骨髓涂片检查是血液病诊断的重要依据。

血细胞发生过程中的形态变化见图 2 - 28，一般规律如下。①胞体由大变小，但巨核细胞的发生则为由小变大。②胞核由大变小，红细胞的核最后消失，粒细胞的核由圆形逐渐变成杆状乃至分叶，巨核细胞的核由小变大呈分叶状。③细胞质的量由少逐渐增多，嗜碱性逐渐减弱，但单核细胞和淋巴细胞的胞质仍保持嗜碱性；细胞质内的特殊结构如红细胞中的血红蛋白、粒细胞中的特殊颗粒均由无到有，并逐渐增多。④细胞分裂能力从有到无，但淋巴细胞仍有很强的潜在分裂能力。

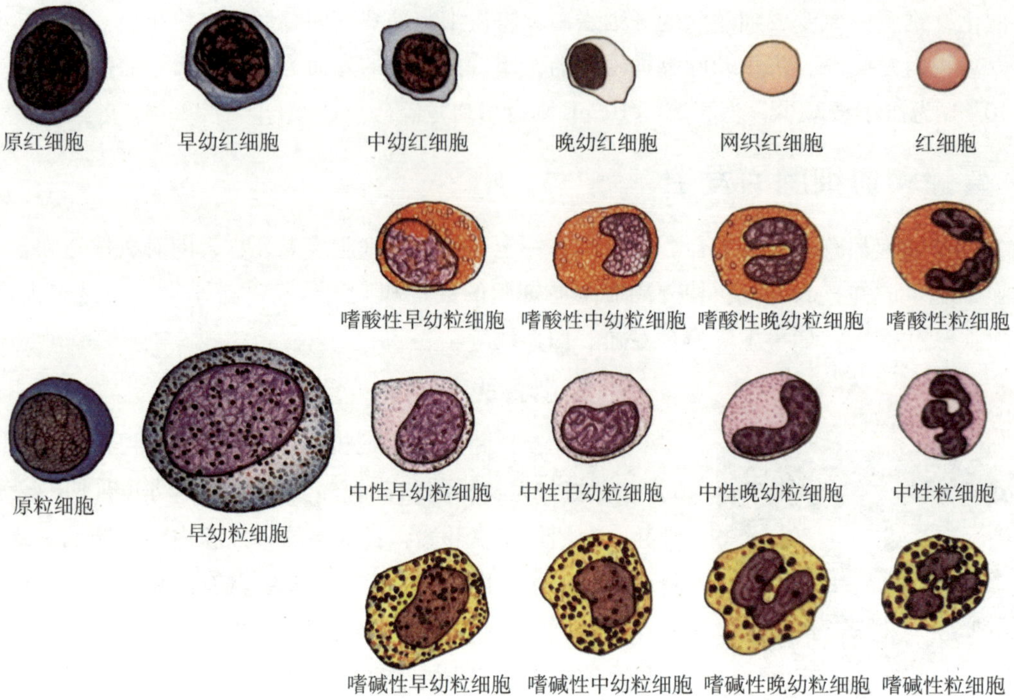

原红细胞　　早幼红细胞　　中幼红细胞　　晚幼红细胞　　网织红细胞　　红细胞

嗜酸性早幼粒细胞　嗜酸性中幼粒细胞　嗜酸性晚幼粒细胞　嗜酸性粒细胞

原粒细胞

早幼粒细胞　　中性早幼粒细胞　中性中幼粒细胞　中性晚幼粒细胞　中性粒细胞

嗜碱性早幼粒细胞　嗜碱性中幼粒细胞　嗜碱性晚幼粒细胞　嗜碱性粒细胞

图 2 - 28　血细胞发生示意图

目标检测

答案解析

一、单项选择题

1. 关于疏松结缔组织，描述错误的是（　　）
   A. 细胞外基质少
   B. 细胞分散在细胞外基质中
   C. 细胞外基质由纤维、基质和组织液组成
   D. 存在的细胞类型较多
   E. 由胚胎期的间充质发生

2. 与过敏反应有关的细胞是（　　）
   A. 成纤维细胞　　　　　B. 巨噬细胞　　　　　C. 浆细胞
   D. 脂肪细胞　　　　　E. 肥大细胞

3. 浆细胞来源于（　　）
   A. T 细胞　　　　　B. B 细胞　　　　　C. 单核细胞
   D. NK 细胞　　　　　E. 巨噬细胞

4. 关于巨噬细胞，描述错误的是（　　）
   A. 大小不等，形态多样　　B. 胞质丰富，呈嗜碱性　　C. 胞质富含溶酶体
   D. 有强大的吞噬能力　　　E. 来源于血液的单核细胞

5. 关于胶原纤维的特点，描述错误的是（　　）

　　A. 有韧性，抗拉力强　　　　　　　　B. 新鲜时呈黄色，也称黄纤维

　　C. HE 染色呈嗜酸性　　　　　　　　D. 由胶原原纤维聚合而成

　　E. 呈波浪状，有分支交织成网

6. 关于软骨组织，描述错误的是（　　）

　　A. 由细胞、纤维和基质构成　　B. 细胞成分为软骨细胞　　C. 基质呈凝胶状

　　D. 三种软骨的纤维不同　　　　E. 有丰富的血管分布

7. 能产生类骨质的细胞是（　　）

　　A. 骨祖细胞　　　　　　　　　B. 成骨细胞　　　　　　　　C. 骨细胞

　　D. 破骨细胞　　　　　　　　　E. 间充质细胞

8. 关于红细胞，描述错误的是（　　）

　　A. 形态具有可塑变形性，能通过比其直径小的毛细血管

　　B. 寿命约 120 天

　　C. 在红骨髓内生成

　　D. 衰老的红细胞可被脾和肝内的巨噬细胞吞噬

　　E. 只有完全成熟的红细胞才能从骨髓进入血液

9. 患过敏性疾病或寄生虫病时，血液中升高的白细胞是（　　）

　　A. 中性粒细胞　　　　　　　　B. 嗜酸性粒细胞　　　　　　C. 嗜碱性粒细胞

　　D. 单核细胞　　　　　　　　　E. 淋巴细胞

10. 抽取血液抗凝后离心沉淀，血液分为三层，从上至下依次为（　　）

　　A. 血清，白细胞和血小板，红细胞

　　B. 血清，红细胞，白细胞和血小板

　　C. 血清，红细胞和血小板，白细胞

　　D. 血浆，红细胞，白细胞和血小板

　　E. 血浆，白细胞和血小板，红细胞

二、思考题

1. 列表比较疏松结缔组织中各细胞的功能。

2. 列表归纳整理各类白细胞的正常值与主要生理功能。

（杨　青　张文琦）

书网融合……

| 本章小结 | 微课1 | 微课2 | 微课3 | 微课4 |

| 微课5 | 微课6 | 微课7 | 题库 |

第三章　肌组织 e微课1

学习目标

1. 通过本章学习，重点把握肌组织的组成、分类、分布及功能；骨骼肌、心肌和平滑肌的光镜结构；骨骼肌纤维、心肌纤维的电镜结构。

2. 学会运用思维导图整合肌组织的分类以及各自的光镜结构特点；运用列表图比较骨骼肌、心肌、平滑肌三者的异同，从而掌握三者分布及形态结构特点。

情境导入

情景描述　患者，男，44岁。因"四肢无力4个月，双手指尖麻木3个月，加重伴抬颈费力1个月"入院。30余年吸烟史。查体：脉搏116次/分，余生命体征平稳，咽反射减弱，双侧三角肌、双侧小鱼际肌肌容积减少，抬颈肌力3级，左上肢肌力3/4/4级，右上肢肌力3/4/4级，双下肢肌力3/4/5级，四肢肌张力适中，四肢腱反射消失。疲劳试验：颈肌、四肢疲劳试验（+）。甲状腺功能及抗体异常，甲状腺彩超提示甲状腺体积增大，回声不均。肌电图：①提示多发性周围神经损害；②合并双面神经、右腋神经低频重复电刺激试验阳性。其他未见异常。诊断：①Graves病合并桥本甲状腺炎；②甲亢性肌病。

讨论　1. 甲亢性肌病最早累及哪些肌肉群？
　　　　2. 甲亢性肌病引起骨骼肌病理变化的原因是什么？

肌组织主要由肌细胞及肌细胞间少量的结缔组织、血管、淋巴管和神经组成。肌细胞形态细而长，又称肌纤维。肌细胞的胞膜称为肌膜，胞质称为肌浆或肌质。肌浆内有大量肌丝，它是肌纤维收缩和舒张的物质基础。根据肌纤维形态结构与功能的差异，可将肌组织分为骨骼肌、心肌和平滑肌三种类型。骨骼肌和心肌可见明暗相间的横纹，均属横纹肌。骨骼肌舒缩受躯体神经支配，属随意肌；心肌和平滑肌的活动受自主神经支配，属不随意肌。

第一节　骨骼肌 e微课2

骨骼肌大多借肌腱附着于骨骼上，也分布于眼和口的周围及食管壁。整块肌肉外面有致密结缔组织包裹形成肌外膜；肌外膜的结缔组织向内伸入，将肌组织分隔为许多肌束，包绕在每一肌束外面的结缔组织称为肌束膜；肌束由若干肌纤维平行排列形成，每一条肌纤维周围包有少量结缔组织，称肌内膜（图3-1）。肌组织通过肌内膜、肌束膜和肌外膜的结缔组织与周围组织相连，结缔组织内有血管和神经，起支持、连接、营养和功能调节的作用。

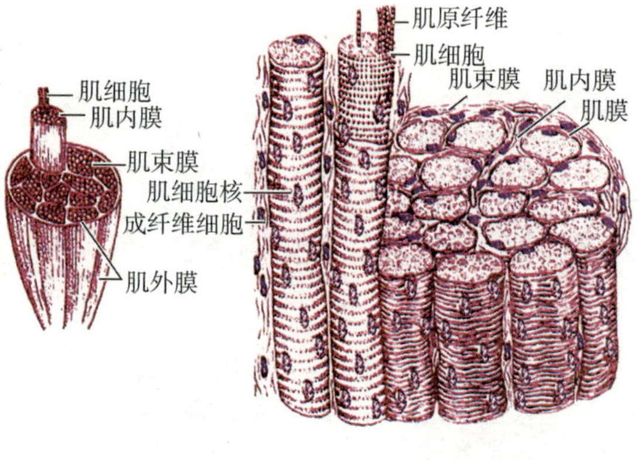

PPT

图3-1　骨骼肌结构模式图

一、骨骼肌纤维的光镜结构

骨骼肌纤维呈长圆柱形，直径 10 ~ 100μm，长度一般为 1 ~ 40mm。肌膜外贴附有基膜。骨骼肌纤维为多核细胞，一条肌纤维含有几十个甚至几百个细胞核，核呈椭圆形，染色较浅，位于肌膜下方。肌浆内有大量与细胞长轴平行排列的肌原纤维，呈细丝状，横切面上呈点状（图 3 – 2）。每条肌原纤维上都有周期性的横纹，即明带和暗带相间排列。各条肌原纤维的明带和暗带均排列在同一平面上，因而使得骨骼肌纤维也呈现明显的周期性横纹（图 3 – 3）。明带又称为 I 带，暗带又称为 A 带。明带中央有一条深色的细线，称 Z 线；暗带中部有浅色窄带，称 H 带，H 带中央还有一条深色的 M 线。相邻两条 Z 线之间的一段肌原纤维称为肌节，由 1/2 I 带 + A 带 + 1/2 I 带组成，是肌原纤维的结构和功能单位。

图 3 – 2　骨骼肌纵、横切面（油镜）

a. 纵切面　b. 横切面

▲骨骼肌纤维　←骨骼肌细胞核

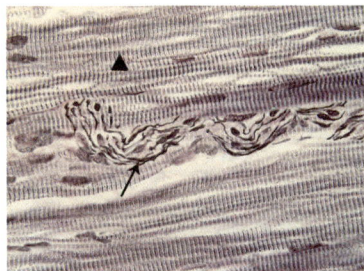

图 3 – 3　骨骼肌（Giemsa 染色，油镜）

▲骨骼肌纤维　→神经纤维

二、骨骼肌纤维的超微结构

1. 肌原纤维　由粗、细两种肌丝构成。两种肌丝有规律地平行排列在肌原纤维内（图 3 – 4）。

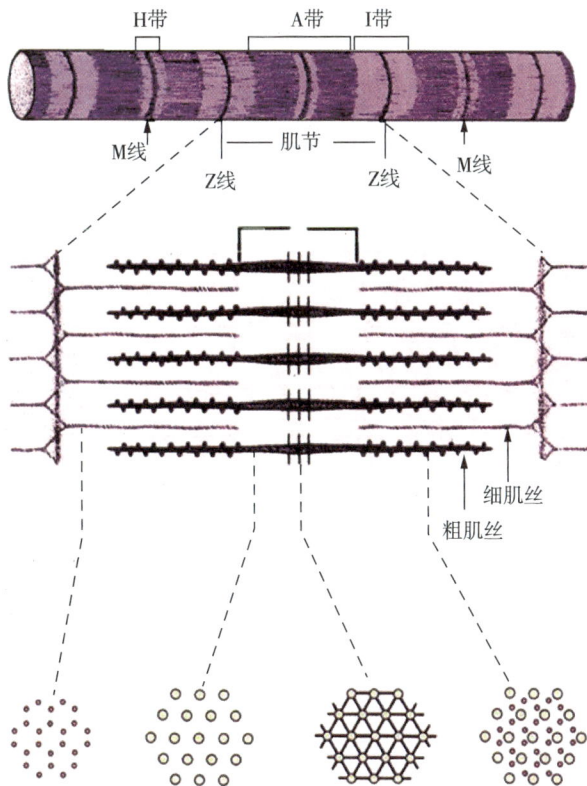

图 3 – 4　骨骼肌肌原纤维电镜结构模式图

粗肌丝长约 1.5μm，直径 15nm，位于 A 带，中央固定于 M 线，两端游离。细肌丝长约 1μm，直径 5nm，一端固定于 Z 线，另一端游离，插入粗肌丝之间，止于 H 带外缘。因此，I 带只有细肌丝，A 带既有粗肌丝又有细肌丝，但其中的 H 带只有粗肌丝。在横切面上，每根粗肌丝周围排列有 6 根细肌丝，每根细肌丝周围有 3 根粗肌丝排列（图 3-4）。

粗肌丝的分子结构：粗肌丝由肌球蛋白分子组成（图 3-5），肌球蛋白分子平行排列，集合成束，组成粗肌丝。肌球蛋白形如豆芽，分为头部和杆部，在头、杆的连接点及杆上有两处类似关节的结构，可以屈动。肌球蛋白分子的杆朝向 M 线，头端则朝向 Z 线，并突出于粗肌丝表面，形成电镜下可见的横桥。肌球蛋白头部具有 ATP 酶活性并能与 ATP 结合。当横桥与细肌丝的肌动蛋白接触时，ATP 酶被激活，分解 ATP 释放出能量，使横桥发生屈曲运动。

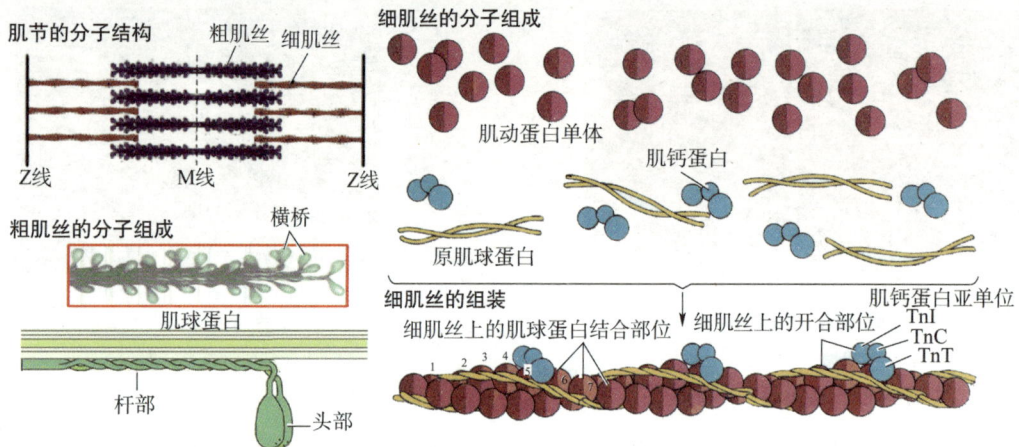

图 3-5　粗、细肌丝分子结构模式图

细肌丝的分子结构：细肌丝由肌动蛋白、原肌球蛋白和肌钙蛋白三种分子组成（图 3-5）。肌动蛋白是由两列球形肌动蛋白单体连接成串珠状，并缠绕成双股螺旋链。每个肌动蛋白单体上都有一个能与肌球蛋白头部结合的位点，但该位点在肌纤维处于非收缩状态时被原肌球蛋白掩盖。原肌球蛋白由两条多肽链相互缠绕而形成的双股螺旋链组成，首尾相连，嵌于肌动蛋白双股螺旋链的浅沟内。肌钙蛋白由 TnC、TnT 和 TnI 3 个球形的亚单位组成。其中，TnC 亚单位可与 Ca^{2+} 结合而引起肌钙蛋白构象改变。

2. 横小管　又称 T 小管，由肌膜向肌浆内凹陷而形成，其走向与肌纤维长轴垂直。在人和哺乳动物，横小管位于 A 带与 I 带的交界处；在两栖类和鸟类，横小管位于 Z 线周围。同一水平的横小管分支并相互吻合，环绕在每条肌原纤维周围（图 3-6）。横小管的功能是将肌膜的兴奋迅速传导至肌纤维内部，使肌节同步收缩。

3. 肌浆网　是肌纤维内特化的滑面内质网，位于横小管之间，环绕在每条肌原纤维周围，形成连续的管状系统，故又称纵小管。位于横小管两侧的肌浆网扩大成扁囊状，称终池。每条横小管与其两侧的终池组成三联体（triad）（图 3-6），肌膜将兴奋通过三联体传递至肌浆网膜。肌浆网膜上有钙泵和钙通道，能逆浓度差把肌浆中的 Ca^{2+} 泵入肌浆网贮存，使肌浆网中的 Ca^{2+} 浓度为肌浆中的数千倍。当横小管膜的电兴奋传递至肌浆网膜后，钙通道开放，肌浆网内

图 3-6　骨骼肌纤维电镜结构模式图

贮存的 Ca^{2+} 进入肌浆，使肌浆内 Ca^{2+} 浓度升高。肌纤维舒张时，肌浆网膜上的钙泵可将肌浆内的 Ca^{2+} 再泵回肌浆网内并与钙螯合蛋白结合，从而降低肌浆内 Ca^{2+} 浓度。故肌浆网的功能是调节肌浆内 Ca^{2+} 浓度。

此外，肌原纤维之间有大量线粒体、糖原和少量脂滴。线粒体产生 ATP，为肌肉收缩提供能量，因此，糖原和脂肪是肌细胞内储备的能源。肌浆内还有可与氧结合的肌红蛋白，可为线粒体产生能量提供所需的氧。

三、骨骼肌纤维的收缩机制

目前认为，骨骼肌纤维的收缩机制是肌丝之间的滑动，即肌丝滑动学说。其主要过程如下：①运动神经末梢将神经冲动传递给肌膜；②肌膜的兴奋经横小管传向终池；③肌浆网膜上的钙通道开放，肌浆网内贮存的 Ca^{2+} 迅速释放入肌浆；④肌钙蛋白 TnC 亚单位与 Ca^{2+} 结合，引起肌钙蛋白构象改变，进而使原肌球蛋白位置也随之改变；⑤原来被掩盖的肌动蛋白位点暴露，迅速与肌球蛋白头部接触；⑥肌球蛋白头部（横桥）ATP 酶被激活，分解 ATP 并释放能量；⑦肌球蛋白头部发生屈动，将肌动蛋白拉向 M 线；⑧细肌丝滑入粗肌丝之间，I 带和 H 带变窄，肌节缩短，肌纤维收缩，但 A 带长度不变（图 3-7）；⑨收缩结束后，肌浆内的 Ca^{2+} 被泵回肌浆网内贮存，肌浆内 Ca^{2+} 浓度降低，肌钙蛋白恢复原来的构象，原肌球蛋白恢复原位，又掩盖肌动蛋白上的结合位点，肌球蛋白头部与肌动蛋白分离，肌肉松弛。

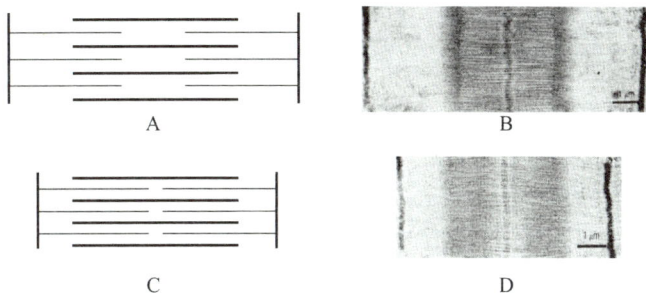

图 3-7　骨骼肌纤维收缩、舒张肌节变化图
左图：示意图　右图：电镜图
A 和 B：舒张　C 和 D：收缩

💡 **素质提升**

肌纤维与"中国速度"

肌纤维可分为快肌纤维和慢肌纤维两种类型。快肌纤维反应速度快，收缩的潜伏期短，产生的张力大，但收缩不能持久、易疲劳。慢肌纤维收缩速度慢，收缩的潜伏期长，张力小，能持久，抗疲劳能力强。

两类肌纤维与某些基本运动素质有着密切的关系。快肌纤维与速度、爆发力有关，慢肌纤维与耐力相关。因此，从事持续时间短、高强度运动的运动员，快肌纤维占优势。如我国优秀短跑运动员苏炳添，在东京奥运会男子 100 米半决赛上，他跑出了 9 秒 83 的亚洲纪录，成为首位闯入奥运会男子 100 米决赛的中国人。他为国家争得了荣誉，为"中国速度"贡献了新的力量。

第二节　心　肌 📱微课3

心肌分布于心脏和邻近心脏的大血管壁上，其收缩具有自动节律性，属不随意肌。心肌细胞再生能力很弱，损伤的心肌纤维由结缔组织代替。

一、心肌纤维的光镜结构

心肌纤维呈短柱状，长 $80 \sim 150\mu m$，直径 $10 \sim 20\mu m$，有分支并相互连接成网。细胞核呈卵圆形，$1 \sim 2$ 个，位于细胞中央。心肌纤维的肌浆较丰富，内含线粒体、糖原及少量脂滴和脂褐素。脂褐素为溶酶体的残余体，随年龄增长而增多。心肌纤维也有周期性横纹，但不如骨骼肌明显，最显著的特点是心肌细胞连接处有闰盘，在 HE 染色标本中着色较深，是与肌纤维长轴垂直的粗线（图 3-8，图 3-9）。

图 3-8　心肌纵、横切面（油镜）

a. 横切面　b. 纵切面

→闰盘　▲心肌细胞核

图 3-9　心肌（碘酸钠-苏木精染色，油镜）

a. 横切面　b. 纵切面

→闰盘　▲毛细血管

二、心肌纤维的超微结构

心肌纤维的电镜结构与骨骼肌纤维相似，与之相比较有以下特点。①粗、细肌丝被肌浆网和线粒体分隔成粗、细不等的肌丝束，故心肌纤维的肌原纤维不如骨骼肌规则、明显，以致横纹也不如骨骼肌明显。②横小管较粗，位于 Z 线水平。③肌浆网稀疏，纵小管不发达，终池少而小，横小管多与一侧的终池相贴形成二联体（图 3-10）。因此，心肌纤维肌浆网储存 Ca^{2+} 的能力弱，收缩前需从细胞外摄取 Ca^{2+}。④闰盘位于 Z 线水平，由相邻心肌纤维的突起相互嵌合而成，呈阶梯状。其横向连接部分有中间连接和桥粒，使心肌纤维间的连接牢固；纵向连接部分有缝隙连接，便于细胞间信息传导，使心肌纤维同步收缩（图 3-11）。此外，心肌纤维的肌浆还含有丰富的线粒体、糖原和脂滴以及少量的脂褐素等，有些肌纤维胞质内有分泌颗粒。

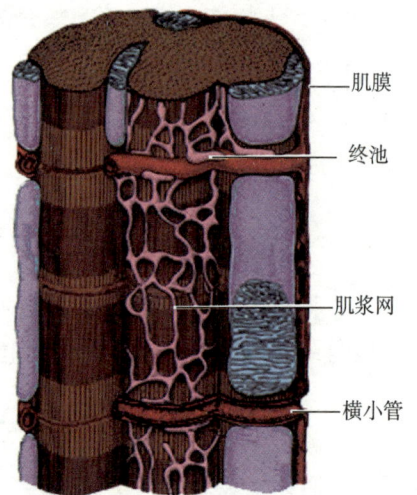

肌膜

终池

肌浆网

横小管

图 3-10　心肌纤维电镜结构模式图

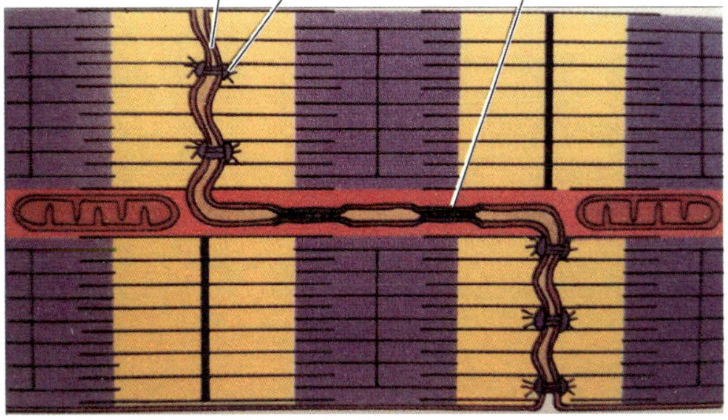

图 3-11 心肌闰盘电镜结构模式图

第三节 平滑肌 微课4

PPT

平滑肌广泛分布于内脏器官和血管壁。平滑肌的收缩受内脏神经支配，缓慢而持久，属不随意肌。

平滑肌纤维呈长梭形，多呈紧密、交错排列，即肌纤维较细的两端常与相邻细胞中部的较粗部分相互交错。无横纹，细胞核一个，呈杆状或椭圆形，位于细胞中央（图 3-12）。平滑肌横切面呈大小不等的圆形断面，大的断面中央可见细胞核的横切面。平滑肌收缩时，胞核可呈扭曲状。平滑肌纤维长度不等，一般长 200μm，短的只有 20μm，如小血管壁上的平滑肌纤维；长的可达 500μm，如妊娠末期的子宫平滑肌纤维。细胞最粗处直径为 5~20μm。

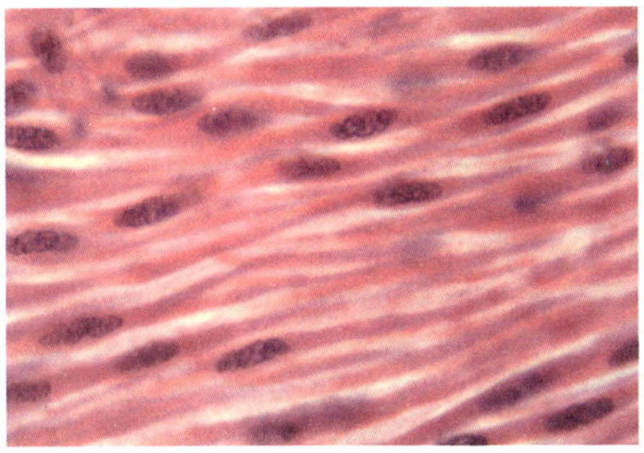

a

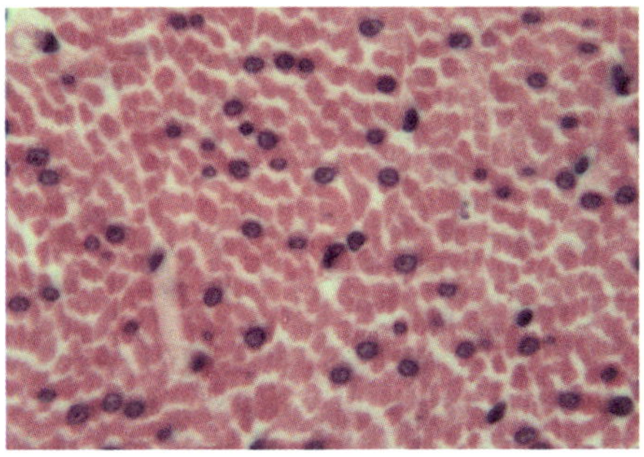

b

图 3-12 平滑肌纵、横切面（油镜）

a. 纵切面　b. 横切面

目标检测

答案解析

一、单项选择题

1. 肌节的组成是（　）

A. A 带 + I 带

B. 1/2 I 带 + A 带 + 1/2 I 带

C. 1/2 A 带 + I 带 + 1/2 A 带

D. I 带 + H 带

E. A 带 + H 带

2. 关于肌原纤维，描述错误的是（ ）

    A. 由粗肌丝和细肌丝构成

    B. 沿肌纤维长轴平行排列

    C. 周围有少量结缔组织，称肌内膜

    D. 骨骼肌纤维肌浆中的肌原纤维最丰富

    E. 肌丝规则排列，形成明暗带

3. 关于骨骼肌纤维的光镜结构，描述错误的是（ ）

    A. 形态呈长圆柱状

    B. 有明暗相间的横纹

    C. 细胞核1~2个，位于细胞中央

    D. 细胞核呈椭圆形，染色较浅

    E. 肌浆内含大量肌原纤维

4. 骨骼肌纤维的横小管由（ ）形成

    A. 滑面内质网   B. 粗面内质网   C. 肌浆网

    D. 肌膜向肌浆内凹陷   E. 高尔基复合体

5. 下列蛋白中，不参与构成肌丝的是（ ）

    A. 肌球蛋白   B. 肌动蛋白   C. 原肌球蛋白

    D. 肌钙蛋白   E. 肌红蛋白

6. 骨骼肌纤维三联体的结构由（ ）构成

    A. 一条纵小管及两侧的终池

    B. 一条横小管及两侧的终池

    C. 两条横小管及中间的终池

    D. 两条纵小管及一个终池

    E. 一条横小管及一个终池

7. 骨骼肌纤维收缩时，肌节的变化为（ ）

    A. A带和H带缩短   B. A带缩短   C. I带和H带缩短

    D. A带、I带和H带均缩短   E. I带和A带缩短

8. 关于心肌纤维，描述正确的是（ ）

    A. 形态呈圆柱状，没有分支

    B. 有横纹，且比骨骼肌明显

    C. 细胞核多个，位于肌膜下方

    D. 肌浆网发达

    E. 常见二联体

9. 与骨骼肌相比，心肌的特征是（ ）

    A. 有横纹   B. 有肌原纤维   C. 有横小管

    D. 有肌浆网   E. 有闰盘

10. 使心肌细胞彼此相连，形成功能上的整体的结构是（ ）

    A. T小管   B. 肌浆网   C. 闰盘

    D. 肌丝   E. 二联体

二、思考题

1. 列表归纳整理肌组织的分类以及各自的光镜结构特点。
2. 列表比较骨骼肌、心肌、平滑肌三者的分布及形态结构特点。

（杨　青　张文琦）

书网融合……

| 本章小结 | 微课 1 | 微课 2 | 微课 3 | 微课 4 | 题库 |

第四章 神经组织

◎· 学习目标

1. 通过本章学习，重点把握神经组织的构成；神经元的结构与功能；突触的概念与结构。

2. 学会运用思维导图、比较、列表等方法整体理解神经组织的结构与功能，达到知识的结构化；具有融会贯通、分析问题的能力，促进知识迁移。

≫ 情境导入

情景描述　2018 年，著名物理学家——史蒂芬·威廉·霍金去世。1963 年，21 岁的霍金不幸确诊肌萎缩性侧索硬化，逐渐失去行动能力，后来只有三根手指和两只眼睛能够活动，但轮椅上的霍金并未停止对宇宙的探究。

讨论　1. 请查阅相关文献，尝试了解肌萎缩性脊髓侧索硬化。

　　　　2. 神经元的功能是什么？试解释肌萎缩性侧索硬化患者瘫痪的原因。

神经组织主要由神经细胞和神经胶质细胞组成。神经细胞是神经系统的结构和功能单位，也称神经元。神经元是高度分化的细胞，数量庞大，约有 10^{12} 个以上，彼此联系形成复杂的神经网络和通路。神经元具有接受刺激、整合信息和传导冲动的功能。此外，有些神经元还有内分泌功能，如下丘脑某些分泌激素的神经元。神经胶质细胞遍布于神经元之间，数量是神经元的 10～50 倍，对神经元起支持、保护、营养和绝缘等作用，构成神经元生长和功能活动的微环境。

第一节　神经元

PPT

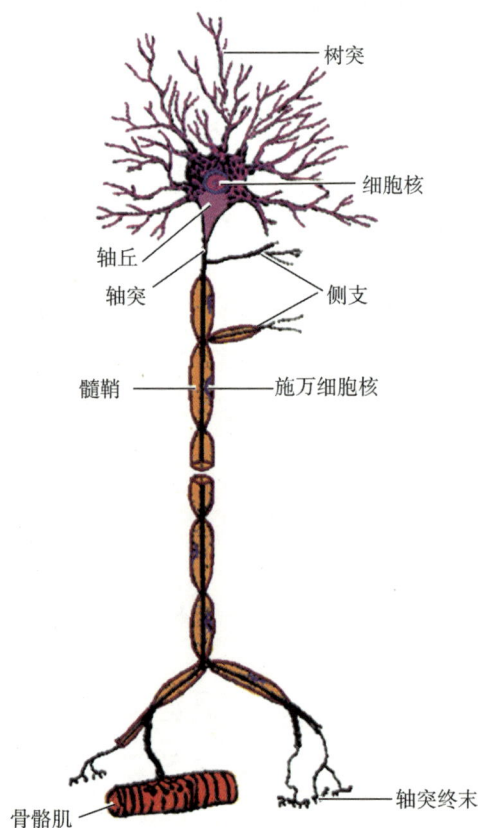

图 4-1　运动神经元模式图

一、神经元的结构

神经元形态、大小不一，但都具有突起，可分为胞体和突起两部分结构。胞体由细胞膜、细胞质和细胞核组成，突起分为树突和轴突（图 4-1）。

（一）胞体

神经元胞体形态多样，有锥体形、圆形、星形、梭形等；其大小差异较大，直径为 5～150μm。胞体主要位于中枢神经系统大脑和小脑的皮质、脑干和脊髓的灰质以及周围神经系统的神经节内，是神经元的营养和代谢中心。

1. 细胞膜　是可兴奋膜，其上具有特异性受体和离子通道，是神经元接受刺激、产生和传导神经冲动的部位。

2. 细胞核　位于胞体中央，大而圆，着色浅，核仁大而明显。

3. 细胞质 又称核周质，光镜下可见丰富的尼氏体及神经原纤维（图4-2）。

（1）尼氏体 也称嗜染质，是光镜下树突和核周质内的斑块状或颗粒状的嗜碱性物质（图4-2a），电镜下，尼氏体由大量平行排列的粗面内质网和其间的游离核糖体组成，表明神经元具有旺盛合成蛋白质的功能，包括更新细胞器所需的结构蛋白、合成神经递质所需的酶类以及肽类的神经调质。

尼氏体在不同神经元中、不同功能状态下，数量不同、形态不一，如在脊髓前角运动神经元内数量多，呈斑块状；而在脊神经节的神经元胞体内呈颗粒状，散在分布。其形态结构可作为判定神经元功能状态的一种标志。

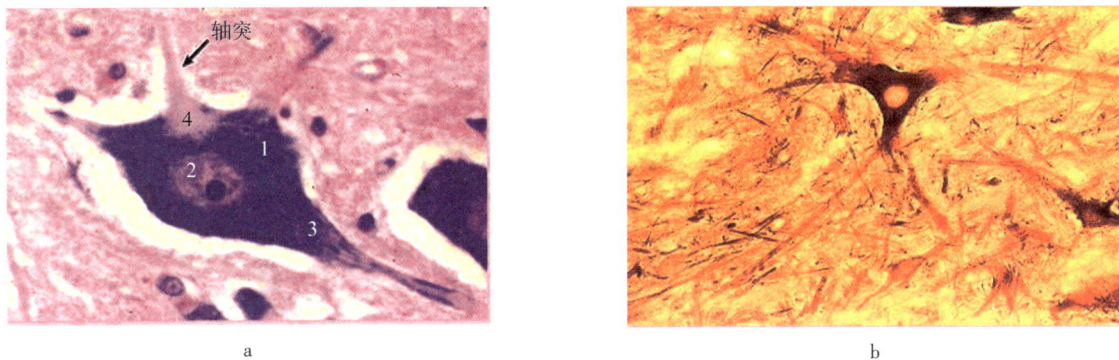

图4-2 神经元（高倍）

a. HE染色 b. 镀银染色

1. 尼氏体 2. 细胞核 3. 树突 4. 轴丘

（2）神经原纤维 在银染切片中呈棕黑色细丝状，交织成网，并伸入树突和轴突（图4-2b）。电镜下，神经原纤维由神经丝和微管聚集而成。神经原纤维具有支持和运输作用。

此外，胞质还含有线粒体、溶酶体、发达的高尔基复合体等细胞器，以及随年龄而增多、呈棕黄色颗粒状的脂褐素（图4-3）。

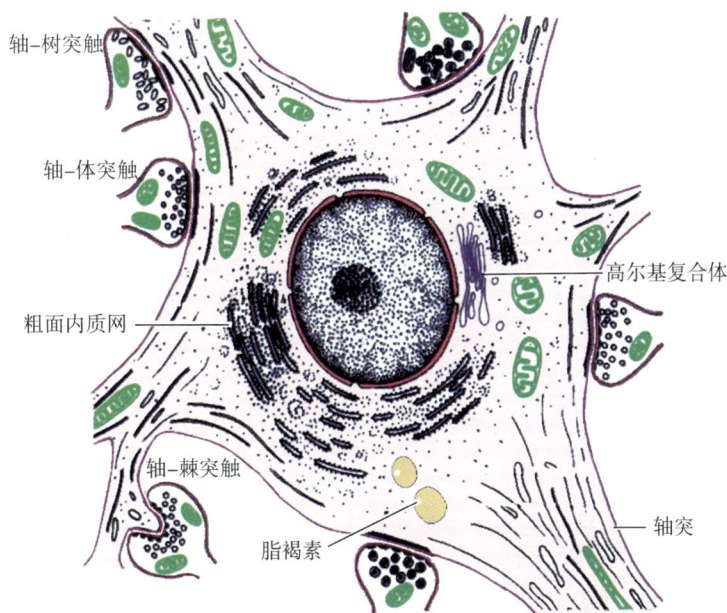

图4-3 多极神经元及突触超微结构模式图

（二）突起

突起从胞体发出，其长短、数量因神经元的不同而异。根据其结构、功能等的不同，分为树突和轴突。

1. 树突 每个神经元可有一个或多个树突。自胞体发出后反复分支，呈树枝样越分越细，分支表面可见有许多棘状的小突起，称树突棘（图4-3），是形成突触的主要部位。树突内的结构与核周质相似，内含尼氏体。树突具有接受刺激并将神经冲动传向胞体的功能。

2. 轴突 每个神经元只有一个轴突。轴突一般由胞体发出，也可从主树突干的基部发出。胞体发出轴突的部位常呈圆锥形，称轴丘，此区无尼氏体，故光镜下染色淡（图4-1，图4-2a）。轴突表面光滑，粗细较均匀，可有侧支呈直角发出，在轴突末端有较多分支，形成轴突终末。轴突的功能是将神经冲动传向终末，传递给其他神经元或效应器。

轴突表面的细胞膜称为轴膜，内含的胞质称为轴质。轴质是流动的，胞体和轴突间存在着物质转运。光镜下，轴质内有与长轴平行排列的神经原纤维，但无尼氏体和高尔基复合体，故不能合成蛋白质，轴突成分更新及合成神经递质所需的蛋白质和酶是在胞体内合成后运输到轴突及其终末，这种由胞体向轴突终末的物质运输称为顺向轴突运输；反之，轴突终末内的代谢产物以及由轴突终末摄取的蛋白质等物质转运至胞体，则称逆向轴突运输。

二、神经元的分类

神经元有多种分类方法，常按神经元突起的数目、突起的长短、神经元的功能及所释放的递质进行分类。

（一）按神经元突起数目分类（图4-4）

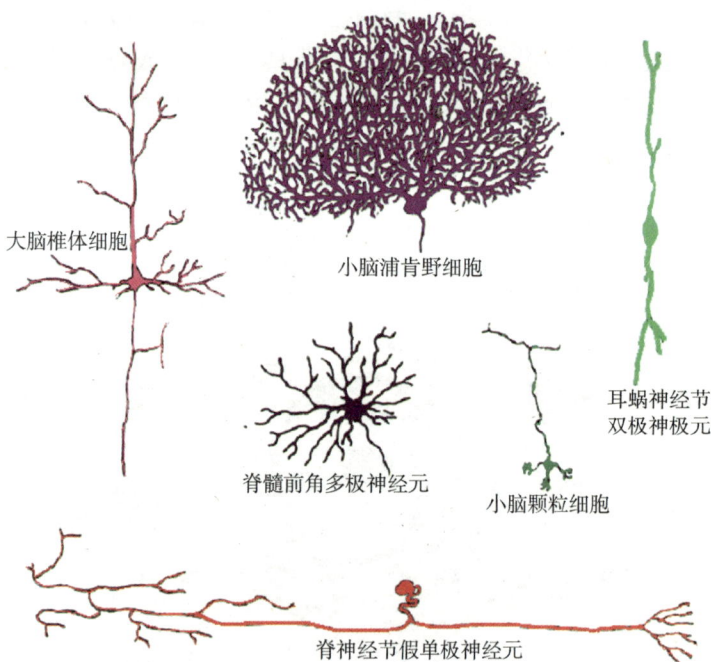

大脑椎体细胞
小脑浦肯野细胞
耳蜗神经节双极神极元
脊髓前角多极神经元
小脑颗粒细胞
脊神经节假单极神经元

图4-4 神经元几种主要类型模式图

1. 多极神经元 是体内数量最多的一类神经元，有多个突起，其中一个是轴突，其余为树突。

2. 双极神经元 有两个突起，一个是树突，另一个是轴突。

3. 假单极神经元 从胞体发出一个突起，距胞体不远处呈"T"形分成两支，一支进入中枢神经系统，称中枢突；另一支分布到外周的其他组织和器官，称周围突。按神经冲动传导方向，中枢突传出神经冲动，为轴突；周围突接受刺激，在功能上为树突，但其形态上与轴突相似。

（二）按神经元功能分类（图4-5）

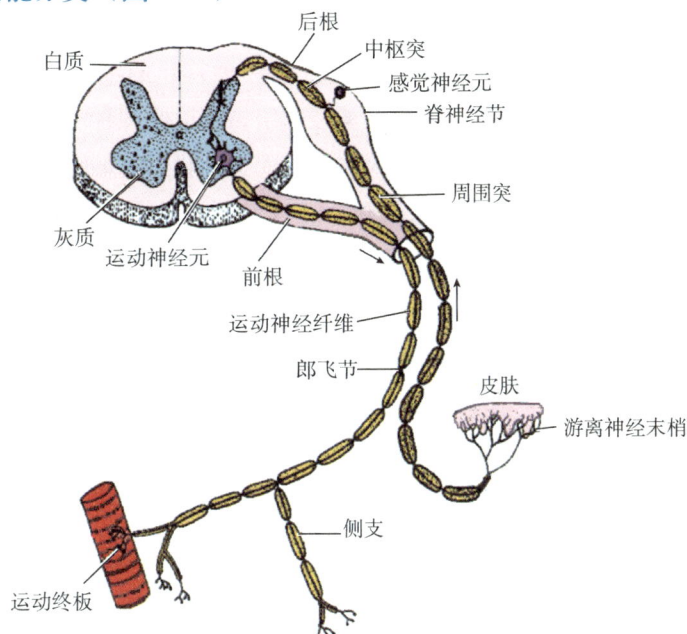

图4-5　脊髓和脊神经模式图（示三种神经元的关系）

1. 感觉神经元　又称传入神经元，多为假单极神经元。胞体位于脑、脊神经节内，周围突构成周围神经的传入神经，接受刺激并将信息传向中枢。

2. 运动神经元　又称传出神经元，一般为多极神经元。胞体位于中枢神经系统的灰质和自主神经节内，突起参与白质和周围神经的组成，将神经冲动传递给肌细胞或腺细胞。

3. 中间神经元　又称联络神经元，位于感觉神经元与运动神经元之间起联络和调节作用，一般为多极神经元。动物越进化，中间神经元的数量越多，在中枢神经系统内构建成复杂的神经元网络。人类的中间神经元约占神经元总数的99%。

（三）按神经元释放的神经递质或神经调质分类

1. 胆碱能神经元　释放乙酰胆碱，如脊髓前角运动神经元。

2. 胺能神经元　释放肾上腺素、去甲肾上腺素、多巴胺、5-羟色胺等。

3. 氨基酸能神经元　释放γ-氨基丁酸、谷氨酸和甘氨酸等。

4. 肽能神经元　释放脑啡肽、P物质和神经降压素等肽类物质。

☀ 素质提升

糖丸爷爷与脊髓灰质炎疫苗

脊髓灰质炎是由脊髓灰质炎病毒引起的急性传染病，俗称小儿麻痹症，主要侵犯脊髓灰质，尤以前角运动神经元损害严重，严重可致患儿肢体畸形甚至瘫痪、死亡。2000年世界卫生组织（WHO）确定，中国正式成为"无脊灰"国家。我国消灭了脊髓灰质炎病毒，这背后是"糖丸爷爷"顾方舟及其团队的大爱和奉献。

20世纪50年代，脊髓灰质炎在我国爆发，病毒学家顾方舟临危受命，带领研究小组在当时物质匮乏、条件艰苦的情况下开展脊髓灰质炎研究，成功研制出中国自己的脊髓灰质炎减毒活疫苗。随着脊髓灰质炎疫情逐渐好转，顾方舟及其团队并未停止脚步，他们从实际出发，将脊髓灰质炎疫苗改成"糖丸"剂型，降低了运输、储藏的难度，小小"糖丸"被运送到全国各地。

三、突触 🅴 微课

突触是神经元与神经元之间或神经元与效应细胞之间一种特化的细胞连接，是传递信息的功能部位。借助突触，神经元之间彼此联系，构成复杂的神经网络，得以实现神经系统的各种功能活动。根据传导信息的方式，突触分为化学突触和电突触两大类。在人类，化学突触占大多数。

1. 化学突触 是以神经递质作为传递信息的媒介，一般所说的突触即指化学突触。神经元突触中最常见的是一个神经元的轴突终末与另一个神经元的树突、树突棘或胞体构成突触，分别称轴-树突触、轴-棘突触、轴-体突触（图4-3）。

电镜下，化学突触由突触前成分、突触间隙和突触后成分三部分构成。突触前、后成分彼此相对的细胞膜略增厚，分别称突触前膜和突触后膜，两者之间的狭窄间隙称为突触间隙（图4-6）。突触前成分内含许多突触小泡（图4-3，图4-6），内含神经递质或神经调质，突触后膜上有特异性神经递质受体及化学门控离子通道。在光镜镀银染色的标本上，突触前成分呈球状膨大，称突触小体或突触扣结。

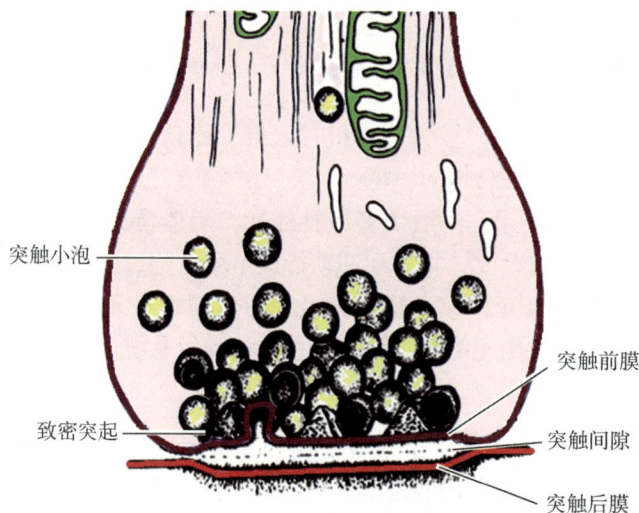

图4-6　化学突触超微结构模式图

突触前成分通常是神经元的轴突终末。当神经冲动沿轴膜传至轴突终末时，突触前膜上 Ca^{2+} 通道开放，Ca^{2+} 由细胞外进入突触前成分，在 ATP 的参与下，突触小泡移向突触前膜并与之融合，通过出胞作用将小泡内神经递质释放到突触间隙。神经递质与突触后膜上相应受体结合后，突触后膜的离子通道开放，改变突触后膜内、外离子的分布，膜电位发生变化，使突触后神经元（或效应细胞）产生兴奋或抑制。突触的兴奋或抑制，取决于神经递质及其受体的种类。神经递质或神经调质在产生效用后，立即被相应的酶灭活或被再摄入突触前成分内而被分解，其作用被迅速清除。

2. 电突触 即缝隙连接，是以电流作为传递信息的载体。在某些低等动物中较发达，在人类很少。

第二节　神经胶质细胞

神经胶质细胞，简称胶质细胞，广泛分布于中枢和周围神经系统的神经元和神经元之间、神经元与非神经元之间，也具有突起，但不分树突和轴突，也无传导神经冲动的功能，对神经元起支持、营养、保护、绝缘等作用。在 HE 等普通染色的标本上，只可见胶质细胞的核和少量胞质，利用镀银染色或免疫细胞化学方法可显示全貌。

一、中枢神经系统的神经胶质细胞

1. 星形胶质细胞 是体积最大的一种神经胶质细胞。胞体呈星形，突起多；胞核较大，圆形或卵圆形，染色浅。其突起伸展充填在神经元胞体及其突起之间，对神经元起支持和隔离作用；有些突起末端膨大形成脚板，贴附在毛细血管壁上，构成血 – 脑屏障的神经胶质膜，或在脑和脊髓表面形成胶质界膜（图 4 – 7）；中枢神经系统损伤时，常由星形胶质细胞增生，形成胶质瘢痕来填补缺损。

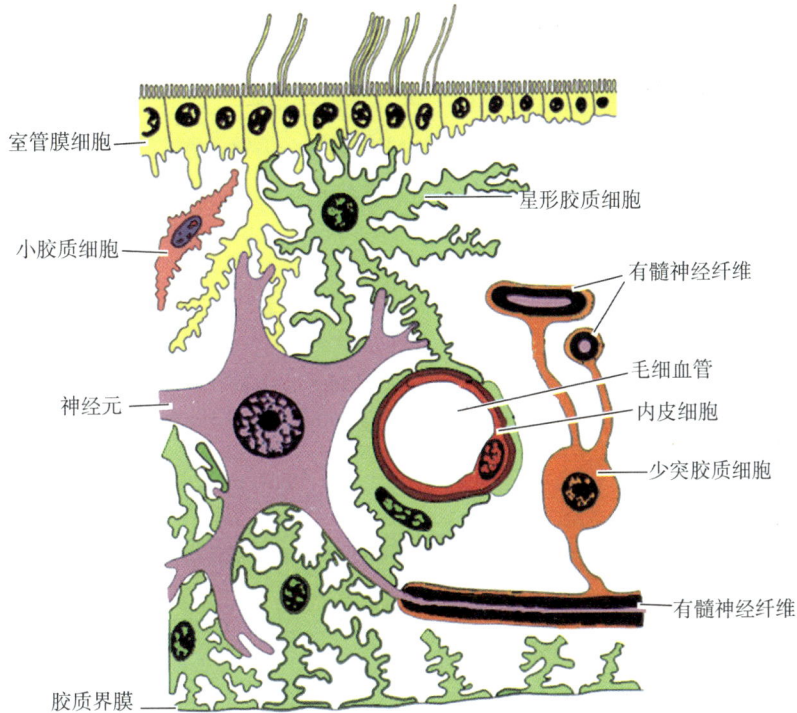

图 4 – 7　中枢神经系统神经胶质细胞与神经元和毛细血管的关系示意图

星形胶质细胞又分为原浆性星形胶质细胞和纤维性星形胶质细胞（图 4 – 8）。前者多分布于灰质，突起粗、短，分支多；后者多分布于白质，突起细长，分支少。

2. 少突胶质细胞 胞体较星形胶质细胞小，分布于神经元胞体附近及轴突周围，突起的末端扩展成扁平薄膜，包卷缠绕轴突形成髓鞘，是中枢神经系统有髓神经纤维的髓鞘形成细胞（图 4 – 7，图 4 – 8）。

3. 小胶质细胞 分布于灰质和白质内，是最小的神经胶质细胞。胞核小，椭圆形或三角形，染色深（图 4 – 7，图 4 – 8）。在中枢神经系统损伤时，小胶质细胞可转变为巨噬细胞，吞噬细胞碎屑及退化变性的髓鞘。

4. 室管膜细胞 为立方形或柱状，衬附于脑室和脊髓中央管腔面形成单层的室管膜。室管膜细胞表面有许多微绒毛或纤毛，有些室管膜细胞基底面有长的突起伸向深部（图 4 – 7）。室管膜细胞有支持和保护功能，并参与脑脊液形成。

图 4 - 8　中枢神经系统的神经胶质细胞（镀银染色，高倍）

a. 小胶质细胞　b. 少突胶质细胞　c. 原浆性星形胶质细胞　d. 纤维性星形胶质细胞

二、周围神经系统的神经胶质细胞

1. 施万细胞　又称神经膜细胞，包卷周围神经系统的轴突形成髓鞘，是周围神经系统的髓鞘形成细胞，还可分泌一些神经营养因子，促进受损神经元的存活及其轴突的再生。

2. 卫星细胞　是神经节内围绕神经元胞体的一层扁平或立方形细胞，胞核圆或卵圆形，染色较深，具有营养和保护神经节细胞的功能。

第三节　神经纤维和神经

PPT

一、神经纤维

神经纤维由神经元的长轴突和包在其外面的神经胶质细胞构成。根据包绕轴突的神经胶质细胞是否形成髓鞘，分为有髓神经纤维和无髓神经纤维两种（图 4 - 9）。

（一）有髓神经纤维

1. 周围神经系统的有髓神经纤维　由施万细胞包绕神经元的轴突而构成。在有髓神经纤维形成过程中，伴随轴突生长的施万细胞表面凹陷形成一条纵沟，轴突陷于纵沟内，沟缘施万细胞膜相贴形成轴突系膜，此系膜反复包卷轴突，将胞质挤至细胞的内、外边缘和两端，从而在轴突周围形成同心圆状环绕的板层结构，即髓鞘（图 4 - 10）。髓鞘呈节段性，各节段间无髓鞘的缩窄部位称为郎飞结（图 4 - 9，图 4 - 11）。相邻两个郎飞结之间的一段神经纤维称为结间体。每一结间体的髓鞘是由一个施万细胞包卷而成。髓鞘的化学成分主要为髓磷脂，新鲜时呈亮白色，HE 染色时，因脂质被溶解，仅见呈网状的残留蛋白质（图 4 - 9，图 4 - 11）。周围神经系统有髓神经纤维的轴突，除起

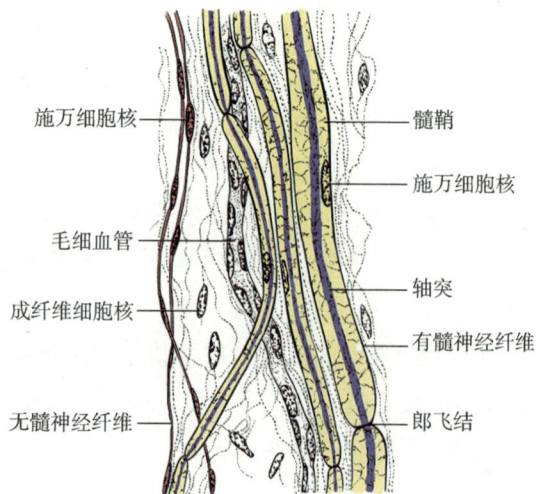

施万细胞核
毛细血管
成纤维细胞核
无髓神经纤维

髓鞘
施万细胞核
轴突
有髓神经纤维
郎飞结

图 4 - 9　周围神经纤维模式图

始段、终末及郎飞结外，均包有髓鞘。

图 4 - 10　周围有髓神经纤维髓鞘形成及其超微结构示意图

A ~ C. 有髓神经纤维髓鞘形成过程示意图

D. 有髓神经纤维超微结构模式图　E. 无髓神经纤维超微结构模式图

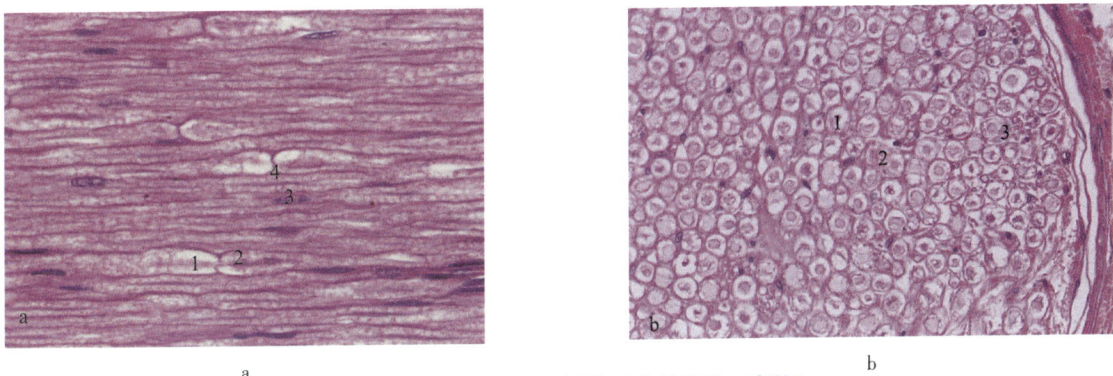

图 4 - 11　周围有髓神经纤维（坐骨神经，高倍）

a. 纵切面　b. 横切面

1. 轴突　2. 髓鞘　3. 施万细胞核　4. 郎飞结

　　2. 中枢神经系统的有髓神经纤维　由少突胶质细胞突起末端的扁平薄膜包卷轴突而形成，与周围神经系统有髓神经纤维的结构基本相同。一个少突胶质细胞有多个突起，可分别包卷多个轴突形成髓鞘，其胞体位于神经纤维之间（图 4 - 12）。

图 4 - 12　少突胶质细胞与中枢有髓神经纤维关系模式图

髓鞘具有保护和绝缘作用，有髓神经纤维冲动的传导呈跳跃式，神经冲动只发生在郎飞结处的轴膜，其传导速度较快。

（二）无髓神经纤维

1. 周围神经系统的无髓神经纤维　由较细的轴突及包在其外的施万细胞构成。轴突单独或成束陷于施万细胞的纵沟内，但不形成髓鞘（图4-10E），故无郎飞结。

2. 中枢神经系统的无髓神经纤维　轴突外无任何细胞包裹，完全裸露走行于有髓神经纤维或神经胶质细胞之间。

无髓神经纤维因无髓鞘和郎飞结，神经冲动是沿着轴膜连续传导，故其传导速度比有髓神经纤维慢。

二、神经

神经是周围神经系统中功能相关的神经纤维集合在一起，外包致密结缔组织而形成。包绕在神经表面的致密结缔组织称为神经外膜，其内的神经纤维被结缔组织分隔成粗细不等的神经纤维束。包绕神经纤维束的结缔组织称为神经束膜。神经纤维束内每条神经纤维周围的薄层结缔组织称为神经内膜（图4-13）。神经外膜、神经束膜、神经内膜中都分布有小血管和淋巴管。

一条神经可以只含有感觉神经纤维或运动神经纤维，分别称感觉神经或运动神经；但多数神经同时含有感觉和运动神经纤维。结构上，多数神经同时含有有髓和无髓神经纤维，由于有髓神经纤维的髓鞘含髓磷脂，肉眼下神经通常为白色。

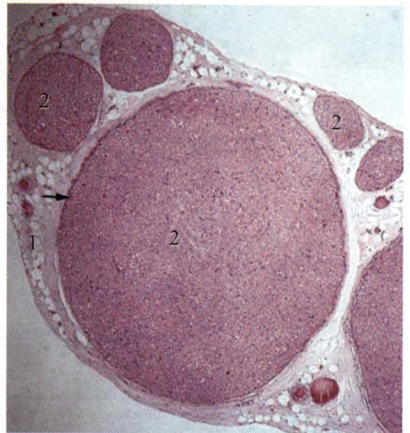

图4-13　坐骨神经横切面（低倍）
1. 神经外膜　2. 神经纤维束　→神经束膜

第四节　神经末梢

神经末梢是周围神经纤维的终末部分，分布于全身各组织或器官内，与其他组织共同构成感受器或效应器。根据功能，神经末梢可分为感觉神经末梢和运动神经末梢两类。

一、感觉神经末梢

感觉神经末梢是指感觉神经元周围突的终末部分，与其附属组织共同构成感受器，接受体内、外各种刺激并转化为神经冲动，冲动沿感觉神经纤维传向中枢，产生感觉。感觉神经末梢根据结构的不同，分为游离神经末梢和有被囊神经末梢两类。

（一）游离神经末梢

游离神经末梢是有髓或无髓神经纤维的末端失去髓鞘，终末反复分支分布于表皮、角膜和毛囊的上皮细胞间，或分布在各型结缔组织内，如骨膜、脑膜、关节囊、肌腱、韧带、牙髓等处，能感受冷、热、疼痛等刺激（图4-14）。

（二）有被囊神经末梢

神经末梢外均包有结缔组织被囊。其种类较多，常见的有以下三种。

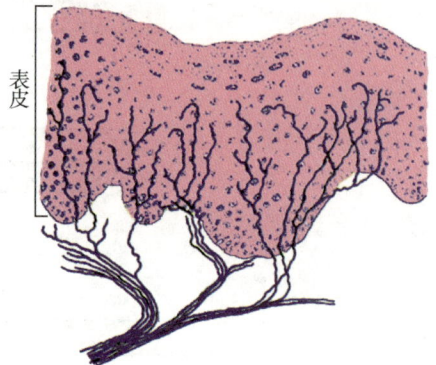

图4-14　表皮内游离神经末梢模式图

1. **触觉小体** 分布于皮肤的真皮乳头内，以手指掌侧最多。触觉小体呈卵圆形，长轴与皮肤表面垂直，外包有结缔组织被囊，囊内有许多横列的扁平细胞。有髓神经纤维进入被囊前失去髓鞘，分成细支盘绕在扁平细胞之间（图4-15，图4-16）。触觉小体的功能为感受触觉。

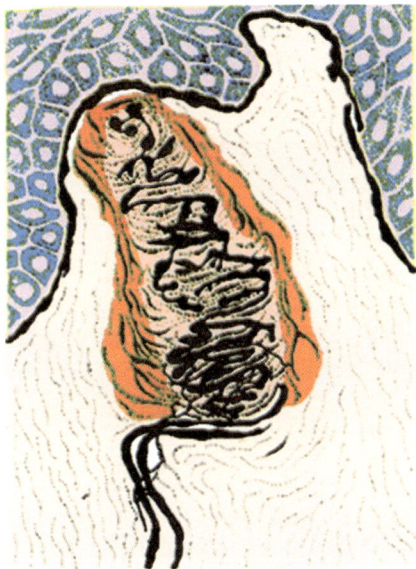

图4-15 触觉小体模式图

图4-16 触觉小体（高倍）
↑触觉小体

2. **环层小体** 广泛分布于皮下组织、肠系膜、韧带和关节囊等处。环层小体体积较大，呈卵圆形或球形，被囊由数十层同心圆排列的扁平细胞构成，小体中央为一均质状的圆柱体。有髓神经纤维失去髓鞘后，穿行进入小体中央的圆柱体内（图4-17，图4-18）。环层小体感受压觉和振动觉。

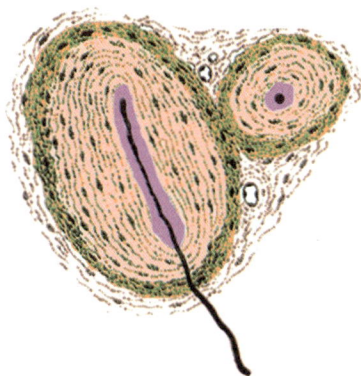

图4-17 环层小体模式图

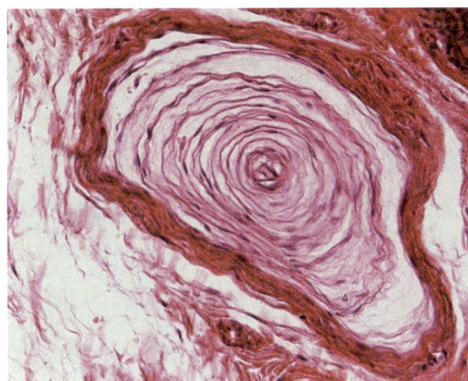

图4-18 环层小体（高倍）

3. **肌梭** 是分布于骨骼肌内的梭形结构，表面有结缔组织被囊，内含数条较细小的骨骼肌纤维，称梭内肌纤维，梭内肌纤维的细胞核集中于肌纤维中段而使该处膨大。感觉神经纤维进入肌梭时失去髓鞘，其终末分支环绕梭内肌纤维的中段，或呈花枝样附着于梭内肌纤维（图4-19，图4-20）。肌梭内还有运动神经末梢，分布在梭内肌纤维的两端。肌梭是一种本体感受器，主要感受肌纤维的舒缩变化，在调节骨骼肌活动中起重要作用。

图 4-19 肌梭模式图

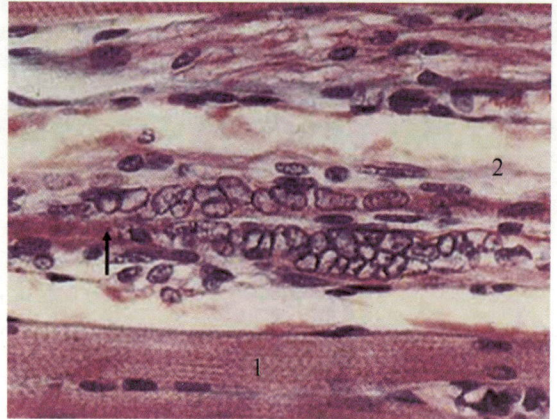

图 4-20 肌梭（高倍）

1. 梭外肌纤维　2. 结缔组织被囊　↑梭内肌纤维

二、运动神经末梢

运动神经末梢是运动神经元长轴突的终末部分，分布于肌组织和腺体，与其共同组成效应器，能支配肌纤维的收缩和调节腺细胞的分泌。根据分布部位，可分为躯体运动神经末梢和内脏运动神经末梢两类。

1. **躯体运动神经末梢**　分布于骨骼肌。脊髓灰质前角或脑干运动神经元发出的轴突，到达所支配的肌肉时失去髓鞘并发出很多分支，每一分支形成葡萄状终末，与骨骼肌纤维形成突触，此连接区呈椭圆形板状隆起，称运动终板或神经-肌连接（图 4-21，图 4-22）。一根运动神经纤维及其分支可支配多条骨骼肌纤维，而一条骨骼肌纤维通常只受一个轴突分支支配。

电镜下，运动终板处的肌纤维向内凹陷形成浅槽，轴突终末嵌入浅槽。此处的轴膜为突触前膜，槽底肌膜为突触后膜，两者间的间隙为突触间隙。突触前成分（轴突终末）内有许多突触小泡；突触后的肌膜又凹陷形成许多深沟和皱褶，使突触后膜的表面积增大。

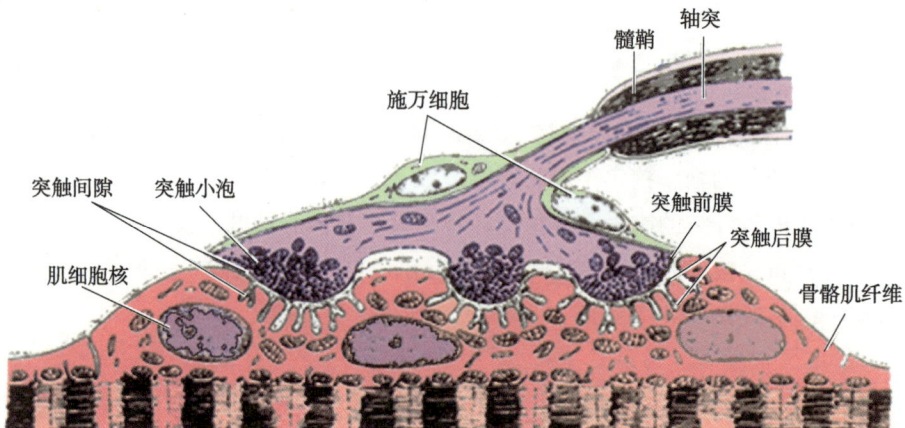

图 4-21 运动终板超微结构模式图

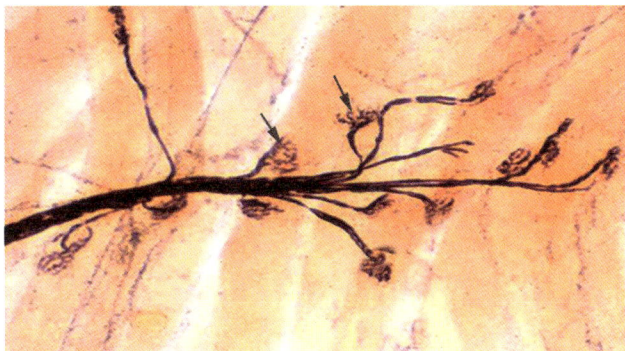

图4-22 骨骼肌压片示运动终板（↓）（镀银染色，高倍）

2. 内脏运动神经末梢　内脏运动神经末梢分布于内脏及血管平滑肌、心肌和腺细胞等处，支配肌纤维收缩和腺体分泌。内脏运动神经纤维较细，无髓鞘，其轴突终末分支呈串珠样膨体，附于肌纤维表面或穿行于腺上皮细胞之间，膨体内有许多突触小泡（图4-23）。

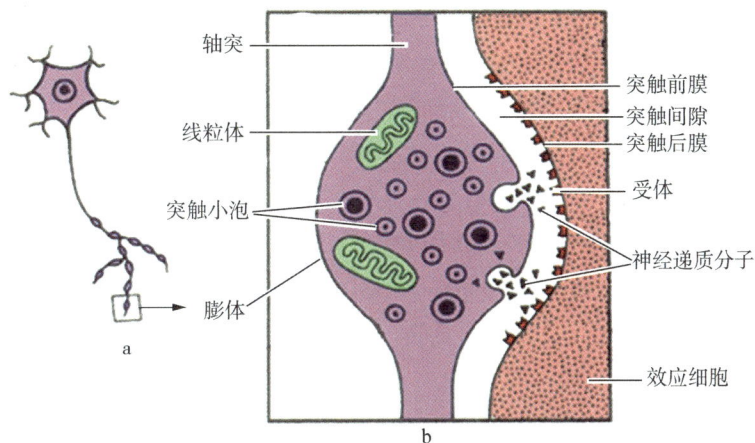

图4-23 内脏运动神经纤维及其末梢（a）与膨体超微结构模式图（b）

目标检测

答案解析

一、单项选择题

1. 构成神经组织的基本成分是（ ）

    A. 神经元和神经纤维　　　　B. 神经元和神经　　　　C. 神经元和神经原纤维

    D. 神经元和神经胶质细胞　　E. 神经元和神经末梢

2. 关于尼氏体，描述错误的是（ ）

    A. 又称嗜染质

    B. 为斑块状或颗粒状，呈嗜碱性

    C. 胞体、树突及轴突中均有

    D. 电镜下由粗面内质网和游离核糖体构成

    E. 不同功能状态下，神经元内尼氏体数量不等

3. 光镜下，神经元胞体内交织分布的嗜银纤维是（ ）

    A. 神经丝   B. 神经原纤维   C. 神经纤维

    D. 微丝   E. 微管

4. 关于神经元的结构特点，描述不正确的是（ ）

    A. 具有突起，可分为树突和轴突

    B. 胞体大小不等、形态不一

    C. 树突分支多，常有树突棘

    D. 一个神经元有一个树突、多个轴突

    E. 轴突圆锥形的起始部位为轴丘

5. 突触是（ ）

    A. 神经元之间特化的细胞连接

    B. 神经元与骨骼肌细胞之间特化的细胞连接

    C. 神经元与神经胶质细胞之间的细胞连接

    D. 神经胶质细胞与效应细胞之间的细胞连接

    E. 神经元与神经元之间或神经元与效应细胞之间一种特化的细胞连接

6. 周围神经系统有髓神经纤维的髓鞘形成细胞是（ ）

    A. 施万细胞   B. 原浆性星形胶质细胞   C. 少突胶质细胞

    D. 小胶质细胞   E. 纤维性星形胶质细胞

7. 神经元的长轴突和包绕其外的神经胶质细胞构成（ ）

    A. 神经纤维   B. 神经   C. 神经末梢

    D. 神经原纤维   E. 效应器

二、思考题

1. 神经组织如何构成？各组成成分的功能是什么？

2. 什么是突触？简述化学突触的超微结构。

（张文琦　杨　青）

书网融合……

                     本章小结   微课   题库

第二篇 运动系统

运动系统由骨、骨连结和骨骼肌构成，约占成人体重的60%，对人体起支持、保护和运动作用。骨借助骨连结组成骨骼，赋予人体基本形态，构成人体的力学支架。骨骼肌附着于骨，跨过一个或多个关节，在神经系统的调控下，以骨为支架，关节为枢纽，骨骼肌为动力，通过肌的收缩和舒张，牵动骨而产生运动。

第五章 骨 学

◎ 学习目标

1. 通过本章学习，重点把握骨的形态分类、构造和功能；躯干骨的组成；椎骨的一般形态和各部椎骨的特征；胸骨的形态、分部及胸骨角的临床意义；肋的一般形态和分类；躯干骨的体表标志；上肢骨的组成、分部及排列；锁骨、肩胛骨、肱骨、尺骨和桡骨的形态结构；手骨的组成和腕骨的排列顺序；上肢骨的体表标志；下肢骨的组成、分部及排列；髋骨、股骨、胫骨和腓骨的形态结构；足骨的组成及跗骨的排列顺序；下肢骨的体表标志；颅的组成、分部；脑颅的组成；面颅的组成；下颌骨的形态结构；颅底内面三个颅窝的境界和重要结构；视神经管、眶上裂和眶上、下孔的位置；骨性鼻腔的构成；鼻旁窦的位置和开口部位。

2. 理解运动系统的组成和功能以及各组成部分的形态和功能意义；能用运动系统相关知识解释生活和临床中的相关问题。

≫ 情境导入

情景描述 患儿，男，3岁。今天早晨从2m高的木楼梯上滚下，送院检查发现肢体有多处青紫，X线检查未发现骨折，其他未见异常。

讨论 为什么患者没有骨折表现？

第一节 总 论

PPT

成人骨有206块，每块骨都是一个器官，具有一定的形态和构造，坚硬而有弹性，含有丰富的血管和神经，能不断进行新陈代谢，并具有改建、修复和再生的能力。骨按所在位置，可分为颅骨、躯干骨和四肢骨三部分，前两者也称为中轴骨（图5-1）。

一、骨的形态和构造

（一）骨的形态

骨的形态可分为 4 类。

1. 长骨 呈长管状，分为一体两端。体亦称为骨干，内有髓腔，容纳骨髓。体表面有 1~2 个血管出入的孔，称滋养孔。两端膨大，称骨骺，骺端具有光滑的关节面，与相邻关节面构成关节。骨干与骺相连接的部分称为干骺端，幼年时保留一片软骨，称骺软骨，骺软骨细胞不断分裂增殖和骨化，使骨不断加长。成年后，骺软骨骨化，骨干与骺融合为一体，其间遗留一骺线。长骨分布于四肢，在运动中起杠杆作用。

2. 短骨 似立方形，多位于连接牢固并具有一定灵活性的部位，能承受较大的压力，如腕骨和跗骨。

3. 扁骨 呈板状，主要构成腔壁，起保护作用。如颅顶骨、胸骨和肋骨，对颅腔内的脑和胸腔内的心、肺起支持、保护作用。

4. 不规则骨 形状不规则、功能多样，主要分布于躯干、颅底和面部，如椎骨。有些不规则骨内有腔洞，称含气骨，如上颌骨。

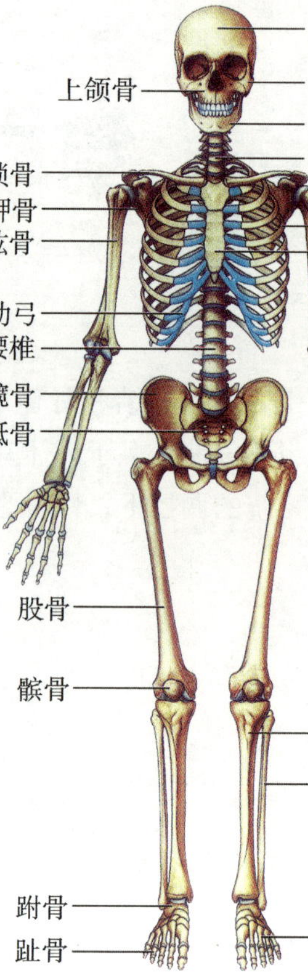

此外，还有位于某些肌腱内的小骨块，称籽骨，在运动中有改变力的方向及减少对肌腱摩擦的作用。髌骨是人体最大的籽骨。

（二）骨的构造

骨由骨质、骨膜和骨髓构成（图 5-2）。

1. 骨质 是骨的主要成分，由骨组织构成，分为骨密质和骨松质两部分。骨密质由紧密排列的骨板构成，结构致密、坚硬，抗压、抗扭曲力强，多分布于长骨骨干以及长骨骨骺和其他骨表层。骨松质是由许多呈针状和杆状的骨小梁相互交织呈海绵状的结构，骨小梁的排列与骨所受的压力和张力的方向一致，多分布于长骨骨骺及其他类型骨的内部。而颅盖骨的骨密质分布于颅骨的外层和内层，分别称为外板和内板，外板厚而坚韧，富有弹性，内板薄而松脆（颅骨骨折多见于内板），两者之间的骨松质称为板障，有板障静脉经过。

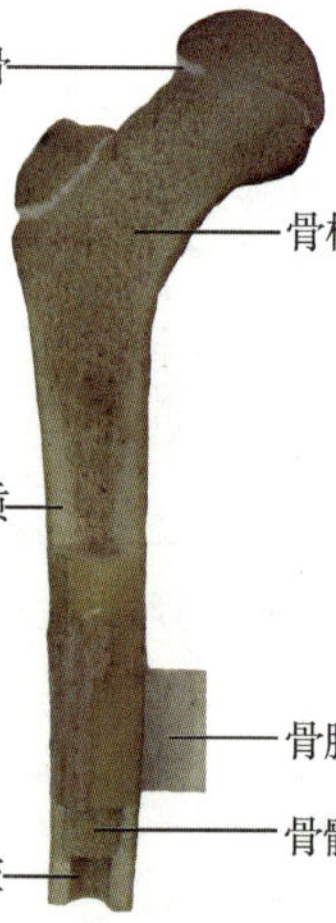

2. 骨膜 是由纤维结缔组织构成的薄膜，富有血管、神经和淋巴管，对骨的营养、再生、感觉有重要作用；骨膜上有成骨细胞和破骨细胞，分别具有产生新骨质和破坏骨质的功能，对骨的生长和修复起重要作用。覆盖于骨表面（关节面除外）的骨膜，称骨外膜。衬在骨髓腔内表面及骨松质骨小梁表面的骨膜，称骨内膜。

3. 骨髓 充填于髓腔和骨松质的间隙内，分为红骨髓和黄骨髓两种。红骨髓含有大量不同发育阶段的红细胞和其他幼稚血细胞，有造血功能。胎儿及 5 岁以前幼儿的骨髓均为红骨髓，从 6 岁开始，长骨骨干内的红骨髓逐渐被脂肪组织所代替，呈黄色，称黄骨髓，失去了造血功能。但在大量失血或慢性失血过多的情况下，黄骨髓可代偿性地转化为红骨髓，恢复其造血功能。在椎骨、髋骨、肋骨、胸骨及

图 5-1　全身骨骼

额骨
颞骨
下颌骨
颈椎
上颌骨
锁骨
肩胛骨
肱骨
肋骨
胸骨
肋弓
腰椎
髋骨
骶骨
桡骨
尺骨
腕骨
掌骨
指骨
股骨
髌骨
胫骨
腓骨
跗骨
趾骨
跖骨

图 5-2　骨的构造

骺软骨
骨松质
骨密质
骨膜
骨髓
髓腔

长骨两端骨松质内的骨髓，终身都是红骨髓。临床上常选用髂骨和胸骨进行骨髓穿刺，以协助血液系统相关疾病的诊断。

二、骨的化学成分和物理特性

骨由有机物和无机物两种化学成分构成。有机物主要是骨胶原纤维和黏多糖蛋白，赋予骨以韧性和弹性。无机物为无机盐类——主要为碱性磷酸钙，使骨具有硬度和脆性。幼儿骨的有机物和无机物约各占一半，故弹性大、柔软，在外力作用下易发生变形而不易骨折或折而不断，称青枝状骨折。随年龄增长，有机物逐渐减少，无机物逐渐增加，至成人，两者之比约为 3∶7，最为合适，因而骨具有很大的硬度和一定的弹性；在老人约为 2∶8，骨脆性增大，容易发生骨折。

第二节 躯干骨

PPT

💡 素质提升

致敬"大体老师"

实体骨是讲解骨性结构时用到的教学用具，是"大体老师"留给我们的宝贵财产。"大体老师"的无私奉献促进了医学研究的不断进步。当医学生开始解剖学习第一节实验课——躯干骨前，请为无言良师静默一分钟，并诵读解剖学誓词。誓词如下。

无言良师，授吾医理；

敬若先贤，临如活体；

正心恭行，追深辨细；

德彰术精，修成大医。

躯干骨共 51 块，包括椎骨 26 块（椎骨 24 块、骶骨 1 块、尾骨 1 块）、胸骨 1 块和肋骨 24 块。它们参与脊柱、骨性胸廓和骨盆的构成。

一、椎骨

椎骨包括颈椎 7 块、胸椎 12 块、腰椎 5 块、骶椎 5 块和尾椎 3~4 块。成人后，5 块骶椎融合成 1 块骶骨，3~4 块尾椎融合成 1 块尾骨。

（一）椎骨的一般形态

椎骨由位于前方的椎体和位于后方的椎弓两部分组成。椎体和椎弓围成椎孔，各椎骨的椎孔串连成容纳脊髓的椎管。

椎体呈矮圆柱状，是椎骨负重的主要部分，内部充满松质，表面的密质较薄。椎弓为呈弓形的骨板，紧连椎体的缩窄部分称为椎弓根；后部较扁宽，称椎弓板。椎弓根的上、下缘各有一椎骨上、下切迹。邻位椎骨上、下切迹围成椎间孔，有脊神经及血管通过。自椎弓发出 7 个突起：棘突 1 个，由椎弓伸向后下方；横突 1 对，自椎弓根与椎弓板交接处伸向外侧；上、下关节突各 1 对，分别伸向上方和下方，其上有关节面，相邻关节突构成关节突关节（图 5-3）。

图 5-3 胸椎上面、侧面

（二）各部椎骨的主要特征

1. 颈椎　椎体较小，呈横椭圆形，上、下关节突的关节面几乎呈水平面。椎孔较大，呈三角形。横突根部有横突孔，内有椎动、静脉通过。第 2~6 颈椎棘突短，末端分叉（图 5-4）。

第 1 颈椎又称为寰椎，呈环状，由前弓、后弓和两个侧块构成，无椎体、棘突和关节突。前弓短，其后面正中有凹向后的关节面，称齿突凹。侧块的上、下面各有一关节面，称上关节凹和下关节面，分别与枕骨的枕髁和枢椎的上关节面相关节。后弓较长，上面有横行的椎动脉沟，有同名动脉通过（图 5-5）。

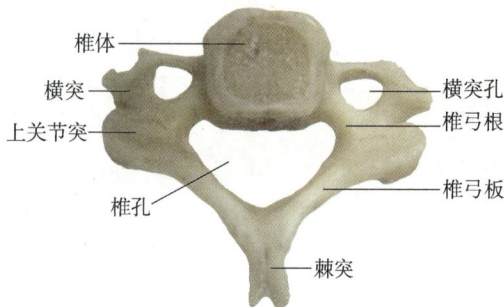

图 5-4　颈椎

图 5-5　寰椎

第 2 颈椎又称为枢椎，椎体向上伸出一指状突起，称齿突，与寰椎齿突凹相关节（图 5-6）。

第 7 颈椎又称为隆椎，棘突特长，末端不分叉，呈结节状，体表易扪及，是计数椎骨的标志（图 5-7）。

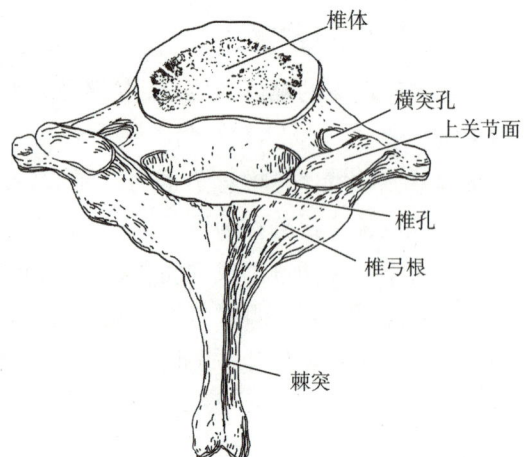

图 5-6　枢椎

图 5-7　隆椎

2. 胸椎 椎孔小，椎体从上向下逐渐增大，横断面呈心形。椎体侧面上缘和下缘处各有一半圆形的小凹，分别称上肋凹和下肋凹。横突末端的前面有横突肋凹。胸椎棘突长，伸向后下方，呈叠瓦状排列（图5-3）。

3. 腰椎 椎体粗壮，呈肾形，椎孔大、呈三角形，棘突在矢状面呈板状平直后伸。因各棘突之间的间隙较宽，临床上可于此做腰椎穿刺术（图5-8）。

图5-8 腰椎侧面观

4. 骶骨 由5块骶椎融合而成，呈三角形，底向上，尖朝下。前面光滑、略凹陷，有4对骶前孔。背面粗糙隆凸，沿中线的纵行骨嵴称为骶正中嵴，其外侧有4对骶后孔。骶前、后孔均与骶管相通，有骶神经前、后支通过。底的前缘中部向前突出，称岬。骶管由骶椎孔连接而成，下端的开口称为骶管裂孔。裂孔两侧各有一向下的突起，称骶角，为骶管裂孔的定位标志，手术时，可经此孔做骶管麻醉。骶骨侧面上部有耳状面，与髂骨的耳状面构成骶髂关节（图5-9）。

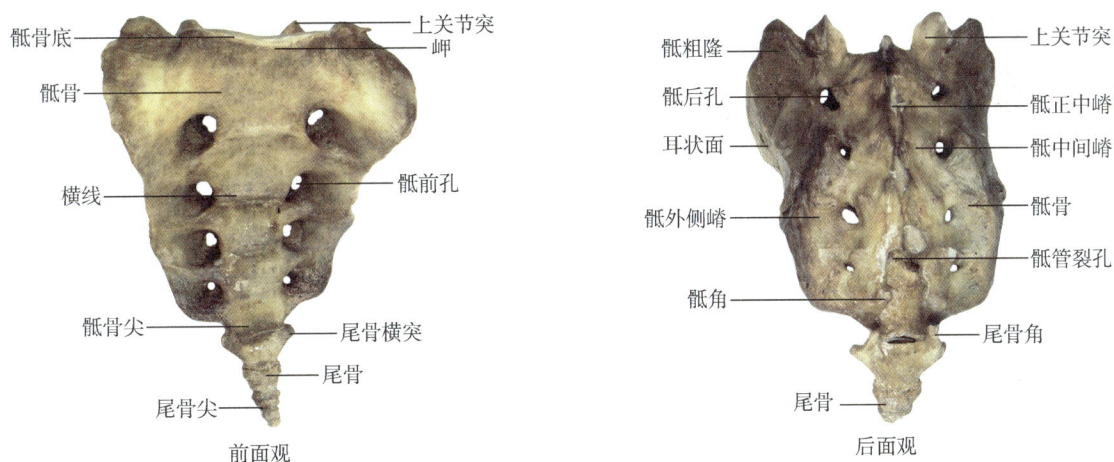

图5-9 骶骨和尾骨前面、后面

5. 尾骨 由3~4块退化的尾椎融合而成。上接骶骨，下端游离为尾骨尖（图5-9）。

二、肋

肋由肋骨和肋软骨构成，共12对。第1~7对肋的前端与胸骨相连接，称真肋；第8~10对肋前端借肋软骨附于上位肋软骨而形成肋弓，称假肋；第11、12对肋前端游离于腹肌中，称浮肋。

1. 肋骨 为细长呈弓形的扁骨，可分为前端、后端和体三部。肋骨后端由肋头、肋颈和肋结节构成。肋头与胸椎上肋凹和下肋凹相关节，肋结节与横突肋凹相关节。肋体长而扁，分为内、外两面和上、下两缘，内面近下缘处有肋沟，内有肋间血管和神经走行。肋骨前端接肋软骨。第 1 肋骨上下扁，短而宽，可分为上、下面和内、外缘。在内缘前部有前斜角肌结节，结节的前方和后方分别有锁骨下静脉沟和锁骨下动脉沟（图 5 – 10）。

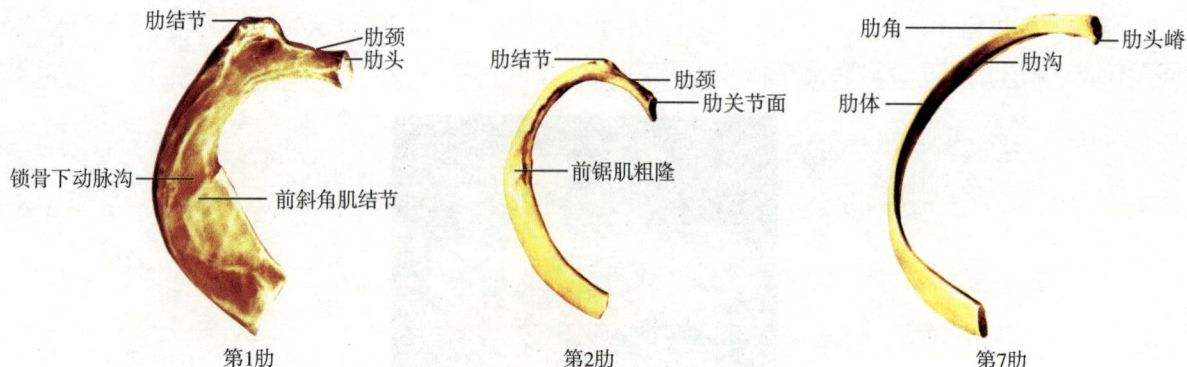

图 5 – 10　肋骨

2. 肋软骨　接于肋骨前端，由透明软骨构成。

三、胸骨

胸骨位于胸前壁正中，自上而下由胸骨柄、胸骨体及剑突组成。胸骨柄略呈四方形，柄上缘中部有颈静脉切迹，两侧有锁切迹。胸骨体是长方形的骨板，外侧缘有第 2～7 肋切迹。柄与体相接处形成微向前突的胸骨角，两侧接第 2 肋软骨，在活体可触及，是计数肋的标志。剑突扁而薄，下端游离（图 5 – 11）。

图 5 – 11　胸骨前面观

第三节　颅　骨

颅位于脊柱上方，共 23 块骨（6 块听小骨除外），除下颌骨和舌骨以外，彼此借缝或软骨牢固连结成颅腔、眶、骨性鼻腔、骨性口腔，容纳、支持和保护脑、感觉器以及消化、呼吸系统的起始部。颅分为后上部的脑颅和前下部的面颅，两者以眶上缘和外耳门上缘的连线为其分界线（图 5 – 12）。

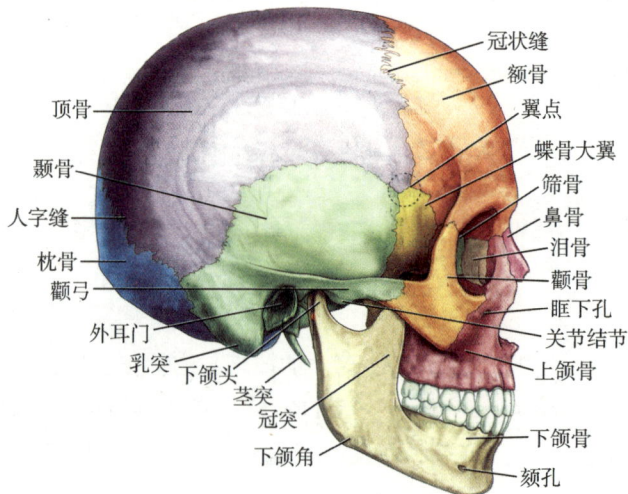

图 5 – 12　颅骨侧面观

一、脑颅骨

围成颅腔的骨为脑颅骨，共 8 块：成对的有颞骨和顶骨；不成对的有额骨、筛骨、蝶骨和枕骨。颅骨的顶为颅盖，由前方的额骨、后方的枕骨以及两者之间的顶骨构成。颅腔的底由前向后为额骨、筛骨、蝶骨、颞骨和枕骨。

二、面颅骨

面颅骨共 15 块，成对的有鼻骨、上颌骨、颧骨、泪骨、腭骨和下鼻甲，不成对的有犁骨、下颌骨和舌骨，它们构成面部支架，并围成眶、骨性鼻腔和骨性口腔，容纳感觉器以及消化、呼吸系统起始部分的器官。

鼻骨构成鼻背，上颌骨嵌有上颌牙，颧骨构成面颊支架，泪骨围成眶缘内下壁，腭骨构成硬腭后部，下鼻甲附于上颌骨内侧面；犁骨构成鼻中隔后下部，舌骨位于颈部下颌骨下后方。

下颌骨：由呈蹄铁形凸向前方的下颌体和由体的后部伸向上后的长方形骨板——下颌支构成，两者相

图 5-13 下颌骨

交处为下颌角。下颌体下缘称为下颌底，上缘为牙槽弓，体的前外侧有一对颏孔。下颌支向上有两个突起，前方尖锐者称为冠突，后方宽大者称为髁突。髁突又分为上端膨大的下颌头及其下部缩细的下颌颈。下颌支内侧面中央有一开口向后上方的下颌孔，此孔向前下通入下颌管和颏孔（图 5-13）。

三、颅的整体观

（一）颅的上面观

颅的上面呈卵圆形，光滑隆凸。额骨与两顶骨的连接处，称冠状缝；位于正中两顶骨之间的，称矢状缝；后方顶骨与枕骨之间的，称人字缝，其中央向后下的突起为枕外隆凸。

（二）颅的侧面观

颅的侧面中部有外耳门，向内通向外耳道。外耳门前方的弓形骨桥称为颧弓，后下方的突起称为乳突，两者均可在体表扪到。颧弓将颅侧面分为上方的颞窝和下方的颞下窝。在颞窝前下部，额骨、顶骨、颞骨和蝶骨会合形成 H 形的缝，称翼点，此处骨质薄弱，其内面有脑膜中动脉前支经过，骨折时易损伤该血管而引起颅内出血（图 5-12）。

（三）颅的前面观

颅的前面中央有一大孔，称梨状孔，向后通骨性鼻腔。鼻腔的外上方为眶，下方为骨性口腔（图 5-14）。

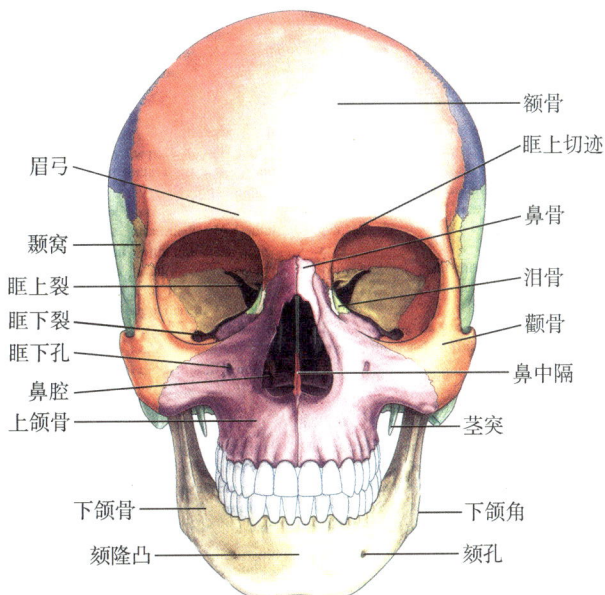

图 5-14 颅的前面观

1. 眶　为一对四棱锥体形的腔，容纳眼球及眼副器。眶口朝向前，略呈方形，由4缘围成。眶上缘的内、中 1/3 交界处有眶上孔或眶上切迹，眶下缘的中点下方有眶下孔。眶尖朝向后内，尖端有视神经管，向后与颅中窝相通。眶有4个壁，上壁前部外侧面有一深窝，称泪腺窝，容纳泪腺。内侧壁最薄，前下部有泪囊窝，容纳泪囊，此窝向下经鼻泪管通向鼻腔。外侧壁较厚，与上壁交界处的后部有眶上裂，向后通颅中窝；与下壁交界处的后部有眶下裂，向后通颞下窝。

2. 骨性鼻腔　位于面颅中央，正中有骨性鼻中隔将鼻腔分为左、右两部分。骨性鼻腔顶借筛板与颅前窝相隔，底为骨腭，骨性鼻中隔的前上部是筛骨垂直板，后下部是犁骨。前方共同的开口称为梨状孔，后方有两个鼻后孔，通鼻咽。鼻腔外侧壁自上而下有3个突起，分别称上鼻甲、中鼻甲和下鼻甲。各鼻甲下方呈前后向的间隙分别称为上鼻道、中鼻道和下鼻道。上鼻甲后上方与蝶骨体之间的浅窝，称蝶筛隐窝（图 5 – 15）。

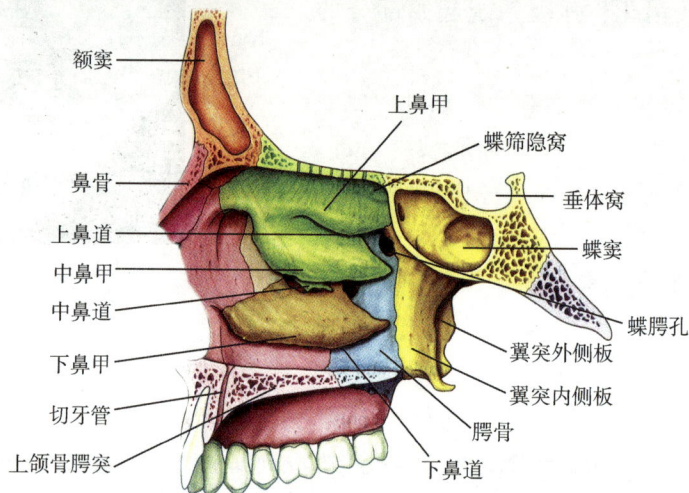

图 5 – 15　骨性鼻腔的外侧壁

3. 鼻旁窦　是鼻腔周围颅骨内的含气腔隙，是发音的共鸣装置。鼻旁窦包括上颌窦、额窦、筛窦和蝶窦，它们均开口于鼻腔。额窦位于额骨内，居眉弓深面，左、右各一，开口于中鼻道。蝶窦位于蝶骨体内，被薄骨板分为左、右两腔，向前开口于蝶筛隐窝。筛窦位于筛骨内，呈蜂窝状，分为前、中、后 3 群筛小房，前、中群开口于中鼻道，后群开口于上鼻道。上颌窦最大，位于上颌骨体内，开口于中鼻道（图 5 – 15）。

4. 骨性口腔　由上颌骨、腭骨和下颌骨围成。

（四）颅底内面观

颅底内面凹凸不平，呈阶梯样排列，由前向后可分为颅前窝、颅中窝和颅后窝 3 部分（图 5 – 16）。

1. 颅前窝　由额骨、筛骨和蝶骨小翼构成，容纳大脑额叶，其正中向上的突起称为鸡冠，鸡冠两侧的许多小孔称为筛孔。

2. 颅中窝　由蝶骨和颞骨等构成，主要容纳大脑颞叶，其中央蝶骨体上方正中的凹陷为容纳垂体的垂体窝，此窝前方有横行的沟，此沟向两侧通向视神经管。在垂体窝的两侧，有自后行向前方的颈动脉沟。在该沟的外侧，由前向后依次有眶上裂、圆孔、卵圆孔和棘孔，由棘孔行向外侧的沟为脑膜中动脉沟。颅中窝与颅后窝交界处的三棱锥形骨突为颞骨岩部，岩部外侧较平坦，称鼓室盖，为中耳鼓室的上壁；颞骨岩部尖端近颈动脉沟处有一破裂孔，尖端前面的凹陷为三叉神经节压迹。

图 5-16 颅底内面

3. 颅后窝 主要由枕骨构成，位置最低，容纳小脑和脑干。中央有枕骨大孔，孔前方的斜面称为斜坡；孔后上方有一十字形的隆起，称枕内隆凸，此凸向两侧有横窦沟，此沟弯向前下呈"S"形，称乙状窦沟，再经颈静脉孔出颅。枕骨大孔前外侧缘上部有舌下神经管内口。颞骨岩部后面的中部有内耳门及内耳道。

（五）颅底外面观

颅底外面的后部正中是枕骨大孔，其两侧有隆起的枕髁。髁的前外侧上方有舌下神经管外口；枕骨侧部和颞骨岩部之间有颈静脉孔，此孔前方有圆形的颈动脉管外口。后外侧有伸向前下的茎突，其根部与乳突之间有茎乳孔。茎突前外侧的关节窝称为下颌窝，窝前的突起称为关节结节。颅底前面构成口腔顶的是骨腭，其前部正中的孔称为切牙孔，后部两侧的孔称为腭大孔。牙槽弓后方的突起称为翼突，其根部后外侧由前向后依次有卵圆孔和棘孔（图5-17）。

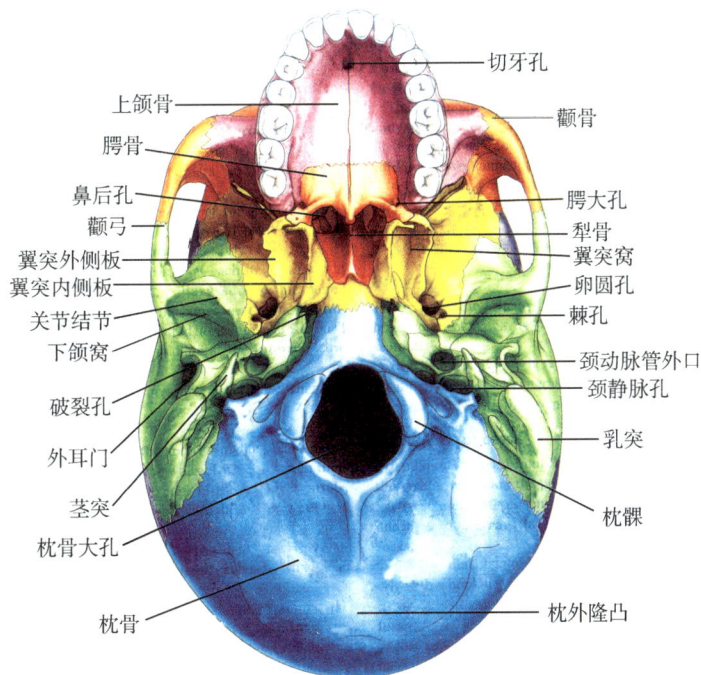

图 5-17 颅底外面

四、新生儿颅骨的特征及出生后变化

新生儿颅骨的高度约为身高的 1/4，而在成人约占 1/7。新生儿面颅仅为脑颅的 1/8，而在成人为 1/4。新生儿颅骨尚未发育完全，骨与骨之间被结缔组织膜封闭。在多骨交接处，结缔组织膜间隙较大，称颅囟，较大的位于矢状缝前、后，分别称前囟和后囟。

前囟闭合的时间有较大的个体差异，2.5 岁时约有半数闭合，3 岁时绝大多数已完全闭合。后囟在出生后半年之内闭合。颅囟闭合后形成缝，有冠状缝、人字缝和矢状缝。囟闭合延迟，可能与营养不良有关。前囟正常时平坦，扪之柔软，可见其随脉搏跳动；在颅内压增高时膨隆（如急性脑膜炎、脑积水等），颅内压低时下陷（如严重脱水等），因此，观察和触摸新生儿前囟的状态目前已成为判断颅内压高低的重要指标。患佝偻病或脑积水时，前、后囟均延迟闭合（图 5-18）。

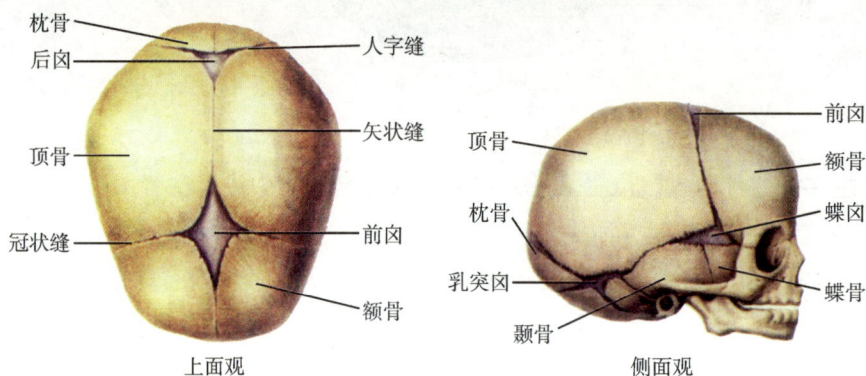

图 5-18 新生儿颅上面、侧面

第四节　四肢骨

四肢骨包括上肢骨和下肢骨，均由肢带骨和自由肢骨组成。上肢主要是灵活运动的劳动器官，因而骨骼细而轻巧；下肢主要起着支持身体的作用，故骨骼粗大而坚实。

一、上肢骨

上肢骨每侧 32 块，共 64 块，由上肢带骨和自由上肢骨组成。

（一）上肢带骨

1. 肩胛骨　为三角形的扁骨，有三缘、三角和两面。上缘短而薄，其外侧份有肩胛切迹，切迹外侧有一向前外的指状突起，称喙突。外侧缘肥厚，邻近腋窝，又称腋缘。内侧缘薄而长，对向脊柱，又称脊柱缘。上角平对第 2 肋。下角平对第 7 肋，是确定肋骨序数的重要标志。外侧角膨大，有一梨形关节面，称关节盂，盂的上、下各有一小突起，分别称盂上结节和盂下结节。肩胛骨的前面（肋面）有大而浅的肩胛下窝；后面上部有一斜向外上方的骨突，称肩胛冈，冈的外侧端扁平、向外延伸，称肩峰，是肩部的最高点。肩胛冈的上、下各有一窝，分别称冈上窝和冈下窝。肩胛冈、肩峰、肩胛下角、内侧缘及喙突都可在体表扪到（图 5-19）。

图 5 – 19　肩胛骨前面、后面

2. 锁骨　位于胸廓前上部，呈"～"形横架于颈胸之间。内侧端粗大，称胸骨端，与胸骨柄相关节；外侧端扁平，称肩峰端，与肩胛骨的肩峰相关节，其内侧 2/3 突向前方，外侧 1/3 突向后方。上面平坦光滑，下面粗糙。锁骨骨折易发生在外、中 1/3 交界处。锁骨对固定上肢、支撑肩胛骨从而便于上肢灵活运动起重要作用（图 5 – 20）。

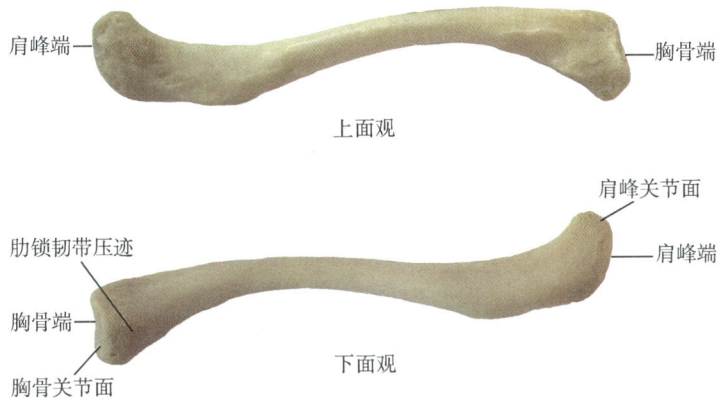

图 5 – 20　锁骨上面、下面

（二）自由上肢骨

1. 肱骨　是典型的长骨，分为一体及上、下两端。上端有朝向后上内侧的半球形肱骨头，与肩胛骨的关节盂相关节。其根部缩细，称解剖颈（肱骨颈）。解剖颈的下外侧和前方各有一隆起，分别称大结节和小结节，两结节向下延伸的骨嵴分别称为大结节嵴和小结节嵴，两者之间的纵沟称为结节间沟。肱骨上端与肱骨体的交界处，称外科颈，此处易发生骨折。肱骨体外侧面中部有一"V"形的粗糙骨隆起，称三角肌粗隆。体的后面有由内上斜向外下的浅沟，称桡神经沟，桡神经紧贴沟中经过，此部骨折时易损伤桡神经。下端略向前弯曲，前后扁薄，末端有两个关节面，内侧的形如滑车，称肱骨滑车；外侧呈半球形，称肱骨小头。滑车和小头前上方各有一窝，分别称冠突窝和桡窝。滑车后方有一个深窝，称鹰嘴窝。肱骨下端两侧各有一突起，分别称内上髁和外上髁。内上髁后面有尺神经经过的浅沟，称尺神经沟。肱骨大结节和内、外上髁都可在体表扪到（图 5 – 21）。

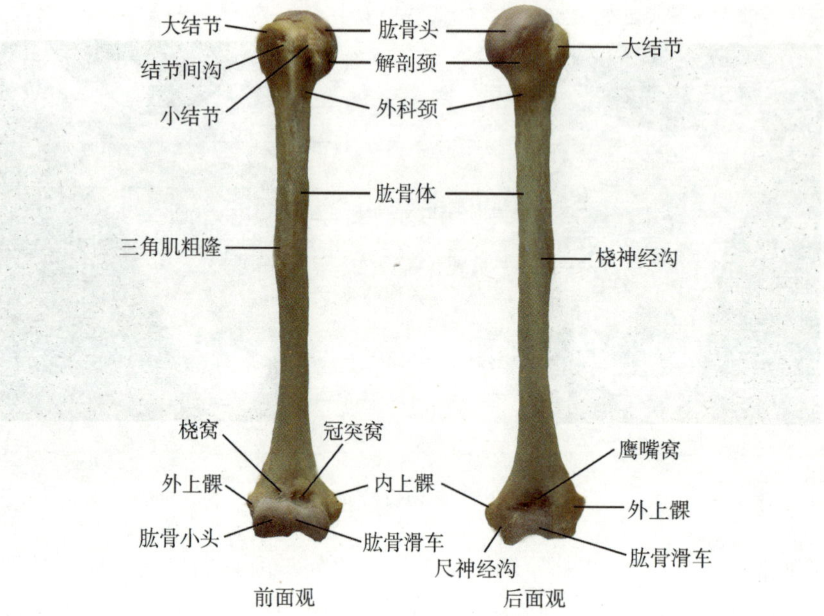

大结节　肱骨头　大结节
结节间沟　解剖颈
小结节　外科颈
肱骨体
三角肌粗隆　桡神经沟
桡窝　冠突窝　鹰嘴窝
外上髁　内上髁　外上髁
肱骨小头　肱骨滑车　肱骨滑车
尺神经沟
前面观　后面观

图 5 – 21　肱骨前面、后面

2. 尺骨　位于前臂内侧，分为一体、两端。上端粗大，下端细小，中部为尺骨体。上端前面有一半月形关节面，称滑车切迹，与肱骨滑车相关节。滑车切迹的上、下方各有一突起，分别称鹰嘴和冠突。冠突外侧面有一凹面，称桡切迹，与桡骨头相关节。尺骨体的外侧缘较薄，称骨间缘，与桡骨骨间缘相对。下端称为尺骨头，与桡骨的尺切迹相关节，尺骨头后内侧向下的突起，称尺骨茎突。鹰嘴、尺骨后缘全长、尺骨头和茎突都可在体表扪到（图 5 – 22）。

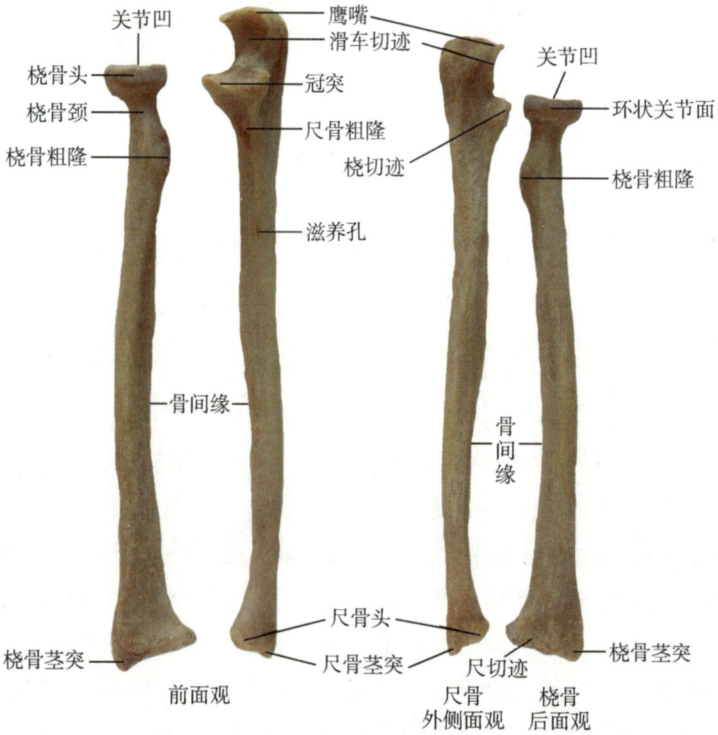

关节凹　鹰嘴　关节凹
桡骨头　滑车切迹
桡骨颈　冠突　环状关节面
桡骨粗隆　尺骨粗隆
桡切迹　桡骨粗隆
滋养孔
骨间缘　骨间缘
尺骨头
桡骨茎突　尺骨茎突　桡骨茎突
尺切迹
前面观　尺骨　桡骨
外侧面观　后面观

图 5 – 22　尺骨和桡骨

3. 桡骨　位于前臂外侧，分为一体、两端。上端小，下端大，中部为桡骨体。上端有桡骨头，桡骨头上面有关节凹，与肱骨小头相关节；桡骨头周围为环状关节面，与尺骨的桡切迹相关节。桡骨头下方缩细的部分为桡骨颈，桡骨颈下方前内侧的突起称为桡骨粗隆。桡骨体呈三棱柱形，内侧缘锐利，称骨间嵴。下端下面有腕关节面，与腕骨相关节；下端内侧有凹形的关节面，称尺切迹，与尺骨头相关节；外侧向下的突起，称桡骨茎突。桡骨茎突和桡骨头在体表可扪到。

4. 手骨　由8块腕骨、5块掌骨、14块指骨组成（图5－23）。

（1）腕骨　为短骨，共8块，由桡侧向尺侧排成近、远两列。近侧列4块，依次为手舟骨、月骨、三角骨和豌豆骨；远侧列4块，依次为大多角骨、小多角骨、头状骨和钩骨。8块腕骨连接成一掌面凹陷的腕骨沟，参与腕管组成。手舟骨、月骨和三角骨近端形成的椭圆形关节面，与桡骨腕关节面及尺骨下端的关节盘构成桡腕关节。

（2）掌骨　为长骨，共5块。从外侧向内侧依次命名为第1~5掌骨，各掌骨近侧端为底，接腕骨；中部为体；远侧端为头，接指骨。

（3）指骨　为长骨，共14块。拇指为2节，其余各指为3节，由近侧至远侧依次为近节、中节和远节指骨。每节指骨均分为底、体和滑车，远节指骨末端掌面粗糙，称远节指骨粗隆。

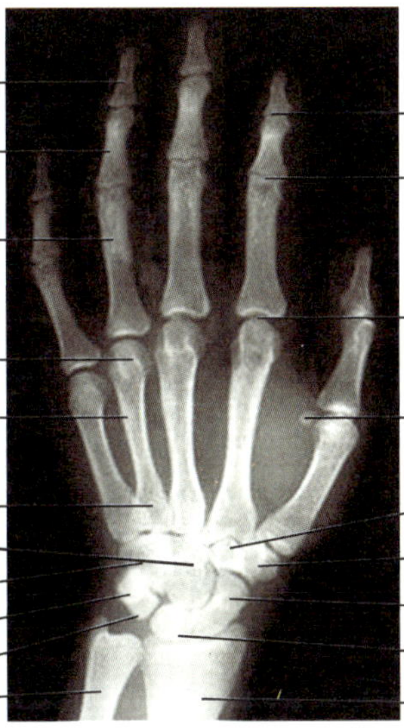

图5－23　手骨（X线正位）

二、下肢骨

下肢骨每侧31块，共62块，由下肢带骨和自由下肢骨组成。

（一）下肢带骨

髋骨位于盆部，是不规则扁骨，由髂骨、耻骨和坐骨融合而成（一般在16岁前，三骨之间由软骨结合）。髂骨位于髋骨的上部，耻骨和坐骨分别位于髋骨的前下部和后下部。三骨融合处的外面有一大窝，称髋臼，髋臼下缘缺损处，称髋臼切迹。髋臼前下方的大孔，称闭孔（图5－24）。

1. 髂骨　位于髋骨的后上部，分为体和翼两部分。髂骨体肥厚而坚固，构成髋臼的上2/5；髂骨翼在体的上方，为宽阔的骨板，其上缘肥厚，称髂嵴，两侧髂嵴最高点的连线平对第4腰椎棘突的中点，是临床行腰椎穿刺时的定位标志。髂嵴前端为髂前上棘，后端为髂后上棘，它们的下方各有一突起，分别称髂前下棘和髂后下棘。髂嵴前、中1/3交界处向外侧突出，称髂结节。髂骨翼内侧面的前部稍凹、平滑，称髂窝；后部较粗糙，其下部为耳状面。由耳状面斜向前下的骨嵴，称弓状线。髂骨翼的外侧面称为臀面，有臀肌附着。

2. 坐骨　分为坐骨体和坐骨支，体组成髋臼的后下2/5，两者以坐骨结节下缘为界。坐骨体肥厚粗壮，构成髋臼的后下部，其后下为粗大的坐骨结节。坐骨体后缘的三角形突起为坐骨棘，棘的上方为坐骨大切迹，下方为坐骨小切迹。

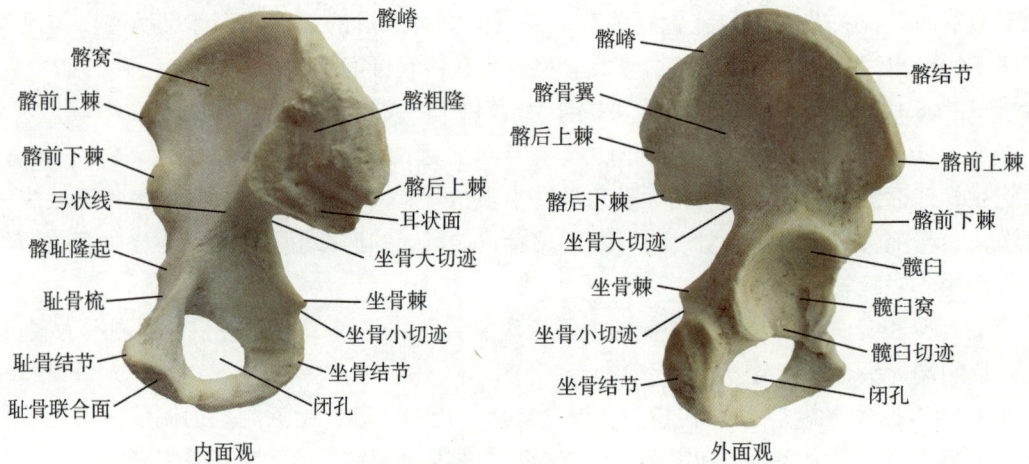

图 5 – 24　髋骨

3. 耻骨　分为一体、两支。耻骨体构成髋臼的前下 1/5。耻骨体与髂骨支结合处的上面为髂耻隆起。从体向前内伸出上支，其末端急转向下外成为下支。两支转弯处内侧有一粗糙的椭圆形矢状面，称耻骨联合面。耻骨上支的上缘薄锐，称耻骨梳，其前下端稍隆起，称耻骨结节。自结节向内侧延伸至耻骨联合面上缘的骨嵴，称耻骨嵴。耻骨与坐骨围成闭孔。

（二）自由下肢骨

1. 股骨　位于大腿，是人体最粗、最长的长骨，其长度占身长的 1/4，分为一体、两端。上端向上内的球形膨大，称股骨头，其中心的小凹陷，称股骨头凹。头的外下缩细部分，称股骨颈。颈与体连接处，外侧粗大的方形隆起为大转子，内下侧的圆锥形突起为小转子。大、小转子之间，在前面以转子间线相连，在后面以呈线状高起的转子间嵴相连。股骨体粗壮、微向前弓曲，体后方的纵行骨嵴称为粗线，该线向上延续为倒三角形的粗糙突起，称臀肌粗隆。下端有两个突向下后的膨大，分别称内侧髁和外侧髁，两髁之间的深窝称为髁间窝，两髁外侧面最突起处分别称为内上髁和外上髁。内、外侧髁前面的关节面相连形成髌面，与髌骨相关节（图 5 – 25）。

2. 髌骨　为全身最大的籽骨，位于股骨下端前面，在股四头肌肌腱内，呈扁三角形。上部扁宽，称髌底；下部尖厚，称髌尖；后面光滑的关节面与股骨髌面相关节（图 5 – 26）。

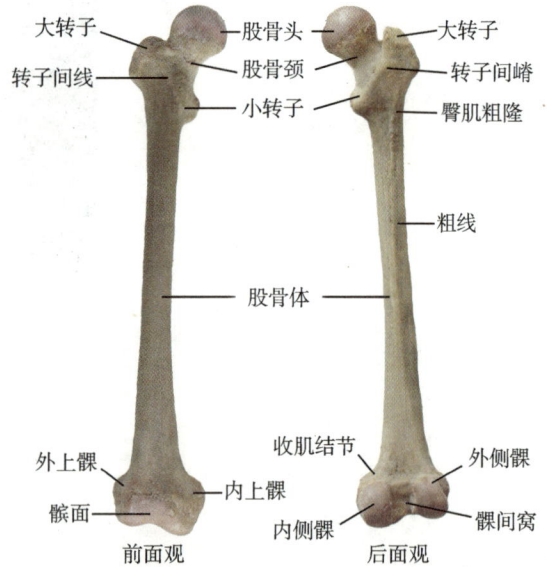

图 5 – 25　股骨前面、后面

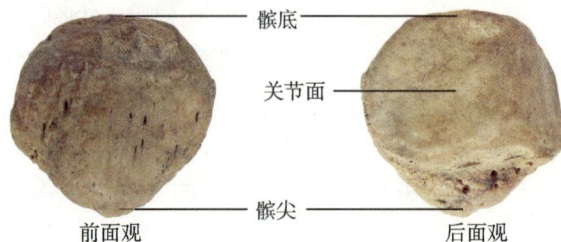

图 5 – 26　髌骨前面、后面

3. 胫骨 位于小腿内侧，为承重的粗大长骨，分为一体、两端。上端膨大形成与股骨内、外侧髁对应的内侧髁和外侧髁，两髁之间向上的隆起称为髁间隆起。外侧髁的后外下方有一小的腓关节面。胫骨上端前面的粗糙隆起，称胫骨粗隆。胫骨体呈三棱柱形，其前缘和内侧面均可在体表摸到；外侧缘称为骨间缘，有小腿骨间膜附着。下端向内下的突起，称内踝，外侧面有腓切迹与腓骨相接；胫骨下端有向下的踝关节面与距骨滑车相关节（图 5 - 27）。

图 5 - 27　胫骨和腓骨前面、后面

4. 腓骨 细长，位于胫骨的外后侧，分为一体、两端。上端稍膨大，称腓骨头，其内侧关节面与胫骨相关节。腓骨头下方缩细部为腓骨颈。腓骨体内侧缘锐利，称骨间缘。下端膨大部为外踝，其内侧面有外踝关节面，与距骨相关节（图 5 - 27）

5. 足骨 由 7 块跗骨、5 块跖骨和 14 块趾骨组成（图 5 - 28）。

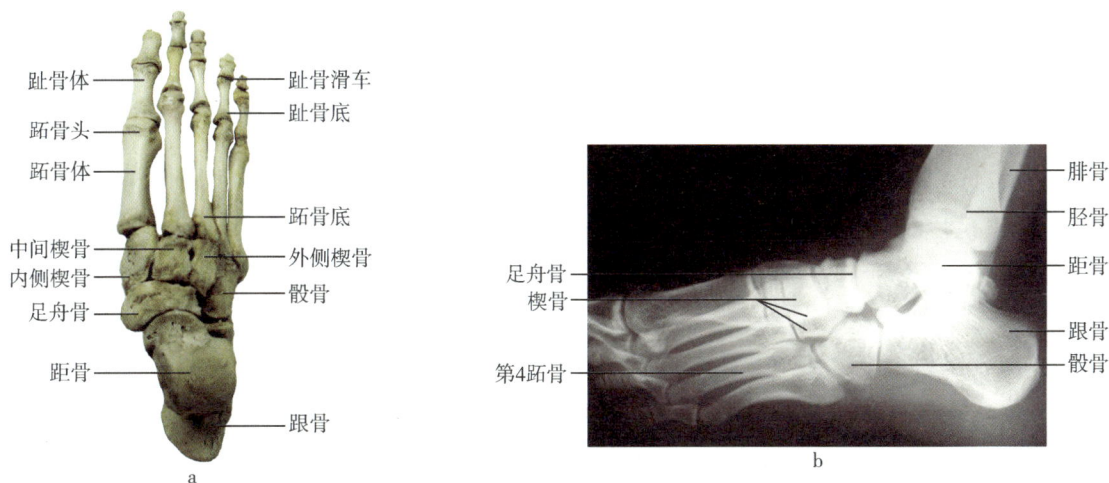

图 5 - 28　足骨

a. 下面观　b. X 线侧位

（1）跗骨　属于短骨，共 7 块，分为前、中、后三列。上方有距骨，距骨上面有前宽后窄的关节面，称距骨滑车，与内、外踝和胫骨的下关节面相关节。后下方为跟骨，其后部的粗糙隆起称为跟结节。距骨的前方为足舟骨。足舟骨前方由内向外依次为内侧楔骨、中间楔骨和外侧楔骨。跟骨前方为骰骨。

（2）跖骨　属于长骨，共5块，由内向外依次为第1~5跖骨。由近端至远端分为底、体和头三部分。第5跖骨底的外侧突向后，称第5跖骨粗隆。

（3）趾骨　共14块，拇趾为2节，其余趾均为3节。由近侧至远侧依次为近节、中节和远节趾骨。

目标检测

答案解析

一、单项选择题

1. 可使骨加长的是（　　）
   A. 骨膜　　　　　　　　　B. 骨骺　　　　　　　　　C. 骺软骨
   D. 骺线　　　　　　　　　E. 骨干

2. 骨髓不位于（　　）
   A. 长骨骨髓腔　　　　　　B. 骨骺　　　　　　　　　C. 短骨骨松质
   D. 骺线　　　　　　　　　E. 扁骨骨松质

3. 无椎体的是（　　）
   A. 寰椎　　　　　　　　　B. 枢椎　　　　　　　　　C. 隆椎
   D. 胸椎　　　　　　　　　E. 腰椎

4. 棘突呈板状、水平向后伸的是（　　）
   A. 寰椎　　　　　　　　　B. 枢椎　　　　　　　　　C. 隆椎
   D. 胸椎　　　　　　　　　E. 腰椎

5. 关于骶骨，描述错误的是（　　）
   A. 由5块骶椎融合而成
   B. 有5对骶后孔
   C. 骶的前缘中部向前突出，称岬
   D. 棘突融合，称骶正中嵴
   E. 骶骨侧面有耳状面

6. 关于肋，描述错误的是（　　）
   A. 肋包括肋骨和肋软骨　　B. 第1~7肋称为真肋　　C. 第11、12肋称为浮肋
   D. 第8~10称为假肋　　　　E. 所有肋骨均有肋沟

7. 胸骨角平对（　　）
   A. 第1肋软骨　　　　　　B. 第2肋软骨　　　　　　C. 第3肋软骨
   D. 第4肋软骨　　　　　　E. 第5肋软骨

8. 位于鼻旁窦的骨是（　　）
   A. 枕骨　　　　　　　　　B. 颞骨　　　　　　　　　C. 上颌骨
   D. 下颌骨　　　　　　　　E. 鼻骨

9. 参与构成面颅的是（　　）
   A. 额骨　　　　　　　　　B. 顶骨　　　　　　　　　C. 颞骨
   D. 颧骨　　　　　　　　　E. 筛骨

10. 乳突属于（ ）

  A. 额骨   B. 顶骨   C. 颞骨

  D. 颧骨   E. 筛骨

11. 肩胛骨下角对应（ ）

  A. 第 2 肋   B. 第 5 肋   C. 第 6 肋

  D. 第 7 肋   E. 第 3 肋

12. 肩部最高的骨性标志是（ ）

  A. 肩峰   B. 喙突   C. 肩胛冈

  D. 大结节   E. 小结节

13. 肩部最外侧的骨性标志是（ ）

  A. 肩峰   B. 喙突   C. 肩胛冈

  D. 大结节   E. 小结节

14. 肱骨中段骨折易损伤（ ）

  A. 正中神经   B. 尺神经   C. 桡神经

  D. 肌皮神经   E. 腋神经

15. 肱骨内上髁骨折易损伤（ ）

  A. 桡神经   B. 腋神经   C. 正中神经

  D. 尺神经   E. 肌皮神经

16. 两侧髂嵴最高点的连线大约平（ ）

  A. 第 2 腰椎棘突   B. 第 3 腰椎棘突   C. 第 4 腰椎棘突

  D. 第 5 腰椎棘突   E. 第 1 腰椎棘突

17. 骶管神经阻滞麻醉须摸认的体表标志是（ ）

  A. 骶前孔，岬   B. 骶管裂孔，骶角   C. 骶管，岬

  D. 骶后孔，骶角   E. 骶正中嵴

18. 外踝位于（ ）

  A. 胫骨   B. 腓骨   C. 股骨

  D. 跟骨   E. 距骨

二、思考题

1. 简述骨的分类。

2. 简述骨的构造。

3. 简述椎骨的一般形态。

4. 鼻旁窦包括哪些？分别开口于何处？

5. 简述髋骨的结构。

（刘伏祥 赵 宏）

书网融合……

本章小结   微课1   微课2   题库

第六章　骨连结

学习目标

1. 通过本章学习，重点把握关节的基本结构和辅助结构；椎间盘的形态结构，前纵韧带、后纵韧带的位置和功能，黄韧带的位置和功能；脊柱的构成、分部、生理性弯曲及功能和运动；胸廓的构成，胸廓上口和胸廓下口的形态及围成；颞下颌关节的组成、结构特点及运动；胸锁关节、肩关节、肘关节、桡腕关节的组成、结构特点及运动；骨盆的组成、分部，骨盆上、下口的围成，坐骨大、小孔的围成；髋关节、膝关节、距小腿关节的组成、结构特点及运动。

2. 理解骨连结的概念以及身体各部分重要骨连结的结构和特点，并能用骨连结相关知识解释生活和临床中的相关问题。

情境导入

情景描述　患者，男，55 岁。腰痛 2 个月，2 周前因扭伤腰部，疼痛加剧且向右小腿外侧放射，腰部活动受限，腰 4、5 棘突固定压痛，右小腿及足背外侧痛觉下降，右足踇趾背伸肌力下降，X 线未见明显异常。

讨论　该患者最可能的诊断是什么？（提示：痛觉下降、肌力下降为该部神经受压所致）

第一节　总　论

PPT

骨与骨之间借结缔组织、软骨或骨组织相互连结的方式称为骨连结，按骨连结方式的不同，可分为直接连结和间接连结两大类。

一、直接连结

相连骨的对接面或缘之间借结缔组织、软骨或骨直接相连，其间无间隙，故连结较牢固，不能活动或仅有微动。此种连接可分为纤维连结、软骨连结和骨性结合三类（图 6-1）。

1. 纤维连结　两骨间借纤维结缔组织相连。可分为两种：若两骨间距较宽，通过韧带或结缔组织膜连结，属于韧带连结，如前臂和小腿的骨间膜，椎骨棘突间的棘间韧带；若两骨相距很近，仅借薄层结缔组织相连，称缝，如颅的矢状缝、冠状缝等。

2. 软骨连结　两骨间借软骨相连，具有弹性和韧性，可缓冲震荡。可分为两种：长骨的干和骺之间的骺软骨属于透明软骨结合，随年龄发育可骨化成骨性结合；椎间盘和耻骨联合由纤维软骨构成，终生不骨化，称纤维软骨联合。

3. 骨性结合　两骨间借骨组织相连，常由软骨结合或纤维连结骨化而成，不能活动，如成人的骶骨及髋骨等。

图 6-1　骨连接的分类

二、间接连结

间接连结又称为滑膜关节，简称关节，是骨连结的最高分化形式。关节的相对骨面互相分离，之间为充以滑液的潜在间隙，其周围通过结缔组织相连，故通常具有较大的活动度，可进行各种运动。

（一）关节的基本结构

包括关节面、关节囊和关节腔（图 6-2）。

1. 关节面　组成关节各骨相互接触的面。关节面的形态常为一凸、一凹，分别称关节头和关节窝。关节面上常附有一层光滑而富有弹性的关节软骨，关节软骨多由透明软骨构成，少数为纤维软骨。关节软骨不仅使粗糙不平的关节面变得光滑，同时可减少运动时的摩擦和缓冲外力。

2. 关节囊　呈筒状套于关节周围的囊，分为内、外两层。①外层：为纤维层，厚而坚韧，由致密结缔组织构成，附于关节面周缘的骨面，并与骨膜相续。纤维层的厚薄通常

图 6-2　关节的基本结构模式图

与关节的功能有关，如下肢关节因负重，纤维层厚而坚韧；上肢关节以运动为主，纤维层薄而松弛。纤维层在某些部位增厚形成韧带，以增强关节的稳固性并限制关节的过度运动。②内层：为滑膜层，衬于纤维层内面，薄而光滑，由柔软的疏松结缔组织膜构成。滑膜覆盖着关节内除关节软骨、关节唇和关节盘之外的所有结构。有些滑膜入关节腔形成滑膜襞，有时其内富含脂肪组织而构成滑膜脂垫，在关节活动中起填充和调节作用，同时扩大滑膜的面积，利于滑液的分泌和吸收。滑膜层还可穿过纤维层，呈囊状突出构成滑膜囊垫于肌腱和骨之间，以减少关节运动时肌腱和骨面间的摩擦。滑膜富含血管网，能产生滑液。滑液是透明、微红、略呈碱性的蛋清样液体，含透明质酸，可润滑关节面及作为物质交换的媒介。

3. 关节腔　是关节囊滑膜层与关节软骨共同围成的密闭性腔隙。内含少量滑液，腔内呈负压，可增强关节的稳固性。

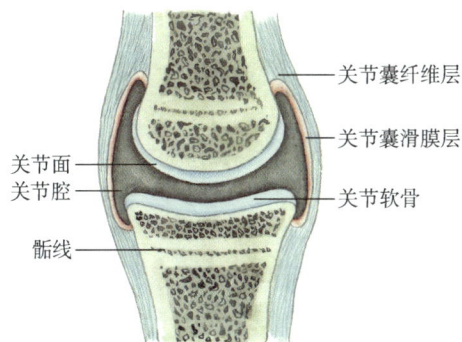

（二）关节的辅助结构

包括韧带、关节盘和关节唇等，可进一步增加关节的稳固性和灵活性。

1. 韧带 是连结构成关节各骨之间的致密结缔组织束，包括囊外韧带和囊内韧带两种。前者位于纤维层外面，有的与关节囊相贴，为囊的局部纤维增厚，如髋关节的髂股韧带；有的与囊不相贴，分离存在，如膝关节的腓侧副韧带；有的是关节周围肌腱的直接延续，如膝关节的髌韧带。后者位于关节囊内，由于被滑膜包裹，囊内韧带实际位于纤维层与滑膜层之间，并非在关节腔内，如膝关节内的交叉韧带等。韧带具有加固关节和限制关节过度活动的作用。

2. 关节盘 是位于两关节面之间的纤维软骨板，中间薄、周缘厚，其周缘附着于关节囊的纤维层，常将关节腔分隔为两部分。关节盘可调整关节面，使关节面衔接更合适，既可减少运动时对关节面的冲击和震荡，又因关节盘将关节腔分隔成两个腔而增加关节运动的形式和范围。

3. 关节唇 是附于关节窝周缘的纤维软骨环，可加深关节窝，增大关节面，如髋臼唇等，使关节更加稳固而又不影响其活动度。

（三）关节的运动

滑膜关节的运动基本上是沿三个互相垂直的轴所做的运动。

1. 屈和伸 是沿冠状轴的运动。一般两骨之间作夹角变小的运动称为屈，反之为伸。将足的屈、伸运动称为跖屈和背屈。

2. 内收和外展 是沿矢状轴的运动。骨向正中面靠拢者为内收，反之为外展。对手指而言，以中指为准，靠近中指为收，离开为展；足趾则以第2趾为准。

3. 旋内和旋外 是绕垂直轴的运动。骨的前面转向内侧为旋内，反之为旋外。在前臂称为旋前和旋后，桡骨转向尺骨前为旋前，反之为旋后。足转向内侧为旋内，反之为旋外。

4. 环转运动 是以近侧端为圆心，远侧端绕圆心做画圆的运动，实为屈、展、伸、收的连续运动。

第二节 躯干骨的连结

躯干骨包括椎骨、胸骨、肋，椎骨连接成脊柱，全部胸椎、肋、胸骨连接成胸廓。

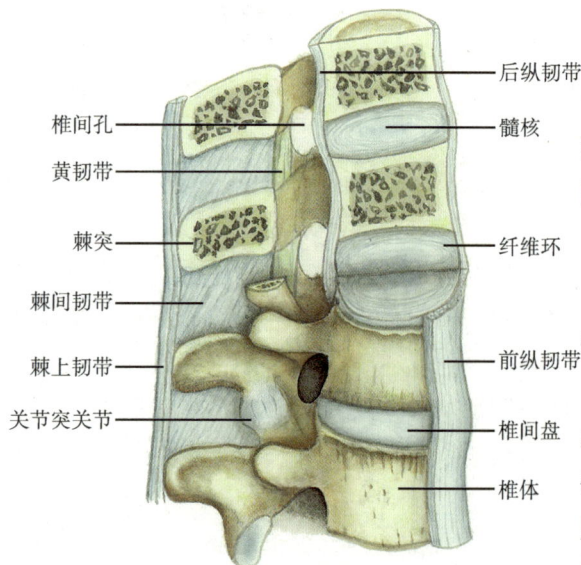

图6-3 椎骨间连结

一、脊柱

脊柱由24块椎骨、1块骶骨和1块尾骨借椎间盘、韧带和关节连结而成。脊柱内的椎管容纳脊髓，两侧的椎间孔内有脊神经和血管穿行。

（一）椎骨的连结

1. 椎体间的连结 相邻椎体之间借椎间盘和韧带连结（图6-3）。

（1）椎间盘 是连于相邻两椎体间的纤维软骨盘，由周围呈同心圆排列的纤维软骨环和中心呈半凝胶状态、柔软而富有弹性的髓核构成。椎间盘既坚韧，又富弹性，承受压力时被压缩，除去压力后又复原，垫在相邻椎体之间起"弹簧垫"的作用。23个椎间盘的厚薄各不相同，中胸部较薄，颈部较厚，而腰部最厚，所以颈、腰椎的活动度较大。若运动不当或负重过大，会导致纤维环断裂，使髓核膨出，称椎间盘脱出，多发生在活动度较大的部位，如颈、腰部。颈、腰部椎间盘前厚后薄（胸部相反），故膨出物常挤压脊髓和脊神经根，引起相应的症状（图6-4）。

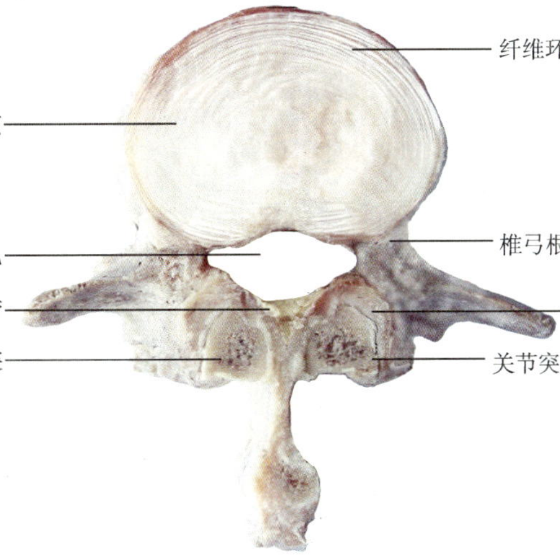

图6-4　椎间盘

（2）前纵韧带　是位于椎体和椎间盘前面的一束坚固的纤维束，宽而坚韧，上自枕骨大孔前缘，下至第1或第2骶椎椎体。前纵韧带从前面对脊柱进行加固，有防止脊柱过度后伸和椎间盘向前脱出的作用。

（3）后纵韧带　位于椎体和椎间盘的后面，窄而坚韧，上自第2颈椎，下至骶管末端，与椎间盘纤维环及椎体上、下缘紧密连结。此韧带较窄，不能完全遮盖椎体后部，加上纤维环后外侧薄，故椎间盘易向后外侧脱出。后纵韧带有限制脊柱过度前屈的作用。

2. 椎弓间的连结　包括韧带和关节。

（1）黄韧带　又称弓间韧带，位于相邻椎弓板之间，由弹性纤维构成，坚韧而有弹性，活体呈黄色。黄韧带参与围成椎管，可限制脊柱过度前屈。因损伤引起的黄韧带肥厚可使椎管狭窄，压迫脊髓。

（2）棘间韧带　位于相邻棘突之间，前接黄韧带，后接棘上韧带。

（3）棘上韧带　是位于胸椎、腰椎、骶椎各棘突尖后方的纵行韧带，前方与棘间韧带相融合，可限制脊柱过度前屈。自第7颈椎棘突到枕外隆凸间的韧带在矢状面增宽加厚，形成膜状的项韧带，可协助仰头。

（4）关节突关节　由相邻椎骨上、下关节突构成，可做轻微滑动，在脊柱整体运动时，这些小关节的运动可叠加起来而使运动幅度增大。腰骶关节：由第5腰椎下关节突与骶骨上关节突构成，负重大，活动多易受损，约90%的腰部扭伤发生于此。

3. 寰枢关节　包括两侧的寰枢外侧关节和寰枢正中关节。寰枢外侧关节由寰椎侧块的下关节面与枢椎的上关节面构成。寰枢正中关节由齿突与寰椎前弓后方的齿突凹和寰椎横韧带构成。三组关节以齿突为轴，使寰椎或头部做旋转运动。

（二）寰枕关节

由枕骨髁与寰椎上关节凹构成。属联合关节，可使头做屈（俯）、伸（仰）和侧屈运动。

（三）脊柱的整体观

成年男性脊柱长约70cm，女性的略短，约60cm，且其长度可因姿势的不同而略有差异，静卧比站立时可长出 2 ~ 3cm（图 6 - 5）。

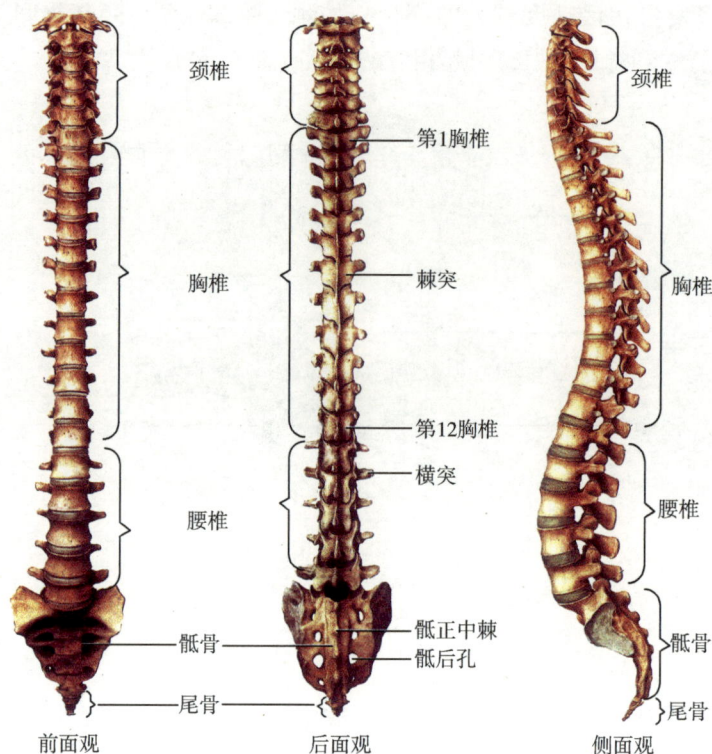

图 6 - 5 脊柱的整体观

1. 脊柱前面观 自第 2 颈椎至第 3 骶椎，椎体宽度自上而下随负载增加而逐渐增宽，至第 2 骶椎为最宽。骶骨耳状面以下，由于重力经髂骨传到下肢骨，椎体已无承重意义，体积也逐渐缩小。正常人的脊柱有轻度侧屈，惯用右手的人脊柱上部略凸向右侧，下部则代偿性地略凸向左侧，但不应偏离正中线 1cm。

2. 脊柱后面观 正中有全部椎骨棘突形成的纵嵴。颈椎棘突短而分叉，近水平位，但以第 7 颈椎棘突最为隆起，是计数椎骨的标志；胸椎棘突细长，斜向后下方，呈叠瓦状排列；腰椎棘突呈板状，水平伸向后方，间距较宽，适合做穿刺；第 3 腰椎棘突平脐，第 4 腰椎棘突平髂嵴最高点，可做定位标志。

3. 脊柱侧面观 成人的脊椎有颈、胸、腰、骶四个生理性弯曲，其中，颈、腰曲凸向前，胸、骶曲凸向后。脊柱这些弯曲增大了脊柱的弹性，对维持人体的重心稳定和减轻震荡，保护中枢神经系统免受损伤有重要意义。同时，胸曲和骶曲凹向前方，又可以增加胸、盆腔的容积，保护其内的脏器。脊柱的弯曲是在长期进化过程中形成的，对维持人体直立姿势也具有重要作用。

（四）脊柱的功能

脊柱的功能包括：作为躯干的支柱，具有支持体重、传递重力的作用；有保护脊髓和脊神经根的作用；参与胸腔、腹腔和盆腔的构成，具有支持和保护腔内器官的作用；具有运动功能，可做前屈、后伸、侧屈、旋转和环转等运动。

二、胸廓

胸廓由 12 块胸椎、12 对肋和 1 块胸骨以及它们之间的连结共同构成。胸廓的内腔为胸腔，容纳心、肺和大血管等重要器官。胸廓具有一定的弹性和活动度，参与呼吸活动等（图 6 - 6）。

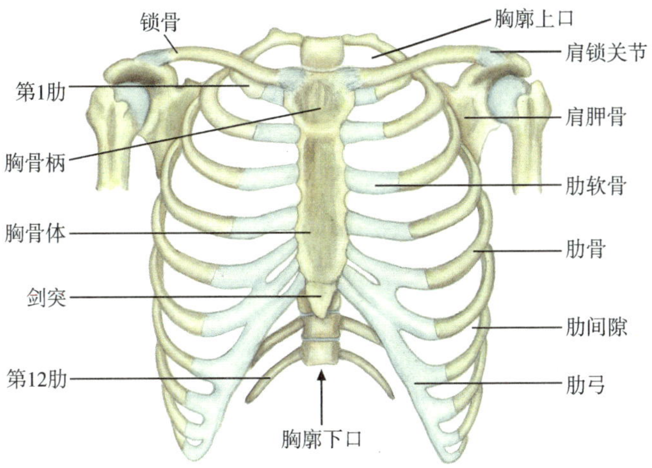

图 6-6 胸廓

（一）胸廓的连结

1. 肋与椎骨的连结 肋骨与脊柱胸部的连结包括肋头和椎体的连结即肋头关节，以及肋结节和横突的连结即肋横突关节。这两个关节在功能上是联合关节，运动时肋骨沿肋头至肋结节的轴线旋转，使肋上升或下降，以增加或缩小胸腔的容积，有助于呼吸运动。

2. 肋与胸骨的连结 肋的前端借肋软骨与胸骨相连，第 1 肋软骨与胸骨柄间为软骨结合，第 2～7 肋软骨与胸骨间构成微动的胸肋关节。第 8～10 肋软骨依次与上位肋软骨构成软骨间关节，间接与胸骨相连。肋弓是由第 8～10 肋软骨相连构成的软骨弓。

（二）胸廓的整体观

成人胸廓近似圆锥形，前后径小于横径，上窄下宽。胸廓有上、下两口和前、后、外侧壁。胸廓上口较小，呈肾形，由胸骨柄上缘、第 1 肋和第 1 胸椎围成，是胸廓与颈部的通道。胸廓上口的平面与第 1 肋的方向一致，即向前下倾斜，故胸骨柄上缘约平对第 2 胸椎体下缘。胸廓下口较大，宽阔不整齐，由第 12 胸椎、浮肋、肋弓和剑突围成并被膈封闭。左、右肋弓在中线相交构成胸骨下角。角的尖部有剑突，剑突尖约平对第 10 胸椎下缘。剑突与肋弓间的夹角为剑肋角，左剑肋角的顶是心包穿刺的部位。相邻两肋之间的间隙，称肋间隙。

胸廓除保护、支持功能外，主要参与呼吸运动。吸气时在肌的作用下提肋，主要使胸廓前后径加大，扩大胸腔容积；反之，呼气时降肋，使胸腔容积缩小。肋软骨具有良好的弹性，不仅增强了胸廓的抗冲击能力，而且也有利于急救时对患者进行胸壁按压和人工呼吸。

第三节 颅骨的连结

一、颅骨的纤维连结和软骨连结

颅盖诸骨间多借薄层结缔组织膜 - 缝相连结，如冠状缝、矢状缝、人字缝和蝶状缝等，成年后有些缝可发生骨化而成为骨性结合。颅底诸骨多借软骨相连结，如蝶枕软骨、蝶岩软骨、岩枕软骨等，随着年龄的增长，成年后都先后骨化而成为骨性结合。

二、颞下颌关节 微课

颞下颌关节由颞骨的下颌窝、关节结节与下颌骨的下颌头构成。关节囊附于下颌窝、关节结节周缘及下颌颈，囊外侧有外侧韧带加强。关节囊内有纤维软骨构成的关节盘，将关节腔分成上、下两部，盘的周缘附于关节囊。关节囊的前部较薄弱，因此，颞下颌关节易向前脱位。颞下颌关节属联合关节。两侧同时运动可使下颌向上、下，前、后及两侧运动，以完成咀嚼功能。关节结节有限制下颌头过度前移的作用。若张口过大，关节囊松弛时，下颌头滑至关节结节的前方，造成脱位（图6-7）。

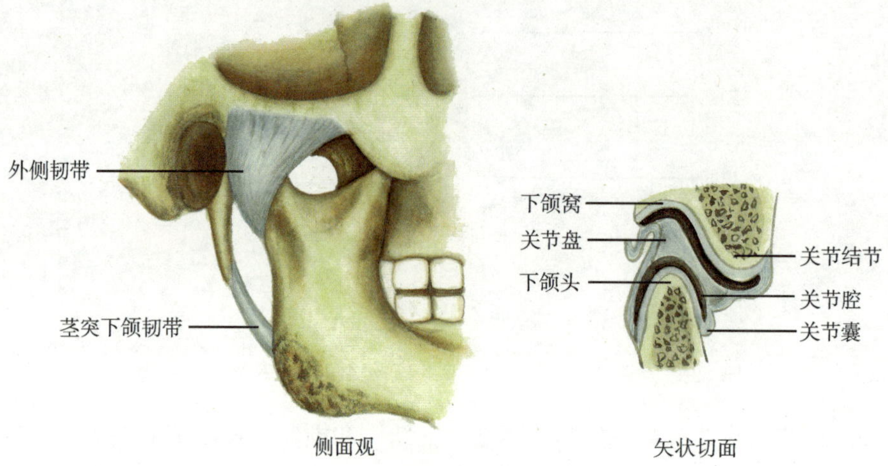

图 6-7 颞下颌关节

第四节 四肢骨的连结

四肢骨的主要功能是运动，故其连结以滑膜关节为主。人类由于直立，上肢已从支持功能中解放出来，成为劳动的器官，因而上肢的关节以运动的灵活为主，运动幅度较大；下肢除了运动外，还具有支持和承重作用，所以下肢的关节以稳定为主，结构复杂、严密而坚实。

素质提升

胳膊受伤，脑袋却没有摔坏，依然可以坚守在革命第一线

周恩来总理生平有一个令人难以察觉的细微动作：无论作报告还是走路、和别人闲谈时，他总是习惯将右臂弯曲放在自己的身体前面。原来，他的右臂曾经遭遇了一场意外之祸。

受伤几个月之后，周总理骨折愈合情况非常不好，胳膊已经不能正常活动，甚至整个右臂肌肉已经开始萎缩，只能处于半屈伸的状态。于是，毛主席决定送周总理前往莫斯科接受治疗。

苏联专家们提出了两个治疗方法。第一种是将整个肘部拆开后重新接上，这样胳膊就可以活动自如，不过这种办法要动两次手术，术后恢复的时间也很长。而第二种办法就是不动手术，使用强力拉伸的方法锻炼已经愈合的肌肉，尽管这样最后只能让手臂展开40°～60°，可这种方法所需时间短。考虑到国内革命工作的需要，周总理坚持使用第二种治疗方案，不过，这种强力拉伸的医疗方式是疼痛难忍的，可为了让身体早日恢复健康，周总理硬是以极强的毅力支撑了下来。

一、上肢骨的连结

（一）上肢带骨的连结

1. 胸锁关节 由锁骨的胸骨端与胸骨的锁切迹和第1肋软骨构成。关节囊坚韧，囊外有胸锁及肋锁韧带加固，囊内有关节盘。此关节可使锁骨外侧端向前、向后运动 20°～30°，向上、向下运动约 60°，并允许锁骨外侧端进行微小的旋转运动。胸锁关节的活动度虽小，但以此为支点，扩大了上肢的活动范围（图 6-8）。

2. 肩锁关节 由肩峰的关节面和锁骨的肩峰端连结而成。关节囊坚韧，有喙锁韧带等加固，有时腔内也有关节盘。此关节主要伴随肩关节做轻微运动。由于远离躯干形成支撑点，肩关节的运动更加自由、灵活。

（二）自由上肢骨的连结

1. 肩关节 由肱骨头和肩胛骨的关节盂构成。它的结构特点是关节头大，关节盂浅小；关节囊薄而松弛，故关节运动幅度大而灵活，但关节囊外的前、上、后方均有肌肉、肌腱加强（下部薄弱，故肩关节脱位时，肱骨头易脱向前下方），上方还有喙肩弓加强。关节囊内有肱二头肌长头腱通过，关节盂周缘有关节盂唇加深盂的深度，以增强关节的稳定性（图 6-9）。

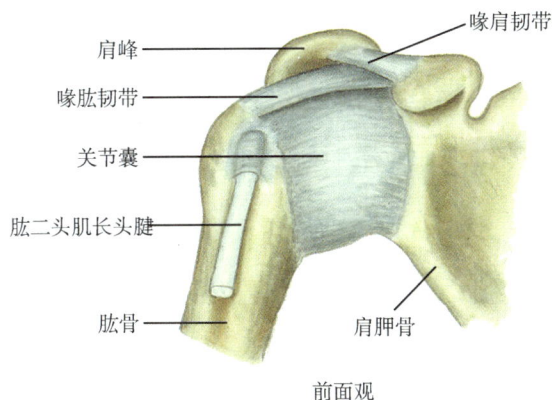

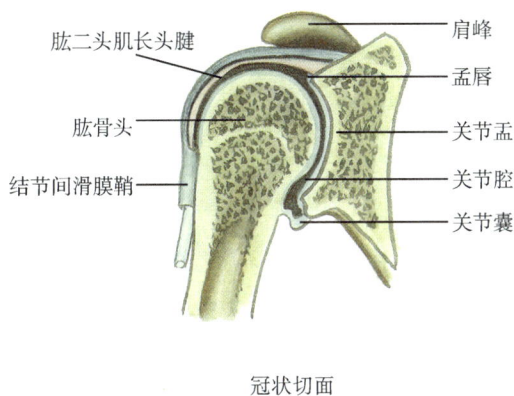

图 6-8 胸锁关节（前面观）

前面观　　　　　冠状切面

图 6-9 肩关节

此关节为全身最灵活的关节，可做三轴性运动：即冠状轴上的屈、伸，矢状轴上的展、收，垂直轴上的旋内、旋外以及环转等运动。臂外展超过 40°～60°，继续抬高至 180° 时，常伴随胸锁与肩锁关节的运动及肩胛骨的旋转运动。

2. 肘关节 是由肱骨下端与尺、桡骨上端构成的复关节，包括 3 个单关节。①肱尺关节：由肱骨滑车和尺骨的滑车切迹构成。②肱桡关节：由肱骨小头和桡骨头关节凹构成。③桡尺近侧关节：由桡骨头环状关节面和尺骨的桡切迹构成（图 6-10）。

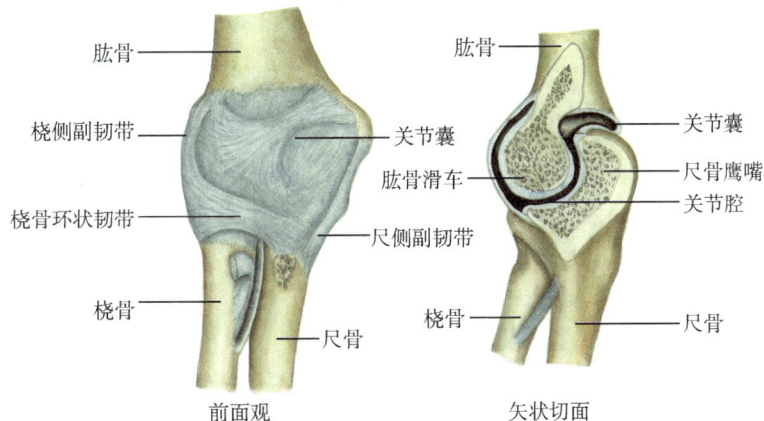

前面观　　　　　矢状切面

图 6-10 肘关节

图 6-11　前臂骨间连结

上述 3 个单关节被包在一个关节囊内，关节囊前、后壁薄而松弛，两侧壁厚而紧张。内侧有尺侧副韧带，外侧有桡侧副韧带加强。在桡骨环状关节面周围有桡骨环状韧带固定桡骨头。但幼儿该韧带较松弛，故上提前臂时可发生桡骨头半脱位。

肘关节的运动以肱尺关节为主，主要做冠状轴上的屈、伸运动，屈伸范围可达 140°。伸前臂时，肱骨内、外上髁和尺骨鹰嘴在同一直线上；屈肘 90° 时，三者呈一等腰三角形。当有肘关节脱位或骨折时，上述关系将发生改变。

3. 前臂骨间连结　桡骨和尺骨包括以下连结。①桡尺近侧关节：在结构上属于肘关节的一部分，已于前述。②桡尺远侧关节：由桡骨的尺切迹与尺骨头构成。③前臂骨间膜：为坚韧的致密结缔组织膜，连于桡骨与尺骨的骨间缘之间。桡尺近侧关节和桡尺远侧关节联合运动时，可使前臂做旋前和旋后运动（图 6-11）。

4. 手关节　包括桡腕关节、腕骨间关节、腕掌关节、掌指关节和指骨间关节（图 6-12）。

（1）桡腕关节　简称腕关节，由桡骨下端的腕关节面和尺骨下方的关节盘共同构成的关节窝与舟、月、三角骨的近侧面构成的关节头组成。关节囊松弛，关节腔宽广，囊外有韧带加强。可做屈（约 80°）、伸（约 70°）、收（约 35°）、展（约 25°）和环转等运动。

（2）腕骨间关节　为腕骨之间的连结。可做微小运动。

（3）腕掌关节　由远侧列的腕骨和 5 块掌骨底构成。其中，拇指腕掌关节运动灵活，可做屈、伸、内收、外展、环转和对掌运动。对掌运动是拇指与其他各指的掌侧面相对的运动。

（4）掌指关节　由掌骨头与近节指骨底构成。可做屈、伸、内收、外展和环转运动。指的内收和外展是以中指的正中矢状面为准，靠近正中矢状面的运动为内收，远离正中矢状面的运动为外展。

（5）指骨间关节　由各指相邻两节指骨构成。可做屈、伸运动。

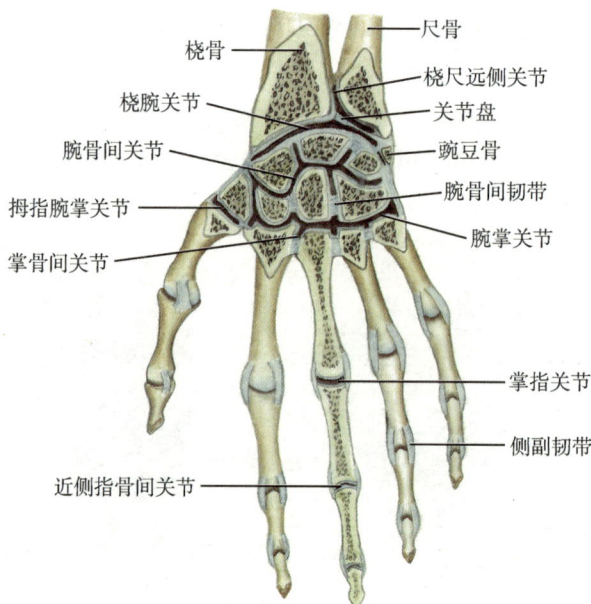

图 6-12　手关节

二、下肢骨的连结

（一）下肢带骨的连结

1. 耻骨联合　由两侧耻骨联合面借纤维软骨构成的耻骨间盘连接而成，盘内常有一耻骨联合腔。在联合的上、下方，分别有耻骨上韧带和耻骨弓状韧带附着。此联合牢固结实，几乎不动，只有在女性分娩过程中有轻微分离以助分娩。

2. 骶髂关节　由骶、髂两骨的耳状面构成。关节面连结紧密，仅有微小缝隙；关节囊紧张，其外分别有骶髂前、后韧带加固，使连结牢固以适于负重（图6-13）。

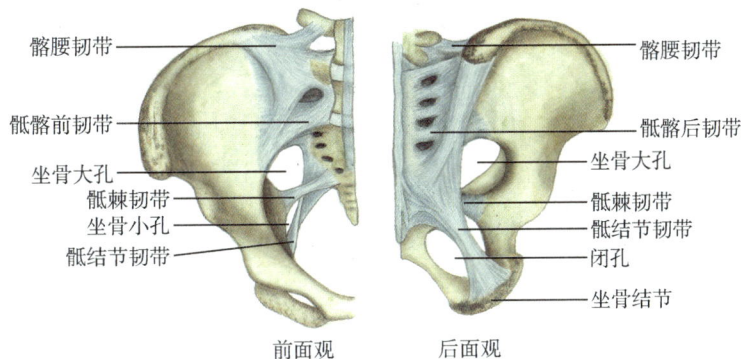

图6-13　骨盆的连接

3. 髋骨与脊柱间的韧带连结（图6-13）

（1）髂腰韧带　强韧肥厚，由第5腰椎横突横行放散至髂嵴的后上部，有防止腰椎向下脱位的作用。

（2）骶结节韧带　位于骨盆后方，起自骶、尾骨的侧缘，呈扇形，集中附于坐骨结节内侧缘。

（3）骶棘韧带　位于骶结节韧带的前方，起自骶、尾骨侧缘，呈三角形，止于坐骨棘，其起始部为骶结节韧带所遮掩。

骶棘韧带与坐骨大切迹围成坐骨大孔，骶棘韧带、骶结节韧带和坐骨小切迹围成坐骨小孔。有肌肉、血管和神经等从盆腔经此二孔达臀部和会阴。

4. 髋骨的固有韧带　即闭孔膜，封闭闭孔并供盆内、外肌肉附着。膜上部与闭孔沟围成闭孔管，有神经、血管通过。

5. 骨盆　由骶、尾骨和两髋骨及其骨连结连接而成。骨盆是躯干和下肢相互连接和重力转移的桥梁，并可容纳、保护盆腔内脏。骨盆借界线分为大骨盆和小骨盆两部分。界线由骶岬、骶骨翼上缘、弓状线、髂耻隆起、耻骨梳、耻骨嵴和耻骨联合上缘围成。界线以上为大骨盆，以下为小骨盆。骨盆下口高低不平，由前向后为耻骨联合下缘、耻骨下支、坐骨支、坐骨结节、骶结节韧带和尾骨尖。成人骨盆存在明显的性别差异，女性骨盆与其承担的妊娠和分娩机能相适应（表6-1，图6-14）。

表6-1　男、女性骨盆的主要区别

比较项目	男	女
骶骨曲度	大	小
骨盆外形	窄、长	宽、短
髂骨翼	较垂直	较水平
骨盆上口	近似心形	近似圆形

比较项目	男	女
骨盆内腔	漏斗形	圆桶形
耻骨下角	70°~75°	90°~100°
骨盆下口	较窄小	较宽大

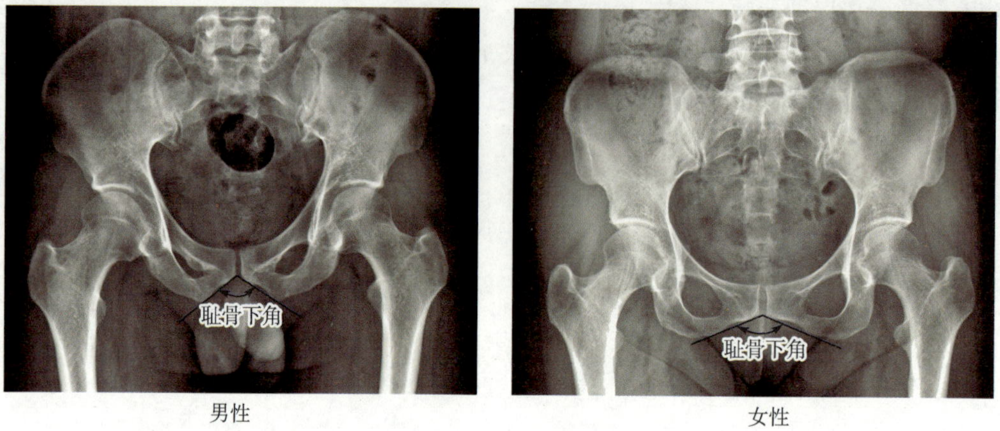

男性   女性

图 6-14   男性和女性骨盆

（二）自由下肢骨的连结

1. 髋关节   由髋臼和股骨头构成。关节头的 2/3 纳入髋臼内，髋臼窝内充填有脂肪组织；髋臼切迹被髋臼横韧带封闭；髋臼周缘有纤维软骨构成的髋臼唇，以加深关节窝并缩小其口径；关节囊内有连于股骨头凹与髋臼横韧带之间的股骨头韧带，内有滋养股骨头的血管通过；关节囊厚而坚韧，上端附于髋臼周围的骨面，下端包绕除后外 1/3 以外的大部分股骨颈，故股骨颈骨折有囊内、外之分；关节囊外的前、后和下方分别有髂股、坐股和耻股韧带加强（图 6-15）。

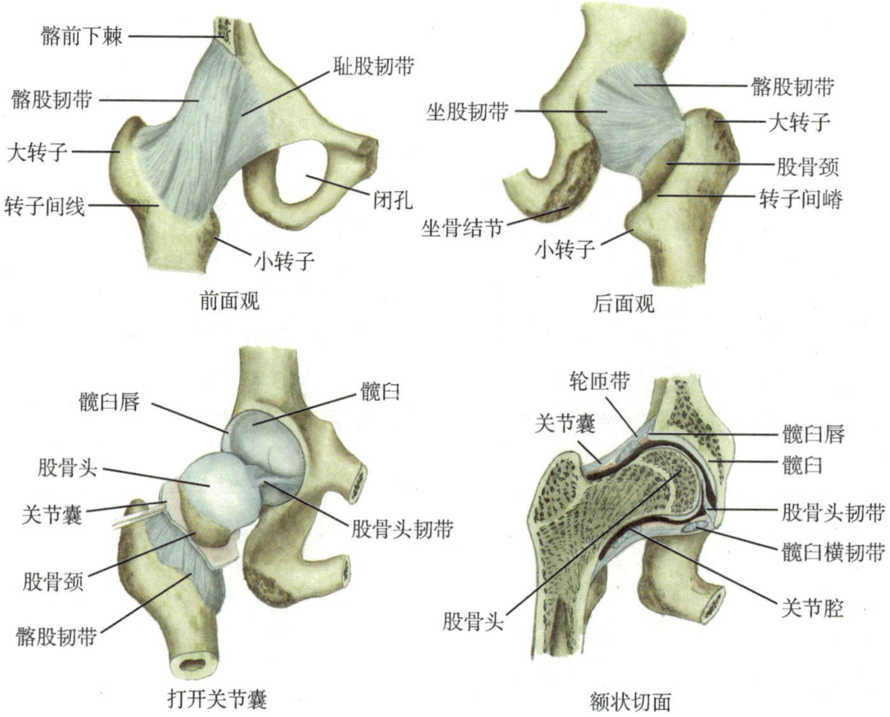

前面观   后面观

打开关节囊   额状切面

图 6-15   髋关节

髋关节可做屈、伸、收、展和旋转运动。但由于股骨头深藏于髋臼内，关节囊紧张而坚韧，又受各种韧带的限制，其运动幅度远不及肩关节，但具有较大的稳定性。

2. 膝关节　是人体最大、最复杂的关节，由股骨下端、胫骨上端和髌骨构成。关节囊宽阔，其前、后较松弛，关节囊的前、后、内、外分别有髌韧带、腘斜韧带、胫侧副韧带和腓侧副韧带加强，髌韧带是股四头肌肌腱的延伸部，是临床膝跳反射（髌腱反射）的叩击部位；关节囊的滑膜层形成扁袋状的髌上囊，在髌骨上方垫于股四头肌肌腱与股骨之间以保护肌腱；滑膜层还突向髌骨后下方中线两侧的间隙中形成一对翼状襞以填充关节腔。关节囊内有连于股骨、胫骨之间的由结缔组织索构成的前、后交叉韧带，可分别防止胫骨向前、后移位。在股、胫两骨的内、外侧髁之间，分别有内、外侧半月板。内侧半月板大，呈"C"形；外侧半月板小，呈"O"形，与关节囊紧连，两半月板的前端有膝横韧带相连（图6–16）。

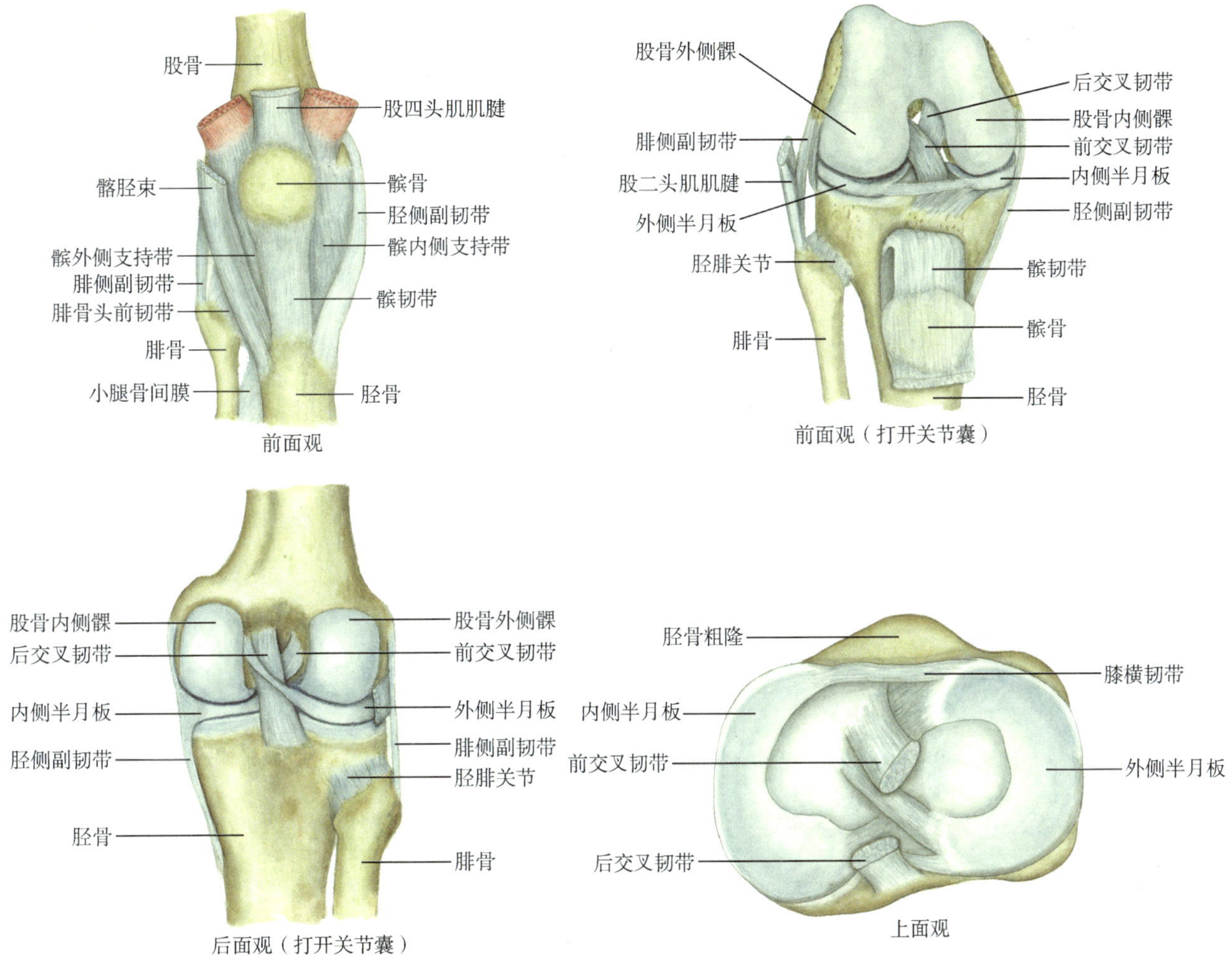

图 6–16　膝关节前面、内部结构、上面

膝关节主要做屈、伸运动。膝在半屈位时，小腿尚可做旋转运动。由于半月板随膝关节运动而移动，在做急骤强力动作时可造成损伤。

3. 小腿骨间的连结　胫、腓骨间连结紧密，几乎不能活动。上端是胫腓关节，由胫骨的腓关节面与腓骨头关节面组成；下端借胫腓韧带相连；两骨干间是小腿骨间膜。

4. 足关节　包括距小腿关节、跗骨间关节、跗跖关节、跖趾关节和趾骨间关节（图6–17）。

距小腿关节又称为踝关节，由胫、腓两骨下端与距骨滑车构成。关节囊前、后松弛，内侧有较宽厚的内侧（三角）韧带加强，外侧韧带较薄弱。踝关节的主要运动方式是足背屈（足前端向上）和足跖屈（足前端向下）。足的内翻和外翻运动是踝关节与跗骨间关节共同运动的结果。

5. 足弓　是跗骨与跖骨借骨连结形成的向上隆起的弓，包括前后方向上的纵弓和内外方向上的横弓，纵弓又分为内、外侧两个弓。站立时，足仅以跟骨结节及第1、5跖骨头三点着地。内侧纵弓的最高点在距骨头，外侧纵弓的最高点在骰骨，横弓的最高点在中间楔骨（图6-18）。

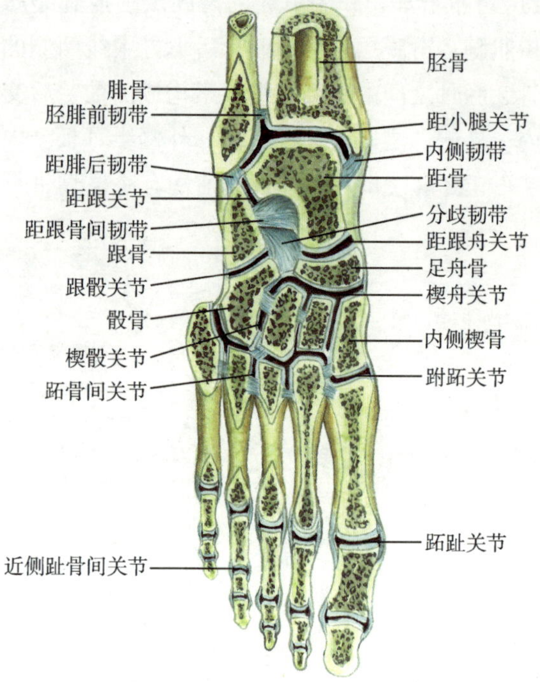

图 6-17　足关节

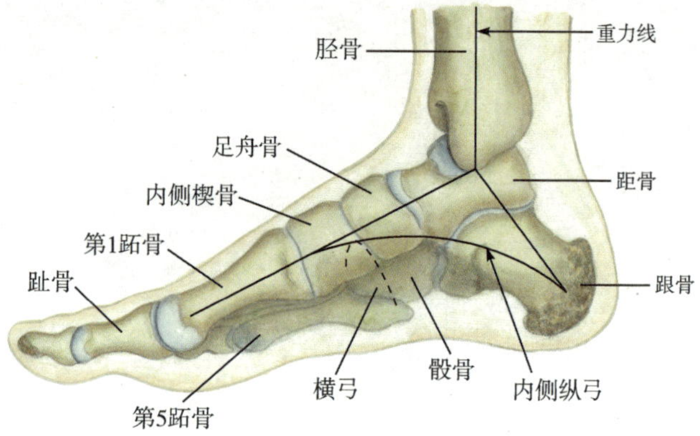

图 6-18　足弓

足弓在人体直立、行走、跳跃时发挥弹性和缓冲震荡的作用，同时还可保护足底的血管和神经免受压迫，减少地面对身体的冲击，以保护体内器官特别是脑免受震荡。

除各骨的连结外，足底的韧带以及足底长、短肌腱的牵引对足弓的维持也起着重要作用。这些韧带虽很坚韧，但它们缺乏主动收缩能力，一旦被拉长或受到损伤，足弓便有可能塌陷，成为扁平足。

目标检测

答案解析

一、单项选择题

1. 关于关节，描述正确的是（　　）

　　A. 无间隙，不能活动

　　B. 即纤维连接

　　C. 基本结构为关节面、关节囊、关节软骨

　　D. 辅助结构有韧带、关节盘、关节唇

　　E. 分为纤维连接、软骨结合、骨性结合三种

2. 关于椎间盘，描述错误的是（　　）

　　A. 属直接连接　　　　　　B. 外层为纤维环　　　　　　C. 内为髓核

　　D. 髓核可轻微移动　　　　E. 位于所有椎体之间

3. 关于脊柱韧带，描述错误的是（　　）

　　A. 前纵韧带位于椎体和椎间盘的前面

　　B. 后纵韧带位于椎体和椎间盘的后面

　　C. 黄韧带连接相邻椎弓板

　　D. 棘间韧带连接相邻棘突

　　E. 棘上韧带属短韧带

4. 与胸骨外缘相连的肋是（　　）

　　A. 第 1~5 对　　　　　　B. 第 1~6 对　　　　　　C. 第 1~7 对

　　D. 第 1~8 对　　　　　　E. 第 1~9 对

5. 构成肋弓的是（　　）

　　A. 第 5~6 对肋　　　　　B. 第 5~7 对肋　　　　　C. 第 7~9 对肋

　　D. 第 8~10 对肋　　　　　E. 第 8~12 对肋

6. 婴儿抬头时出现的是（　　）

　　A. 颈曲　　　　　　　　B. 胸曲　　　　　　　　C. 腰曲

　　D. 骶曲　　　　　　　　E. 以上都不对

7. 关于脊柱的生理弯曲，叙述正确的是（　　）

　　A. 颈曲凸后　　　　　　B. 胸曲凸前　　　　　　C. 腰曲凸前

　　D. 骶曲凸前　　　　　　E. 以上都不对

8. 穿过肩关节囊的是（　　）

　　A. 肱三头肌肌腱　　　　B. 肱二头肌长头腱　　　C. 肱二头肌短头腱

　　D. 喙肱肌肌腱　　　　　E. 肱肌肌腱

9. 肩关节最薄弱的部位是（　　）

　　A. 前上　　　　　　　　B. 前下　　　　　　　　C. 后

　　D. 下　　　　　　　　　E. 外侧

10. 运动最灵活的关节是（　　）

　　A. 肩关节　　　　　　　B. 肘关节　　　　　　　C. 髋关节

　　D. 膝关节　　　　　　　E. 腕关节

11. 关于肘关节，描述错误的是（　　）

　　A. 由肱骨下端和桡、尺骨上端构成

　　B. 各关节有一个共同的关节腔

　　C. 关节囊的前、后壁较厚

　　D. 可在冠状轴上做屈、伸运动

　　E. 内、外侧有韧带加强

12. 与桡骨头相关节的是（　　）

　　A. 尺骨头　　　　　　　B. 尺骨桡切迹　　　　　C. 鹰嘴

　　D. 肱骨滑车　　　　　　E. 滑车切迹

13. 与尺骨头相关节的是（　　）

　　A. 桡骨头　　　　　　　B. 桡骨尺切迹　　　　　C. 肱骨内上髁

　　D. 肱骨滑车　　　　　　E. 豌豆骨

14. 参与构成骨盆的骨不包括 （　　）

  A. 骶骨　　　　　　　　B. 腰椎　　　　　　　　C. 耻骨

  D. 髂骨　　　　　　　　E. 坐骨

15. 与内踝形成关节的是 （　　）

  A. 外踝　　　　　　　　B. 距骨　　　　　　　　C. 跟骨

  D. 腓骨头　　　　　　　E. 以上都不对

16. 不参与构成骨盆界线的是 （　　）

  A. 骶骨岬　　　　　　　B. 弓状线　　　　　　　C. 耻骨梳

  D. 耻骨嵴　　　　　　　E. 坐骨结节

17. 前交叉韧带的作用是 （　　）

  A. 缓冲外力　　　　　　B. 增强灵活性　　　　　C. 防止胫骨向前移位

  D. 防止胫骨向后移位　　E. 以上都对

18. 后交叉韧带的作用是 （　　）

  A. 缓冲外力　　　　　　B. 增强灵活性　　　　　C. 防止胫骨向前移位

  D. 防止胫骨向后移位　　E. 以上都对

19. 下列结构中，不参与构成膝关节的是 （　　）

  A. 股骨内侧髁　　　　　B. 股骨外侧髁　　　　　C. 髌骨

  D. 胫骨　　　　　　　　E. 腓骨

20. 有关节盘的关节是 （　　）

  A. 肘关节　　　　　　　B. 肩关节　　　　　　　C. 踝关节

  D. 髋关节　　　　　　　E. 颞下颌关节

二、思考题

1. 简述椎骨的连结。

2. 试述肩关节的构成、结构特点及运动方式。

3. 试述膝关节的组成、特点及运动方式。

4. 简述骨盆的构成，并比较男、女性骨盆的区别。

（刘伏祥　赵　宏）

书网融合……

本章小结　　　　　微课　　　　　题库

第七章 肌 学

学习目标

1. 通过本章学习，重点把握肌的形态和构造；头肌的分类；咀嚼肌的组成；咬肌、颞肌的位置和作用；胸锁乳突肌的起止和作用；斜角肌间隙的围成及通过结构；斜方肌、背阔肌的起止和作用；竖脊肌的位置和作用；胸肌的组成；胸大肌的起止和作用；肋间肌的名称、位置和作用；膈的位置、形态和作用，三个裂孔的位置及通过的主要结构；腹肌的组成；腹肌前外侧群肌的起止、层次、肌纤维方向、形成结构（腹直肌鞘、白线、腹股沟管等）及作用；上肢带肌的组成；三角肌的起止和作用；臂肌的分群，各肌群的组成和作用；肱二头肌、肱三头肌的起止和作用；前臂肌的分群，各肌群的组成和作用；臀大肌、髂腰肌的起止和作用；大腿肌的分群，各肌群的组成和作用；股四头肌、缝匠肌的起止和作用；小腿肌的分群，各肌群的组成和作用；胫骨前肌、胫骨后肌、小腿三头肌的起止和作用。

2. 理解运动系统肌的形态构造，能用肌肉相关知识解释生活和临床中的相关问题。

第一节 总 论

PPT

一、概述

肌根据构造的不同，可分为平滑肌、心肌和骨骼肌。平滑肌主要分布于内脏的中空器官及血管壁，舒缩缓慢而持久。心肌为构成心壁的主要成分。运动系统中叙述的肌均为骨骼肌，是运动系统的动力部分。每块肌至少跨过一个关节，通常借肌腱附着于骨骼，收缩时牵拉骨骼产生运动。在形态上，骨骼肌纤维具有横纹，又称横纹肌；因受意识支配而运动，在功能上属随意肌。骨骼肌在身体中分布广泛，约占体重的40%。每块肌都有一定的形态、结构、位置和辅助装置，并执行一定的功能，有丰富的血管、淋巴管分布，并接受神经支配，因此，每块肌就是一个器官。全身共有600余块肌。

二、肌的形态和构造

1. 肌的形态 按肌的外形，可将其分为长肌、短肌、阔肌和轮匝肌四类。长肌呈长带形，肌束与肌的长轴一致，多分布在四肢，收缩有力，运动幅度大。短肌小而短，多见于躯干深层，有明显节段性，收缩幅度较小。阔肌呈扁阔状，较薄，多见于胸腹壁，具有运动和保护作用。轮匝肌由环行肌纤维构成，位于孔裂的周围，可关闭孔裂（图7-1）。

2. 肌的构造 每块骨骼肌包括肌腹和肌腱两部分。肌腹主要由肌纤维（即肌细胞）组成，能收缩，色红而柔软。肌腱由致密的胶原纤维束构成，坚韧而无收缩功能，银白色，其抗张强度为肌的112～233倍，常连于肌腹的两端而将肌固定于骨面。阔肌的腱呈膜状，称腱膜（图7-1）。

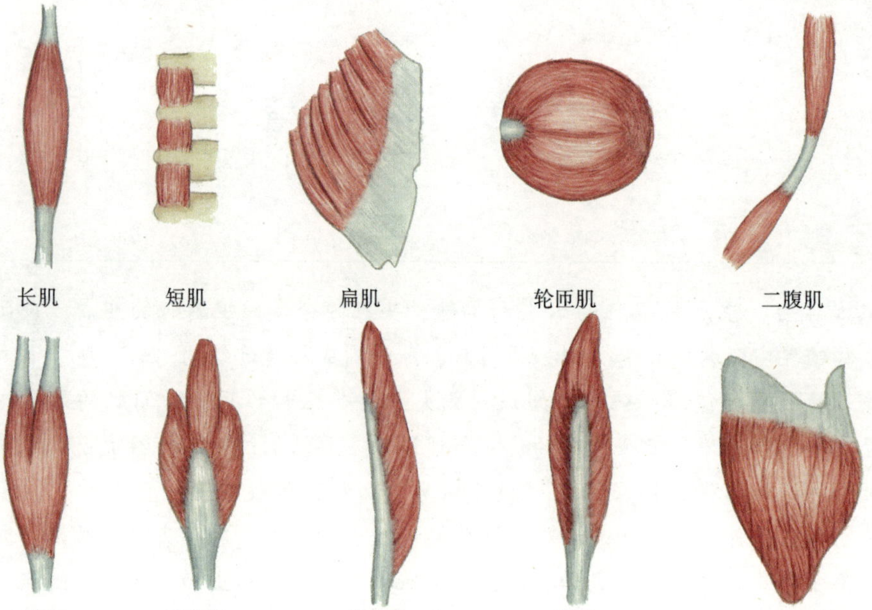

| 长肌 | 短肌 | 扁肌 | 轮匝肌 | 二腹肌 |
| 二头肌 | 三头肌 | 半羽肌 | 羽肌 | 多羽肌 |

图 7-1 肌的形态和构造

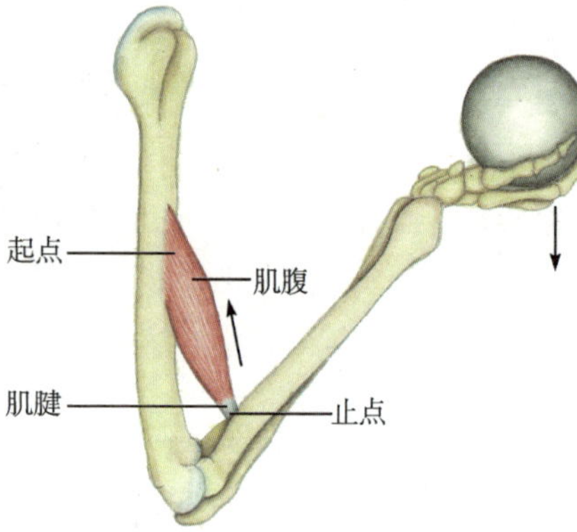

图 7-2 肌的起、止点示意图

起点
肌腹
肌腱
止点

三、肌的起、止点和作用

1. 肌的起、止点 一块肌常以其两端肌腱分别附于相邻 2 块或 2 块以上的骨面,中间跨过 1 个或 1 个以上的关节。通常把靠近躯体正中面或四肢近端的附着点作为肌的起点,把远端的附着点作为止点。多数情况下,起点为定点,止点为动点。但有时定点和动点也可互换(图 7-2)。

2. 肌的作用 肌有两种作用:一是静力作用,肌保持一定的张力,以维持肢体的某种姿势;另一种为动力作用,通过肌的收缩,牵动骨做相应的运动,以完成某一动作。配布在关节周围的肌与关节的运动类型和运动幅度密切相关,凡在功能上相同的肌即为协同肌,而在功能上相互对抗的肌则为拮抗肌。如屈肌和伸肌是拮抗肌。肌学各论所述肌的作用,系指该肌作为原动肌在收缩时所产生的作用。

四、肌的命名

肌的命名方式很多,常按肌的形态、位置、功能、起止点和纤维走行方向的特点进行命名。如髂肌(位置)、三角肌(形态)、指伸肌(功能)、胸骨舌骨肌(起止点)、腹直肌(位置、肌纤维走行)等。了解肌的命名便于学习和记忆。

五、肌的辅助装置

肌的周围有由结缔组织构成的辅助装置以协助肌的活动,具有维持肌的位置、形态以及减少运动时的摩擦和保护肌等功能。包括筋膜、滑膜囊和腱鞘。

(一)筋膜

筋膜系位于皮肤与肌之间并包被全身的结缔组织膜,可分为浅、深两层。

1. 浅筋膜 又称皮下筋膜或皮下组织,由疏松结缔组织构成,内富有脂肪,是浅动脉、静脉及皮神经和浅淋巴管的通道。浅筋膜可缓冲外力,保护深部器官;作为机体重要的保温装置和能量储存库;

可使皮肤有一定的移动性。

2. 深筋膜　又称固有筋膜，由致密结缔组织构成，位于浅筋膜的深面，包裹肌、腺体、血管、神经等，形成肌间隔或筋膜鞘。筋膜的厚薄与肌的强弱功能有关。深筋膜除保护肌免受摩擦外，还可以约束或加强肌的活动。在肌数目众多而骨面不够广阔的部位，它可供肌附着，作为肌的起点。

（二）滑膜囊

滑膜囊为壁薄的结缔组织盲囊，内含滑液，多垫于肌腱与骨面之间。有的滑膜囊直接与关节腔相连。滑膜囊可减少肌腱与骨面之间的摩擦。滑膜囊炎症可影响肢体局部的运动功能。

（三）腱鞘

腱鞘是包裹于活动幅度大且频繁的肌腱外面的鞘管，如腕、踝、手指和足趾等处，分为内、外两层，外层为纤维层，内层为滑膜层。腱鞘可减少肌腱与骨面之间、肌腱与肌腱之间的摩擦。滑膜层是由滑膜构成的双层圆筒形的鞘，裹在肌腱表面的为脏层，贴在纤维层内面的为壁层。两者在肌腱与骨之间相移行的部分为腱系膜。脏、壁两层间的潜在性腔隙称为腱鞘囊（滑液囊），内含少量滑液，以减少摩擦（图7-3）。

图 7-3　腱鞘示意图

第二节　头颈肌

一、头肌

头肌可分为面肌和咀嚼肌两部分（图7-4）。

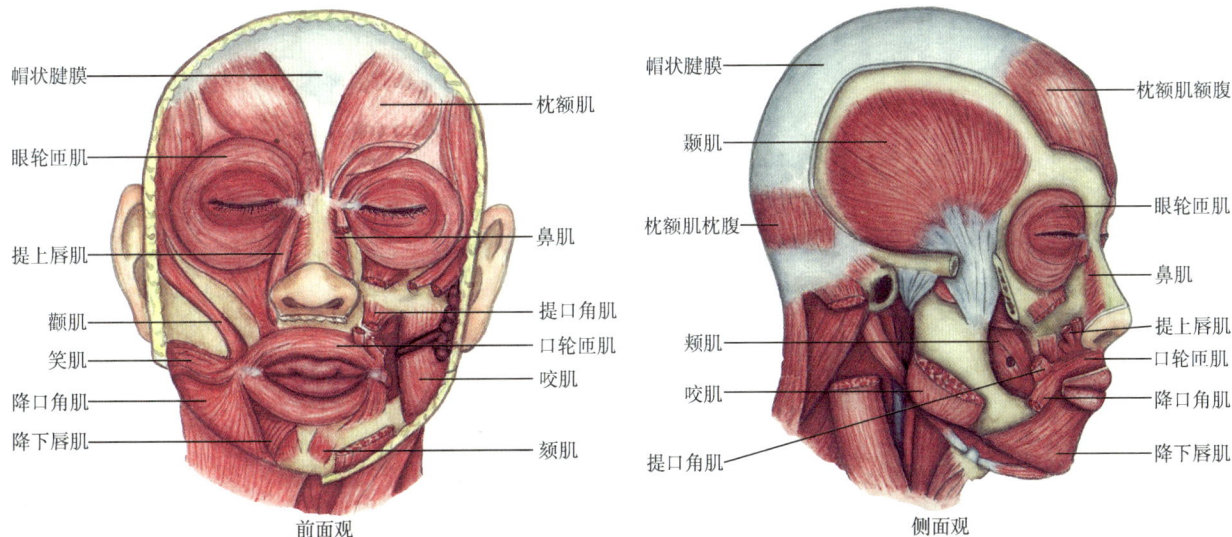

前面观　　　　　　　　　　　　　　　侧面观

图 7-4　头肌前面、侧面

（一）面肌

面肌又称为表情肌，为扁薄的皮肌，位置表浅，起自骨面或深筋膜，止于面部真皮乳头，因而在收缩时，使皮肤形成各种皱纹和凹陷，产生各种表情。肌束较薄，肌纤维方向可分为环行和辐射状两种。环行肌布于孔、裂周围缩小孔裂，辐射状肌开大孔裂。

1. 枕额肌 位于颅顶部，左、右各一块，前方肌腹位于额部皮下，后方肌腹位于枕部皮下，两腹中间为坚韧的帽状腱膜，腱膜与头皮紧密结合，而与骨膜间隔以疏松结缔组织。额腹收缩时可提睑扬眉和使额部出现皱纹。

2. 眼轮匝肌 位于上、下眼睑皮下，呈扁椭圆形，肌纤维围绕睑裂呈环形排列。作用：眨眼、睑裂闭合、扩张泪囊（使泪囊内产生负压，以利泪液的引流）。

3. 口轮匝肌 位于口唇皮下，肌纤维环绕口裂排列，收缩时可闭口。

（二）咀嚼肌

咀嚼肌分布于颞下颌关节周围，起自颅底骨，止于下颌骨，运动下颌关节，完成咀嚼功能。包括咬肌、颞肌、翼内肌和翼外肌。

1. 咬肌 位于下颌支外面，起自颧弓的下缘和内面，肌束行向后下，止于下颌支和下颌角外面的咬肌粗隆。作用：上提下颌骨。

2. 颞肌 呈扇形，起自颞窝，肌束向前下，经颧弓深面，止于下颌骨冠突。作用：上提下颌骨。

3. 翼内肌 位于下颌支内侧面，起自翼突，肌束向下外方，止于下颌角内侧面的翼肌粗隆。作用：一侧收缩，使下颌骨向对侧移动；两侧同时收缩，可上提下颌骨。

4. 翼外肌 位于颞下窝，起自蝶骨大翼下面及翼突外板，肌束向后外横行，止于下颌颈。作用：一侧收缩，下颌骨向对侧移动；两侧同时收缩，下颌骨前移。

二、颈肌

位于颈部的肌可分为颈浅肌群，舌骨上、下肌群和颈深肌群三组。

（一）颈浅肌群

1. 颈阔肌 位于颈部浅筋膜内的皮肌，薄而宽阔，起自胸大肌和三角肌表面的筋膜，向内上止于口角。作用：拉下颌骨向下，并使颈部皮肤出现皱褶。

2. 胸锁乳突肌 斜位于颈部两侧，颈阔肌的深面。起自胸骨柄和锁骨的胸骨端，两头汇合后斜向后上方，止于颞骨的乳突。作用：一侧收缩，头屈向同侧，面部转向对侧；两侧同时收缩，头向后仰（图7-5）。

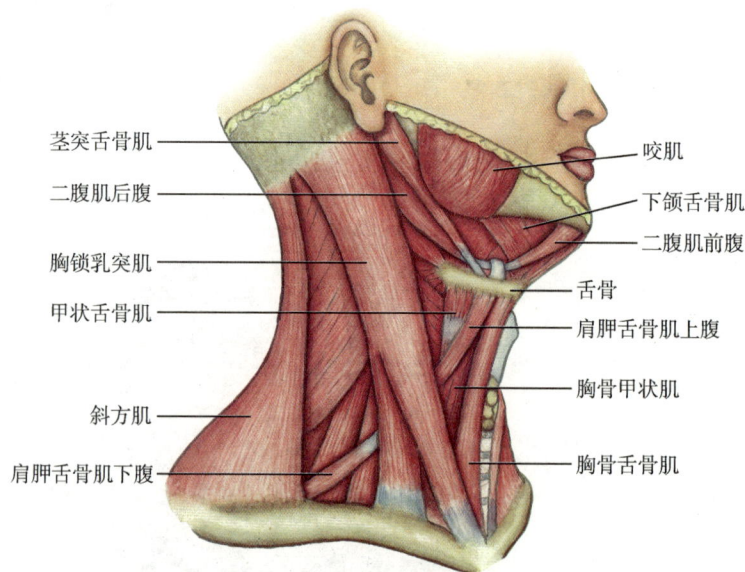

图 7-5 胸锁乳突肌

茎突舌骨肌
二腹肌后腹
胸锁乳突肌
甲状舌骨肌
斜方肌
肩胛舌骨肌下腹
咬肌
下颌舌骨肌
二腹肌前腹
舌骨
肩胛舌骨肌上腹
胸骨甲状肌
胸骨舌骨肌

（二）舌骨上、下肌群

1. 舌骨上肌群 位于舌骨、下颌骨和颅底之间，参与构成口腔底，并运动舌骨和下颌骨。有二腹肌、下颌舌骨肌、茎突舌骨肌和颏舌骨肌。

2. 舌骨下肌群 位于舌骨和胸骨间，在喉、气管和甲状腺的前方，可运动舌骨和喉。包括胸骨舌骨肌、肩胛舌骨肌、胸骨甲状肌和甲状舌骨肌（图7-6）。

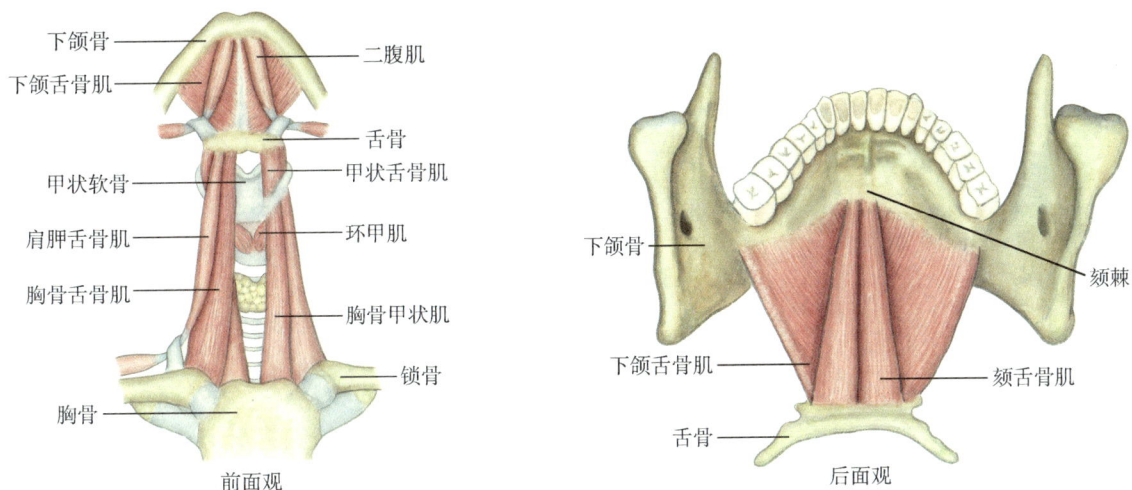

图7-6 舌骨上、下肌群

（三）颈深肌群

颈深肌群位于脊柱颈段的前方及两侧，可分为外侧群和内侧群。外侧群包括前、中、后斜角肌，均起自颈椎横突，前、中斜角肌均止于第1肋，后斜角肌止于第2肋。前、中斜角肌与第1肋之间的间隙为斜角肌间隙，其内有锁骨下动脉和臂丛神经通过（图7-7）。

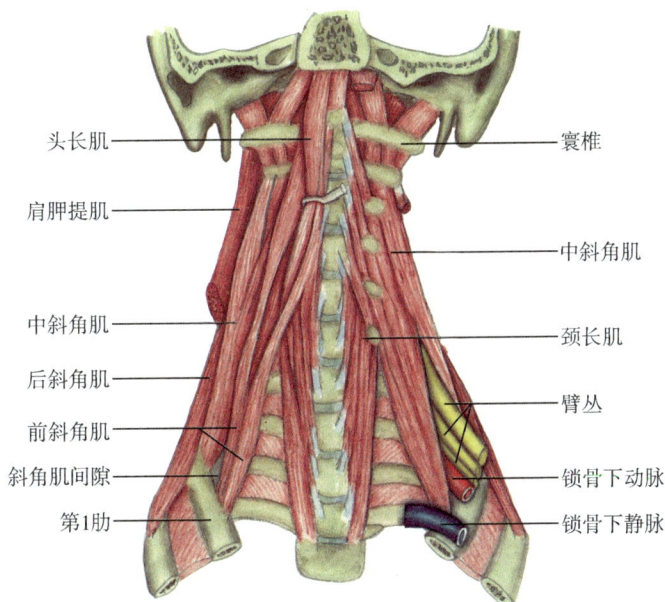

图7-7 颈深肌群

PPT

第三节 躯干肌

》》 情境导入

情景描述 患儿，男，3岁。有反复发作左侧阴囊体积增大历史，按压或仰卧时肿块消失。今天来医院住院治疗，经查，左侧阴囊体积增大，按压时疼痛加剧，需经处理后疝块才能回纳入腹腔，建议手术治疗。

讨论　1. 为什么患者阴囊肿大且按压或仰卧时还可恢复？
　　　　2. 对于这次手术治疗，请从解剖学角度提出手术建议方案。

躯干肌包括背肌、胸肌、膈、腹肌和会阴肌。会阴肌将在生殖系统章节中叙述。

一、背肌

分为背浅肌和背深肌（图7-8）。

（一）背浅肌

1. 斜方肌　为位于项部和背上部皮下的三角形阔肌，左、右两侧合在一起呈斜方形，故而得名。起自上项线、枕外隆凸、项韧带、第7颈椎和全部胸椎棘突，肌纤维向外侧集中，止于锁骨外1/3、肩峰和肩胛冈。作用：拉肩胛骨向脊柱靠拢；上部肌束可提肩，下部肌束可降肩。如肩胛骨固定，一侧肌收缩使颈屈向同侧，面转向对侧；两侧肌同时收缩，使头后仰。

2. 背阔肌　为全身最大的阔肌，位于背的下半部及胸的后外侧，以腱膜起自下6个胸椎及全部腰椎棘突、骶正中嵴和髂嵴后部等处，肌束向外上方集中止于肱骨小结节嵴。作用：使臂后伸、内收和旋内。上肢固定时，可引体向上。

此外，还有位于颈项部两侧、斜方肌深面的肩胛提肌以及位于胸背部斜方肌深面的菱形肌。

（二）背深肌

背深肌位于棘突两侧，分为长肌和短肌。长肌位置较浅，主要有竖脊肌；短肌位于深部，有枕下肌、棘间肌、横突间肌和肋提肌等。背部的长、短肌除保持各椎骨之间的稳固连接、运动脊柱外，还参与维持人体的直立姿势。

竖脊肌为背肌中最长、最大的肌，纵列于躯干背面，棘突两侧，起自骶骨背面和髂嵴后部，肌束向上止于椎骨和肋，最后达颞骨乳突。作用：后伸脊柱和仰头，一侧收缩使脊柱侧屈。

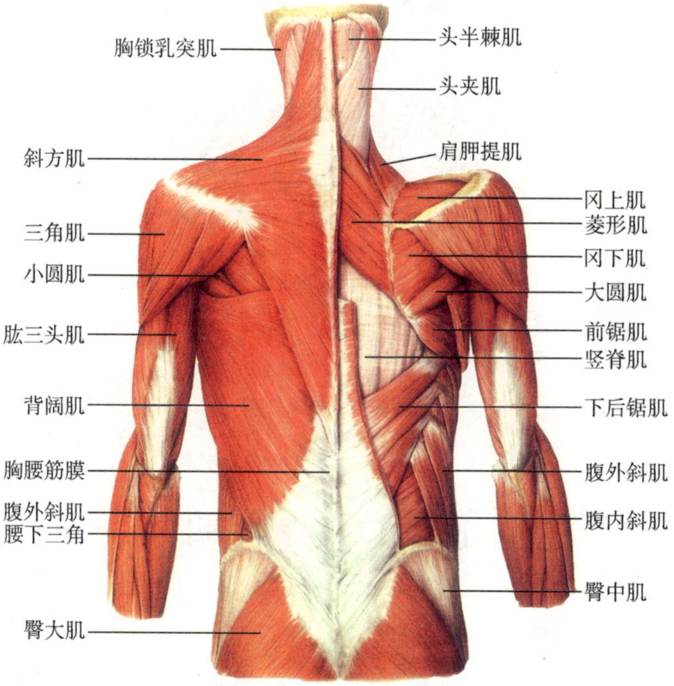

图7-8　背肌

二、胸肌

胸肌位于胸前外侧部，分为胸上肢肌和胸固有肌两群（图7-9）。

（一）胸上肢肌

胸上肢肌起自胸廓外面，止于上肢骨，既能运动上肢，又能运动胸廓。

1. 胸大肌　位于胸前壁皮下，呈扇形，起自锁骨内侧半、第1~6肋软骨，肌束向外上方止于肱骨大结节嵴。作用：使臂内收、旋内、前屈，上肢固定时可引体向上，并提肋助吸气。

2. 胸小肌　位于胸大肌的深面，呈三角形，起自第3~5肋，止于肩胛骨喙突。作用：拉肩胛骨向前下方。当肩胛骨固定时，可提肋助吸气。

3. 前锯肌　位于胸廓侧壁，以肌齿起自上8个或9个肋骨外侧面，肌束行向后上，经肩胛骨的前面，止于肩胛骨的内侧缘和下角。作用：拉肩胛骨向前并紧贴胸廓；使肩胛骨下角旋外，助臂上举。当肩胛骨固定时，可上提肋助深吸气。

（二）胸固有肌

1. 肋间外肌　共11对，位于肋间隙的浅层，起自上位肋骨的下缘，肌束斜向前下，止于下一肋骨的上缘，其前部肌束仅达肋与肋软骨的结合处，向前移行为肋间外膜（肋间前膜）。作用：提肋助吸气。

2. 肋间内肌　位于肋间外肌的深面，与肋间外肌肌纤维方向相反，起自下位肋骨的上缘，肌束斜向前上方，止于上位肋骨的下缘，但至肋角后为肋间内膜所代替。作用：降肋助呼气。

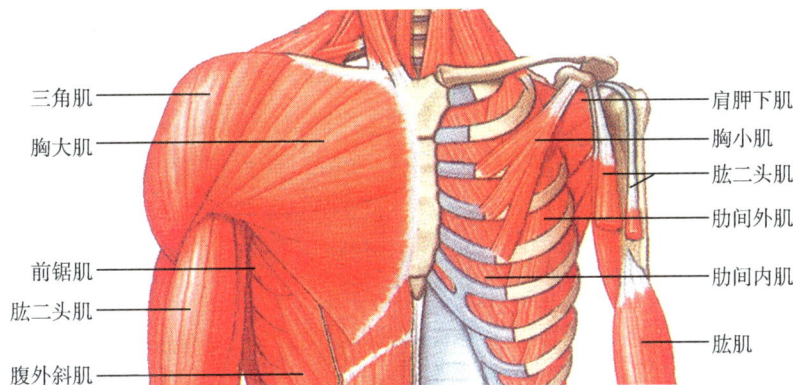

三角肌
胸大肌
前锯肌
肱二头肌
腹外斜肌

肩胛下肌
胸小肌
肱二头肌
肋间外肌
肋间内肌
肱肌

图7-9　胸肌

三、膈

膈系位于胸、腹腔之间的薄层阔肌，呈穹隆状由腹腔凸向胸腔，既构成胸腔的底，又成为腹腔的顶。膈的肌束起自胸廓下口的周缘和腰椎的前面，可分为三部分：胸骨部起自剑突后面；肋部起自下6对肋骨和肋软骨；腰部以左、右膈脚起自上2~3个腰椎前面。三部肌束向中心集合成中心腱（图7-10）。

膈有三个裂孔：①主动脉裂孔，位于第12胸椎前方与膈脚之间，有主动脉和胸导管通过；②食管裂孔，约平第10胸椎，位于主动脉裂孔的左前上方，有食管和迷走神经通过；③腔静脉孔，约平第8胸椎，在食管裂孔右前上方的中心腱内，有下腔静脉通过。膈为主要呼吸肌，收缩时，膈顶下降使胸腔容积扩大，助吸气；松弛时，膈顶上升使胸腔容积减小，助呼气。膈与腹肌同时收缩能增加腹压，协助排便、呕吐和分娩等。

图 7 - 10 膈

四、腹肌

腹肌位于腹部，参与腹壁的组成，上附胸廓，下附骨盆。可分为前外侧群和后群。

（一）前外侧群

前外侧群构成腹腔的前外侧壁，由阔肌逐层排列，其腱膜发达，形成韧带或腱鞘等结构（图 7 - 11）。作用：稳固腹壁、保护内脏、增加腹压、运动脊柱和协助呼吸等。

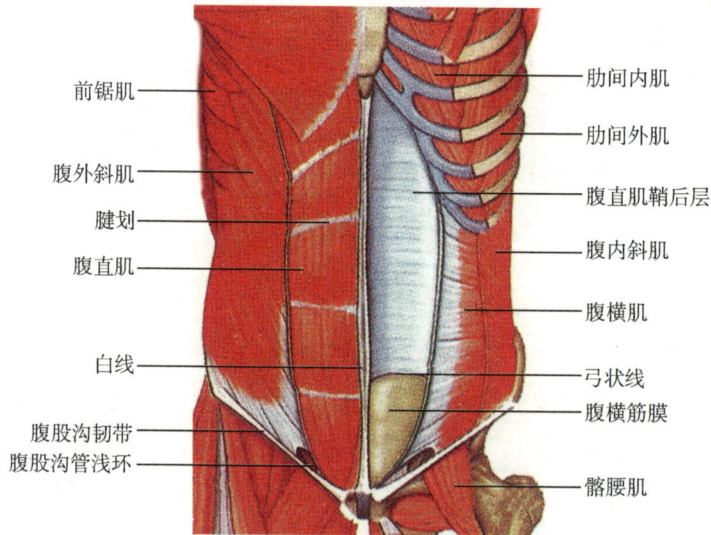

图 7 - 11 腹前外侧群肌

1. 腹直肌　起自耻骨联合和耻骨嵴，肌束垂直向上止于剑突和第 5 ~ 7 肋软骨的前面。肌的全长被 3 ~ 4 条横行的腱划分隔，腱划与腹直肌鞘的前层紧密结合。

2. 腹外斜肌　位于腹前外侧部的浅层，起端呈锯齿状起于下 8 个肋骨的外面，肌束斜向前下方，向内移行于腱膜，经腹直肌的前面，止于腹白线；腹外斜肌腱膜的下缘卷曲增厚连于髂前上棘与耻骨结节之间，称腹股沟韧带。腹股沟韧带内侧端有少部分腱纤维向下后方返折至耻骨梳，形成腔隙韧带。腔隙韧带延伸并附于耻骨梳的部分，称耻骨梳韧带。腹股沟韧带内侧端上方，耻骨结节外上方约 1.5cm 处，腹外斜肌腱膜形成三角形裂隙，称腹股沟管浅环。

3. 腹内斜肌 位于腹外斜肌的深面。起自胸腰筋膜、髂嵴和腹股沟韧带的外侧1/2，肌束方向与腹外斜肌相垂直，止端腱膜达腹直肌外缘，分为两层，包裹腹直肌的前、后面，并融于腹白线；该肌下缘行向前下方，呈拱形跨过精索延为腱膜，并与腹横肌腱膜汇合形成腹股沟镰（联合腱），止于耻骨梳内侧。下部肌束尚有稀疏肌纤维下行形成提睾肌。

4. 腹横肌 位于腹内斜肌深面，起自下 6 对肋软骨的内面、胸腰筋膜、髂嵴和腹股沟韧带的外侧1/3，肌束横行向前内移行为腱膜，腱膜上部经腹直肌后面与腹内斜肌腱膜后层愈合，融于腹白线，下部与腹内斜肌腱膜后层一起折向腹直肌的前面达腹白线。腹横肌最下部肌束参与构成提睾肌。

（二）后群

后群有腰大肌和腰方肌，腰大肌将在下肢肌中叙述。

腰方肌位于腹后壁脊柱的两侧，内邻腰大肌，背面有竖脊肌。腰方肌起自髂嵴的后部，向上止于第 12 肋和第 1~4 腰椎横突（图 7-10）。作用：使脊柱侧弯，并下降和固定第 12 肋。

（三）腹直肌鞘

腹直肌鞘是包裹腹直肌的结缔组织鞘，由腹前外侧壁三块扁肌的腱膜形成。分为前、后两层，前层由腹外斜肌腱膜和腹内斜肌腱膜的前层构成，后层由腹内斜肌腱膜的后层和腹横肌腱膜构成。在脐下 4~5cm 处，鞘的后层完全折转到腹直肌前面，参与前层的构成，在折转处形成一凸向上方的弧形线，称弓状线（半环线），此线以下无肌鞘，腹直肌后面直接与腹横筋膜相贴（图 7-12）。

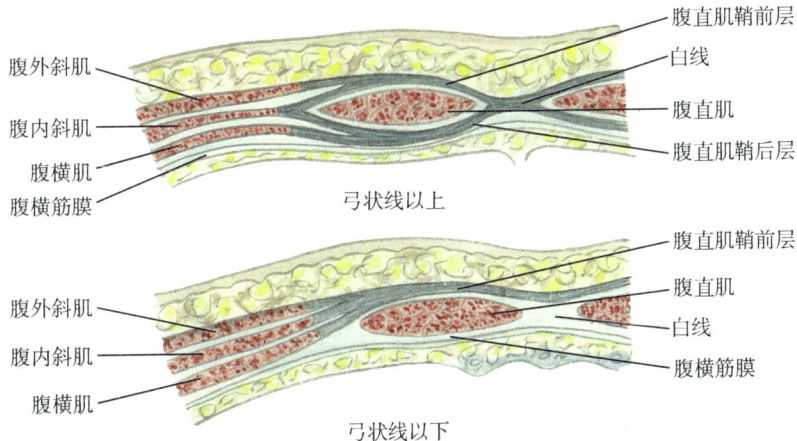

图 7-12 腹前外侧壁水平切面（示腹直肌鞘）

（四）白线

白线位于腹前壁正中线上，由腹壁外侧三层肌的腱膜在正中线交融而成（图 7-12），上起自剑突，下至耻骨联合，中部有脐环。白线坚韧而少血管，腹部手术时常可作为正中切口的部位。

（五）腹股沟管

腹股沟管位于腹股沟韧带内侧半上方 1.5cm 处斜行的肌、腱膜间隙，长约 4.5cm，在男性有精索、在女性有子宫圆韧带通过。腹股沟管有 2 个开口和 4 个壁，内口称为腹股沟管深环（腹环），位于腹股沟韧带中点上方 1.5cm 处的腹腔面，为腹横筋膜外突形成；外口称为腹股沟管浅环（皮下环），位于耻骨结节外上方 1.5cm 处，为腹外斜肌腱膜下内侧的裂隙。前壁是腹外斜肌腱膜和腹内斜肌；后壁是腹横筋膜和腹股沟镰；上壁是腹内斜肌和腹横肌的弓状下缘；下壁是腹股沟韧带（图7-13）。此管为腹股沟斜疝的好发部位。

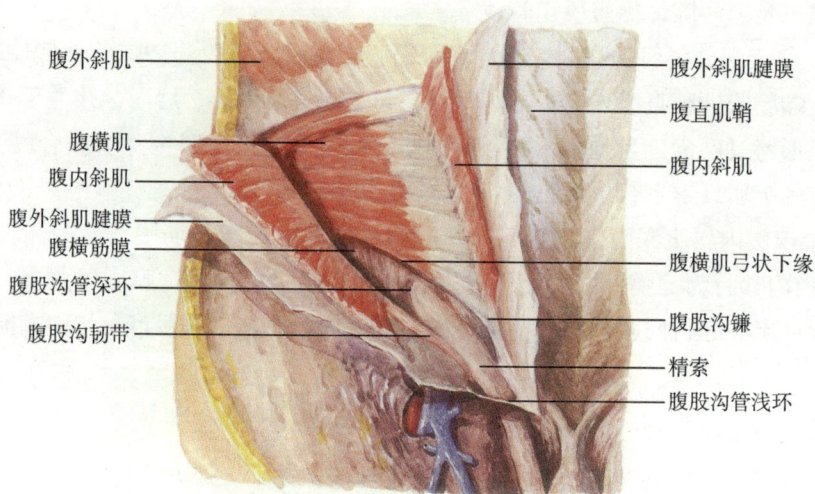

图7-13　腹股沟管

（六）海氏三角

海氏三角又称为腹股沟三角，位于腹前壁下部，腹直肌的两旁，是由腹壁下动脉、腹直肌外缘和腹股沟韧带围成的三角区。此处缺乏肌束，仅有腱膜和筋膜覆盖，故为腹前壁的薄弱处，易发生腹股沟直疝。

第四节　上肢肌 微课

上肢肌包括上肢带肌、臂肌、前臂肌和手肌。

一、上肢带肌

上肢带肌位于肩关节周围，均起自上肢带骨，止于肱骨，运动肩关节（图7-14）。

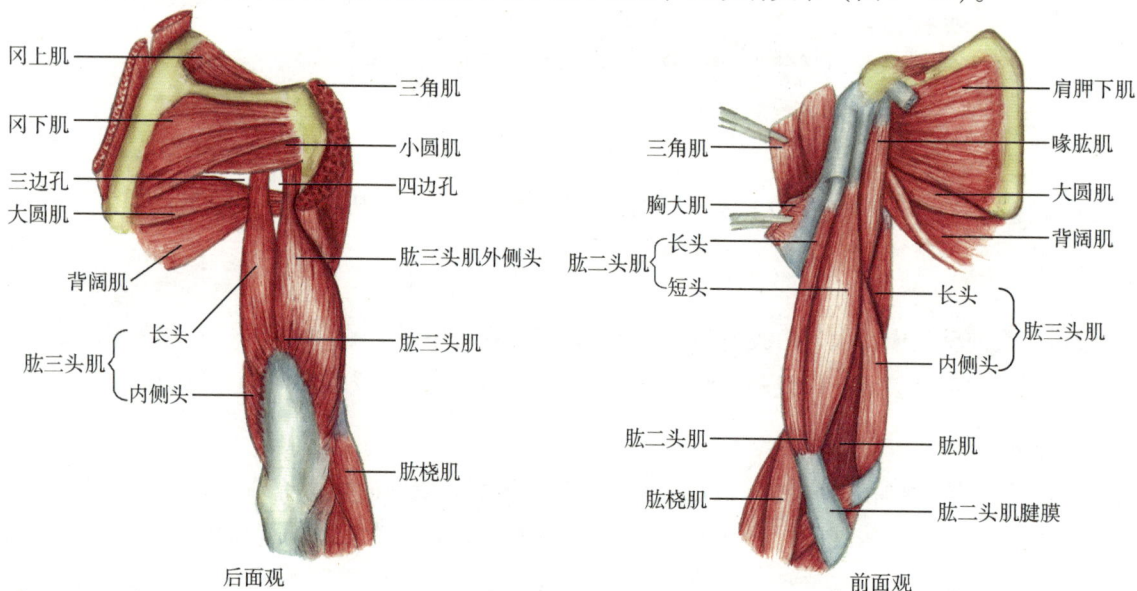

图7-14　肩肌和臂前、后群肌

1. 三角肌　位于肩部，呈三角形，起自锁骨外侧、肩峰和肩胛冈，肌束包盖肩关节的前、上和后面，向外下集中，止于三角肌粗隆。作用：收缩时主要使肩关节外展，前部肌束收缩可使关节前屈和旋内，后部肌束收缩可使关节后伸和旋外。

2. 冈上肌　位于冈上窝，斜方肌的深面，肌束向外经肩峰和喙肩韧带的下方，越过肩关节，止于肱骨大结节上部。作用：使肩关节外展。

3. 冈下肌　位于冈下窝，肌束向外经肩关节的后面，止于肱骨大结节的中部。作用：使肩关节旋外。

4. 小圆肌　位于冈下肌的下方，起自肩胛骨外侧缘上 2/3 的背侧面，止于肱骨大结节的下部。作用：使肩关节旋外。

5. 大圆肌　位于小圆肌的下方，起自肩胛骨下角的背面，肌束向上外方，经肱骨前面，止于肱骨小结节嵴。作用：使肩关节内收和旋内。

6. 肩胛下肌　位于肩胛下窝，肌束向外上，经肩关节前方，止于肱骨小结节。作用：使肩关节内收和旋内（图 7 - 14）。

二、臂肌

臂肌覆盖肱骨，以内侧和外侧两个肌间隔分成前、后两群，前群为屈肌，后群为伸肌（图 7 - 14）。

（一）前群

1. 肱二头肌　呈梭形，位于臂前部，长头起自肩胛骨盂上结节，以长腱穿经肩关节囊后，沿结节间沟下行，短头起自肩胛骨喙突，两头合成梭形肌腹，越过肘关节前面，止于桡骨粗隆。作用：屈肘关节；当前臂处于旋前位时，可使其旋后。此外，还能协助屈肩关节。

2. 喙肱肌　位于肱骨上内侧，肱二头肌短头的深面，起自喙突，止于肱骨体中部的内侧。作用：使肩关节前屈和内收。

3. 肱肌　位于肱骨下半，肱二头肌的深面，肌束越过肘关节前面，止于尺骨粗隆。作用：屈肘关节。

（二）后群

肱三头肌：位于臂后部，起端有三个头，长头以长腱起自肩胛骨盂下结节，向下行经大、小圆肌之间，外侧头起自肱骨桡神经沟上方，内侧头起自桡神经沟下方的骨面，三头汇合成梭形肌腹，向下以坚韧的腱止于尺骨鹰嘴。作用：伸肘关节。长头还可使肩关节后伸和内收。

三、前臂肌

前臂肌位于尺、桡骨的周围，分为前、后两群，主要运动腕关节、指骨间关节。前臂肌大多数为长肌，肌腹位于近侧，细长的腱位于远侧，所以前臂的上半部膨隆，下半部逐渐变细。

（一）前群

前群位于前臂前面，共 9 块，分为浅、中、深三层。主要作用为屈腕、屈指和使前臂旋前（图 7 - 15）。

1. 浅层　有 6 块，除肱桡肌起自肱骨外上髁外，其余均起自肱骨内上髁，分别止于桡骨和手骨。肌腹从桡侧向尺侧依次分布如下。

（1）肱桡肌　起自肱骨外上髁，止于桡骨茎突。作用：屈肘关节。

（2）旋前圆肌　起自肱骨内上髁，肌束斜向外下方，止于桡骨中部外侧缘。作用：使前臂旋前和屈肘。

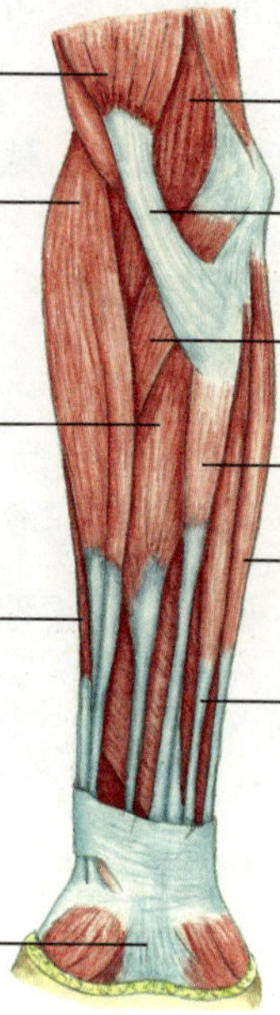

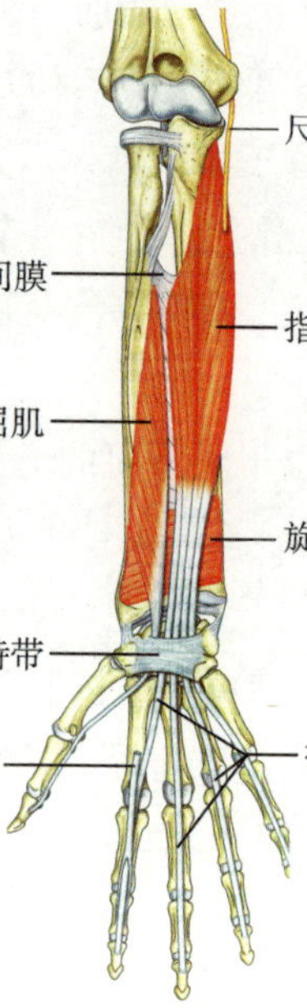

图 7 - 15　前臂肌前群浅层、深层

（3）桡侧腕屈肌　起自肱骨内上髁，止于第 2 掌骨底。作用：屈腕、屈肘。

（4）掌长肌　位于前臂前面正中，肌腹小，肌腱长。起自肱骨内上髁，经腕横韧带的浅面向下，止于掌腱膜。作用：屈腕并紧张掌腱膜。

（5）尺侧腕屈肌　起自肱骨内上髁和尺骨鹰嘴，止于豌豆骨。作用：屈腕。

（6）指浅屈肌　起自肱骨内上髁和桡、尺骨的前面，肌束向下分为 4 条腱，经腕管入手掌，分别进入第 2 ~ 5 指的屈肌腱鞘，每一腱分为两脚，止于第 2 ~ 5 指中节指骨体的两侧。作用：屈腕，屈第 2 ~ 5 指。

2. 中层　共 2 块。

（1）指深屈肌　位于指浅屈肌的深面，起自尺骨和骨间膜的掌面，肌束下行分成 4 条腱，经腕管入手掌，分别进入第 2 ~ 5 指的屈肌腱鞘，穿过指浅屈肌腱两脚之间，止于第 2 ~ 5 指末节指骨底。作用：屈第 2 ~ 5 指，屈腕。

（2）拇长屈肌　位于肱桡肌和指浅屈肌的深面。起自桡骨及骨间膜，肌腱经腕管入手掌，止于拇指末节指骨底。作用：屈拇指。

3. 深层　旋前方肌位于前臂远端的前面最深层，起自尺骨远端，肌束斜向外下方，止于桡骨远端。作用：使前臂旋前。

（二）后群

位于前臂后面，共 10 块肌，可分为浅层和深层（图 7 - 16）。

1. 浅层　5 块，大多起自肱骨外上髁，肌腹从桡侧向尺侧依次分布如下。

（1）桡侧腕长伸肌　肌腱经过腕关节背面，止于第 2 掌骨底。作用：伸腕并使手外展。

（2）桡侧腕短伸肌　止于第 3 掌骨底。作用：伸腕。

（3）指伸肌　肌束向下移行为 4 条腱，经腕背侧韧带的深面，止于第 2 ~ 5 指中、末节指骨底。作用：伸腕、伸指。

（4）小指伸肌　止于小指中、末节指骨底。作用：伸小指。

图 7-16　前臂肌后群浅层、深层

（5）尺侧腕伸肌　止于第 5 掌骨底。作用：伸腕并使手内收。

2. 深层　有 5 块，从桡侧外上向尺侧内下依次分布如下。

（1）旋后肌　起自肱骨外上髁及尺骨上端，肌束斜向外下方，止于桡骨上部前面。作用：使前臂旋后。

（2）拇长展肌　起自尺骨背面及骨间膜，止于第 1 掌骨底。作用：外展拇指。

（3）拇短伸肌　起自桡骨背面，止于拇指近节指骨底。作用：伸拇指。

（4）拇长伸肌　起自尺骨背面，止于拇指末节指骨底。作用：伸拇指。

（5）示指伸肌　起自尺骨背面，止于示指指背腱膜。作用：伸示指。

四、手肌

手肌主要位于手掌面和掌骨间隙，短小而数目多，利于手的精细动作。包括外侧群、中间群和内侧群（图 7-17）。

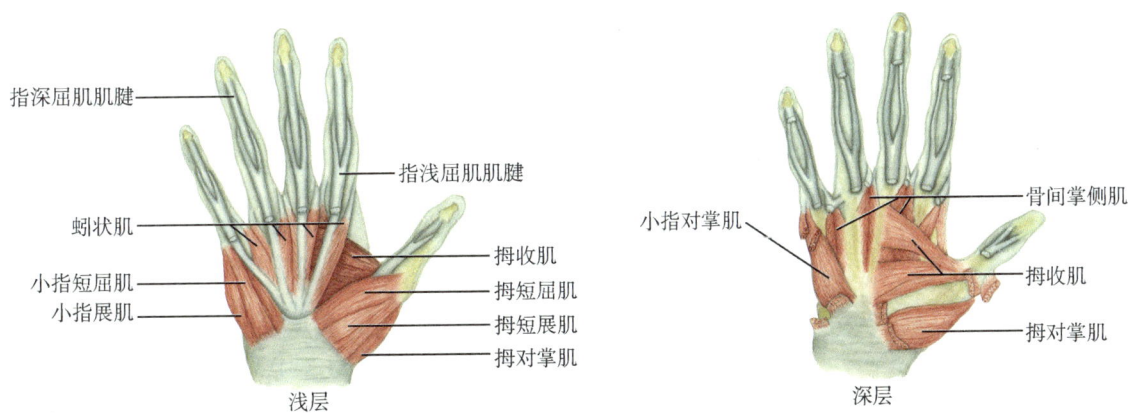

图 7-17　手肌前面观

（一）外侧群

外侧群又称为鱼际，分为浅、深两层。浅层外侧有拇短展肌，内侧有拇短屈肌。深层外侧有拇对掌肌，内侧有拇收肌。各肌的作用均与其名称一致。

（二）中间群

中间群包括4块蚓状肌和7块骨间肌。

1. 蚓状肌　为4条小肌束，起自4条指深屈肌肌腱的桡侧，止于指背腱膜。作用：屈掌指关节，伸指骨间关节。

2. 骨间肌　位于掌骨间隙内。3块骨间掌侧肌起自第2、4、5掌骨，各止于该指的近节指骨底和指背腱膜。作用：使第2、4、5指向中指内收。4块骨间背侧肌起自掌骨间隙，止于第2、3、4指近节指骨底和指背腱膜。作用：外展第2、4指。骨间肌还能协同蚓状肌屈掌指关节、伸指骨间关节。

（三）内侧群

内侧群又称为小鱼际，也分为浅、深两层。小指展肌位于浅层内侧。小指短屈肌位于浅层外侧。小指对掌肌位于深层。三肌的作用分别与其名称一致。

第五节　下肢肌

PPT

▶▶ 情境导入

情景描述　患者，男，18岁。3个月前因参加足球赛，至腓骨颈骨折，经复位固定治疗后，患者出院回家休养，于今日来医院检查，发现以下症状：足不能背屈，足下垂、内翻，趾不能伸，行走呈跨阈步态。

讨论　以上症状可能是哪些肌瘫痪导致的？

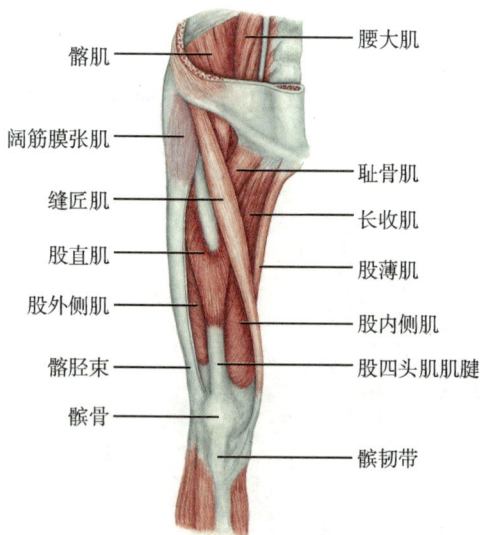

图7-18　髋肌和大腿前内群肌

下肢肌以支撑身体和移位运动为主，其特点是肌腹粗大、强劲有力。下肢肌的张力大于上肢，因而有助于保持身体静态和动态的稳定。下肢肌包括髋肌、大腿肌、小腿肌和足肌。

一、髋肌

位于盆壁的内、外侧面，越过髋关节，止于股骨，运动髋关节。按其所在的部位和作用，可分为前、后两群。

（一）前群

1. 髂腰肌　由腰大肌和髂肌组成（图7-18）。腰大肌起自腰椎体两旁及横突，肌束呈圆柱状行向前下方。髂肌以扇形起自髂窝，肌束与腰大肌会合，经腹股沟韧带深面和髋关节前面内侧，止于股骨小转子。作用：屈髋关节并使之略旋外。下肢固定时，可前屈躯干。

2. 阔筋膜张肌　位于大腿上部前外侧，起自髂前上棘，肌腹在阔筋膜两层之间，向下移行于髂胫束，止于胫骨外侧髁。作用：屈髋关节并紧张阔筋膜，参与维持人体直立姿势。

（二）后群

后群肌主要位于臀部，肌腹宽厚，包括臀大、中、小肌等（图7-19，图7-20）。

图7-19　髋肌和大腿后群肌（浅层）

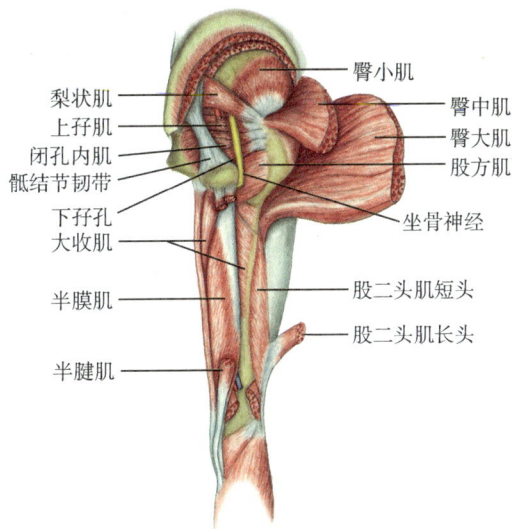

图7-20　髋肌后群中层、深层

1. 臀大肌　位于臀浅部，起自髂骨翼和骶骨背面，肌束向下外，止于髂胫束和股骨臀肌粗隆。作用：伸髋关节和外旋髋关节，并参与维持身体平衡，防止躯干前倾。

2. 臀中肌　位于臀大肌深面的上部。

3. 臀小肌　位于臀中肌深面。臀中、小肌均起自髂骨翼的外面，止于股骨大转子。作用：外展髋关节，与臀中肌的前部纤维一起使髋关节旋内，后部纤维则使髋关节旋外。

4. 梨状肌　起自骨盆内骶前孔外侧，肌束集中向外，穿过坐骨大孔，止于大转子。作用：外展和外旋大腿。该肌上、下缘称为梨状肌上、下孔，均有血管、神经走行，如有占位性病变，将压迫此处血管、神经。

二、大腿肌

大腿肌位于股骨周围。大多起自髋骨，止于股骨或小腿骨，可运动髋关节和膝关节。包括前群、内侧群和后群。

（一）前群

1. 缝匠肌　是全身最长的长带形肌，起自髂前上棘，肌束斜向内下方，止于胫骨上端内侧。作用：屈髋、屈膝（图7-18）。

2. 股四头肌　是全身最大的肌，起点有4个：股直肌起自髂前下棘，股内侧肌、股外侧肌和股中间肌均起自股骨，四肌会合向下，以粗大肌腱包绕髌骨，继而下延为髌韧带，止于胫骨粗隆。作用：屈髋、伸膝（图7-18）。

（二）内侧群

内侧群位于大腿内侧，共有5块肌。浅层自外侧向内侧依次为耻骨肌、长收肌、股薄肌；中层为长收肌深面的短收肌；深层为大收肌。5块肌均起自耻骨支、坐骨支和坐骨结节，除股薄肌止于胫骨上端内侧外，其余均止于股骨粗线（图7-18）。作用：收缩时使髋关节内收、旋外。

（三）后群

后群位于大腿后面，有 3 块肌，均起自坐骨结节，跨越髋、膝两个关节（图 7-19）。

1. 股二头肌 位于大腿后面外侧，长头起自坐骨结节，短头起自股骨粗线，两头合并向下，止于腓骨头。作用：屈膝、伸髋，屈膝时可使膝关节旋外。

2. 半腱肌 位于大腿后面内侧，起自坐骨结节，止于胫骨上端内侧。作用：屈膝、伸髋，屈膝时可使膝关节旋内。

3. 半膜肌 位于半腱肌深面，起自坐骨结节，止于胫骨内侧髁后面。作用：屈膝、伸髋，屈膝时可使膝关节旋内。

三、小腿肌

小腿肌位于胫、腓骨的周围，可分为前群、外侧群和后群。

（一）前群

前群位于小腿的前外侧，共 3 块肌，由胫侧向腓侧依次为胫骨前肌、踇长伸肌、趾长伸肌（图 7-21）。

1. 胫骨前肌 起自胫骨外侧面，向下移行为肌腱，经踝关节前方止于内侧楔骨和第 1 跖骨底。作用：伸踝关节（足背屈），足内翻。

2. 踇长伸肌 起自腓骨内侧面及骨间膜，止于踇趾远节趾骨底。作用：伸踇趾，足背屈、内翻。

3. 趾长伸肌 起自腓骨前面，肌束向下，以 4 条腱至足背，止于第 2~5 趾中、远节趾骨底。作用：伸第 2~5 趾，足背屈。

（二）外侧群（图 7-21）

1. 腓骨长肌 起自腓骨头，肌腱经外踝后方入足底，止于第 1 跖骨底。作用：足跖屈、外翻。

2. 腓骨短肌 起自腓骨外面，肌腱经外踝后入足底，止于第 5 跖骨底。作用：足跖屈、外翻。

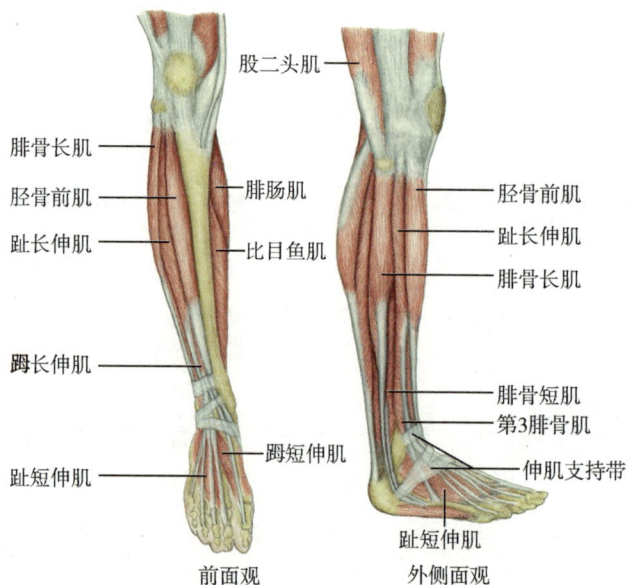

图 7-21　小腿前群、外侧群肌

（三）后群

后群可分为浅层和深层肌（图 7 – 22）。

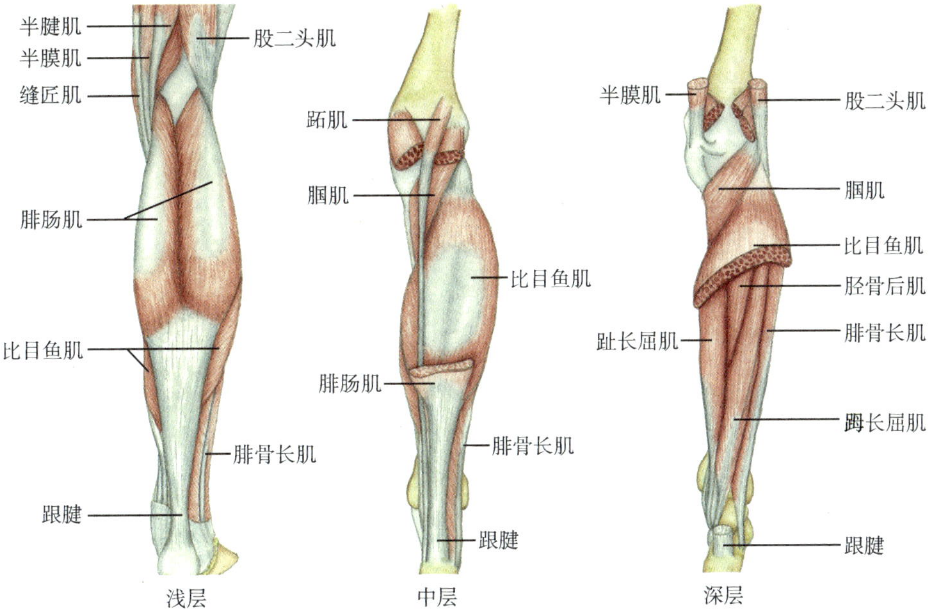

图 7 – 22　小腿后群肌浅层、深层

1. 浅层　为小腿三头肌，由腓肠肌和比目鱼肌合成。腓肠肌内、外侧头起自股骨内、外侧髁的后面，深头为比目鱼肌起自胫、腓骨后面，两肌下行合成跟腱，止于跟骨结节。作用：足跖屈，并上提足跟、屈膝。

2. 深层　有 3 块，与前群肌相对应。

（1）胫骨后肌　起自胫、腓骨后面及骨间膜，肌腱经内踝后方达足底内侧，止于足舟骨及楔骨。作用：足跖屈，内翻。

（2）蹈长屈肌　起自腓骨后面，肌腱经内踝后方达足底，止于蹈趾远节趾骨底。作用：足跖屈，屈蹈趾。

（3）趾长屈肌　起自胫骨后面，肌腱经内踝后方达足底，分为 4 条腱，止于第 2～5 趾远节趾骨底。作用：足跖屈，屈第 2～5 趾。

💡 **素质提升**

肌肉受伤，仍拼搏进取

　　不懈的努力成就伟大的梦想，在体坛上，刘翔是一个享誉世界的名字。他的成功是长期刻苦训练的结果。从小怀揣冠军梦的刘翔，7 岁开始练习田径，训练的辛苦与劳累并没有让他退缩，但长期的高强度训练让他的身体承受了巨大压力，时有伤病出现，但他都战胜了伤病并出现在赛场上。2008 年 8 月 18 日，刘翔在北京奥运会男子 110 米栏预赛中，右脚跟腱伤复发，中途退出比赛。但经过治疗，此后数年刘翔仍出现在各种赛场上，且一直处于顶尖高手的行列，获得了很多国际和国内比赛的冠军，直到 2012 年的伦敦奥运会上，因跟腱断裂退出比赛。

四、足肌

足肌位于足部，主要运动足趾和参与维持足弓。

（一）足背肌

足背肌较细小，包括踇短伸肌和趾短伸肌，分别踇伸趾和第2、3、4趾（图7-22）。

（二）足底肌

足底肌位于足底，类似手肌的配布，但没有对掌肌。可分为三群（图7-23）。

1. **内侧群** 共3块肌，包括踇展肌、踇短屈肌和深层的踇收肌。
2. **外侧群** 共2块，包括小趾展肌和小趾短屈肌。
3. **中间群** 包括趾短屈肌、足底方肌和深部的骨间肌及蚓状肌。

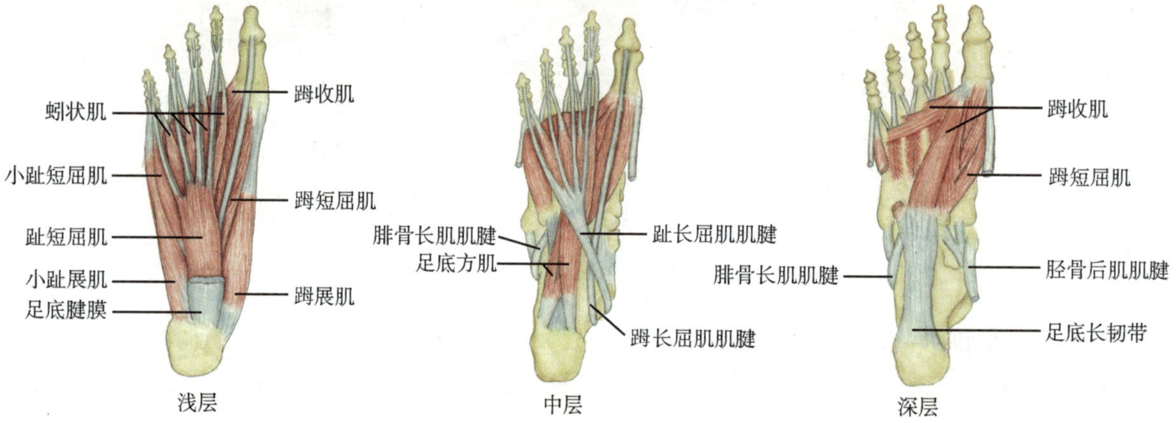

图7-23　足底肌浅层、中层、深层

第六节　体表的肌性标志及局部记载

一、体表的肌性标志

1. **头颈部** 咬肌、颞肌、胸锁乳突肌。
2. **躯干部** 斜方肌、背阔肌、竖脊肌、胸大肌、前锯肌、腹直肌。
3. **上肢** 三角肌、肱二头肌、肱桡肌、鼻烟窝。
4. **下肢** 股四头肌、臀大肌、股二头肌、半腱肌、半膜肌、小腿三头肌。

二、体表的局部记载

1. **腋窝** 是位于臂上部内侧和胸外侧壁之间的间隙，呈锥体形，分为底、顶和四壁。底由皮肤和筋膜组成。顶由锁骨、肩胛骨上缘和第1肋围成。四壁由前、后、内侧、外侧壁构成，前壁为胸大肌、胸小肌；后壁为肩胛下肌、大圆肌、背阔肌、肩胛骨；内侧壁为前锯肌；外侧壁为肱骨、肱二头肌和喙肱肌。内容物有通往上肢的腋动脉及其分支、腋静脉及其属支、臂丛神经及其分支以及腋淋巴结、脂肪等。

2. **肘窝** 位于肘关节的前面，为三角形浅窝。外侧界为肱桡肌；内侧界为旋前圆肌；上界为肱骨内、外上髁的连线。肘窝内有肱二头肌肌腱、肱动脉、正中神经通过。

3. 股三角 上界为腹股沟韧带；内侧界为长收肌内侧缘；外侧界为缝匠肌内侧缘。前壁为阔筋膜；后壁为髂腰肌、耻骨肌、长收肌及筋膜。内有股神经、股动脉、股静脉、淋巴结等。

4. 腘窝 位于膝关节的后方，呈菱形。窝的上外侧界为股二头肌；上内侧界为半腱肌和半膜肌；下内、外界分别为腓肠肌的内、外侧头；底为膝关节囊。内有腘血管、胫神经、腓总神经、脂肪和淋巴结等。

目标检测

答案解析

一、单项选择题

1. 肌的形态分类不包括（ ）

    A. 长肌   B. 短肌   C. 扁肌

    D. 轮匝肌   E. 开大肌

2. 关于肌的辅助结构，描述错误的是（ ）

    A. 包括筋膜、滑膜囊和腱鞘

    B. 浅筋膜又称为皮下筋膜

    C. 深筋膜与肌间隔之间没有关系

    D. 供应腱的血管和神经行经腱系膜

    E. 腱鞘有两层结构

3. 关于咬肌，描述错误的是（ ）

    A. 起自颧弓下面和内面   B. 止于下颌角外面   C. 收缩时上提下颌骨

    D. 参与咀嚼运动   E. 与面部表情有关

4. 关于胸锁乳突肌，描述错误的是（ ）

    A. 起自胸骨柄前面和锁骨的胸骨端

    B. 止于乳突

    C. 两侧同时收缩可使头后仰

    D. 一侧收缩可使头屈向对侧

    E. 一侧收缩可使面部转向对侧

5. 具有降肋助呼气作用的是（ ）

    A. 肋间外肌和肋间内肌   B. 肋间内肌和腹前外侧肌群   C. 肋间内肌

    D. 膈和腹前外侧肌群   E. 以上都可以

6. 关于膈，描述正确的是（ ）

    A. 收缩时，膈穹隆上升助吸气

    B. 收缩时，膈穹隆下降助呼气

    C. 舒张时，膈穹隆上升助吸气

    D. 食管裂孔约平对第 8 胸椎

    E. 收缩时，膈穹隆下降助吸气

7. 形成腹股沟韧带的是（　　）

  A. 腹外斜肌腱膜   B. 腹内斜肌腱膜   C. 腹横肌腱膜

  D. 腹横筋膜   E. 腹壁浅筋膜

8. 使肩关节外展的肌是（　　）

  A. 三角肌、冈下肌

  B. 三角肌、冈上肌

  C. 冈下肌、背阔肌、三角肌

  D. 大圆肌、肱三头肌

  E. 三角肌、冈上肌、小圆肌

9. 关于臀大肌，描述错误的是（　　）

  A. 起自髂骨翼外侧面   B. 止于股骨大转子   C. 其深面有坐骨神经等结构

  D. 下肢固定时可伸躯干 E. 伸并外旋髋关节

10. 关于小腿三头肌，叙述错误的是（　　）

  A. 包括腓肠肌和比目鱼肌 B. 以跟腱止于距骨   C. 以跟腱止于跟骨

  D. 足跖屈   E. 屈膝关节

11. 关于胸大肌，叙述错误的是（　　）

  A. 起自锁骨内侧半、胸骨和第1~6肋软骨

  B. 止于肱骨大结节嵴

  C. 使肩关节内收、旋内、前屈

  D. 使肩关节内收、旋外

  E. 上肢固定时有提肋助呼气作用

12. 关于斜方肌，叙述错误的是（　　）

  A. 为三角形的阔肌

  B. 肌纤维止于锁骨外2/3、肩峰、肩胛冈

  C. 上部肌束可上提肩胛骨

  D. 下部肌束使肩胛骨下降

  E. 两侧肌同时收缩使头后仰

13. 与肩关节运动无关的是（　　）

  A. 肱二头肌   B. 喙肱肌   C. 肱肌

  D. 肱三头肌   E. 胸大肌

14. 既能运动肩关节，又能运动肘关节的肌是（　　）

  A. 肱二头肌和旋前圆肌 B. 背阔肌和大圆肌 C. 肱三头肌和喙肱肌

  D. 肱二头肌和肱三头肌 E. 肱肌和胸大肌

15. 三角肌不能使肩关节（　　）

  A. 屈   B. 伸   C. 外展

  D. 旋转   E. 内收

16. 伸肘关节的是（　　）

  A. 肱二头肌   B. 肱肌   C. 旋前圆肌

  D. 掌长肌   E. 肱三头肌

17. 关于肱三头肌，描述正确的是（ ）

    A. 长头起自盂上结节

    B. 内、外侧头分别起自桡神经沟上、下方

    C. 止于尺骨冠突

    D. 能伸肘、伸肩并使肩内收

    E. 以上都对

18. 收缩时可使大腿后伸的是（ ）

    A. 髂腰肌　　　　　　　　B. 缝匠肌　　　　　　　C. 股薄肌

    D. 股四头肌　　　　　　　E. 臀大肌

19. 与髋关节外旋无关的是（ ）

    A. 臀大肌　　　　　　　　B. 缝匠肌　　　　　　　C. 长收肌

    D. 梨状肌　　　　　　　　E. 髂腰肌

20. 无屈髋关节作用的是（ ）

    A. 髂腰肌　　　　　　　　B. 阔筋膜张肌　　　　　C. 缝匠肌

    D. 臀大肌前部　　　　　　E. 股四头肌

21. 既能屈髋，又能屈膝的是（ ）

    A. 股直肌　　　　　　　　B. 股内侧肌　　　　　　C. 股外侧肌

    D. 股中间肌　　　　　　　E. 缝匠肌

22. 能屈髋关节并使之旋外的是（ ）

    A. 臀大肌　　　　　　　　B. 臀中肌　　　　　　　C. 髂腰肌

    D. 股四头肌　　　　　　　E. 阔筋膜张肌

23. 不能使髋关节内收的是（ ）

    A. 耻骨肌　　　　　　　　B. 长收肌　　　　　　　C. 股薄肌

    D. 大收肌　　　　　　　　E. 股四头肌

24. 股四头肌麻痹时，主要的运动障碍是（ ）

    A. 伸大腿　　　　　　　　B. 伸小腿　　　　　　　C. 屈大腿

    D. 外展大腿　　　　　　　E. 内收大腿

25. 关于股四头肌，叙述错误的是（ ）

    A. 为大腿前群肌　　　　　B. 有4个肌头形成一腱　　C. 作用为屈髋、屈膝

    D. 作用为屈髋、伸膝　　　E. 止于胫骨粗隆

26. 关于大腿内侧群肌，叙述错误的是（ ）

    A. 由5块肌组成　　　　　B. 位于大腿内侧　　　　C. 使髋关节内收

    D. 使髋关节内旋　　　　　E. 起自耻骨支、坐骨支、坐骨结节

27. 伸膝关节的是（ ）

    A. 缝匠肌　　　　　　　　B. 股四头肌　　　　　　C. 大收肌

    D. 股二头肌　　　　　　　E. 阔筋膜张肌

28. 关于缝匠肌，描述错误的是（ ）

    A. 为全身最长的肌　　　　B. 起自髂前下棘　　　　C. 止于胫骨上端内侧面

    D. 作用为屈髋、屈膝关节　E. 可使已屈的膝关节旋内

二、思考题

1. 简述骨骼肌的构造与辅助装置。
2. 总结运动肩关节肌的名称和运动方式。
3. 总结主要呼吸肌的名称和作用。
4. 试述膈三个裂孔的名称、位置和穿过结构。
5. 简述腹股沟管的概念、结构及临床意义。

（刘伏祥　赵　宏）

书网融合……

本章小结　　　　　微课　　　　　题库

第三篇 内脏学

概 述

内脏包括消化、呼吸、泌尿和生殖四个系统的器官。研究内脏各器官位置和形态结构的科学，称内脏学。在形态与发生上，胸膜、腹膜和会阴等结构与内脏器官关系密切，所以均归于内脏学范畴。

内脏各系统都有共同的特点，即大部分器官位于胸腔、腹腔和盆腔内，并借一定的孔道与外界相通。内脏器官的功能主要是进行物质代谢和繁殖后代。

一、内脏器官的一般结构

内脏各器官形态不一，按其结构可分为中空性器官和实质性器官两大类。

1. 中空性器官　这类器官呈管状或囊状，内部均有空腔，如消化道、呼吸道、泌尿道和生殖道。中空性器官的管壁通常由 3 层或 4 层组织构成。以消化道为例，由内向外依次为黏膜、黏膜下层、肌层和外膜。

2. 实质性器官　这类器官内部没有特定的空腔，多属腺组织，表面包以结缔组织的被膜或浆膜，如肝、胰、肾及生殖腺等。结缔组织被膜深入器官实质，将器官的实质分割成若干个小单位，称小叶，如肝小叶。每个实质性器官的血管、神经、淋巴管及该器官的导管出入之处常有一凹陷，称门，如肺门、肝门和肾门等。

二、胸部的标志线和腹部分区

内脏各器官的位置可随体型、体位、性别及功能活动等情况的不同而有一定的变化，但它们在胸、腹腔内的位置是相对固定的。为了描述各内脏器官的位置及其体表投影，通常在胸部、腹部确定若干体表标志线，并将腹部分为若干区。

（一）胸部的标志线

1. 前正中线　沿身体前面正中所作的垂线。

2. 胸骨线　沿胸骨外侧缘最宽处所作的垂线。

3. 锁骨中线　通过锁骨中点所作的垂线。

4. 胸骨旁线　通过胸骨线与锁骨中线之间的中点所作的垂线。

5. 腋前线　通过腋前襞所作的垂线。

6. 腋后线　通过腋后襞所作的垂线。

7. 腋中线　通过腋前、后线间的中点所作的垂线。

8. 肩胛线 通过肩胛骨下角所作的垂线。

9. 后正中线 沿身体后面正中所作的垂线。

（二）腹部分区

通常用两条横线和两条纵线将腹部分为九个区。两条横线是分别通过两侧肋弓最低点的连线和通过两侧髂结节所作的连线，它们把腹部分成腹上、腹中、腹下三部。两条纵线是分别通过左、右腹股沟韧带中点所作的垂线。上述四条线相交，将腹部分为九个区：腹上部分为中间的腹上区和两侧的左、右季肋区；腹中部分为中间的脐区和两侧的左、右腹外侧区；腹下部分为中间的腹下区和两侧的左、右髂（腹股沟）区。

在临床上，常通过脐分别作一横线和垂直线，将腹部分为右上腹、左上腹、右下腹、左下腹4个区。

胸腹部的标志线及分区见下图。

胸腹部的标志线及分区

第八章　消化系统

◎ 学习目标

　　1. 通过本章学习，重点把握消化系统的组成，上、下消化道的概念；口腔的主要结构，牙的排列方式；咽的位置和形态；食管的分段及三处狭窄的位置；胃的位置、形态和分部；小肠的位置和分部；大肠的分部和特征性结构；肛管的形态结构；阑尾的形态，阑尾根部在体表的投影；肝的位置和形态；肝小叶的组织结构特点；肝外胆道的组成；胰的位置和外形；消化管壁一般的组织结构；食管的组织结构特点；胃、小肠黏膜的组织结构特点；肝门管区的组织结构特点；胰岛的组织结构特点和功能。

　　2. 学会观察辨认消化系统各器官的主要位置、形态及其微细结构，具有准确使用消化系统结构知识指导洗胃术、胃镜、肠镜等操作的能力；具有案例分析的能力，促进知识迁移；具有搜索、利用优质网络资源的能力。

消化系统由消化管和消化腺两部分构成（图 8 - 1）。

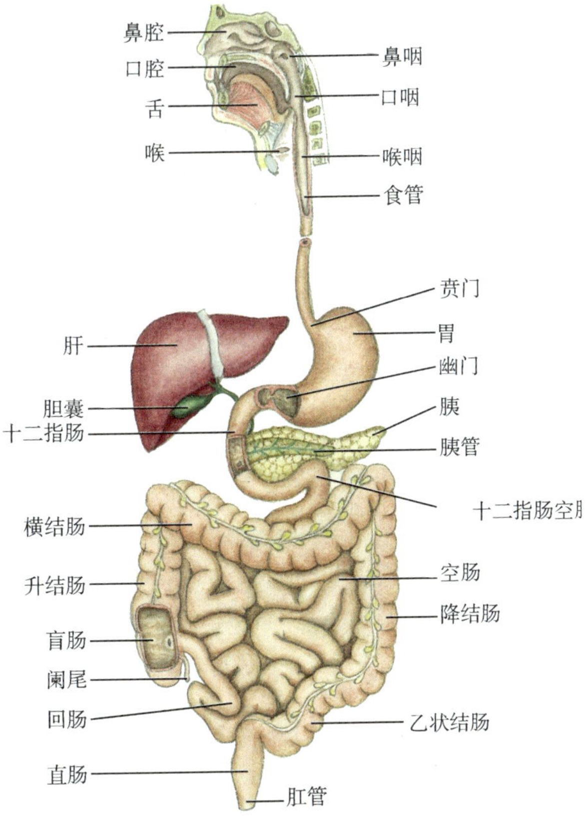

鼻腔　　　　　　鼻咽
口腔　　　　　　口咽
舌　　　　　　　喉咽
喉　　　　　　　食管
贲门
肝　　　　　　　胃
幽门
胆囊　　　　　　胰
十二指肠　　　　胰管
横结肠　　　　　十二指肠空肠
升结肠　　　　　空肠
盲肠　　　　　　降结肠
阑尾　　　　　　乙状结肠
回肠　　　　　　肛管
直肠

图 8 - 1　消化系统的构成

　　消化管是一条自口腔延至肛门、长而迂曲的管道，自上而下依次为口腔、咽、食管、胃、小肠（十二指肠、空肠、回肠）和大肠（盲肠、阑尾、结肠、直肠、肛管）。临床上通常把十二指肠以上部分称为上消化道，空肠以下部分称为下消化道。

消化腺分为大消化腺和小消化腺两种。大消化腺位于消化管壁外，成为一个独立的器官，所分泌的消化液经导管排入消化管，如大唾液腺、肝和胰。小消化腺分布于消化管壁内，位于黏膜层或黏膜下层，如颊腺、食管腺、胃腺和肠腺等。小消化腺分泌的消化液经腺管排入消化管。

≫ 情境导入

情景描述 患者，女，46 岁。于 15 小时前无明显诱因出现脐周疼痛，呈阵发性胀痛，无畏寒、发热，伴恶心，呕吐 2 次。约 10 小时后脐周疼痛转移至右下腹部，呈持续性胀痛。入院检查发现：右下腹压痛（＋），尤其以麦氏点明显，无明显反跳痛。

讨论 1. 哪些原因会引起腹痛？
2. 患者腹痛是什么原因引起的？

第一节　消化管

PPT

一、口腔

口腔是消化管的起始部，容纳舌和牙等器官；向前经口裂与外界相通，向后经咽峡与咽相续。其前壁为口唇，侧壁为颊，顶是腭，底由黏膜、肌和皮肤构成。口腔借上、下牙弓和牙龈分为前方的口腔前庭和后方的固有口腔，两者借最后一个磨牙后方的间隙相通。临床上，遇患者牙关紧闭时，可经此处插入导管，给药或注入营养物质。

（一）口唇

口唇分为上唇和下唇，外面为皮肤，中间为口轮匝肌，内面为黏膜。口唇的游离缘是皮肤与黏膜的移行部，称唇红，内有皮脂腺。唇红是体表毛细血管最丰富的部位之一，呈红色；缺氧时则呈绛紫色，临床上称紫绀。在上唇外面中线处有一纵行浅沟，称人中，为人类所特有。上唇的外面两侧与颊部交界处各有一浅沟，称鼻唇沟。口裂两侧，上、下唇结合处称为口角。上唇和下唇以及颊部的口腔黏膜移行于上、下颌骨牙槽突，并附于牙颈，称牙龈。牙龈厚而致密，与牙槽突骨膜紧密相连。上、下唇内面正中线处，与牙龈基部之间各有一小黏膜皱襞相连，称上唇系带和下唇系带。

（二）颊

颊构成口腔侧壁，其构造与唇相似，由黏膜、颊肌和皮肤构成。与上颌第 2 磨牙牙冠相对的颊黏膜上有腮腺管乳头，是腮腺管的开口。

（三）腭

腭是口腔的顶，分隔鼻腔与口腔；可分为前 2/3 的硬腭和后 1/3 的软腭两部分。硬腭主要以骨腭为基础，表面覆以黏膜而构成，黏膜厚而致密，与骨膜紧密相贴。软腭则以骨骼肌为基础，表面也被黏膜覆盖，其前份呈水平位，后份斜向后下，称腭帆。腭帆后缘游离，其中部有垂向下方的突起，称腭垂或悬雍垂。自腭帆两侧各向下形成两个黏膜皱襞，前方的一对为腭舌弓，延续于舌根的外侧；后方的一对为腭咽弓，向下延至咽侧壁。同侧两弓间的三角形凹陷区，称腭扁桃体窝，其内容纳腭扁桃体。腭垂、腭帆游离缘、两侧的腭舌弓及舌根共同围成咽峡，咽峡是口腔和咽之间的分界，也是两者之间的狭窄部（图 8-2）。

（四）牙

牙是机体最坚硬的器官，具有咀嚼食物和辅助发音等功能。牙镶嵌于上、下颌骨的牙槽内，分别排列成上牙弓和下牙弓。

1. 牙的形态与构造 每个牙在外形上均可分为牙冠、牙颈和牙根三部分。暴露在口腔内的部分称为牙冠，嵌入牙槽内的部分称为牙根，牙冠与牙根之间被牙龈所包绕的部分称为牙颈。

牙由牙质、釉质、牙骨质和牙髓组成（图 8-3）。牙质构成牙的主体；釉质覆于牙冠的牙质表面，为人体内最坚硬的组织；牙骨质包在牙颈和牙根的牙质表面，其结构与骨组织类似，是牙钙化组织中硬度最小的一种。牙的中央有一空腔，称牙腔或髓腔，其内容纳牙髓。牙髓由神经、血管和结缔组织共同组成，发炎时常引起剧烈疼痛。

2. 牙的种类和排列 人的一生中先后长有两组牙，即乳牙和恒牙。根据形态和功能，乳牙分为乳切牙、乳尖牙和乳磨牙 3 类。恒牙分为切牙、尖牙、前磨牙和磨牙 4 类。乳牙一般在出生后 6～7 个月开始萌出，3 岁左右出齐，共 20 个。6～7 岁时，乳牙开始脱落，恒牙中的第 1 磨牙首先长出，12～14 岁逐步出齐，但第 3 磨牙萌出较晚，通常到青春期才萌出，称智齿，有的人甚至终身不萌出。因此，恒牙数为 28～32 个。

乳牙与恒牙的名称及排列顺序如图 8-4 和图 8-5 所示。乳牙在上、下颌的左、右半侧各 5 个，共计 20 个。恒牙在上、下颌的左、右半侧各 8 个，共计 32 个。临床上，为了记录牙的位置，常以被检查者的方位为准，以 "┼" 记号划分成左、右上颌和左、右下颌 4 个区，并以罗马数字 I～V 标示乳牙，用阿拉伯数字 1～8 标示恒牙，如 "Ⅳ┼" 表示右上颌第 1 乳磨牙，"┼7" 表示左上颌第 2 磨牙。

图 8-2 口腔和咽

图 8-3 牙的构造

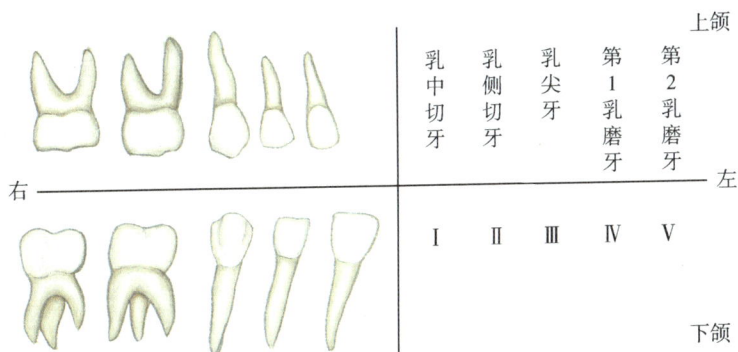

图 8-4 乳牙的名称及符号

3. 牙周组织 包括牙周膜、牙槽骨和牙龈三部分，对牙起固定、支持和保护作用。牙周膜是介于牙根与牙槽骨之间的致密结缔组织，具有固定牙根和缓解咀嚼时所产生压力的作用。牙龈是口腔黏膜的一部分，血管丰富，呈淡红色，坚韧而有弹性，包被牙颈；因缺少黏膜下层，牙龈直接与牙槽骨的骨膜紧密相连（图8-3）。牙周组织感染，可导致牙松动。

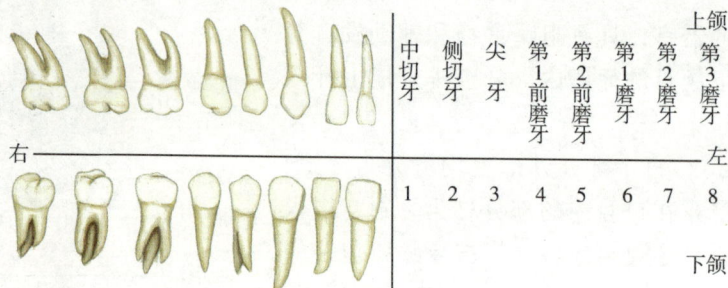

							上颌
中切牙	侧切牙	尖牙	第1前磨牙	第2前磨牙	第1磨牙	第2磨牙	第3磨牙

右 ——————————————————— 左

| 1 | 2 | 3 | 4 | 5 | 6 | 7 | 8 |

下颌

图8-5 恒牙的名称及符号

（五）舌

舌位于口腔底，具有协助咀嚼、吞咽食物、感受味觉和辅助发音等功能。舌由骨骼肌和表面覆盖的黏膜构成。

1. 舌的形态 舌有上、下两面。舌的上面称为舌背，其后部可见"∧"形界沟，界沟将舌分为前2/3的舌体和后1/3的舌根。舌体可游离活动，其前端称为舌尖。舌根的背面向后对咽部，延续至会厌的腹侧面；界沟的尖端处有一小凹，称舌盲孔，是胚胎时期甲状舌管的遗迹（图8-6）。

2. 舌黏膜 舌背黏膜呈淡红色，其表面可见许多小突起，称舌乳头。按形态可分4种：丝状乳头数目最多，体积最小，呈白色丝绒状，遍布于舌背前2/3；菌状乳头略大于丝状乳头，数目较少，呈红色圆点状，散在于丝状乳头之间，多见于舌尖和舌缘；叶状乳头位于舌侧缘的后部；轮廓乳头体积最大，7~11个，排列于舌后部的界沟前方，其中央隆起，周围有环状沟（图8-6）。轮廓乳头、菌状乳头、叶状乳头以及软腭、会厌等处的黏膜含有味蕾，为味觉感受器，具有感受酸、甜、苦、咸等味觉功能。丝状乳头中无味蕾，故只有一般感觉功能。

在舌根背面的黏膜表面，可见许多淋巴组织组成丘状隆起，大小不等，称舌扁桃体。舌下面的黏膜在中线处有纵行皱襞向下连于口腔底前部，称舌系带。舌系带根部的两侧各有一个圆形黏膜隆起，称舌下阜，是下颌下腺管和舌下腺大管的开口处。由舌下阜向口腔底后外侧延续的带状黏膜皱襞，称舌下襞，其深面藏有舌下腺（图8-7）。

图8-6 舌（上面观）

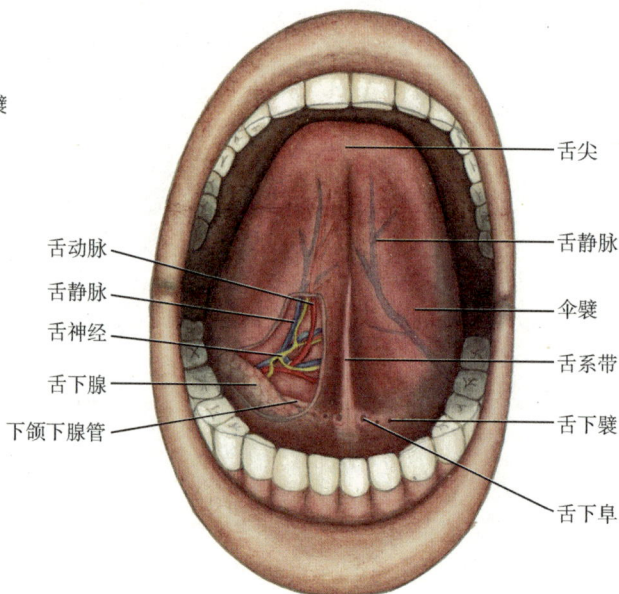

图8-7 口腔底及舌下面

3. 舌肌 分为舌内肌和舌外肌，均为骨骼肌。舌内肌构成舌的主体，起、止点均在舌内，收缩时可改变舌的形态。舌外肌起自舌周围各骨，止于舌内，收缩时可改变舌的位置。舌外肌中，以颏舌肌在临床上较为重要，该肌左、右各一，起自下颌骨体后面，肌纤维呈扇形向后上方分散，止于舌正中线两侧。两侧颏舌肌同时收缩，拉舌向前下方，即伸舌；单侧收缩可使舌尖伸向对侧。

二、咽

（一）咽的位置和形态

咽既属于消化管，也属于呼吸道，是消化管上端扩大的部分。咽是前后略扁的漏斗形肌性管道，上宽下窄，长约12cm，其内腔称为咽腔。咽位于第1~6颈椎前方，上端起自颅底，下端约在第6颈椎下缘或环状软骨的高度续于食管。咽的前壁不完整，自上向下分别有通向鼻腔、口腔和喉腔的开口；后壁平坦，借疏松结缔组织连于上位6个颈椎体前面的椎前筋膜。咽的两侧壁与颈部大血管和甲状腺侧叶等相毗邻。

（二）咽的分部

按照咽的前方毗邻，以软腭和会厌上缘为界，可将咽分为鼻咽、口咽和喉咽三部分（图8-8，图8-9）。

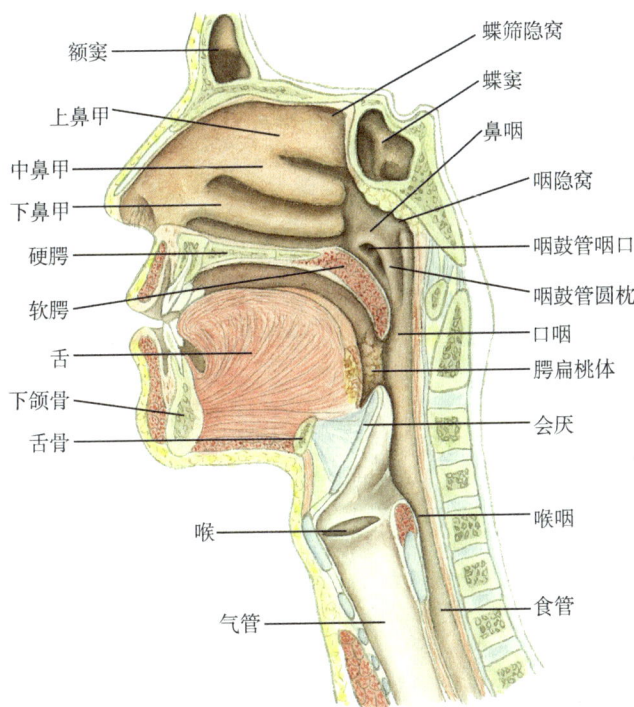

图8-8 头颈部正中矢状面

1. 鼻咽 位于鼻腔后方，介于颅底与软腭之间，向前经鼻后孔通鼻腔。鼻咽后上壁黏膜下有丰富的淋巴组织，称咽扁桃体。鼻咽的两侧壁距下鼻甲后方约1.5cm处有一开口，即咽鼓管咽口，鼻咽腔经此口通过咽鼓管与中耳的鼓室相通。咽部感染时，细菌可经咽鼓管波及中耳，引起中耳炎。小儿的咽鼓管短而宽，且略呈水平位，故儿童患急性中耳炎远较成人为多。

咽鼓管咽口前、上、后方的半环形隆起，称咽鼓管圆枕，是寻找咽鼓管咽口的标志。咽鼓管咽口附近黏膜内的淋巴组织，称咽鼓管扁桃体。咽鼓管圆枕后方与咽后壁之间的纵行凹陷，称咽隐窝，是鼻咽癌的好发部位。

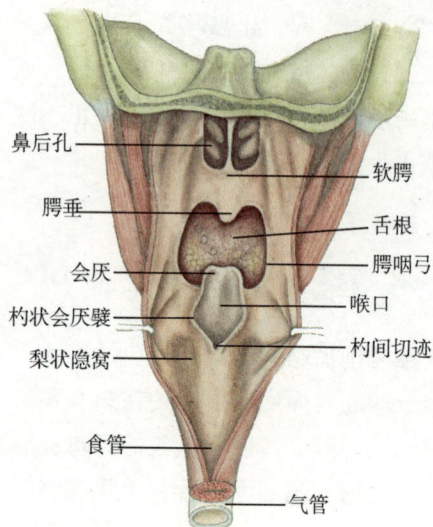

图 8-9 咽的后面观

鼻后孔
腭垂
会厌
杓状会厌襞
梨状隐窝
食管
气管
软腭
舌根
腭咽弓
喉口
杓间切迹

2. 口咽 位于口腔的后方，介于软腭与会厌上缘之间，向前经咽峡通口腔，向上通鼻咽，向下通喉咽。口咽侧壁上，腭舌弓与腭咽弓之间的凹窝内有腭扁桃体。腭扁桃体由淋巴组织构成，具有免疫防御功能。

咽后的咽扁桃体，咽两侧壁的咽鼓管扁桃体、腭扁桃体以及舌根处的舌扁桃体，共同构成咽淋巴环，对消化道和呼吸道具有免疫防御功能。

3. 喉咽 位于喉的后方，是咽腔中最狭窄的部分，介于会厌上缘至环状软骨下缘平面之间，向下与食管相续，向前经喉口与喉腔相通。喉口的两侧各有一深窝，称梨状隐窝，是异物易嵌顿滞留的部位。

三、食管

1. 食管的位置和分部 食管为前后略扁的肌性管道，上端在第 6 颈椎体下缘起于咽，经颈部和胸部下行，穿膈的食管裂孔进入腹腔，至第 11 胸椎左侧连于胃，全长约 25cm。按其行程可分为颈部、胸部和腹部三部（图 8-10）。

颈部上起环状软骨下缘，下至胸骨颈静脉切迹水平，长约 5cm。胸部上起胸骨颈静脉切迹，下至膈食管裂孔，长约 18cm。腹部由食管裂孔至胃贲门，此段最短，长 1~2cm。食管全长约 25cm，临床测量以上颌中切牙为定点，在成人由切牙至贲门约为 40cm。

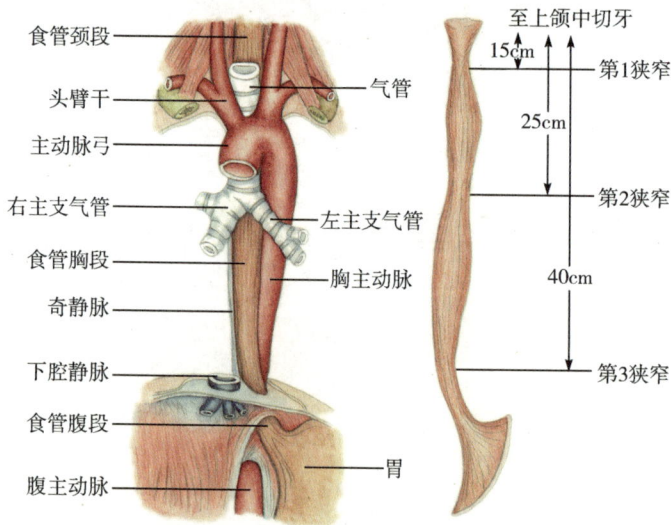

食管颈段
头臂干
主动脉弓
右主支气管
食管胸段
奇静脉
下腔静脉
食管腹段
腹主动脉
气管
左主支气管
胸主动脉
胃

至上颌中切牙
15cm
25cm
40cm
第1狭窄
第2狭窄
第3狭窄

图 8-10 食管及其三个生理性狭窄

2. 食管的狭窄部 食管全长有三个生理性狭窄。第 1 狭窄位于食管起始处，距中切牙约 15cm；第 2 狭窄位于食管与左主支气管交叉处，距中切牙约 25cm；第 3 狭窄为食管穿过膈的食管裂孔处，距中切牙约 40cm。这些狭窄尤其是第 2 狭窄常为异物滞留和食管肿瘤的好发部位。在进行食管内插管和胃镜检查时，要注意这三处狭窄。

四、胃 微课1

胃是消化管中最膨大的部分，上连食管，下续十二指肠。胃的大小和形态因体位、体型、年龄、性别等状况的不同而异。成年人的胃在中等程度充盈时，容量约1500ml。胃具有受纳食物、分泌胃液和初步消化食物等功能。

1. 胃的形态和分部 胃在形态上分为前、后两壁，入、出两口和上、下两缘（图8-11）。胃前壁朝向前上方，后壁朝向后下方。入口与食管相连，称贲门；出口与十二指肠相连，称幽门。上缘短而凹，朝向右上方，称胃小弯，其最低点弯度明显折转处，称角切迹，是胃体与幽门部在胃小弯的分界；下缘长而凸，朝向左下方，称胃大弯。

胃可分为四部：即贲门部、胃底、胃体和幽门部。贲门部在贲门附近，与其他部分无明显界限；贲门平面向左上方膨出的部分，称胃底；胃体是胃底与角切迹之间的部分；幽门部是自角切迹向右至幽门之间的部分，幽门部的

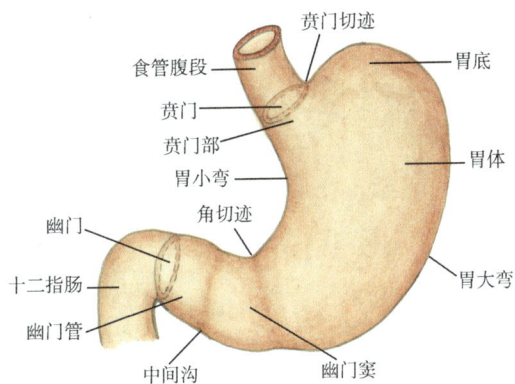

图8-11 胃的形态与分部

大弯侧有一不明显的浅沟，称中间沟，此沟把幽门部分为左侧的幽门窦和右侧的幽门管。胃溃疡和胃癌多发生在胃的幽门窦近胃小弯处。

2. 胃的位置与毗邻 胃的位置可随体型、体位以及自身的充盈程度等因素而变化。在中等程度充盈时，胃大部分位于左季肋区，小部分位于腹上区。贲门和幽门的位置相对固定，贲门位于第11胸椎体左侧，幽门在第1腰椎体右侧。

胃前壁右侧与肝左叶相邻；左侧与膈相邻，并被左肋弓遮盖；中间在剑突下直接与腹前壁相贴，是胃的触诊部位。胃后壁与左肾、左肾上腺、横结肠和胰等相邻。

3. 胃壁的构造 胃黏膜柔软，血供丰富，胃空虚时形成许多皱襞。胃黏膜遍布不规则分布的小沟，小沟互相连成网状。沿胃小弯处有4~5条较恒定的纵行皱襞，皱襞间的沟称为胃道。幽门处的黏膜形成环行皱襞，称幽门瓣（图8-12）。

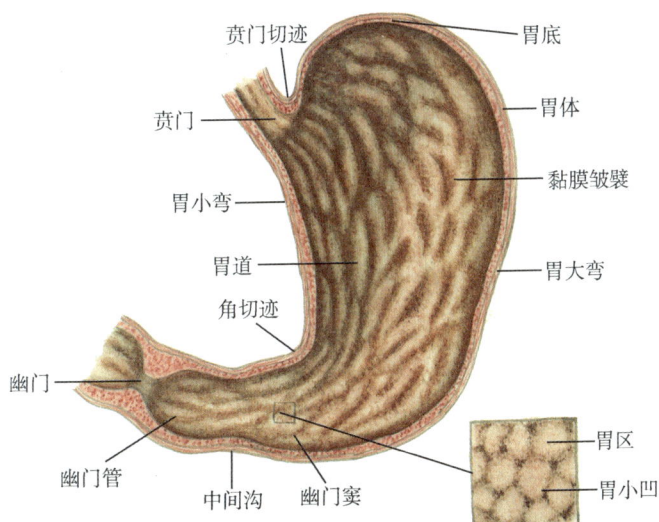

图8-12 胃腔内的结构

五、小肠

小肠是消化管中最长的一段，在成人全长为5~7m，上起幽门，下连盲肠，分为十二指肠、空肠和回肠三部分，是食物消化和吸收的主要场所。

（一）十二指肠

十二指肠小肠的起始段，在成人长度约25cm，呈"C"形从右侧包绕胰头，可分为上部、降部、水平部和升部4段（图8-13）。

图8-13 十二指肠和胰腺

1. 上部 长约5cm，于第1腰椎右侧起自幽门，斜向右上方至胆囊颈的附近急转向下，移行为降部。上部的起始处肠壁较薄，黏膜多较平滑，称十二指肠球，是十二指肠溃疡的好发部位。

2. 降部 长7~8cm，在第1腰椎右侧下降至第3腰椎体下缘平面，弯向左侧与水平部相续。此部中份的后内侧壁有一纵行皱襞，称十二指肠纵襞，其下端为圆形隆起，称十二指肠大乳头，胆总管和胰管共同开口于此处。

3. 水平部 长约10cm，自降部末端向左横行至第3腰椎左侧延续为升部。肠系膜上动、静脉紧贴此部前面下行。

4. 升部 长2~3cm，自第3腰椎斜向左上，到达第2腰椎左侧急转向前下方，形成十二指肠空肠曲，移行为空肠。此曲由十二指肠悬肌固定于右膈脚。十二指肠悬肌和包绕其下段表面的腹膜皱襞共同构成十二指肠悬韧带，又称Treitz韧带，是手术中确认空肠起点的标志。

（二）空肠与回肠

空肠和回肠迂回盘曲，相互延续形成肠袢，两者之间无明显界线。空肠始于十二指肠空肠曲，占全长近侧2/5，位于腹腔的左上部；回肠占全长远侧3/5，位于腹腔右下部。回肠在右髂窝与盲肠相续。空、回肠均由肠系膜连于腹后壁，有较大的活动度。

六、大肠

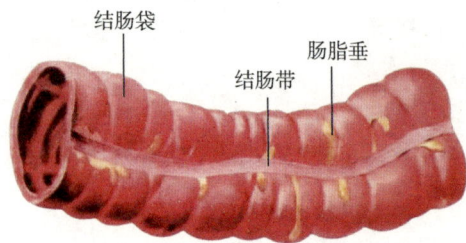

图8-14 结肠的特征性结构

大肠全长约1.5m，属消化管的下段，分为盲肠、阑尾、结肠、直肠和肛管五部分。

盲肠和结肠表面具有结肠带、结肠袋和肠脂垂三种特征性结构（图8-14），这三种结构是手术中区别大肠和小肠的标志。结肠带有3条，由肠壁的纵行平滑肌增厚而成，沿结肠的纵轴排列，汇集于阑尾根部；结肠袋是肠壁向外膨出形成的囊状突起；肠脂垂为沿结肠带附着的脂肪突起。

（一）盲肠

盲肠位于右髂窝内，是大肠的起始部，长6~8cm，下端为盲端，左接回肠，上续升结肠。回肠末端开口于盲肠。此处肠壁内的环行肌增厚形成上、下两片唇状皱襞，称回盲瓣，可控制小肠内容物进入盲肠的速度，又可防止大肠内容物逆流至回肠。在回盲瓣下方约2cm处，有阑尾的开口（图8-15）。

图 8-15　盲肠和阑尾

（二）阑尾

阑尾为一蚓状盲管，平均长度为6~8cm，阑尾的外径介于0.5~1.0cm之间，管腔狭小，经阑尾孔开口于盲肠后内侧壁。

阑尾末端的位置变化很大，手术中有时寻找困难，由于三条结肠带均在阑尾根部集中，沿结肠带向下追踪是寻找阑尾的可靠方法。阑尾根部体表投影通常在脐与右髂前上棘连线的中、外1/3交点处，称麦氏点（McBurney点）。

（三）结肠

结肠围绕在小肠的周围，分为升结肠、横结肠、降结肠和乙状结肠四部分（图8-16）。

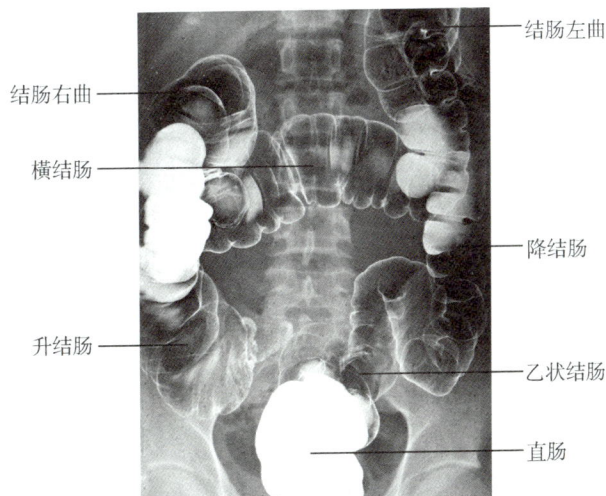

图 8-16　结肠

1. 升结肠　长约15cm，在右髂窝处起自盲肠，贴附于右肾和腰大肌前面上升至肝右叶下方，转向左形成结肠右曲（或称肝曲），移行为横结肠。升结肠无系膜，活动度小。

2. 横结肠 长约50cm，起自结肠右曲，向左横行至脾下方，转折向下形成结肠左曲（或称脾曲），移行为降结肠。横结肠借横结肠系膜连于腹后壁，活动性较大。

3. 降结肠 长约25cm，起自结肠左曲，沿左侧腹后壁下行，至左髂嵴处移行为乙状结肠。

4. 乙状结肠 长约40cm，呈"乙"字形弯曲，在左髂嵴处起自降结肠，沿左髂窝进入盆腔，至第3骶椎平面，移行为直肠。乙状结肠借乙状结肠系膜连于盆腔侧壁，活动度较大，因其系膜过长，可发生肠扭转。

（四）直肠

直肠长10~14cm，位于骨盆腔后部，骶、尾骨前方。直肠在第3骶椎前方起自乙状结肠，沿骶、尾骨前面下行，穿过盆膈移行于肛管。直肠并非直行的肠管，在矢状面上有两个弯曲：骶曲位于骶骨前方，凸向后；会阴曲位于尾骨尖前方，转向后下，凸向前。（图8-17）。直肠下段肠腔膨大，称直肠壶腹。直肠内面有2~3个半月形皱襞，称直肠横襞，由环行肌与黏膜共同构成。其中最大且位置最恒定的位于直肠右前壁，距肛门约7cm。临床进行直肠镜、乙状结肠镜检查时，应注意直肠的横襞和弯曲，随时调整器械的推进方向，避免损伤肠管。

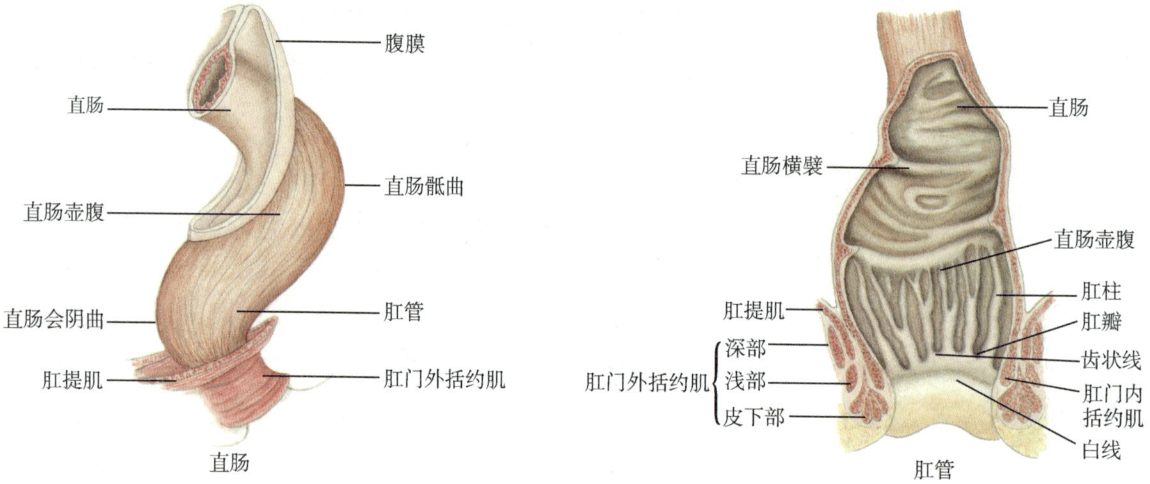

图8-17 直肠和肛管

（五）肛管

肛管是盆膈以下的消化管，上续直肠，末端终于肛门，长3~4cm（图8-17）。肛管内有6~10条纵行的黏膜皱襞，称肛柱。各肛柱下端借半月状的黏膜皱襞相连，称肛瓣。每一肛瓣与相邻的两个肛柱下端共同围成开口向上的凹窝，称肛窦。粪屑易积存于窦内，如诱发感染可引起肛窦炎，严重时会形成肛周脓肿和肛瘘。

肛瓣的边缘与各肛柱下端共同连成一锯齿状线，称齿状线。此线是皮肤与黏膜的分界线，齿状线以上的腔内面被覆黏膜，黏膜上皮为单层柱状上皮；齿状线以下的腔内面被覆未角化的复层扁平上皮。在齿状线下方，有狭窄而隆起的环状光滑区，称肛梳或痔环，其深层有静脉丛，故呈浅蓝色。肛梳的下缘距肛门1~1.5cm处有一浅沟，称白线，活体肛诊时可以触及。肛柱的黏膜下层和肛梳的皮下组织中均有丰富的静脉丛。有时可因某种病理原因而形成静脉曲张，向肛管腔内突起，称痔。痔发生在齿状线以上，称内痔；发生在齿状线以下，称外痔；也有跨越齿状线上、下相连的，称混合痔。

在肛管和肛门周围有肛门内、外括约肌和肛提肌等。肛门内括约肌属平滑肌，由肠壁的环行肌在肛管上3/4处增厚而成；有协助排便的作用，但无明显的括约肛门功能。肛门外括约肌为骨骼肌，位于肛门内括约肌周围和下方，围绕整个肛管；受意识支配，有较强的控制排便功能。

规律饮食，有益健康

一日三餐规律性的饮食习惯是人类在长期的生活中所形成的，是维持人体生命健康的基本生理需要。而不良的饮食习惯，如不吃早餐、饥一顿饱一顿、三餐饮食不均衡或暴饮暴食等都是有损健康的。

1. 损伤胃肠，诱发胃肠疾病 饮食不规律会打乱胃肠消化的生物钟，当不吃早餐或饥饿时，胃酸等消化液分泌后得不到食物中和，侵蚀胃黏膜，加上幽门螺杆菌感染，可引起急慢性胃炎、胃与十二指肠溃疡等疾病。而暴饮暴食可引起急性胃扩张，严重损害胃肠功能。

2. 造成营养失衡 由于饮食不规律或不均衡，不能给身体提供足够的能量和营养，久而久之会导致皮肤干燥、贫血及细胞衰老等营养缺乏症状。

应注意饮食规律，养成定时、定量进食等健康科学的生活习惯。同学们可通过查阅资料，找到急性胃肠炎、胆囊炎、便秘等常见胃肠道疾病与不规律饮食之间的密切关系，通过健康宣讲，让身边的家人、朋友更加注重规律饮食和饮食健康，养成良好的饮食习惯，为健康保驾护航。

第二节 消化腺

PPT

消化腺有小消化腺和大消化腺两种。小消化腺分布于消化管壁内，如食管腺、胃腺、肠腺等。大消化腺独立于消化管外，主要包括唾液腺、肝和胰腺。本节介绍大消化腺。

一、唾液腺

唾液腺位于口腔周围，也称口腔腺，能分泌唾液。唾液腺分为大、小两类。小唾液腺数目较多，位于口腔各部黏膜内，属黏液腺，如唇腺、颊腺、腭腺等。大唾液腺有腮腺、下颌下腺和舌下腺3对（图8-18）。

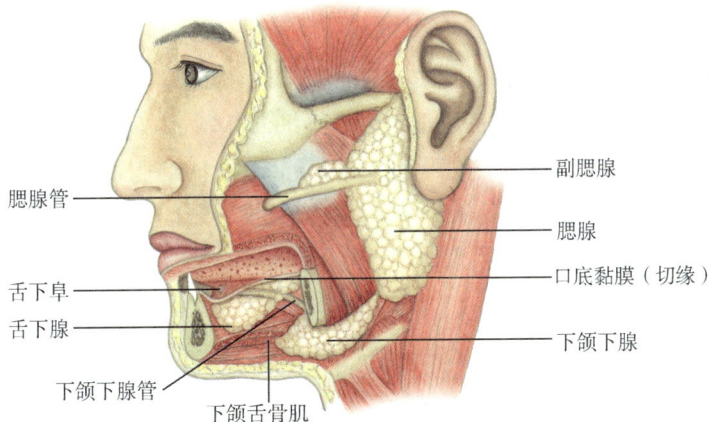

腮腺管 —— 副腮腺
—— 腮腺
舌下阜 —— 口底黏膜（切缘）
舌下腺 —— 下颌下腺
下颌下腺管
下颌舌骨肌

图 8-18 唾液腺

1. 腮腺 最大，形状不规则，位于耳廓的前下方，上达颧弓，下至下颌角。腮腺导管自腮腺前缘发出，于颧弓下方一横指处向前越过咬肌表面，至咬肌前缘处弯向内侧，斜穿颊肌，开口于平对上颌第2磨牙牙冠处的颊黏膜上。

2. 下颌下腺 呈卵圆形，位于下颌体内面下缘的下颌下三角内，其导管自腺的内侧面发出，沿口腔底黏膜深面前行，开口于舌下阜。

3. 舌下腺 最小，位于口腔底舌下襞的深面。导管有大、小两种，大管有一条，与下颌下腺管共同开口于舌下阜；小管有 10 余条，直接开口于舌下襞黏膜表面。

二、肝 📱微课2

肝是人体内最大的腺体，也是体内最大的消化腺。我国成年人肝的重量占体重的 1/50 ~ 1/40。胎儿和新生儿的肝相对较大，重量可达体重的 1/20，其体积可占腹腔容积的一半以上。

肝的功能极为复杂，它是机体新陈代谢最活跃的器官，参与蛋白质、脂类、糖类和维生素等物质的合成、转化与分解。此外，激素和药物等物质的转化和解毒、抗体的合成以及胆汁的生成与分泌均在肝内进行。胚胎时期，肝还是造血器官之一。

（一）肝的形态

肝血供丰富，活体呈红褐色，质软而脆，受暴力易破裂出血。肝呈不规则的楔形，可分为前、后缘和上、下面。肝的前缘是肝的脏面与膈面之间的分界线，薄而锐利，其与胆囊底及肝圆韧带接触处有胆囊切迹与肝圆韧带切迹；后缘钝圆，有 2 ~ 3 条肝静脉由此注入下腔静脉。肝的上面隆凸，与膈相贴，又称膈面，被矢状位的镰状韧带分为左、右两叶。肝左叶小而薄，肝右叶大而厚（图 8 - 19）。膈面后部没有腹膜被覆的部分，称裸区。

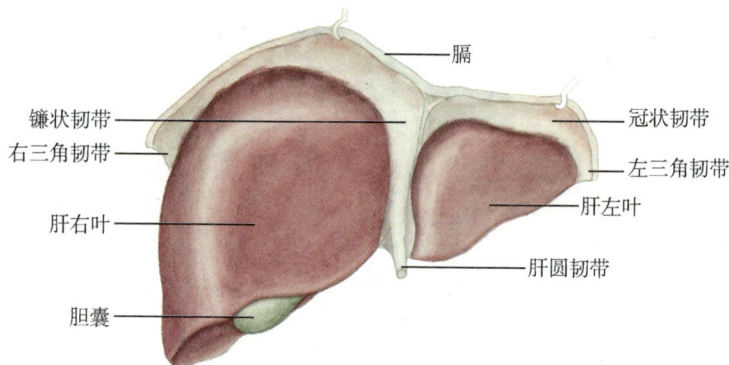

图 8 - 19 肝的膈面

肝下面凹凸不平，邻接腹腔器官，又称脏面。脏面中部有一近似"H"形的沟，即左纵沟、右纵沟和横沟。左纵沟较窄而深，其前部有肝圆韧带通过，后部容纳静脉韧带。肝圆韧带是脐静脉闭锁后的遗迹，经肝镰状韧带的游离缘下行至脐；静脉韧带是胎儿时期静脉导管的遗迹。右纵沟较宽而浅，前部为胆囊窝，容纳胆囊；后部为腔静脉沟，有下腔静脉经过。横沟又称为肝门，位于肝的脏面正中，是肝固有动脉，肝门静脉，肝左、右管，神经和淋巴管出入肝的部位（图 8 - 20）。这些结构被结缔组织包绕，称肝蒂。

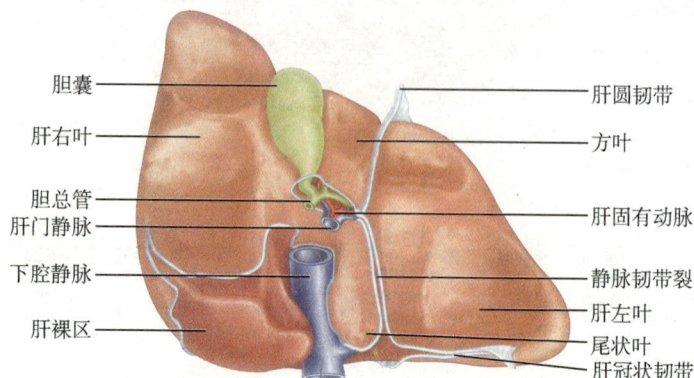

图 8 - 20 肝的脏面

肝的脏面借 "H" 形沟分为4叶：右纵沟的右侧为右叶，左纵沟的左侧为左叶，左、右纵沟之间在横沟前方的为方叶，横沟后方为尾状叶（图8-20）。

（二）肝的位置和毗邻

肝大部分位于右季肋区及腹上区，小部分位于左季肋区。肝的上界与膈穹隆一致，右侧最高点在右锁骨中线与第5肋的相交处，左侧最高点在左锁骨中线与第5肋间隙相交处，在前正中线则经过剑胸结合。成人肝的下界，右侧大致与右肋弓一致，故体检时，在右肋弓下一般不能触及肝，若触及，应考虑为病理性肿大；在腹上区，肝下界可达剑突下方约3cm；左侧被左肋弓掩盖。3岁前的健康幼儿，由于腹腔的容积较小，而肝体积相对较大，其下界可超出肋弓下缘1~2cm；7岁以后，接近成人位置。

肝的上方为膈，膈上有右侧胸膜腔、右肺及心等。肝的下面，肝右叶从前向后分别邻接结肠右曲、十二指肠上曲、右肾上腺和右肾；左叶下面与胃前壁相邻，后上部邻接食管的腹部。在呼吸时，肝的位置可随膈的运动而变化，平静呼吸时，肝可上、下移动2~3cm。

（三）肝的分叶与分段

肝按外形可分为肝左叶、肝右叶、方叶和尾状叶。肝内有肝门静脉、肝固有动脉、肝管和肝静脉四套管道，形成两个系统，即Glisson系统和肝静脉系统。Glisson系统是由前三套管道共同组成，它们的各级分支在肝内的走行、分支和配布基本一致，并有Glisson囊包绕。肝段的概念就是依据Glisson系统在肝内的分布情况提出的。按照Glisson系统各分支的分布区，可将肝分为左、右两个半肝，进一步再分成右前叶、右后叶、左内叶、左外叶和尾状叶5个叶以及左外叶上、下段，右后叶上、下段，右前叶上、下段，尾状叶段，左内叶段8个段（图8-21）。临床上可根据肝叶和肝段的区分，对肝病进行定位诊断和外科手术。

图8-21 肝叶和肝段

（四）肝外胆道系统

胆汁由肝细胞产生，经肝内各级胆管收集，出肝门后，再经肝外胆道系统输送到十二指肠。肝外胆道系统包括胆囊和输胆管道（肝左管、肝右管、肝总管和胆总管）（图8-22）。

1. 胆囊 位于肝下面的胆囊窝内，呈长梨形，容积为40~60ml，具有贮存和浓缩胆汁的功能。胆囊上面借结缔组织与肝相连，易于分离；下面覆以浆膜，并与结肠右曲和十二指肠上曲相邻。

胆囊分为胆囊底、胆囊体、胆囊颈、胆囊管四部分（图8-22）。胆囊底是胆囊突向前下方的盲端，常露出于肝前缘胆

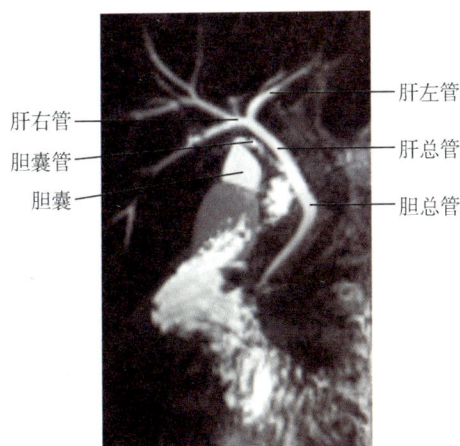

图8-22 胆囊与输胆管道

囊切迹处，并与腹前壁相贴，其体表投影在右锁骨中线与右肋弓相交处附近。胆囊发炎时，该处可有压痛。胆囊体是胆囊的主体部分，与底之间无明显界限。胆囊体向后逐渐变细，约在肝门右端附近移行为胆囊颈。胆囊颈起始部膨大，后弯曲且逐渐变细。胆囊管长 3~4cm，直径 0.2~0.3cm，在肝十二指肠韧带内呈锐角与其左侧的肝总管汇合，形成胆总管。胆囊内面衬有黏膜，胆囊底和体部的黏膜呈蜂窝状，而胆囊颈和胆囊管的黏膜则形成螺旋状皱襞，称螺旋襞，可控制胆汁进出胆囊，胆囊结石易嵌顿于此处。

在肝脏的下面，由胆囊管、肝总管和肝的脏面围成的三角形区域，称胆囊三角（Calot 三角）。胆囊三角内常有胆囊动脉经过，该三角是胆囊手术中寻找胆囊动脉的标志。

2. 肝管与肝总管　肝内毛细胆管逐级汇合成肝左管和肝右管，出肝门后肝左、右管即汇合成肝总管。肝总管长约 3cm，下行于肝十二指肠韧带内，与胆囊管汇合成胆总管。

3. 胆总管　全长 4~8cm，直径 0.6~0.8cm。由肝总管与胆囊管汇合而成。在肝十二指肠韧带内下行于肝固有动脉的右侧、肝门静脉的前方，向下经十二指肠上部的后方，再向下降至胰头后方，最后斜穿十二指肠降部后内侧壁，在此处与胰管汇合，汇合处形成略膨大的肝胰壶腹，开口于十二指肠大乳头。在肝胰壶腹周围有增厚的环行平滑肌环绕，称肝胰壶腹括约肌（Oddi 括约肌）（图 8-22）。

肝胰壶腹括约肌平时保持收缩状态，由肝分泌的胆汁，经肝左、右管，肝总管，胆囊管进入胆囊内贮存。进食后，尤其进高脂肪食物后，在神经体液因素的调节下，胆囊收缩，肝胰壶腹括约肌舒张，胆汁自胆囊经胆囊管、胆总管、肝胰壶腹、十二指肠大乳头排入十二指肠腔内。

三、胰

胰是人体第二大消化腺，由内分泌部和外分泌部构成。内分泌部即胰岛，散在于胰实质内，主要分泌胰岛素和胰高血糖素，参与调节糖代谢；外分泌部能分泌胰液，胰液含有多种消化酶，有分解消化蛋白质、糖类和脂肪的作用。

1. 胰的位置与毗邻　胰是位于腹后壁的狭长腺体，质地柔软，呈灰红色，长 17~20cm，宽 3~5cm，厚 1.5~2.5cm，重 82~117g。胰横向位于腹上区和左季肋区，平对第 1、2 腰椎体。胰的上缘约平脐上 10cm，下缘约相当于脐上 5cm 处。胰的前面被有腹膜，隔网膜囊与胃相邻，后方有下腔静脉、胆总管、肝门静脉和腹主动脉等重要结构。其右端被十二指肠环抱，左端抵达脾门。

2. 胰的分部　胰可分为头、体、尾三部分，各部之间无明显界限。头部在腹中线右侧，体、尾部在腹中线左侧（图 8-13）。

胰头为胰右端膨大部分，位于第 2 腰椎体的右前方，其上、下方和右侧被十二指肠环抱。胰头的下部有一向左后上方的钩突，将肝门静脉起始部和肠系膜上动、静脉夹在胰头与钩突之间。胰头癌因肿块压迫肝门静脉起始部，影响其血液回流，可出现腹水、脾肿大等症状。胰头右后方与十二指肠降部之间常有胆总管经过，有时胆总管可部分或全部被胰头实质所包埋。

胰体位于胰头与胰尾之间，略呈三棱柱形，较长，占胰的大部分。胰体横位于第 1 腰椎体前方，其前面隔网膜囊与胃相邻，故胃后壁的癌肿或溃疡穿孔常与胰体粘连。

胰尾较细，行向左上方抵达脾门。因胰尾各面均包有腹膜，此点可作为与胰体分界的标志。

胰管位于胰实质内，接近胰的后面，其走行与胰的长轴一致，从胰尾经胰体走向胰头，沿途接受许多小叶间导管，最后于十二指肠降部的壁内与胆总管汇合成肝胰壶腹，开口于十二指肠大乳头。胰头上部常见一小管，行于胰管上方，称副胰管，开口于十二指肠小乳头。

第三节　消化管的微细结构

一、消化管壁的一般结构

消化管（除口腔与咽外）自内向外均分为黏膜、黏膜下层、肌层与外膜四层（图 8 - 23）。

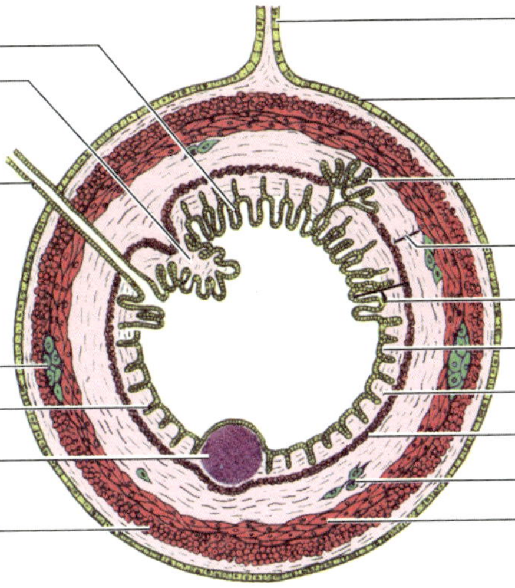

绒毛　皱襞　消化管外腺的导管　肌间神经丛　黏膜腺　淋巴小结　纵行肌

系膜　浆膜　黏膜下腺　黏膜下层　黏膜层　上皮　固有层　黏膜肌层　黏膜下神经丛　环行肌

图 8 - 23　消化管壁结构模式图

（一）黏膜

黏膜由上皮、固有层和黏膜肌层组成，是进行消化、吸收的重要部位，也是消化管各段结构差异最大、功能最重要的部分。

1. 上皮　消化管的两端（口腔、咽、食管及肛门）为复层扁平上皮，以保护功能为主；其余部分均为单层柱状上皮，以消化、吸收功能为主。

2. 固有层　为疏松结缔组织，富含细胞和纤维，并有丰富的毛细血管和毛细淋巴管。胃肠固有层内还富含腺体和淋巴组织。

3. 黏膜肌层　为薄层平滑肌，其收缩可使黏膜活动，有助于固有层内的腺体分泌物排出和血液运行。

（二）黏膜下层

黏膜下层由致密结缔组织组成，内含较大的血管与淋巴管。黏膜下层中有黏膜下神经丛，由多极神经元与无髓神经纤维构成，可调节黏膜肌的收缩和腺体的分泌。在食管及十二指肠的黏膜下层，分别可见食管腺和十二指肠腺。黏膜与黏膜下层共同向消化管腔内突起，形成皱襞，具有扩大消化管表面积的作用。

（三）肌层

除食管上段与肛门处的肌层为骨骼肌外，其余均为平滑肌。肌层一般分为内环行、外纵行两层，其间有肌间神经丛，结构与黏膜下神经丛相似，可调节肌层的运动。

（四）外膜

外膜由薄层疏松结缔组织组成，为纤维膜，主要分布于食管和大肠末段；由薄层结缔组织与间皮共同构成浆膜，见于胃、大部分小肠、大肠，其表面光滑，利于胃肠活动。

二、食管的微细结构

食管腔面有纵行皱襞，食物通过时皱襞消失（图8-24）。

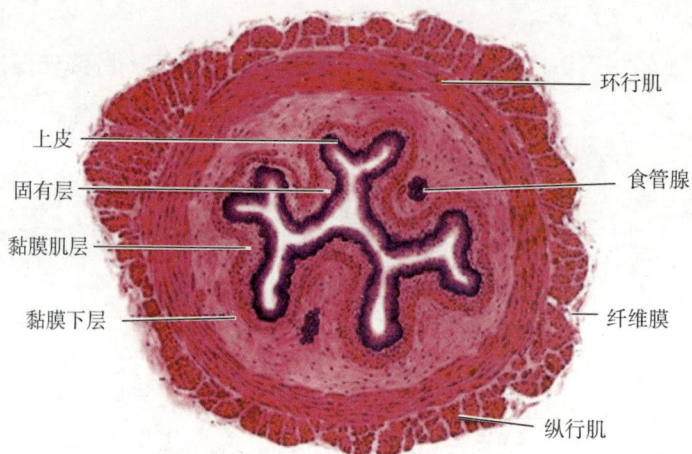

图8-24 食管模式图（横切）

1. 黏膜 表面为未角化的复层扁平上皮，下端与胃贲门部的单层柱状上皮骤然相接，是食管癌的好发部位。固有层为细密的结缔组织，并形成乳头突向上皮。黏膜肌层由纵行平滑肌束组成。

2. 黏膜下层 为疏松结缔组织，含有黏液性的食管腺，其导管穿过黏膜开口于食管腔。

3. 肌层 分为内环行与外纵行两层。食管上1/3段为骨骼肌，下1/3段为平滑肌，中1/3段两种肌细胞兼有。

4. 外膜 为纤维膜。

素质提升

食管细胞采取器的研发

食管癌起源于食管黏膜上皮，是常见的消化道恶性肿瘤，我国是世界上食管癌的高发地区之一，患者人数占全球一半以上。因其早期也无特异性症状，多数患者确诊时已属中晚期，因此，"早发现、早诊断、早治疗"是治愈食管癌的关键。

沈琼教授是国内外著名的病理学家，我国食管癌防治研究的开拓者和食管细胞学的创始人。1959年，沈琼教授响应国家号召，到艰苦的河南省林县（今林州市）等食管癌高发区现场，他克服重重困难，几十年如一日顽强忘我地从事食管癌的早期诊断和综合防治研究，成了"只想细胞不想家"的怪人，有人戏言"他是食管癌的标签"。最终，他开创了河南省食管癌研究的新局面，研制出食管细胞采取器，被称为"沈氏拉网法"，并创立了食管诊断细胞学，解决了食管癌早期诊断及癌前病变研究中的重大难题，打开了食管癌早期诊断的新纪元。

三、胃壁的微细结构

胃是囊状器官，可贮存食物。胃壁亦有四层结构。

（一）黏膜

胃腔面可见许多纵行皱襞，充盈时皱襞几乎消失。黏膜表面有许多浅沟，将黏膜分成许多直径为

2～6mm 的胃小区。黏膜表面还遍布约 350 万个不规则的小孔，为上皮下陷形成的胃小凹。每个胃小凹底部是 3～5 条胃腺的共同开口（图 8－25）。

1. 上皮 为单层柱状，除极少量内分泌细胞外，主要由表面黏液细胞组成，椭圆形核位于细胞基部，顶部胞质内充满黏原颗粒。此细胞分泌的黏液覆盖上皮，有重要保护作用。

2. 固有层 内有紧密排列的大量胃腺，依分布和结构的不同，分为胃底腺、贲门腺和幽门腺。

（1）胃底腺 分布于胃底和胃体部，是数量最多、功能最重要的胃腺。腺呈分支管状，可分为颈、体与底部。胃底腺由主细胞、壁细胞、颈黏液细胞、内分泌细胞及干细胞组成（图 8－26）。①主细胞：又称胃酶细胞，数量最多，主要分布于腺的体、底部。主细胞分泌胃蛋白酶原。②壁细胞：又称泌酸细胞，在腺的颈、体部较多。壁细胞能分泌盐酸，其过程是：细胞从血液摄取的或代谢产生的 CO_2 在碳酸酐酶的作用下与 H_2O 结合形成 H_2CO_3；H_2CO_3 解离为 H^+ 和 HCO_3^-，H^+ 被主动运输至分泌小管，而 HCO_3^- 与血液中的 Cl^- 置换；Cl^- 也被运输入分泌小管，与 H^+ 结合成盐酸。盐酸能激活胃蛋白酶原，还有杀菌的作用。人的壁细胞还分泌内因子，促进回肠吸收维生素 B_{12}。③颈黏液细胞：数量很少，位于腺颈部。核多呈扁平形，居细胞基底，核上方有很多黏原颗粒，其分泌物为可溶性酸性黏液。④内分泌细胞：可分泌组胺或生长抑素，并作用于壁细胞，促进或抑制其合成盐酸。⑤干细胞：可增殖分化为表面黏液细胞和胃底腺细胞。

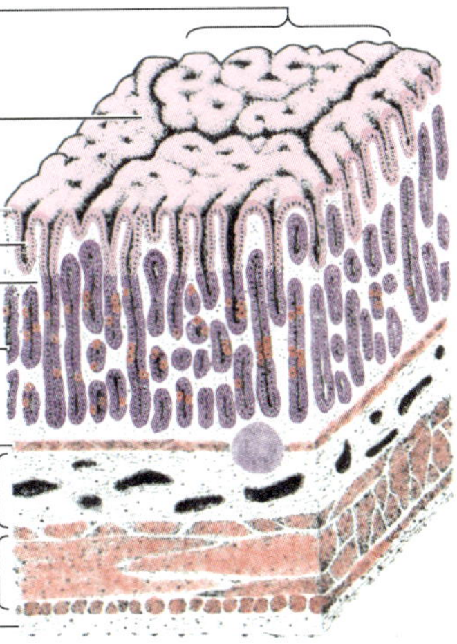

图 8－25 胃黏膜结构模式图

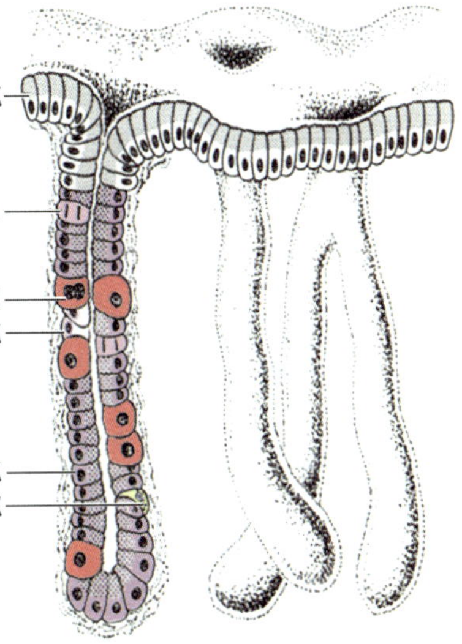

图 8－26 胃上皮与胃底腺模式图

（2）贲门腺 是分布于近贲门处、宽 1～3cm 的狭窄区域，为分支管状的黏液腺。

（3）幽门腺 是分布于幽门部、宽 4～5cm 的区域，为分支较多而弯曲的管状黏液腺，内有较多内分泌细胞。

3. 黏膜肌层 由内环行与外纵行两层平滑肌组成。

胃黏膜的自我保护机制：胃液含高浓度盐酸，pH＜2，腐蚀力极强。胃黏膜不受破坏的原因是胃黏膜表面存在黏液－碳酸氢盐屏障。胃上皮表面覆盖的黏液层由不可溶性黏液凝胶构成，并含大量 HCO_3^-。凝胶层将上皮与胃蛋白酶相隔离。此外，胃上皮细胞的快速更新也使胃能及时修复损伤。

（二）黏膜下层

为疏松结缔组织，内含较粗的血管、淋巴管和神经。

（三）肌层

较厚，一般由内斜行、中环行及外纵行三层平滑肌构成。环行肌在贲门和幽门部增厚，分别形成贲门括约肌和幽门括约肌。

（四）外膜

为浆膜。

四、小肠的微细结构

小肠（图8-27）是人体消化和吸收的主要部位。小肠壁的黏膜和黏膜下层突入肠腔形成许多环行皱襞，环行皱襞在十二指肠末段和空肠头段极发达，至回肠中段以下基本消失。黏膜表面有肠绒毛，由上皮和固有层向肠腔突起而成，以十二指肠和空肠头段最为发达（图8-28）。肠绒毛表面上皮细胞游离面的胞膜和胞质突出，形成微绒毛。环行皱襞、肠绒毛和微绒毛的三级组织结构使小肠的吸收面积扩大约600倍。肠绒毛根部的上皮下陷至固有层形成管状的小肠腺，直接开口于肠腔。

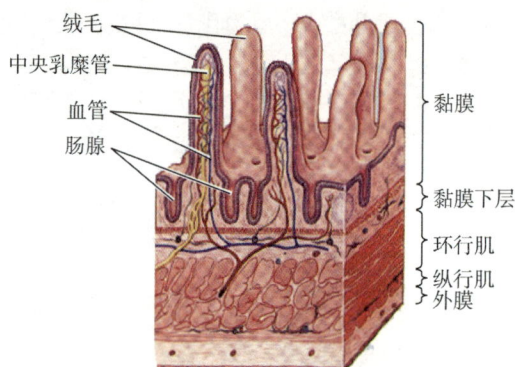

图8-27 小肠结构模式图

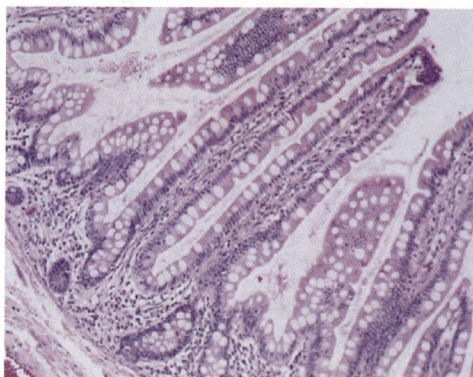

图8-28 空肠黏膜（低倍）

（一）黏膜

1. 上皮 肠绒毛表面为单层柱状上皮，由吸收细胞、杯状细胞和少量内分泌细胞组成；小肠腺除上述细胞外，还有潘氏细胞。

（1）吸收细胞 最多，呈高柱状。细胞游离面有纹状缘，由微绒毛构成，可使细胞游离面面积增大20倍，是消化、吸收的重要部位。

（2）杯状细胞 散在于吸收细胞间，分泌黏液，有润滑和保护作用，从十二指肠至回肠末端，杯状细胞逐渐增多。

（3）潘氏细胞 是小肠腺的特征性细胞，位于腺底部。细胞呈锥体形，胞质顶部充满粗大嗜酸性颗粒，内含溶菌酶等，具有一定的灭菌作用。

2. 固有层 除有大量小肠腺外，还有丰富的淋巴细胞、浆细胞、巨噬细胞、嗜酸性粒细胞等。绒毛中轴的结缔组织内有1~2条纵行毛细淋巴管，称中央乳糜管（图8-27，图8-29），其通透性大，是转运输出乳糜颗粒的重要结构。此管周围有丰富的有孔毛细血管网，肠上皮吸收的氨基酸、单糖等水溶性物质主要经此入血。绒毛内还有少量来自黏膜肌的平滑肌纤维，可使绒毛收缩，利于物质吸收以及淋巴与血液的运行。固有层中尚有淋巴小结，在十二指肠和空肠形成单个淋巴小结，在回肠多为若干淋巴小结聚集形成的集合淋巴小结，它们可穿过黏膜肌层达黏膜下层。

3. 黏膜肌层 由内环行与外纵行两层平滑肌组成。

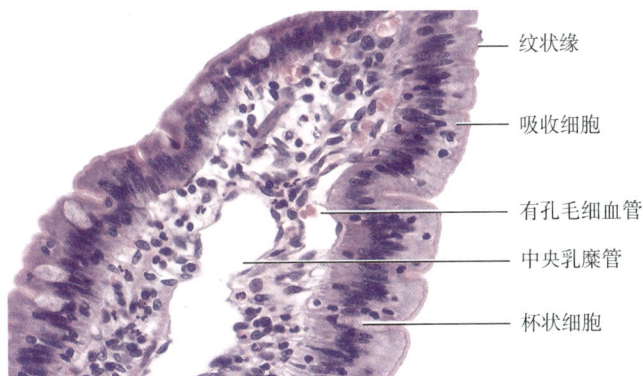

纹状缘

吸收细胞

有孔毛细血管

中央乳糜管

杯状细胞

图 8 - 29　小肠绒毛（高倍）

（二）黏膜下层

为疏松结缔组织，含较多血管和淋巴管。十二指肠的黏膜下层内有十二指肠腺，其导管穿过黏膜肌开口于小肠腺底部。此腺分泌碱性黏液，可保护十二指肠黏膜免受酸性胃液的侵蚀。

（三）肌层

由内环行与外纵行两层平滑肌组成。

（四）外膜

除十二指肠后壁为纤维膜外，余均为浆膜。

五、大肠的微细结构

大肠的主要功能是吸收水分和电解质，将食物残渣形成粪便。

（一）盲肠与结肠的微细结构

1. 黏膜　表面光滑，无肠绒毛。上皮是单层柱状，由柱状细胞和杯状细胞组成，后者数量明显多于小肠。固有层内有大量由上皮下陷而成的大肠腺，呈长单管状（图 8 - 30）。固有层内有散在的孤立淋巴小结，黏膜肌层同小肠。

2. 黏膜下层　为疏松结缔组织，内有较大的血管和淋巴管，有成群的脂肪细胞。

3. 肌层　由内环行与外纵行两层平滑肌组成。内环行肌较规则；外纵行肌局部增厚形成三条结肠带，带间的纵行肌很薄。

4. 外膜　在盲肠、横结肠、乙状结肠为浆膜；在升结肠与降结肠的前壁为浆膜，后壁为纤维膜。

（二）阑尾的微细结构

阑尾的管腔小而不规则，大肠腺短而少。固有层内有极丰富的淋巴组织，形成许多淋巴小结，并突入黏膜下层，致使黏膜肌很不完整。肌层很薄，外覆浆膜（图 8 - 31）。

（三）直肠和肛管的微细结构

齿状线以上的直肠黏膜的结构与结肠相似。在齿状线处，单层柱状上皮骤变为轻度角化的复层扁平上皮，大肠腺与黏膜肌消失。齿状线以下为角化的复层扁平上皮，近肛门处有环肛腺（顶泌汗腺）。肛管黏膜下层的结缔组织中有丰富的静脉丛，肌层为内环行、外纵行两层平滑肌。外膜于直肠上 1/3 段的大部、中 1/3 段的前壁为浆膜，其余部分为纤维膜。

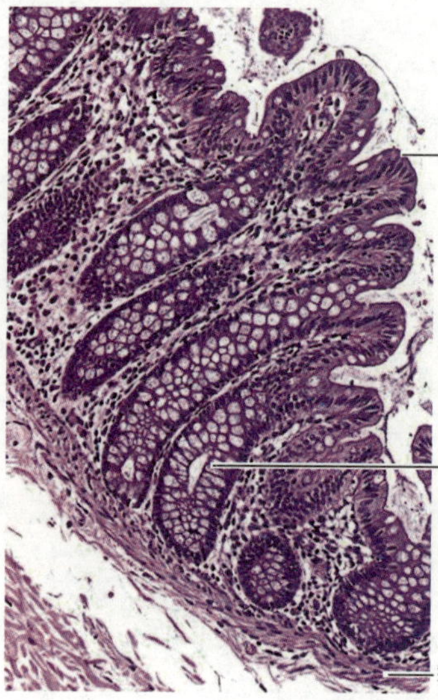

图 8 – 30　结肠黏膜（高倍）

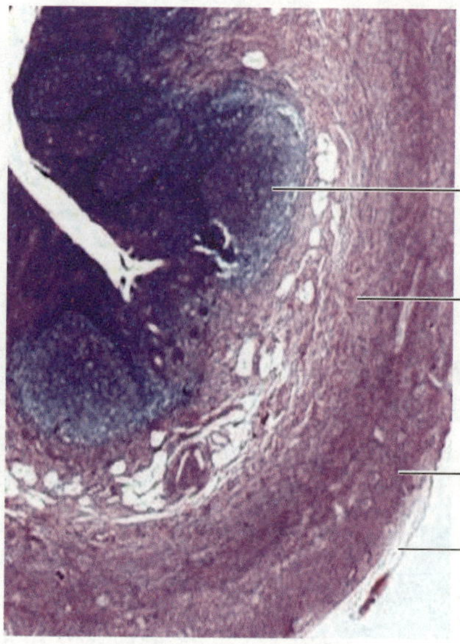

图 8 – 31　阑尾管壁（低倍）

PPT

第四节　消化腺的微细结构

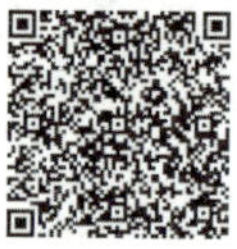

一、唾液腺的微细结构

唾液腺包括散在分布于口腔黏膜中的小腺体和三对大的唾液腺（腮腺、舌下腺和下颌下腺）。唾液腺的实质分为许多小叶，由分支的导管及末端的腺泡组成。

（一）唾液腺的一般结构

1. 腺泡　呈泡状或管泡状，由腺细胞组成，为腺的分泌部。腺泡分为浆液性、黏液性和混合性三种类型。

（1）浆液性腺泡　由浆液性腺细胞组成。顶部胞质内有较多分泌颗粒，其分泌物较稀薄，含唾液淀粉酶。

（2）黏液性腺泡　由黏液性腺细胞组成。顶部胞质内有粗大的分泌颗粒，其分泌物较黏稠，主要为黏液（糖蛋白）。

（3）混合性腺泡　由浆液性腺细胞和黏液性腺细胞共同组成。多数腺泡由黏液性腺细胞组成，少量几个浆液性腺细胞位于腺泡的底部或附于腺泡的末端。

2. 导管　是腺的排泄部，末端与腺泡相连。唾液腺导管可分为以下几段。

（1）闰管　直接与腺泡相连，管壁为单层立方或单层扁平上皮。

（2）纹状管　与闰管相连接，管壁为单层高柱状上皮。上皮细胞能主动吸收分泌物中的 Na^+，将 K^+ 排入管腔，并可重吸收或排出水，故可调节唾液中的电解质含量和唾液量。

（3）小叶间导管和总导管　纹状管汇合形成小叶间导管。小叶间导管逐级汇合并增粗，最后形成一条或几条总导管开口于口腔。导管近口腔开口处渐为复层扁平上皮，与口腔上皮相连续。

（二）大唾液腺的结构特点

1. 腮腺　为纯浆液性腺。分泌物含唾液淀粉酶多，黏液少。

2. 下颌下腺　为混合腺，含浆液性腺泡最多（图 8 – 32）。分泌物含唾液淀粉酶较少，黏液较多。

3. 舌下腺　为混合腺，以黏液性和混合性腺泡为主。分泌物以黏液为主。

图 8 - 32　下颌下腺（高倍）

（三）唾液

唾液的 70% 由下颌下腺分泌，25% 由腮腺分泌，5% 由舌下腺分泌。唾液中的水和黏液起润滑口腔的作用；唾液淀粉酶可分解食物中的淀粉。唾液还含有溶菌酶等。

二、肝的微细结构

肝是人体内最大的腺体，也是最大的实质性脏器，肝细胞产生的胆汁经胆管输入十二指肠，参与脂类物质的消化，故通常将肝列为消化腺。另外，肝也是进行物质代谢的重要器官。此外，肝内还有大量巨噬细胞，能清除从胃肠进入机体的微生物等有害物。肝表面的结缔组织从肝门入肝，并将肝的实质分割成许多肝小叶。

（一）肝小叶 e 微课 3

肝小叶是肝的基本结构和功能单位，呈多面棱柱体，成人肝有 50 万~100 万个肝小叶（图 8 - 33）。肝小叶中央有一条沿其长轴走行的中央静脉，中央静脉周围是大致呈放射状排列的肝细胞和肝血窦（图 8 - 34）。

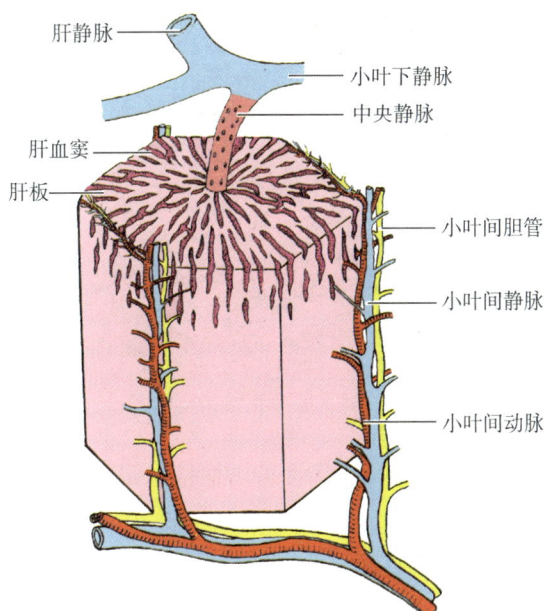

图 8 - 33　肝小叶模式图

图 8 – 34　肝小叶（低倍）

　　肝细胞是构成肝小叶的主要成分，约占肝小叶体积的 75%。肝细胞以中央静脉为中心单行排列成板状，称肝板，呈放射状。肝板之间为肝血窦，血窦经肝板上的孔互相通连，形成网状管道。在切片中，肝板的断面呈索状，称肝索。肝细胞相邻面的胞膜局部凹陷，形成微细的小管，称胆小管。

　　1. 肝细胞　体积较大，呈多面体形，胞核大而圆，居中央，核仁 1 至数个。肝细胞有三种不同的功能面：血窦面、细胞连接面和胆小管面。血窦面和胆小管面有发达的微绒毛，使细胞表面积增大。相邻肝细胞之间的连接面有紧密连接、桥粒和缝隙连接等结构。肝细胞是一种高度分化并具有多种功能的细胞，胞质内各种细胞器丰富而发达，并含有糖原、脂滴等内含物（图 8 – 35）。

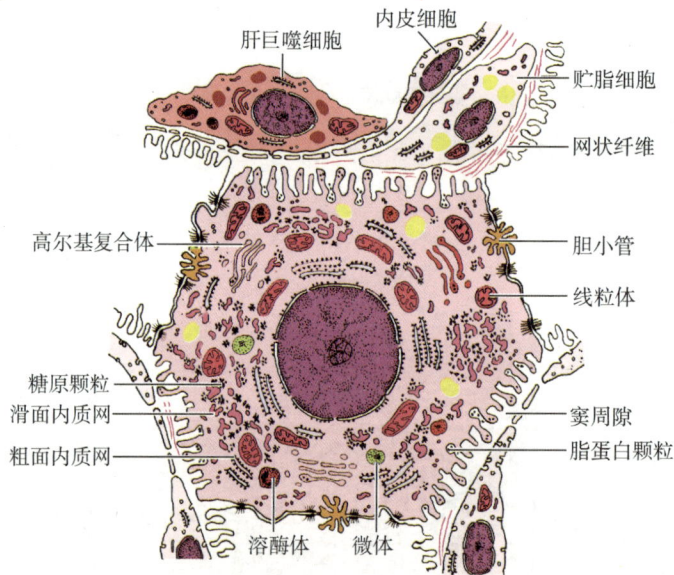

图 8 – 35　肝细胞结构模式图

　　2. 肝血窦　位于肝板之间，互相吻合成网状管道。血液从肝小叶的周边经血窦流向中央，汇入中央静脉。血窦腔内有定居于肝内的巨噬细胞和大颗粒淋巴细胞。

　　3. 窦周隙和贮脂细胞　血窦内皮细胞与肝细胞之间有宽约 0.4μm 的狭小间隙，称窦周隙，其内充满血浆，是肝细胞与血液间进行物质交换的场所。窦周隙内有散在的网状纤维，起支持血窦内皮的作用；还有一种散在的细胞，称贮脂细胞，其胞质内有许多大小不一的脂滴。

　　4. 胆小管　是相邻两个肝细胞之间局部凹陷形成的微细管道。它们在肝板内连接成网格状，胆小管周围的肝细胞膜形成紧密连接、桥粒等连接复合体以封闭胆小管。

（二）肝门管区

每个肝小叶的周围一般有 3~4 个三角形或椭圆形的结缔组织小区，称门管区，其内主要有小叶间静脉、小叶间动脉和小叶间胆管，此外还有淋巴管和神经纤维（图 8-36）。

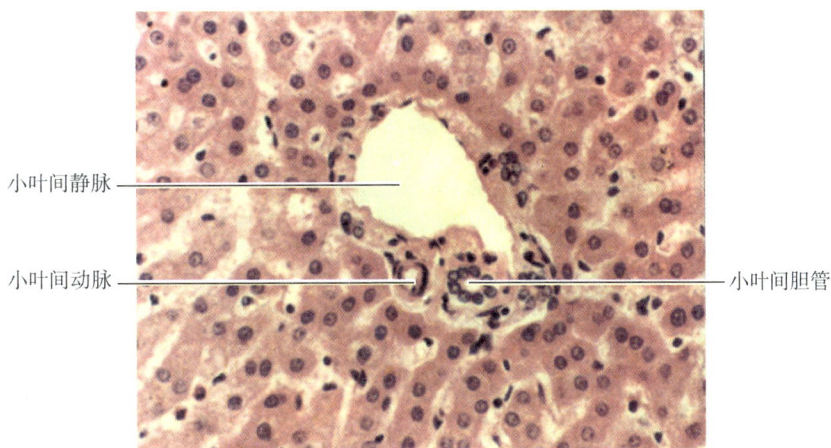

图 8-36　肝门管区（高倍）

1. **小叶间静脉**　是门静脉的分支，管腔较大而不规则，壁薄，内皮外仅有少量散在的平滑肌。
2. **小叶间动脉**　是肝动脉的分支，管径较细，腔较小，管壁相对较厚，内皮外有几层环行平滑肌。
3. **小叶间胆管**　是肝管的分支，管壁由单层立方或低柱状上皮构成。

（三）肝内血液循环

进入肝的血管有门静脉和肝动脉。门静脉是肝的功能血管，将从胃肠吸收的物质输入肝内。门静脉在肝门处分为左、右两支，分别进入肝左、右叶，继而在肝小叶间反复分支，形成小叶间静脉。小叶间静脉分出小支，称终末门微静脉，行于相邻两个肝小叶之间。终末门微静脉的分支与血窦相连，将门静脉血输入肝小叶内。肝动脉是肝的营养血管，血中富含氧。肝动脉的分支与门静脉的分支伴行，依次分为小叶间动脉和终末肝微动脉，最后也汇入血窦。因此，肝血窦内有门静脉和肝动脉的混合血液。肝血窦的血液从小叶周边流向中央，汇入中央静脉。若干中央静脉汇合成小叶下静脉。小叶下静脉进而汇合成 2~3 支肝静脉，出肝后入下腔静脉。

三、胰的微细结构

胰表面覆以薄层结缔组织被膜，结缔组织伸入腺内将实质分隔为许多小叶。胰腺实质由外分泌部和内分泌部两部分组成（图 8-37）。外分泌部分泌胰液，胰液含有多种消化酶，在食物消化中起重要作用。内分泌部为散在于外分泌部之间的细胞团，称胰岛，它分泌的激素主要参与调节碳水化合物的代谢。

图 8-37　胰（低倍）

（一）外分泌部

外分泌部为浆液性复管泡状腺。小叶间结缔组织中有导管、血管、淋巴管和神经。

1. 腺泡　腺细胞呈锥体形，基部胞质内有丰富的粗面内质网和核糖体，能合成分泌多种消化酶，如胰蛋白酶原、胰糜蛋白酶原、胰淀粉酶、胰脂肪酶等。

胰腺腺泡腔面还可见一些较小的扁平或立方形细胞，称泡心细胞，核圆形或卵圆形。泡心细胞是延伸入腺泡腔内的闰管上皮细胞。

2. 导管　腺泡以泡心细胞与闰管相连，闰管逐渐汇合形成小叶内导管。小叶内导管汇合成小叶间导管，后者再汇合成一条主导管，在胰头部与胆总管汇合，开口于十二指肠大乳头。

（二）胰岛

人的胰岛主要有 A、B、D、PP 四种细胞（图 8 – 38）。

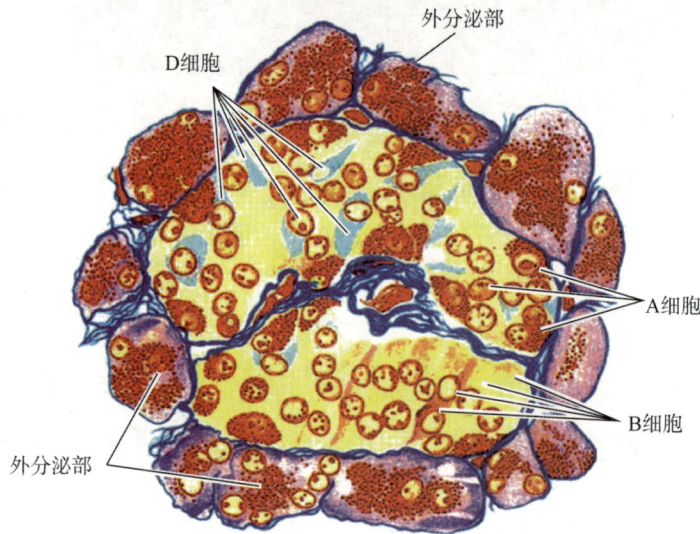

图 8 – 38　胰岛模式图

1. A 细胞　约占胰岛细胞总数的 20%，多分布在胰岛周边部。A 细胞内的分泌颗粒较大，呈圆形或卵圆形，分泌胰高血糖素。胰高血糖素可促进肝细胞内的糖原分解为葡萄糖，并抑制糖原合成，使血糖升高。

2. B 细胞　数量较多，约占胰岛细胞总数的 70%，主要位于胰岛的中央部。B 细胞内的分泌颗粒大小不一。B 细胞分泌胰岛素，其主要作用是促进葡萄糖的利用，也可促进葡萄糖合成糖原或转化为脂肪，使血糖降低。

3. D 细胞　数量少，约占胰岛细胞总数的 5%，散布于 A、B 细胞之间。D 细胞内的分泌颗粒较大。D 细胞分泌生长抑素，并以旁分泌方式直接作用于邻近的 A 细胞、B 细胞或 PP 细胞，抑制这些细胞的分泌功能。

4. PP 细胞　数量很少，分泌胰多肽，有抑制胃肠运动、胰液分泌及胆囊收缩的作用。

目标检测

答案解析

一、单项选择题

1. 上消化道不包括（　　）

  A. 口腔   B. 十二指肠   C. 空肠

  D. 胃   E. 食管

2. 关于食管，描述错误的是（　　）

  A. 起始处距中切牙 15cm

  B. 食管上段肌层由骨骼肌构成

  C. 全长约 25 cm

  D. 向下续于十二指肠

  E. 食管黏膜上皮为复层扁平上皮

3. 关于胃，描述错误的是（　　）

  A. 入口为贲门，出口为幽门

  B. 胃壁肌是平滑肌，外膜是浆膜

  C. 胃大部分位于腹上区

  D. 幽门前方可见幽门前静脉

  E. 胃溃疡及胃癌好发于幽门窦近胃小弯处

4. 十二指肠大乳头位于（　　）

  A. 十二指肠上部   B. 十二指肠降部   C. 十二指肠水平部

  D. 十二指肠升部   E. 胆总管与胰管的共同开口处

5. 十二指肠溃疡的好发部位是（　　）

  A. 十二指肠球部   B. 十二指肠降部   C. 十二指肠水平部

  D. 十二指肠空肠曲   E. 十二指肠大乳头附近

6. 具有结肠带、结肠袋和肠脂垂的消化管是（　　）

  A. 结肠   B. 直肠   C. 回肠

  D. 空肠   E. 十二指肠

7. 下列不属于肛管的结构是（　　）

  A. 肛窦   B. 肛柱   C. 肛瓣

  D. 齿状线   E. 直肠横襞

8. 肝的基本结构和功能单位是（　　）

  A. 肝细胞   B. 肝索   C. 肝小叶

  D. 肝门管区   E. 胆小管

9. 组成胃底腺的细胞中，合成、分泌盐酸的是（　　）

  A. 主细胞   B. 壁细胞   C. 上皮细胞

  D. 颈黏液细胞   E. 杯状细胞

10. 胰岛素是由（　　）分泌的

    A. A 细胞　　　　　　　　　B. B 细胞　　　　　　　　　C. D 细胞

    D. PP 细胞　　　　　　　　E. G 细胞

二、思考题

1. 试描述胃的位置和分部。

2. 请简要总结：肝的脏面可观察到的大体结构有哪些？

3. 肝分泌的胆汁如何排入十二指肠？

4. 请从结构角度说明：为什么小肠是物质消化和吸收的主要部位？

（刘宏伟　丁祥云）

书网融合……

本章小结　　　　　微课1　　　　　微课2　　　　　微课3　　　　　题库

第九章　呼吸系统

情境导入

情景描述　患者，男，65岁。主诉咳嗽、咳痰20年，加重1周。现病史：20年来每年冬季咳嗽、咳痰，痰量少，白色黏状，伴有气短，无咯血、无低热、纳差、盗汗。1周前受凉，上述症状加重，气急明显，痰呈黄色脓性，不易咳出，无胸痛、咯血和呕吐、腹泻等，为求进一步诊治来院。

讨论　1. 哪些原因会引起咳嗽？

2. 患者因何原因引起咳嗽？

呼吸系统由呼吸道和肺组成（图9-1）。肺由实质组织和间质组成，前者包括支气管树和肺泡，后者包括结缔组织、血管、淋巴管、淋巴结和神经等。呼吸系统的主要功能是进行气体交换，即吸入氧、排出二氧化碳，维持人体内环境氧和二氧化碳含量的相对稳定；另外，还兼有嗅觉和发音等功能。

第一节　呼吸道

PPT

呼吸道包括鼻、咽、喉、气管和各级支气管。临床上通常称鼻、咽、喉为上呼吸道；称气管和各级支气管为下呼吸道。

一、鼻

鼻是呼吸道的起始部，既是气体的通道，又是嗅觉器官，还有辅助发音的功能。鼻分为外鼻、鼻腔和鼻旁窦三部分。

1. 外鼻　位于面部中央，以鼻骨和软骨为支架，外面覆以皮肤，呈三棱锥体形。上部位于两眼间的狭窄部分，称鼻根；中部称为鼻背；下部称为鼻尖，鼻尖两侧弧形膨大，称鼻翼。呼吸困难时，可见鼻翼扇动，在小儿更为明显。每侧鼻翼下端各围成鼻孔。鼻翼和鼻尖处的皮肤富含汗腺和皮脂腺，是痤疮、酒渣鼻和疖肿的好发部位。

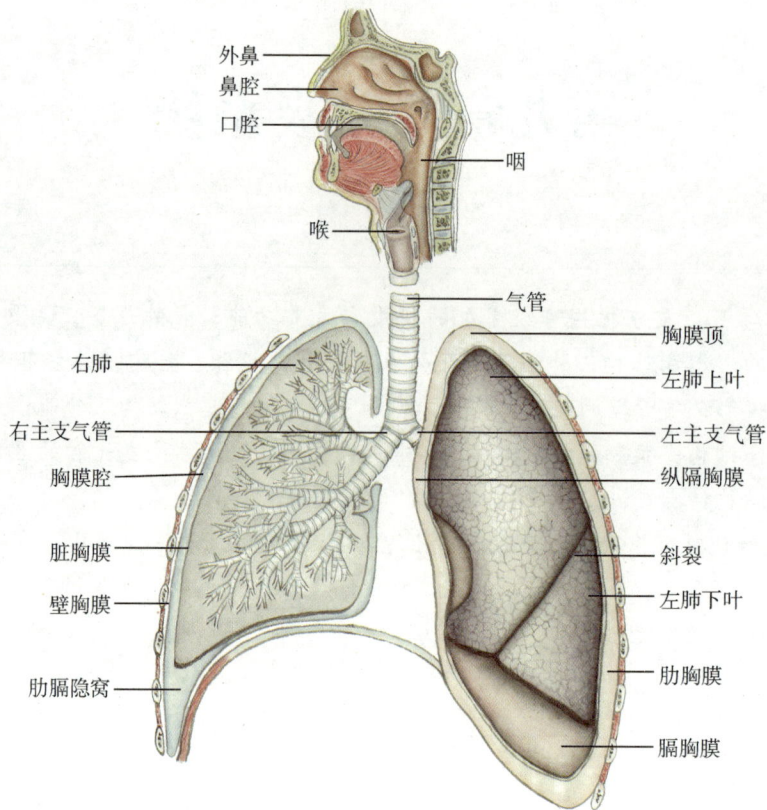

图 9 - 1　呼吸系统概观

2. 鼻腔　以骨和软骨为基础，内衬皮肤和黏膜。鼻腔被鼻中隔分为左、右两腔。每腔向前借鼻孔与外界相通，向后借鼻后孔通向鼻咽。鼻中隔以筛骨垂直板、犁骨和鼻中隔软骨为支架，表面覆以黏膜而构成（图 9 - 2）。鼻中隔多不居中，常偏向一侧。鼻中隔前下部血管丰富且位置表浅，血管易破裂出血，故称易出血区（Little 区）。

每侧鼻腔可分为前部的鼻前庭和后部的固有鼻腔。鼻前庭由鼻翼围成，内衬皮肤，并生有鼻毛，有滤过、净化空气的作用。鼻前庭处缺少皮下组织，但皮脂腺和汗腺丰富，是疖肿的好发部位，且发病时疼痛剧烈。固有鼻腔位于鼻腔后

图 9 - 2　鼻中隔

上部，内衬黏膜。其有上鼻甲、中鼻甲和下鼻甲以及上鼻道、中鼻道和下鼻道。上鼻甲后上方有一凹陷，称蝶筛隐窝（图 9 - 3）。上、中鼻道及蝶筛隐窝处有鼻旁窦的开口，下鼻道前部有鼻泪管的开口（图 9 - 4）。

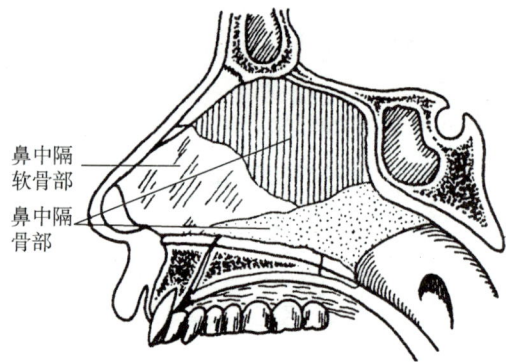

图 9 - 3　鼻腔外侧壁

鼻黏膜按其结构和功能，可分为嗅区和呼吸区。①嗅区：是上鼻甲及其相对的鼻中隔的黏膜，活体呈苍白或浅黄色，内含嗅细胞，有感受嗅觉的功能。②呼吸区：是嗅区以外的部分，黏膜呈浅红色，固有层内有混合腺和丰富的静脉丛，对吸入的空气起加温、加湿作用。炎症时，静脉充血，黏膜肿胀，分泌物增多，鼻腔变窄，引起鼻塞。

3. **鼻旁窦**　又称副鼻窦，由同名骨性鼻旁窦内衬黏膜而构成，共4对（图9-4），均开口于鼻腔。其中，额窦、上颌窦、前筛窦和中筛窦开口于中鼻道；后筛窦开口于上鼻道；蝶窦开口于蝶筛隐窝（图9-5）。鼻旁窦对发音起共鸣作用。鼻旁窦的黏膜与鼻腔黏膜相互延续，故鼻旁窦对吸入的空气也能加温、加湿，而鼻腔的炎症也可蔓延至鼻旁窦。上颌窦窦腔最大，平均容积为14.67ml，且开口位置高于窦底，分泌物不易排出，发生炎症后易转为慢性。另外，上颌窦底邻近上颌磨牙牙根，两者仅隔一层菲薄的骨质；有时牙根可突入窦内，仅以黏膜与窦相隔。故上颌磨牙牙根的感染常波及上颌窦，引起牙源性上颌窦炎。

图9-4　鼻旁窦的体表投影

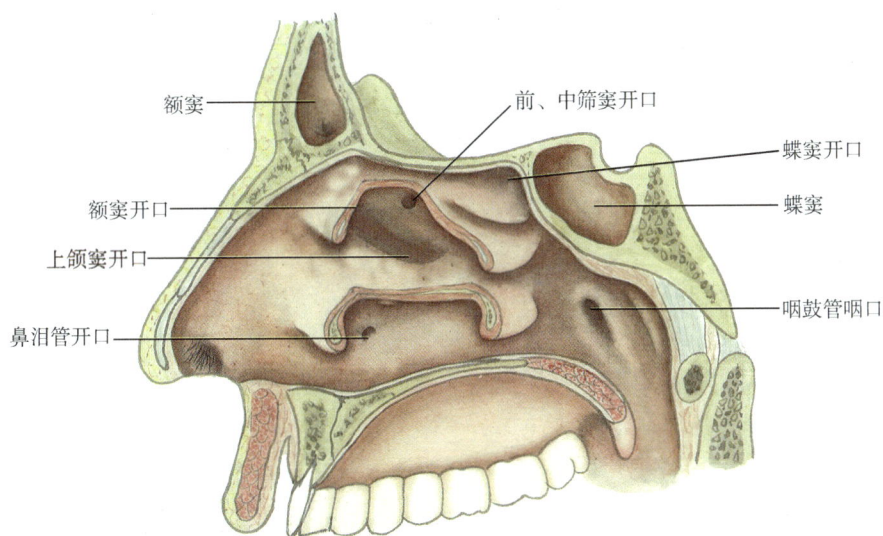

图9-5　鼻旁窦开口

二、喉

喉既是呼吸管道，又是发音器官。

（一）喉的位置

喉位于颈前正中，上借甲状舌骨膜连于舌骨，下接气管。前方有舌骨下肌群覆盖，后方邻咽的喉部，两侧有颈部大血管、神经和甲状腺侧叶。成人喉相当于第3~6颈椎高度，小儿喉的位置较高。喉的活动度大，可随吞咽而上、下移动（图9-6）。

（二）喉的构造

喉由喉软骨、软骨间连结、喉肌和喉黏膜构成。

1. 喉的软骨及其连结 喉软骨主要包括不成对的甲状软骨、环状软骨、会厌软骨和成对的杓状软骨（图9-6），它们构成喉的支架。

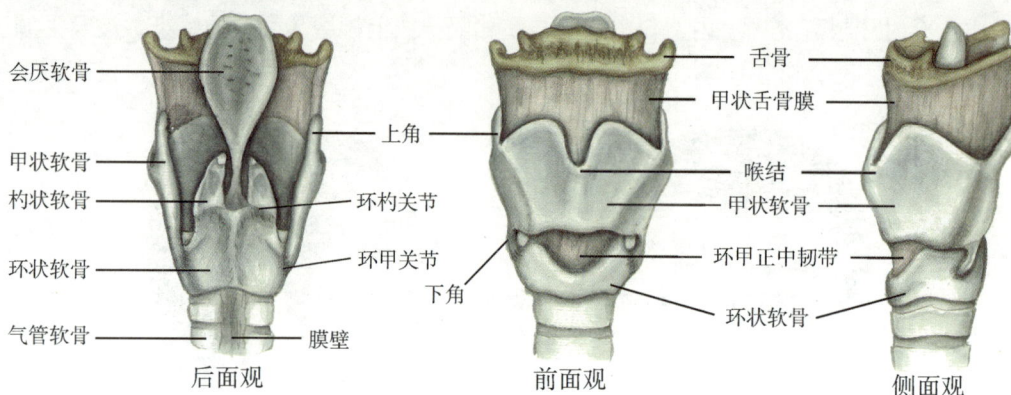

图9-6 喉的软骨

（1）甲状软骨 位于舌骨下方，是喉软骨中最大的一块，由左、右两块近似方形的软骨板在正中线互相愈合而成。愈合处形成向后开放的前角，其上端向前突，称喉结，在成年男性尤为明显，是颈部的重要标志。软骨板后缘向下伸出一对突起，与环状软骨构成环甲关节。

（2）环状软骨 位于甲状软骨下方，前部低窄，后部高宽。环状软骨前部平对第6颈椎，是颈部的重要标志之一。环状软骨是喉软骨中唯一一块完整的环形软骨，对维持呼吸道的通畅具有重要作用，损伤后易引起喉狭窄。

（3）会厌软骨 位于甲状软骨后上方，形似树叶，上端宽而游离，下端尖细并附着于甲状软骨前角的后面。会厌软骨外面覆以黏膜，构成会厌。吞咽时，喉上提，会厌盖住喉口。

（4）杓状软骨及其连结 杓状软骨位于环状软骨后上方，呈三棱锥体形，尖向上，底朝下与环状软骨构成环杓关节。杓状软骨底的前端与甲状软骨前角内面有声韧带附着，声韧带是发音的主要结构。

2. 喉腔与喉黏膜 喉的内腔称为喉腔。喉腔向上经喉口通咽的喉部，向下通气管。在喉腔的中部两侧壁上，有两对呈矢状位的黏膜皱襞。上方一对称为前庭襞，两侧前庭襞间的裂隙称为前庭裂；下方一对称为声襞，由喉黏膜覆盖声韧带和声带肌而构成，两侧声襞间的裂隙称为声门裂。声门裂是喉腔最狭窄的部位，当气流通过时，振动声带而发出声音。喉腔借前庭裂和声门裂分为上、中、下三部分：前庭裂以上的部分称为喉前庭；前庭裂与声门裂之间的部分称为喉中间腔，喉中间腔向两侧延伸的间隙称为喉室；声门裂以下的部分称为声门下腔（图9-7，图9-8）。声门下腔的黏膜下组织比较疏松，炎症时易引起水肿。婴幼儿喉腔较窄小，喉水肿易引起喉阻塞，导致呼吸困难。

3. 喉肌 属骨骼肌，是发音的动力器官。肌块细小，分为两群：一部分作用于环甲关节，使声带紧张或松弛；另一部分作用于环杓关节，使声门裂开大或缩小。通过喉肌的运动，可控制发音的强弱或调节音调的高低。

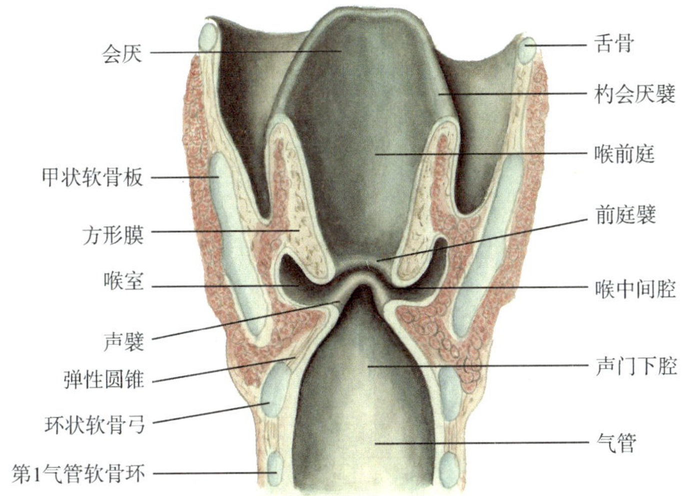

会厌
舌骨
杓会厌襞
甲状软骨板
喉前庭
方形膜
前庭襞
喉室
喉中间腔
声襞
弹性圆锥
声门下腔
环状软骨弓
气管
第1气管软骨环

图 9 - 7　喉腔（冠状切面）

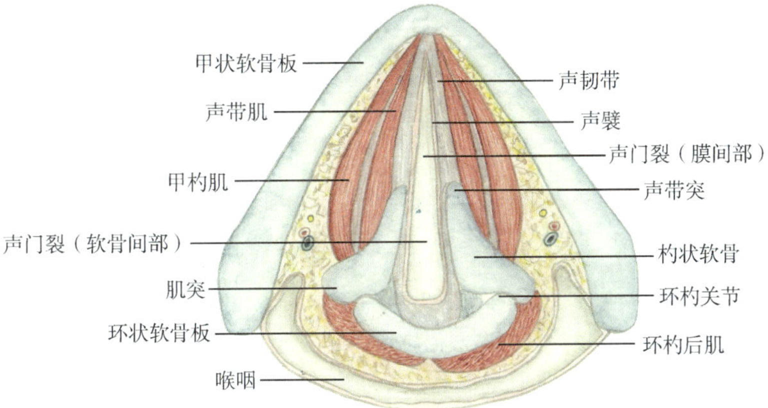

甲状软骨板
声韧带
声带肌
声襞
甲杓肌
声门裂（膜间部）
声带突
声门裂（软骨间部）
杓状软骨
肌突
环杓关节
环状软骨板
环杓后肌
喉咽

图 9 - 8　喉口（上面观）

三、气管和主支气管

1. 气管的位置与形态　气管是连于喉和主支气管之间的管道，位于食管前面，上端于第6颈椎体下缘处接环状软骨，经颈部正中入胸腔，至胸骨角平面分为左、右主支气管，分杈处称为气管杈。气管由16～20个"C"形的气管软骨环及各环之间的肌和结缔组织构成。气管后壁缺乏软骨，由结缔组织和平滑肌构成的气管膜壁封闭。

以胸骨颈静脉切迹为界，将气管分为颈、胸两段。颈段短而表浅，在颈静脉切迹处可触及。颈段前面除覆以舌骨下肌群外，在第2～4气管软骨环前方还有甲状腺峡部，两侧有颈部大血管、神经和甲状腺侧叶。临床上遇急性喉阻塞，需行气管切开时，常选择在第3～4或第4～5气管软骨环处沿正中线进行。

2. 主支气管的形态特点　主支气管是气管在胸骨角平面分出的一级支气管，左、右各一，经肺门入肺。左主支气管长4～5cm，外径0.9～1.4cm，走行较倾斜。右主支气管长2～3cm，外径1.2～1.5cm，走行较陡直。由于右主支气管的走行及形态特点，气管异物易坠入右主支气管。

气管和主支气管的形态见图9-9。

图 9 - 9　气管和主支气管

第二节　肺 e微课1

PPT

一、肺的形态

1. 位置　肺位于胸腔内，纵隔的两侧，左、右各一。

2. 形态　幼儿的肺呈淡红色，在成人呈暗红色，质软而轻。肺形似圆锥状，有一尖、一底、两面、三缘。肺尖圆钝，高出锁骨内侧段上方 2 ~ 3cm；肺底（膈面）向上凹陷，与膈相贴；外侧面（肋面）广阔圆凸，贴近肋和肋间肌；内侧面（纵隔面）中央内陷处称为肺门，有主支气管、肺动脉、肺静脉、淋巴管和神经等出入，这些出入肺门的结构被结缔组织和胸膜包绕成束，称肺根。前缘锐薄，左肺有心切迹，心切迹下方有左肺小舌；后缘圆钝，贴于脊柱两旁；下缘锐薄，伸向膈与胸壁之间（图 9 - 10，图 9 - 11）。

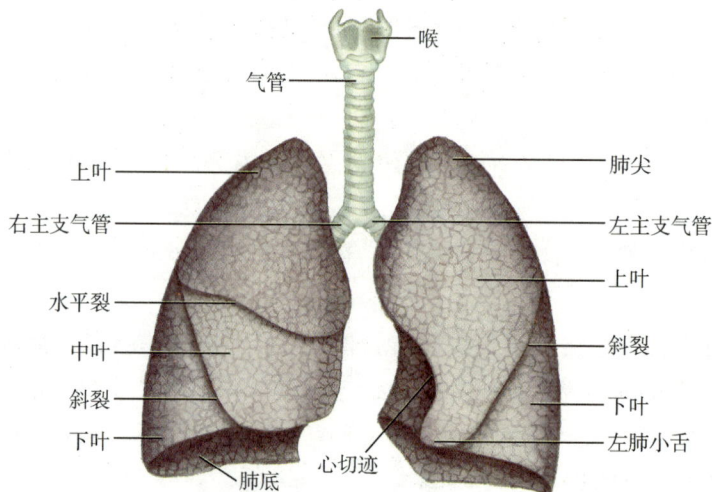

图 9 - 10　肺的形态

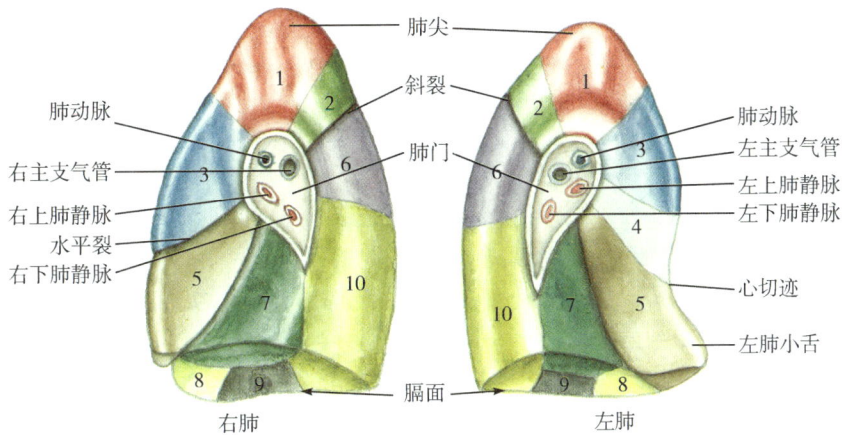

图 9-11 肺的内侧面及肺段

3. 分叶 左肺窄长，由斜裂分为上、下两个肺叶；右肺粗短，由斜裂和水平裂分为上、中、下三个肺叶。

4. 肺的血管 肺有两套血管。一套为功能性血管，是肺完成气体交换的血管，每侧肺有1条肺动脉和2条肺静脉、在肺内连于肺泡壁的毛细血管网，并在此进行气体交换。另一套为营养血管，是营养肺组织的血管，每侧肺有1~2支细小的支气管动脉与支气管的各级分支伴行，营养肺内的支气管壁、肺血管壁和脏胸膜等。

二、支气管树

气管、支气管及其各级分支形似一个倒置的大树，称支气管树（图 9-12）。支气管经肺门入肺，分成叶支气管（第2级），右肺3支，左肺2支。叶支气管分成段支气管（第3~4级），左肺8支，右肺10支。段支气管反复分支为小支气管（第5~10级），继而再分为细支气管（第11~13级），细支气管又分支为终末细支气管（第14~16级）。从叶支气管至终末细支气管为肺内的导气部。终末细支气管以下的分支为肺的呼吸部，包括呼吸性细支气管（第17~19级）、肺泡管（第20~22级）、肺泡囊（第23级）和肺泡（第24级）。

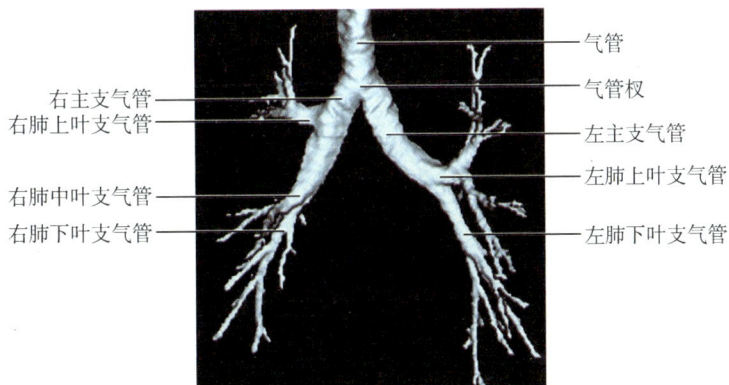

图 9-12 支气管树

三、支气管肺段

肺段支气管是指肺叶支气管的分支，每一肺段支气管及其分支和它所属的肺组织共同构成支气管肺段，右肺分为10段，左肺分为8~10段，每一段都呈楔形，底在肺表面，尖在肺根。每一肺段都有自己的动脉和支气管，相邻两个肺段共用一条静脉。

💡 **素质提升**

肺癌的危险因素及防治

目前，世界上肺癌的发病率、死亡率均居世界癌症中的第 1 位，也是我国人群中最常见的恶性肿瘤（癌症）之一。吸烟和二手烟是重要的危险因素。香烟烟雾产生的尼古丁及其代谢物可通过促进细胞增殖、血管生成、癌细胞浸润，上皮细胞间质样转化及促肿瘤生长相关的自分泌循环来促进肿瘤的生长；暴露于二手烟者患肺癌的风险是未暴露者的 1.31 倍。PM2.5 含有致癌物多环芳烃，它在气道的暴露可以诱导人体内脂质的代谢，从而加快肺癌的进展；家庭用煤、建筑材料和室内装修材料释放出的气体氡与肺癌发病有关；有肿瘤家族史者发生肺癌的风险是没有肿瘤家族史者的 2.47 倍。肺癌的发生是多因素共同作用造成的，其病因构成十分复杂。对日常可控的因素要积极防控，如要主动戒烟、避免二手烟、雾霾天气佩戴口罩、保持乐观心态、劳逸结合等，从个人做起，预防肺癌的发生。

PPT

第三节　胸　膜

胸膜为覆盖在胸壁内面、纵隔两侧（壁胸膜）和肺表面（脏胸膜）的一层薄而光滑的浆膜。

一、壁胸膜

壁胸膜是胸膜的一部分，被覆于胸壁内侧、纵隔两侧和膈上面，也突至颈根部等处。壁胸膜按部位分为四部：①肋胸膜，衬于肋和肋间隙内面；②膈胸膜，覆盖在膈上面，与膈结合紧密，不易剥离；③纵隔胸膜，位于纵隔两侧，其中部包裹肺根并移行为脏胸膜；④胸膜顶，为肋胸膜与膈胸膜向上延伸突入颈部的部分，覆盖在肺尖的表面，高出锁骨内侧 1/3 上方 2～3cm。在颈根部进行臂丛阻滞麻醉或针刺时，应高于锁骨上方 4cm 进针，以防止刺破肺尖而人为造成气胸，引起呼吸困难。

二、脏胸膜

脏胸膜紧贴肺表面，并伸入肺裂，与肺实质紧密结合而不能分离，故又称肺胸膜。

三、胸膜腔

胸膜腔是由脏、壁胸膜在肺根处互相移行形成的左、右两个潜在性的密闭间隙。腔内为负压，仅有少量浆液，可减少呼吸时脏、壁两层胸膜间的摩擦。

胸腔由胸壁与膈围成，上界经胸廓上口与颈部相连，下界借膈与腹腔分隔。胸腔分为三部分：左、右两侧为胸膜腔和肺，中间为纵隔。

四、胸膜隐窝

壁胸膜互相移行转折处，有些部位存在较大的空隙，即使在深吸气时，肺的边缘也不能伸入其间，这些部分称为胸膜隐窝。其中最重要的是肋膈隐窝，在肋胸膜与膈胸膜互相转折处，呈半环形。肋膈隐窝是位置最低、容积最大的胸膜隐窝，其深度一般可达两个肋及肋间隙，平静呼吸时深度约 5cm。深呼吸时，肺的下缘也不能伸入其内，胸膜腔积液时常首先聚集于此。在前后位胸片上，肋膈隐窝呈开口向内上的夹角，影像学上称肋膈角。

五、胸膜和肺的体表投影

胸膜的体表投影是指壁胸膜各部互相移行形成的返折线在体表的投影位置，标志着胸膜腔的范围。其中，最有实用意义的是胸膜前界和下界的体表投影。

胸膜前界为肋胸膜与纵隔胸膜前缘转折处的返折线，两侧均起自胸膜顶，向内下经胸锁关节后方至第 2 胸肋关节水平，两侧互相靠拢并沿中线垂直下行。左侧在第 4 胸肋关节处斜向外下，沿胸骨左缘外侧 2~2.5cm 下行，至第 6 肋软骨后方移行为胸膜下界；右侧在第 6 胸肋关节处转向右，移行为胸膜下界。胸膜下界是肋胸膜与膈胸膜移行处的返折线。左侧起自第 6 肋软骨后方，右侧起自第 6 胸肋关节处，两侧均斜向外下方，在锁骨中线与第 8 肋相交，在腋中线与第 10 肋相交，在肩胛线与第 11 肋相交，在脊柱旁约平第 12 胸椎棘突高度。

肺的体表投影：肺尖与胸膜顶的体表投影一致，肺前界与胸膜前界的体表投影也几乎相同。肺下界的体表投影比胸膜下界的高出 1~2 肋，即在锁骨中线与第 6 肋相交，在腋中线与第 8 肋相交，在肩胛与第 10 肋相交，在脊柱旁约平第 10 胸椎棘突高度（图 9-13，表 9-1）。

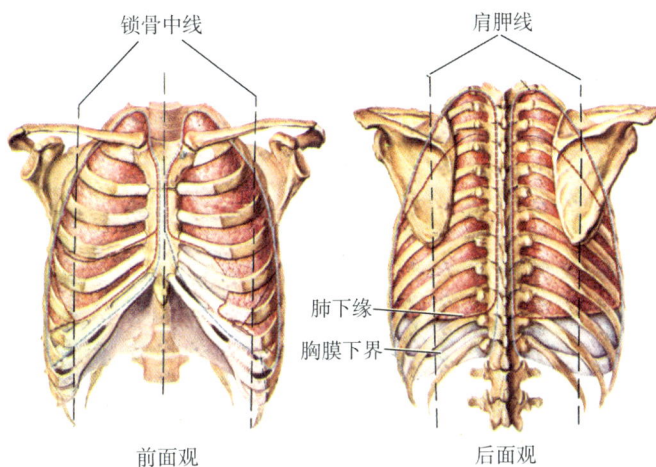

图 9-13　胸膜和肺的体表投影
红线表示肺的边缘以及斜裂和水平裂，蓝线表示胸膜的边缘

表 9-1　胸膜下界和肺下界的体表投影

	锁骨中线	腋中线	肩胛线	后正中线
胸膜下界	第 8 肋	第 10 肋	第 11 肋	第 12 胸椎棘突
肺下界	第 6 肋	第 8 肋	第 10 肋	第 10 胸椎棘突

第四节　纵　隔

纵隔是左、右纵隔胸膜之间的全部器官、结构和结缔组织的总称。纵隔的前界为胸骨，后界为脊柱胸段，两侧界为纵隔胸膜，上界为胸廓上口，下界为膈。

通常以胸骨角平面为界，将纵隔分为上纵隔和下纵隔。下纵隔又以心包为界，分为前纵隔、中纵隔和后纵隔（图 9-14）。

图 9–14　纵隔的分部

一、上纵隔

上纵隔内有胸腺（或胸腺遗迹）、气管、食管、头臂静脉、上腔静脉、主动脉弓及其三条大分支、胸导管、膈神经、迷走神经和淋巴结等。

二、下纵隔

1. 前纵隔　位于胸骨与心包之间，内有纵隔前淋巴结及疏松结缔组织等。

2. 中纵隔　位于前、后纵隔之间，内有心包、心和出入心的大血管、主支气管起始部、膈神经、心包膈血管和淋巴结等。

3. 后纵隔　位于心包与脊柱之间，内有食管、主支气管、胸主动脉、奇静脉、半奇静脉、胸导管、迷走神经、胸交感干和淋巴结等。

第五节　气管与肺的微细结构

PPT

一、气管和支气管 微课2

气管和支气管的结构大致相同。管壁都分为三层，由内向外依次为黏膜、黏膜下层和外膜，各层间无明显分界（图 9–15）。

（一）黏膜

由上皮和固有层组成。上皮为假复层纤毛柱状上皮，电镜下可见由下列五种细胞组成（图 9–16）。

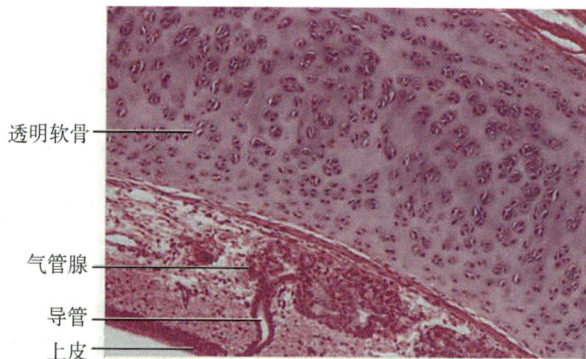

图 9–15　气管壁（低倍）

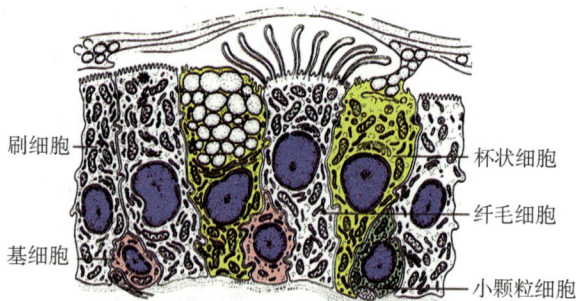

图 9–16　气管上皮超微结构模式图

1. 纤毛细胞　数量最多，细胞呈柱状，游离面有密集的纤毛，纤毛向咽部摆动，可将黏液及吸附的尘粒、细菌等运送到喉部，以痰的形式咳出。

2. 杯状细胞　散在于纤毛细胞之间，分泌的黏液与气管腺分泌物共同形成黏液屏障，覆盖在上皮表面，可黏附灰尘、细菌等有害物质。

3. 刷细胞　细胞呈柱状，游离面有许多微绒毛。其功能尚无定论，可能具有感受刺激的功能。

4. 小颗粒细胞　数量少，细胞较矮，位于上皮基部，属于弥散神经内分泌细胞，分泌物可调节平滑肌的收缩和腺体分泌活动，影响气道的管径大小和肺循环的血流量。

5. 基细胞 细胞呈锥体形，位于上皮深面，细胞较小，是干细胞，可分化为纤毛细胞和杯状细胞。固有层为细密结缔组织，含较多的弹性纤维、丰富的血管、淋巴组织和浆细胞。

（二）黏膜下层

由疏松结缔组织构成，与固有层之间无明显界限，内含许多混合腺，即气管腺。气管腺的导管经固有层开口于黏膜表面；其黏液性腺泡分泌物黏稠，参与黏液屏障的形成；浆液性腺泡分泌物稀薄，有利于纤毛的摆动。

（三）外膜

较厚，由"C"字形的透明软骨环和结缔组织构成。软骨环缺口处由环行的平滑肌和结缔组织充填，内有较多的气管腺。

二、肺

肺的表面覆有一层光滑而湿润的浆膜，即胸膜脏层。支气管由肺门入肺后，后复分支形成树枝状，称支气管树。支气管树和与其相连的肺泡构成肺的实质，肺实质间的结缔组织、血管、淋巴管和神经等构成肺的间质。支气管在肺内的多次分支统称为小支气管。小支气管分支到管径在1mm以下时，称细支气管。细支气管末端的分支直径小于0.5mm时，称终末细支气管。从肺内支气管到终末细支气管为肺的导气部。终末细支气管再分支形成的呼吸性细支气管、肺泡管、肺泡囊和肺泡，构成肺的呼吸部。

每个细支气管连同它的各级分支和肺泡组成一个肺小叶，周围有薄层结缔组织包绕。肺小叶呈锥体形，尖朝向肺门，底朝向肺表面（图9-17）。临床上的小叶性肺炎，即指肺小叶的炎症。

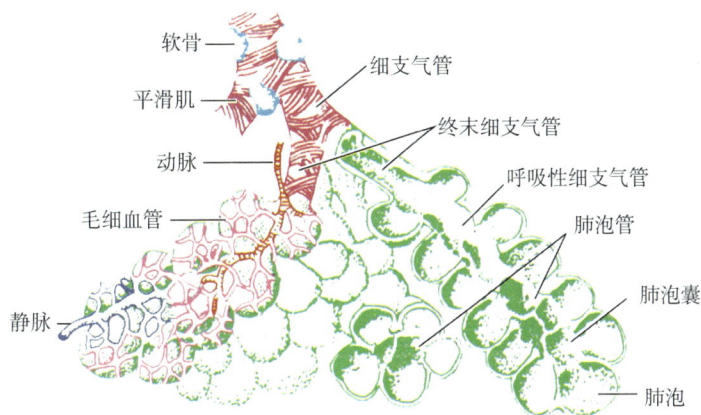

图9-17 肺小叶立体模式图

（一）导气部

1. 肺内支气管和小支气管

（1）黏膜 与支气管的黏膜相似。但随着分支的增多，管径变细，上皮由高变矮，杯状细胞逐渐减少；固有层逐渐变薄，其外侧可见一层不规则的、螺旋形排列的平滑肌。

（2）黏膜下层 为疏松结缔组织，亦含混合腺，腺体随管径变细而逐渐减少。

（3）外膜 由结缔组织和不规则的软骨片组成。软骨片随着管径变细，也逐渐减少。

2. 细支气管和终末细支气管

（1）细支气管 小支气管反复分支，过渡为细支气管。上皮仍为假复层纤毛柱状上皮，但变得更矮，杯状细胞很少，可见少量腺体，软骨片消失，平滑肌相对增多，黏膜常见皱襞。

（2）终末细支气管　是细支气管的末端分支。上皮为单层纤毛柱状上皮，杯状细胞和腺体均消失，平滑肌相对增多，形成完整的一层（图9-18）。

电镜下，可见细支气管和终末细支气管的上皮由纤毛细胞和无纤毛的 Clara 细胞组成。Clara 细胞呈圆柱状，胞质内有发达的滑面内质网和分泌颗粒。该细胞的分泌物含有蛋白酶，可分解管腔内的细胞和黏液，以利于排出。

（二）呼吸部

1. 呼吸性细支气管　是终末细支气管的分支，管壁上已有肺泡开口，可进行气体交换。上皮为单层立方上皮，其外有少量结缔组织和平滑肌（图9-18）。

2. 肺泡管　有许多肺泡开口，管壁组织很少，只在肺泡开口之间存在小部分管壁，切片上呈结节状膨大，表面为单层立方上皮，下方为富含弹性纤维的薄层结缔组织及少量平滑肌纤维（图9-18）。

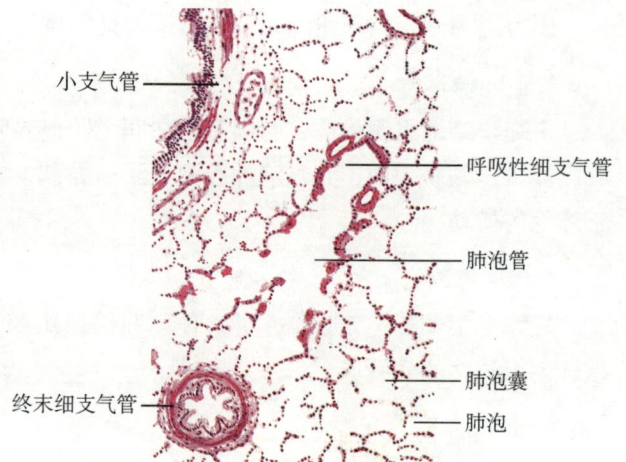

图9-18　肺仿真图（低倍）

3. 肺泡囊　是几个肺泡的共同开口处，结构与肺泡管相似，但在肺泡开口处已无平滑肌，故切片上不见结节状膨大（图9-18）。

4. 肺泡　为多面形囊泡，是肺进行气体交换的场所，开口于肺泡囊、肺泡管或呼吸性细支气管（图9-19）。相邻肺泡间有少量结缔组织，称肺泡隔。人两肺有3亿~4亿个肺泡，每个肺泡的直径为200~250μm，深吸气时，肺泡总面积可达100m²。肺泡壁菲薄，内表面衬有肺泡上皮。

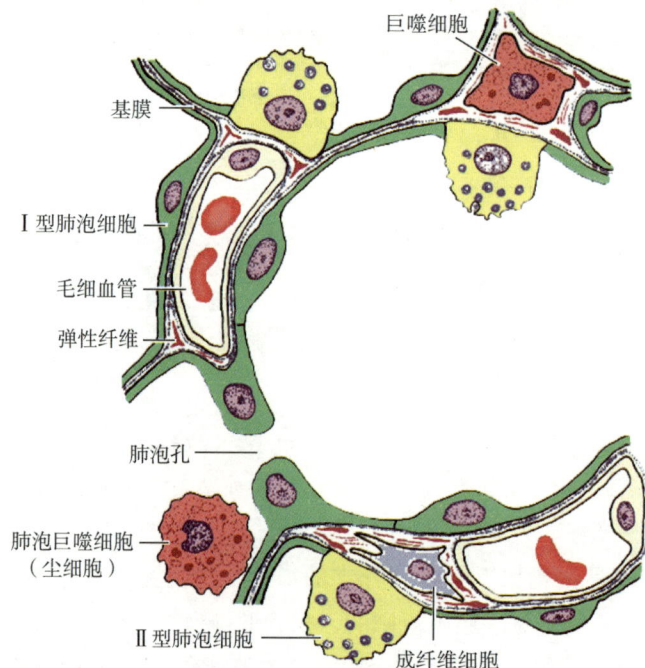

图9-19　肺泡结构模式图

（1）肺泡上皮　由下列两种细胞组成。①Ⅰ型肺泡细胞：细胞扁平，含核部位较厚，其余部分菲薄，细胞数量少，覆盖面广，是肺泡进行气体交换的部位，主要参与气-血屏障的构成。②Ⅱ型肺泡细胞：数量多，呈立方形或圆形，嵌在Ⅰ型肺泡细胞之间，核圆形，胞质呈泡沫状（图9-19）。电镜下可见此种细胞游离面有少量微绒毛，胞质内有许多嗜锇性板层小体，主要成分为磷脂、蛋白质和糖胺聚糖等，分泌到肺泡上皮表面，即成为表面活性物质。该物质具有降低肺泡表面张力从而稳定肺泡直径的作用。有些早产儿由于缺乏肺泡表面活性物质而发生肺不张，引起呼吸障碍。肺泡表面活性物质的合成与分泌受到抑制或破坏，如创伤、休克、中毒或感染时，可引起肺泡塌陷，产生呼吸困难。Ⅱ型肺泡细胞还有增殖分化能力，可修复受损的Ⅰ型肺泡细胞，但往往引起气－血屏障增厚，使气体交换功能发生障碍。

（2）肺泡隔　位于相邻肺泡之间，由薄层结缔组织构成。其特征是含有极其丰富的毛细血管网和大量的弹性纤维（图9－19）。密集的毛细血管网有利于血液与肺泡之间的气体交换；弹性纤维有助于肺泡扩张后的回缩。若受某种因素的影响，弹性纤维遭到破坏，肺泡因不能回缩而经常处于过度扩张状态，即为肺气肿。

（3）气－血屏障　又称呼吸膜，是指肺泡与血液之间进行气体交换必须经过的膜。包括肺泡表面活性物质、Ⅰ型肺泡细胞及其基膜、薄层结缔组织、毛细血管基膜与内皮（图9－19）。

（4）肺泡孔　相邻肺泡之间有直径10～15μm的小孔相通，称肺泡孔（图9－19）。它是肺泡间的气体通道，与平衡肺泡内的气压有关。当支气管阻塞时，可通过肺泡孔建立侧支通气，进行有限的气体交换。但在肺部感染时，病原体也可经此孔扩散，造成炎症蔓延。

（5）肺泡巨噬细胞　为肺泡隔或肺泡腔内的巨噬细胞。胞体大，形态不一，具有吞噬细菌、异物和渗出的红细胞等功能。它吞噬了吸入的灰尘后，称尘细胞。尘细胞可经呼吸道排出体外，也可沉积于肺间质中（图9－19）。

（三）肺的血管

肺的血液供应来源于肺动脉和支气管动脉。

1. 肺动脉　是肺的功能性血管，属弹性动脉。入肺后，伴随支气管一同分支，直至呼吸性细支气管以下时，才形成毛细血管网包绕肺泡，并进行气体交换。然后，毛细血管又逐渐汇成肺静脉出肺。

2. 支气管动脉　是肺的营养血管，起自胸主动脉或肋间动脉。与支气管伴行入肺，沿途于各级支气管壁内形成毛细血管，营养肺组织。然后，一部分毛细血管汇入肺静脉；另一部分汇合成支气管静脉，伴随支气管，经肺门出肺。

目标检测

答案解析

一、单项选择题

1. 上呼吸道是指（　　）
   A. 咽以上部位　　　　　　　　B. 喉以上部位　　　　　　　　C. 鼻、咽和喉
   D. 气管以上部位　　　　　　　E. 主支气管以上部位

2. 喉炎时容易水肿的部位是（　　）
   A. 喉口黏膜　　　　　　　　　B. 喉前庭黏膜　　　　　　　　C. 喉中间腔黏膜
   D. 声门下腔黏膜　　　　　　　E. 喉室黏膜

3. 喉腔最狭窄的部位是（　　）
   A. 前庭裂　　　　　　　　　　B. 声门裂　　　　　　　　　　C. 喉口
   D. 喉中间腔　　　　　　　　　E. 喉室

4. 肋膈隐窝位于 （ ）

    A. 脏、壁胸膜移行处   B. 肋胸膜、膈胸膜移行处   C. 胸膜顶处

    D. 膈胸膜与纵隔胸膜移行处   E. 以上都不对

5. 胸膜下界在腋中线上位于 （ ）

    A. 第 6 肋   B. 第 8 肋   C. 第 10 肋

    D. 第 11 肋   E. 第 12 肋

6. 出入肺门的结构不包括 （ ）

    A. 肺动脉   B. 肺静脉   C. 主支气管

    D. 门静脉   E. 神经和淋巴

7. 气管上皮中能增殖分化的细胞是 （ ）

    A. 纤毛细胞   B. 刷细胞   C. 基细胞

    D. 杯状细胞   E. 小颗粒细胞

8. 终末细支气管管壁结构中有 （ ）

    A. 杯状细胞   B. 腺体   C. 软骨

    D. 完整的环行平滑肌   E. 骨骼肌

9. 气管表面黏液屏障由 （ ） 形成

    A. 黏液性腺泡和杯状细胞的分泌物

    B. 腺体和浆细胞的分泌物

    C. 杯状细胞和浆细胞的分泌物

    D. 纤毛和杯状细胞的分泌物

    E. 杯状细胞和小颗粒细胞的分泌物

10. 气管壁的 3 层结构是 （ ）

    A. 内膜、中膜和外膜   B. 黏膜、黏膜下层和外膜   C. 黏膜、黏膜下层和肌膜

    D. 黏膜、肌层和纤维膜   E. 黏膜、肌层和黏膜下层

11. 肺的导气部不包括 （ ）

    A. 呼吸性细支气管   B. 细支气管   C. 小支气管

    D. 终末细支气管   E. 肺内支气管

12. 肺的呼吸部包括 （ ）

    A. 肺泡管   B. 终末细支气管   C. 细支气管

    D. 小支气管   E. 肺内支气管

13. 相邻肺泡气体流通的通道是 （ ）

    A. 气 - 血屏障   B. 肺泡隔   C. 肺泡孔

    D. 终末细支气管   E. 肺泡上皮

14. 光镜下，相邻肺泡开口处有结节状膨大的结构是 （ ）

    A. 终末细支气管   B. 呼吸性细支气管   C. 肺泡管

    D. 肺泡囊   E. 终末细支气管

15. 分泌表面活性物质的细胞是 （ ）

    A. Ⅰ 型肺泡细胞   B. Ⅱ 型肺泡细胞   C. 肺泡巨噬细胞

    D. Clara 细胞   E. 杯状细胞

16. 在支气管树中，肺泡最早出现于（　）

A. 细支气管　　　　　　B. 终末细支气管　　　　　C. 呼吸性细支气管

D. 肺泡管　　　　　　　E. 肺泡囊

二、思考题

1. 气管异物易入哪一侧主支气管？为什么？
2. 简述气管管壁的组织结构。
3. 试述肺泡上皮的结构及功能。

（刘宏伟　丁祥云）

书网融合……

本章小结　　　　微课 1　　　　微课 2　　　　题库

第十章　泌尿系统

1. 通过本章学习，重点把握泌尿系统的组成和主要功能；肾的形态和位置；肾区；肾的微细结构；输尿管的位置、三个狭窄部位；肾单位的组成及功能，滤过屏障的结构及功能；肾小管的结构特点；膀胱的形态和位置；膀胱壁的结构；膀胱三角；女性尿道的位置、结构特点及开口部位；集合管的微细结构；球旁复合体的结构及功能。

2. 运用流程图描述尿液的产生与排出所经过的结构；列表比较肾小管各段的结构特征及其功能；掌握肾区叩击的操作；初步掌握尿潴留时膀胱穿刺操作的要点；通过收集网络相关资源，说明肾钝搓伤导致肾破裂时，尿液外渗所经过的结构。

泌尿系统由肾、输尿管、膀胱和尿道组成（图 10-1）。其主要功能是排出体内溶于水的代谢产物，如尿素、尿酸以及多余的水、无机盐等，保持机体内环境的平衡和稳定。肾产生尿液，尿液经输尿管输送至膀胱暂时储存，当尿液达到一定量后，引发排尿反射，经尿道排出体外。

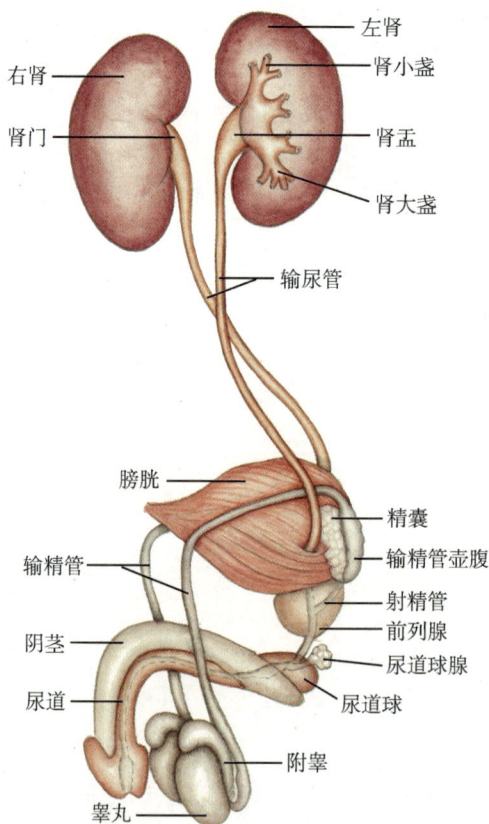

图 10-1　男性泌尿生殖系统模式图

第一节　肾 📱微课

》情境导入

情景描述　患者，男，43岁，高血压病史7年。近日出现尿量减少、水肿、无力、食欲减退、恶心、心悸、呼吸困难、精神状态较差。现检查发现：血红细胞数 2.2×10^{12}/L，血红蛋白68g/L；血肌酐1312μmol/L；尿隐血（＋＋＋），尿蛋白（＋＋＋），尿葡萄糖（＋）；超声显示双肾体积减小，肾内动脉分支血流速度降低。临床诊断为慢性肾功能衰竭。

讨论　1. 正常肾的位置及形态是怎样的？
　　　　2. 患者为什么会出现尿量减少和水肿等临床表现？

一、肾的形态

肾是成对的实质性器官，形如蚕豆，前后略扁。新鲜肾呈红褐色，质柔软，表面光滑，重130～150g。肾可分为上、下两端，前、后两面，内侧、外侧两缘。肾的上端宽而薄，下端窄而厚。肾的前面较凸，朝向前外侧；后面较扁平，紧贴腹后壁。肾的外侧缘隆凸；内侧缘中部凹陷，称肾门，是肾盂、肾动脉、肾静脉、淋巴管和神经等出入肾的部位。出入肾门的结构被结缔组织包裹，合称肾蒂。肾门向肾内凹陷扩大的腔，称肾窦，窦内有肾小盏、肾大盏、肾盂、肾的血管、淋巴管、神经和脂肪组织等（图10-2）。

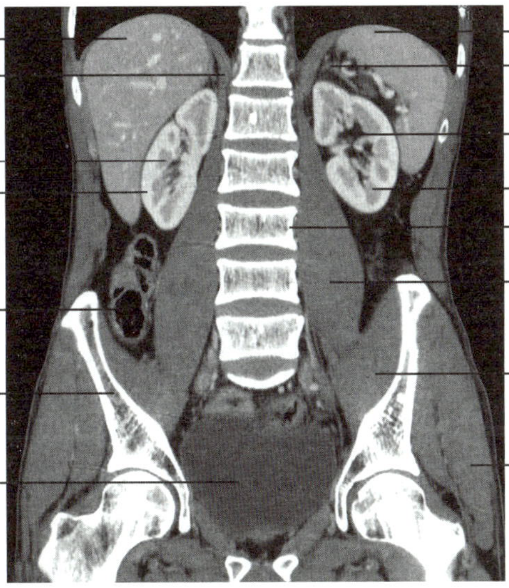

图10-2　肾的位置（CT冠状影像）

二、肾的位置和毗邻

肾位于腹腔内腹后壁的上部，在脊柱的两旁，前面覆盖腹膜，是腹膜外位器官。一般左肾上端平第11胸椎体下缘，下端平第2腰椎体下缘；右肾由于受肝的影响，位置比左肾略低（图10-2），上端平第12胸椎体上缘，下端平第3腰椎体上缘。左侧第12肋斜过左肾后方的中部，右侧第12肋斜过右肾后方的上部。肾门约平第1腰椎平面，距正中线外侧约5cm。

在躯干背面，竖脊肌外侧缘与第12肋的夹角部位，称肾区。当肾患某些疾病时，叩击或触压肾区可引起疼痛。

　　两肾的上内方紧邻肾上腺。左肾的前上部与胃底后面接触，中部邻胰尾和脾血管，下部与空肠和结肠左曲相邻。右肾前上部与肝相邻，下部邻结肠右曲，内侧缘邻十二指肠降部。两肾的后方上邻膈，下部自外侧向内侧分别与腹横肌、腰方肌及腰大肌相邻（图 10 - 3，图 10 - 4）。

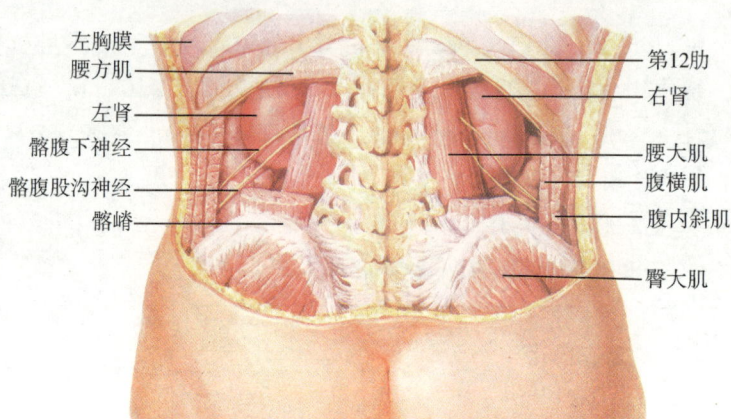

左胸膜
腰方肌
左肾
髂腹下神经
髂腹股沟神经
髂嵴

第12肋
右肾
腰大肌
腹横肌
腹内斜肌
臀大肌

图 10 - 3　肾与肋骨和椎骨的位置关系（后面观）

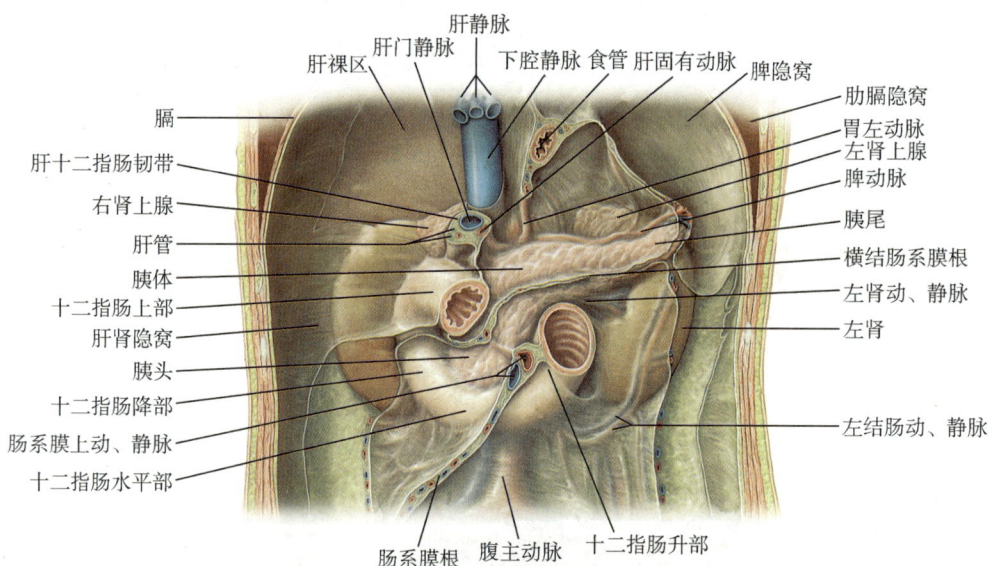

肝裸区　肝门静脉　肝静脉　下腔静脉　食管　肝固有动脉　脾隐窝

膈
肝十二指肠韧带
右肾上腺
肝管
胰体
十二指肠上部
肝肾隐窝
胰头
十二指肠降部
肠系膜上动、静脉
十二指肠水平部

肋膈隐窝
胃左动脉
左肾上腺
脾动脉
胰尾
横结肠系膜根
左肾动、静脉
左肾
左结肠动、静脉

肠系膜根　腹主动脉　十二指肠升部

图 10 - 4　肾的毗邻结构

三、肾的被膜

　　肾的表面有 3 层被膜，由内向外依次为纤维囊、脂肪囊和肾筋膜（图 10 - 5）。

　　1. 纤维囊　是薄而坚韧的致密结缔组织膜，包裹于肾实质表面。正常状态下，纤维囊与肾连结较疏松，容易与肾实质剥离；但在肾有病变时，则可与肾实质发生粘连，不易剥离。在修复肾破裂或行肾部分切除术时，需缝合纤维囊。

　　2. 脂肪囊　又称肾床，是位于纤维囊外周的囊状脂肪组织层，并通过肾门与肾窦内的脂肪组织相连接，对肾起支持和保护作用。临床上行肾囊封闭，就是将药物注入肾脂肪囊内。

　　3. 肾筋膜　位于脂肪囊的外面，是致密结缔组织膜。肾筋膜分为前、后两层，包被肾和肾上腺。肾筋膜发出许多结缔组织小束，穿过脂肪囊连于纤维囊，对肾起固定作用。

肾的正常位置依赖肾的被膜、肾的血管、肾的邻近器官、腹膜及腹内压等多种因素维持。由于肾筋膜下方完全开放，当腹壁肌力弱、肾周脂肪少、肾的固定结构薄弱时，可发生肾下垂或游走肾。

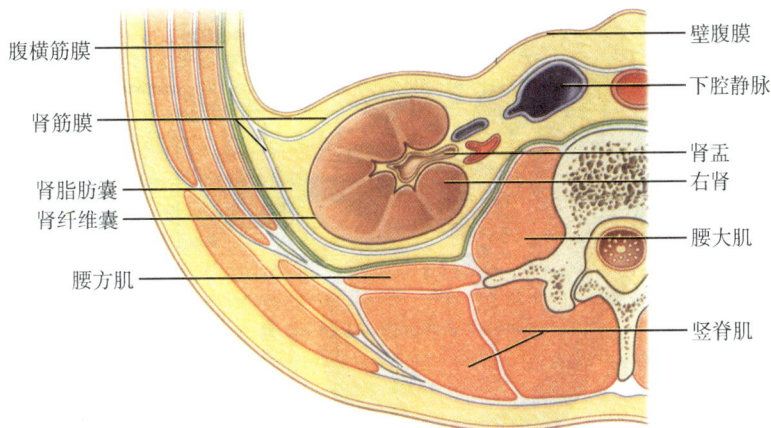

图 10 - 5　肾的被膜（横切面）

四、肾的结构

在肾的冠状切面上，肾实质分为肾皮质和肾髓质两部分（图 10 - 6）。肾皮质主要位于肾的浅层，富含血管，新鲜标本呈红褐色，厚 1 ~ 1.5cm，肉眼观察密布细小红色颗粒。肾皮质主要由肾小体和肾小管组成。肾皮质深入肾髓质内的部分，称肾柱。肾髓质位于肾皮质的深层，血管较少，色淡红，约占肾实质厚度的 2/3。肾髓质主要由肾小管组成。肾髓质形成 15 ~ 20 个肾锥体。肾锥体呈圆锥形，其底朝向肾皮质，尖端钝圆，称肾乳头。肾乳头上有许多集合管的开口，尿液经此流入肾小盏。在肾窦内，肾小盏是漏斗状的膜性短管，其边缘包绕肾乳头。每侧肾有 7 ~ 8 个肾小盏，每 2 ~ 3 个肾小盏汇合成一个肾大盏。每侧肾有 2 ~ 3 个肾大盏，肾大盏汇合成肾盂。肾盂呈前后略扁的漏斗状，出肾门后逐渐变细，向下弯行，移行为输尿管。

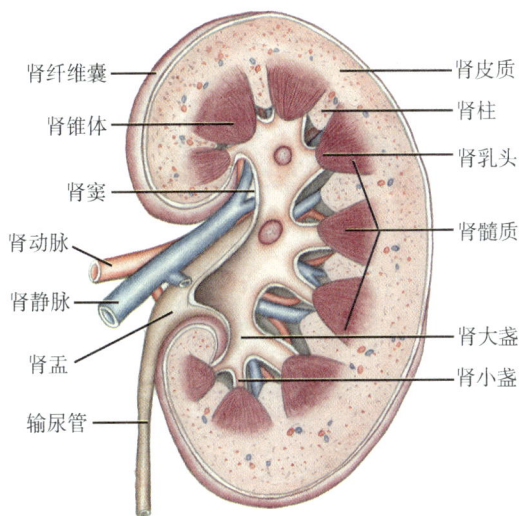

图 10 - 6　肾的内部结构（冠状切面）

五、肾段血管与肾段

肾动脉直接由腹主动脉发出，经肾门入肾后分为两支，即前支和后支。前支粗大，再分出 4 个二级分支，与后支一起进入肾实质内。肾动脉的 5 个二级分支在肾内呈节段性分布，称肾段动脉。每支肾段动脉分布到一定区域的肾实质，称肾段。每个肾分 5 个肾段，即上段、上前段、下前段、下段和后段（图 10 - 7）。各肾段由其同名动脉供应，各肾段之间被少血管的段间组织所分隔，称乏血管带。由于肾段动脉之间缺乏交通支，一旦受到损伤，将导致其独立支配的肾段区域失去动脉血供，发生缺血性肾梗死，肾脏泌尿功能丧失。

153

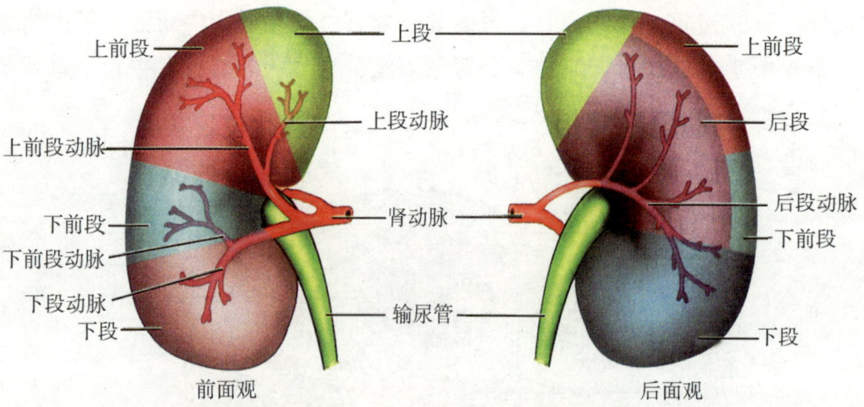

图 10 – 7　肾段动脉和肾段

💡 **素质提升**

慢性肾脏病的治疗

　　慢性肾脏病（CKD）是严重危害人类健康和生命的常见病，需加强对其防治。目前，肾脏替代治疗包括血液透析、腹膜透析和肾移植 3 种方式。我国成年人群中 CKD 的患病率为 10.8%，据此估计，我国现有成年 CKD 患者 1.3 亿，而 CKD 的知晓率仅为 12.5%。维持性透析和肾移植虽都可延长尿毒症患者的生命，但也均为该病患者及其家庭带来了巨大痛苦和经济负担。随着医保政策的逐步完善，血液透析纳入大病医保，并且，对特殊地区的扶贫政策通过"精准扶持、专地专项、技术下沉、培养核心"等措施来提升基层医院对肾脏疾病的服务能力，改善贫困地区肾脏病的治疗条件，进一步方便患者就医。

PPT

第二节　输尿管

▶▶ **情境导入**

　　情景描述　患者，女，45 岁。近日在厨房操炊事时突感腹部剧痛，并倒地打滚，疼痛呈发作性，从右腰部放射至右腹股沟部和右大腿前面，排出的尿略呈红色。腹部 X 线摄片显示：第 2 腰椎右侧横突尖端附近有结石阴影。

　　讨论　1. 该患者哪一器官结石？

　　　　　2. 结石易停留于该器官的哪些部位？疼痛为什么会这样剧烈？

一、输尿管的位置与行程

　　输尿管是一对细长的肌性管道，起于肾盂，终于膀胱（图 10 – 8），全长 20 ~ 30cm，管径 0.5 ~ 1.0cm，按其行程可分为腹部、盆部和壁内部三部分。

　　腹部起于肾盂下端，在腹膜后方沿腰大肌的前方下行，至小骨盆上口处，左输尿管越过左髂总动脉末端的前方，右输尿管越过右髂外动脉起始部的前方，进入盆腔移行为盆部。盆部沿盆腔侧壁和髂血管、腰骶干及骶髂关节的前方下行至坐骨棘水平，男性输尿管沿盆腔侧壁弯曲向前，在输精管后方并与之交叉后转向前内，而后达膀胱底；女性输尿管行于子宫颈的外侧，在子宫颈外侧约 2cm 处，从子宫动脉的后下方经过，而后至膀胱底。壁内部自膀胱底向下斜穿膀胱壁，开口于膀胱底内面的输尿管口。当膀胱充盈时，壁内部受压变扁、管腔闭合，可以阻止尿液反流入输尿管。

二、输尿管的狭窄

输尿管全长有 3 处生理性狭窄：第一处狭窄位于输尿管的起始处，即肾盂与输尿管移行处；第二处狭窄位于小骨盆的上口处，即处在与髂血管交叉处；第三处狭窄在穿膀胱壁处，即壁内部。这些狭窄通常是尿路结石易滞留的部位，可引起剧烈绞痛。

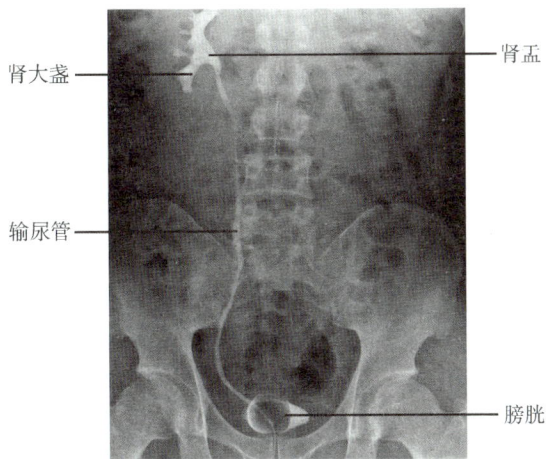

图 10 – 8　肾盂和输尿管

第三节　膀　胱

膀胱是储存尿液的肌性器官，呈囊袋状，有较大的伸缩性。正常成人膀胱的容量为 350～500ml，最大容量可达 800ml。新生儿膀胱容积约为成人的 1/10。老年人由于膀胱壁平滑肌张力降低而容量增大；女性膀胱容量略比男性小。膀胱的形态、位置、大小和毗邻均随尿液的充盈程度而变化。

一、膀胱的形态

膀胱充盈时略呈卵圆形，空虚时则呈锥体形，可分为膀胱尖、膀胱底、膀胱体和膀胱颈四部分。膀胱尖细小，朝向前上方；膀胱底略呈三角形，朝向后下方；膀胱尖与膀胱底之间的大部分，称膀胱体；膀胱的最下部，称膀胱颈。膀胱颈的下端有尿道内口与尿道相接（图 10 – 9）。膀胱各部之间无明显界限。

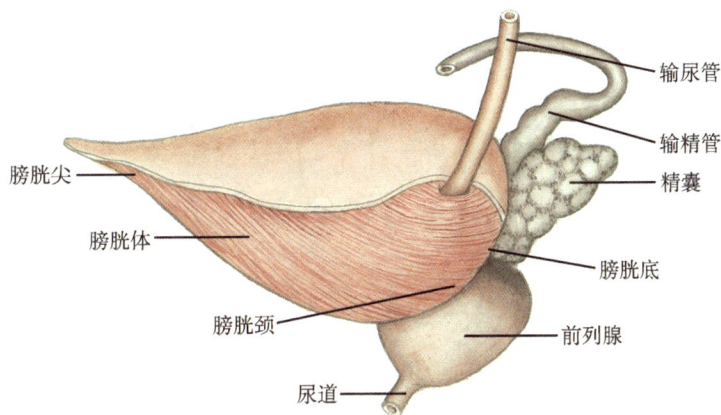

图 10 – 9　膀胱的形态

二、膀胱壁的结构

膀胱壁分为 3 层，由内向外依次是黏膜、肌层和外膜。

1. 黏膜　由变移上皮和固有层组成。膀胱空虚时，黏膜形成许多皱襞，充盈时则消失。在膀胱底的内面，两输尿管口和尿道内口之间的三角形区域，称膀胱三角（trigone of bladder），此区无论膀胱处于空虚或充盈时，黏膜均光滑无皱襞，是肿瘤、结核和炎症的好发部位。两个输尿管口之间的横行皱襞，称输尿管间襞（图10-10），膀胱镜下为一苍白带，是临床上膀胱镜检时寻找输尿管口的标志。

2. 肌层 较厚，由外纵、中环、内纵3层平滑肌构成。肌层收缩可使膀胱内压升高，压迫尿液由尿道排出，故称膀胱逼尿肌。尿道内口处的中层平滑肌增厚，形成环行的尿道括约肌。

3. 外膜 膀胱的上面为浆膜，其余部分为纤维膜。

三、膀胱的位置和毗邻

成年人的膀胱位于盆腔的前部，居耻骨联合的后方（图10-11）。膀胱空虚时，全部位于盆腔内，膀胱尖一般不超过耻骨联合的上缘；膀胱充盈时，位置升高，其上部可膨入腹腔，膀胱的前下壁直接与腹前壁相贴。此时，在

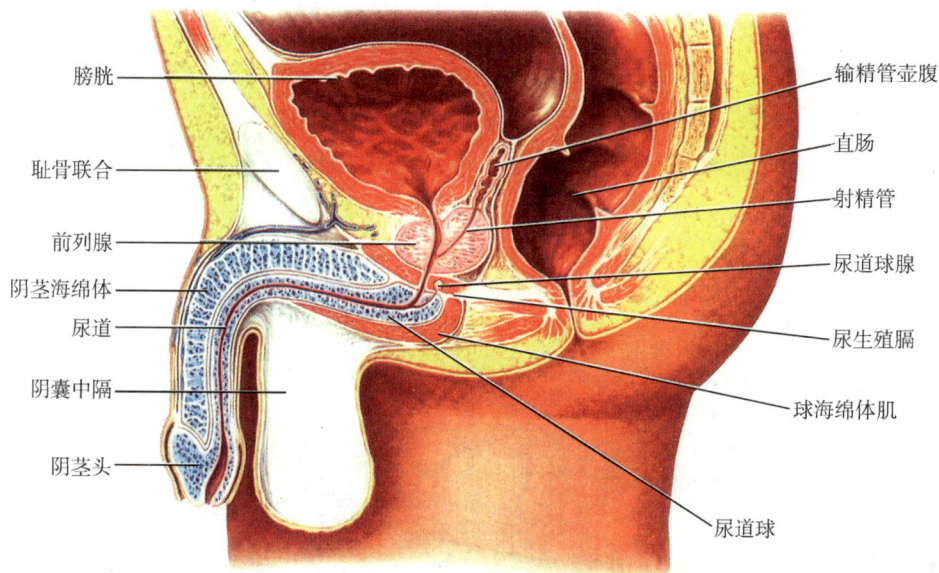

图 10-10 膀胱壁的结构和膀胱三角（男性）

耻骨联合上方进行膀胱穿刺或行膀胱手术，可不经腹膜腔直接进入膀胱，以避免损伤腹膜和污染腹膜腔。新生儿的膀胱位于腹腔内，位置高于成人，随着年龄的增加，逐渐下降至盆腔，至青春期达成人位置。老年人由于盆底肌肉松弛，膀胱的位置更低。

膀胱底的后方，在男性与精囊、输精管末端和直肠相邻；在女性则与子宫和阴道相邻。膀胱的下方，在男性邻接前列腺，在女性邻接尿生殖膈。

图 10-11 男性盆腔正中矢状面

第四节 尿 道

尿道是膀胱与体外相通的一段管道。男性尿道兼有排尿和排精功能，故在男性生殖系统中叙述。女性尿道宽而短，行程较直，长3~5 cm，直径0.6 cm，易扩张，仅有排尿功能（图10-12）。女性尿道始于膀胱的尿道内口，穿过尿生殖膈，终于尿道外口，开口于阴道前庭，位于阴道口的前方。女性尿道穿尿生殖膈处周围有尿道阴道括约肌环绕，可控制排尿。女性尿道宽、短而直，尿道外口开口于阴道前

庭，距离阴道和肛门较近，故易引起逆行性泌尿系统感染。

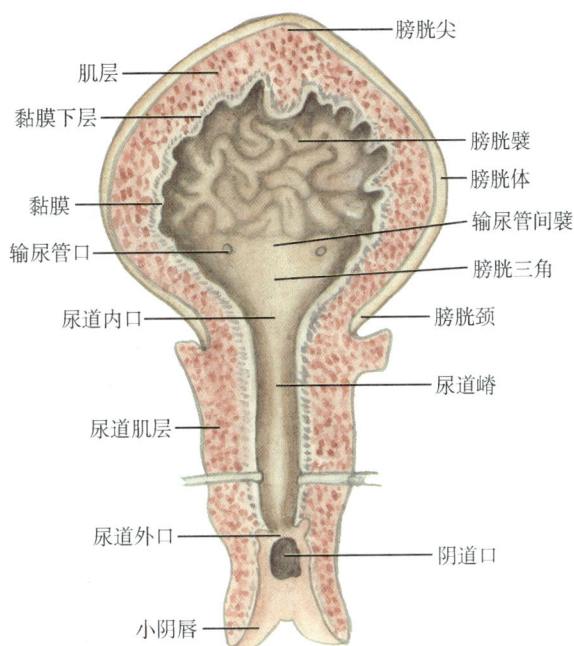

图 10-12　女性膀胱和尿道（冠状切面）

第五节　泌尿系统的微细结构

一、肾的微细结构

肾是人体最主要的排泄器官，它以形成尿液的形式排出体内的代谢废物，对人体的水盐代谢和离子平衡起调节作用，以维持机体内环境理化性质的相对稳定，此外，肾还分泌多种生物活性物质。

肾表面包有由致密结缔组织构成的被膜。肾实质分为皮质和髓质。肾皮质呈颗粒状，髓质由 10~18 个条纹状的肾锥体组成。锥体尖端钝圆，突入肾小盏内，称肾乳头，乳头管开口于此处，尿液由此排至肾小盏内。肾锥体的底与皮质相连接，从肾锥体底呈辐射状伸入皮质的条纹称为髓放线，位于髓放线之间的肾皮质称为皮质迷路。每个髓放线及其周围的皮质迷路组成一个肾小叶，一个肾锥体与相连的皮质组成肾叶。位于肾锥体之间的皮质部分，称肾柱（图 10-13）。

肾实质由大量肾单位和集合管构成，其间有少量结缔组织、血管和神经等构成肾间质。每个肾单位由 1 个肾小体和 1 条与它相连的肾小管组成，是尿液形成的结构和功能单位。集合管是收集和浓缩尿液的部位。肾小管汇入集合管，两者均为单层上皮性管道，合称泌尿小管。

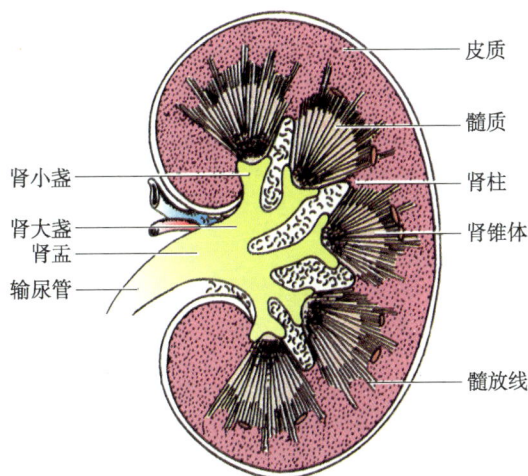

图 10-13　肾冠状剖面模式图

（一）肾单位

肾单位由肾小体和肾小管两部分组成，每个肾约有100万个以上的肾单位，它与集合管共同行使泌尿功能。肾小体位于皮质迷路和肾柱内，一端与肾小管相连。肾小管的起始段在肾小体附近盘曲走行，称近端小管曲部或近曲小管；继而从髓放线直行向下进入肾锥体，称近端小管直部或近直小管；随后管径变细，称细段。细段之后，管径又骤然增粗，并折返向上走行于肾锥体和髓放线内，称远端小管直部或远直小管。近端小管直部、细段和远端小管直部三者构成"U"形的髓袢。远端小管直部离开髓放线后，在皮质迷路内盘曲走行于原肾小体附近，称远端小管曲部或远曲小管，最后汇入集合管。

根据肾小体在皮质中位置的不同，将肾单位分为浅表肾单位和髓旁肾单位两种。浅表肾单位肾小体位于皮质浅部，体积较小，髓袢较短，数量多，约占肾单位总数的85%，在尿液形成中起重要作用。髓旁肾单位肾小体位于皮质深部，体积较大，髓袢较长，数量较少，对尿液浓缩具有重要的生理意义（图10-14）。

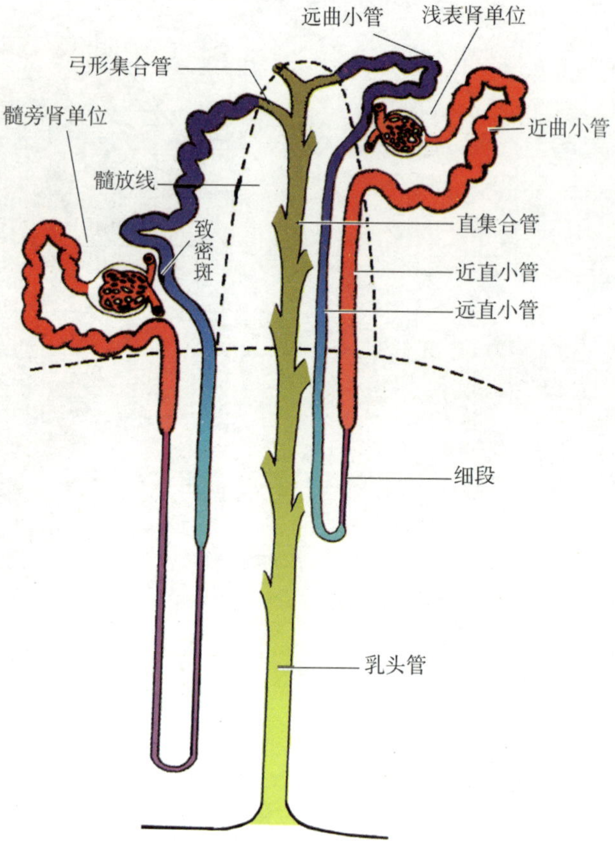

1. 肾小体 呈球形，又称肾小球，直径约

图 10-14　肾单位和集合管模式图

200μm，由肾小囊和血管球组成。肾小体有两个端，微动脉出入的一端称为血管极；另一端肾小囊与近端小管相连接，称尿极（图10-14，图10-15）。

（1）血管球 是包在肾小囊中的一团盘曲的毛细血管。一条入球微动脉从血管极处突入肾小囊内，分支形成网状毛细血管袢，继而汇成一条出球微动脉，从血管极处离开肾小囊。入球微动脉管径较出球微动脉粗，血管球内的血压较高，有利于血浆滤过。电镜下，血管球毛细血管为有孔型，孔径50~100nm，无隔膜，有利于血浆中的小分子物质滤出。

血管系膜又称为球内系膜，位于血管球毛细血管之间，邻接毛细血管内皮或基膜，主要由球内系膜细胞和系膜基质组成（图10-16）。球内系膜细胞形态不规则，胞质内有较发达的粗面内质网和高尔基复合体，能合成基膜和系膜基质的成分，还可吞噬和降解沉积在基膜上的免疫复合物，以维持基膜的通透性；并参与基膜的更新和修复。系膜基质填充在系膜细胞之间，在血管球内起支持和通透作用。

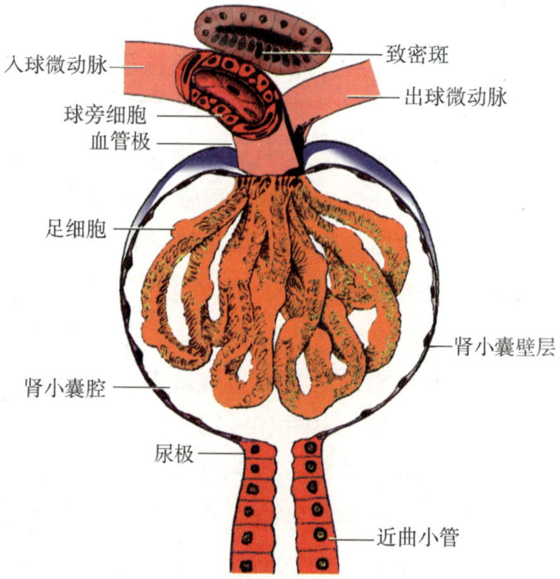

图 10-15　肾小体和球旁复合体模式图

a

b

图 10 – 16　足细胞与毛细血管超微结构模式图

a. 立体模式图　b. 横切面模式图

（2）肾小囊　又称 Bowman 囊，是肾小管起始部膨大凹陷而成的杯状双层囊（图 10 – 15）。外层（或称壁层）为单层扁平上皮，在肾小体的尿极处与近端小管上皮相连续，在血管极处返折为内层（或称脏层），两层上皮之间的狭窄腔隙称为肾小囊腔，与近曲小管管腔相通。内层细胞形态特殊，有许多大小不等的突起，称足细胞。足细胞体积较大，胞体凸向肾小囊腔，胞体伸出几个大的初级突起，继而再分成许多指状的次级突起，相邻的次级突起相互穿插成栅栏状，紧贴在毛细血管基膜外面。突起之间有直径约 25nm 的裂隙，称裂孔（图 10 – 16），孔上覆盖一层厚 4～6nm 的裂孔膜。突起内含较多微丝，微丝收缩可使突起活动而改变裂孔的宽度。

（3）滤过屏障　肾小体类似一个滤过器，当血液流经血管球毛细血管时，管内血压较高，血浆内的小分子物质经有孔内皮、基膜和足细胞裂孔膜滤入肾小囊腔。这三层结构称为滤过屏障或称滤过膜（filtration membrane）（图 10 – 17）。一般情况下，相对分子质量小于 70kDa、直径小于 4nm、带正电荷的物质易于通过滤过膜，如葡萄糖、多肽、尿素、电解质和水等。滤入肾小囊腔的滤液称为原尿，原尿除不含大分子的蛋白质外，其成分与血浆相似。

若滤过膜受损害，则血浆大分子蛋白质甚至血细胞均可通过滤过膜漏出，出现蛋白尿或

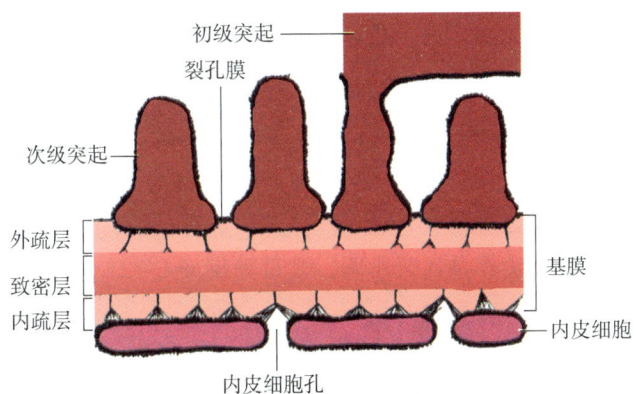

图 10 – 17　滤过屏障结构模式图

血尿。

2. 肾小管 是由单层上皮细胞围成的小管，依次分为近端小管、细段和远端小管三部分，有重吸收原尿和排泄的作用。近端小管与肾小囊相连，远端小管连接集合管（图 10-18）。

（1）近端小管 是肾小管中最长最粗的一段，管径 50~60μm，约占肾小管总长的一半。近端小管分为曲部和直部两段。管壁上皮细胞为立方形或锥体形，胞体较大，细胞分界不清，胞质嗜酸性，胞核呈球形，位于近基部。上皮细胞游离面有刷状缘，细胞基部有纵纹。电镜下可见刷状缘由大量密集的微绒毛整齐排列而成。上皮细胞的侧面有许多侧突，相邻细胞的侧突相互嵌合，故光镜下细胞分界不清。细胞基部有发达的质膜内褶，内褶之间有许多纵向排列的杆状线粒体，形成光镜下的纵纹，侧突和质膜内褶使细胞侧面及基面与间质之间的物质交换面积增大，有利于物质交换。

近端小管是原尿重吸收的主要场所，原尿中几乎全部葡萄糖、氨基酸和蛋白质以及大部分水、离子和尿素等均在此重吸收。此外，近端小管还向腔内分泌 H^+、NH_3、肌酐、马尿酸等代谢物。

（2）细段 管径最细，管壁为单层扁平上皮，呈"U"形，有利于水和离子通透。

（3）远端小管 包括直部和曲部，管腔较大而规则，管壁上皮细胞呈立方形，细胞分界较清楚，游离面无刷状缘，基部纵纹较明显。

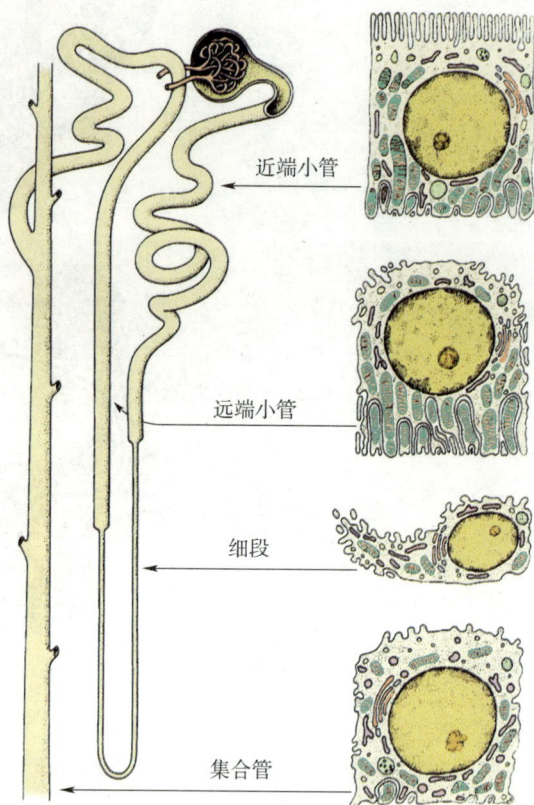

图 10-18　泌尿小管各段上皮结构

远端小管是离子交换的重要部位，能吸收水、Na^+ 和排出 K^+、H^+、NH_3 等，对维持体液的酸碱平衡有重要作用。醛固酮能促进此段吸 Na^+ 和排 K^+，抗利尿激素能促进此段对水的重吸收，使尿液浓缩、尿量减少。

（二）集合管

集合管全长 20~38mm，分为弓形集合管、直集合管和乳头管三部分（图 10-14）。弓形集合管很短，一端连接远曲小管，另一端与直集合管相连。直集合管在肾锥体内下行至肾锥体乳头，改称乳头管，开口于肾小盏。集合管下行时，沿途有许多远端小管曲部汇入。集合管的管径由细逐渐变粗，管壁的上皮由单层立方逐渐移行为单层柱状。集合管进一步重吸收水和交换离子，使原尿进一步浓缩，并与远端小管曲部一样也受醛固酮和抗利尿激素的调节。

成人一昼夜两肾可形成原尿约 180L，经过肾小管和集合管后，原尿中绝大部分水、营养物质和无机盐等又被重吸收入血，部分离子进行交换；小管上皮细胞还分泌排出机体部分代谢产物，最终形成终尿，经乳头管排入肾小盏，其量为每天 1~2L，仅占原尿的 1% 左右。

（三）球旁复合体

球旁复合体也称为肾小球旁器，主要见于皮质肾单位，位于入球微动脉和出球微动脉之间，由球旁细胞、致密斑和球外系膜细胞组成（图 10-19）。

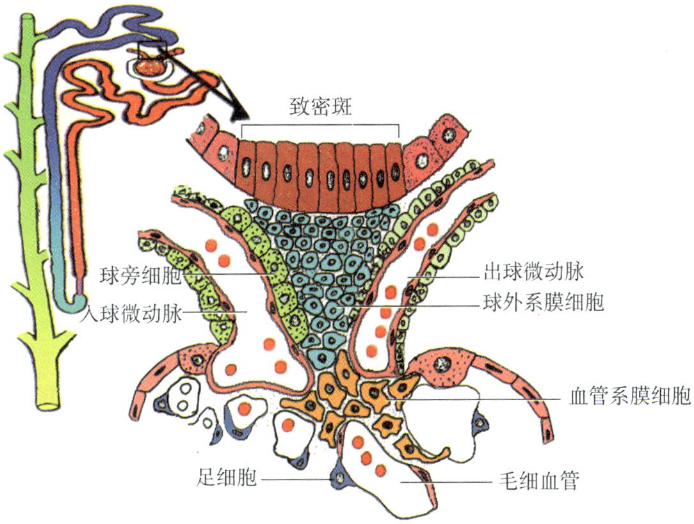

图 10 - 19 球旁复合体模式图

1. 球旁细胞 是入球微动脉行至近肾小体血管极处，其血管壁平滑肌细胞转变成的上皮样细胞。细胞体积较大，呈立方形，核大而圆，胞质内有丰富的分泌颗粒，分泌肾素。球旁细胞为压力感受器，能分泌肾素和促红细胞生成素。肾素能使血管紧张素原变成血管紧张素，可使血管平滑肌收缩，肾素还可以促进肾上腺皮质分泌醛固酮，促进肾远曲小管和集合管吸收 Na^+ 和水，导致血容量增大，血压升高。

2. 致密斑 为远端小管近肾小体侧的上皮细胞增高、变窄，排列密集而形成的椭圆形结构。致密斑是一种离子感受器，能感受远端小管内 Na^+ 浓度变化，当滤液内 Na^+ 浓度降低时，将"信息"传递给球旁细胞并促其分泌肾素。

3. 球外系膜细胞 又称极垫细胞，是位于入球微动脉、出球微动脉和致密斑之间的三角形区域内的一群细胞。细胞形态结构与球内系膜细胞相似，并与球内系膜相延续。球外系膜细胞与球旁细胞、球内系膜细胞之间有缝隙连接，在球旁复合体功能活动中起信息传递作用。

（四）肾间质

肾间质为肾内的结缔组织、血管和神经等，皮质内的结缔组织少，接近肾乳头处的结缔组织增多。肾髓质的成纤维细胞特化成为间质细胞。间质细胞具有分泌前列腺素、形成纤维和基质的功能。前列腺素可舒张血管，促进周围血管内血液流动，加快重吸收水分的转运，促进尿液浓缩。肾小管周围的血管内皮细胞产生促红细胞生成素，刺激骨髓生成红细胞。肾病晚期，血管内皮细胞受损，合成促红细胞生成素减少，常伴有贫血。

（五）肾的血液循环

肾动脉由腹主动脉分出，经肾门入肾后分支为叶间动脉，在肾柱内横行分支为弓形动脉。弓形动脉分出若干小叶间动脉，呈放射状走行于皮质迷路内，其末端达被膜下，形成毛细血管网。小叶间动脉沿途分出许多入球微动脉进入肾小体，形成血管球，继而汇合成出球微动脉。浅表肾单位的出球微动脉离开肾小体后，又分支形成球后毛细血管网，分布在肾小管周围。球后毛细血管网依次汇合成小叶间静脉、弓形静脉和叶间静脉，与相应动脉伴行，最后形成肾静脉出肾。髓旁肾单位的出球微动脉不仅形成球后毛细血管网，而且还发出若干直小动脉直行进入髓质，而后折返直行上升为直小静脉，构成"U"形直血管襻，与髓襻伴行，直小静脉汇入小叶间静脉或弓形静脉（图 10 - 20）。

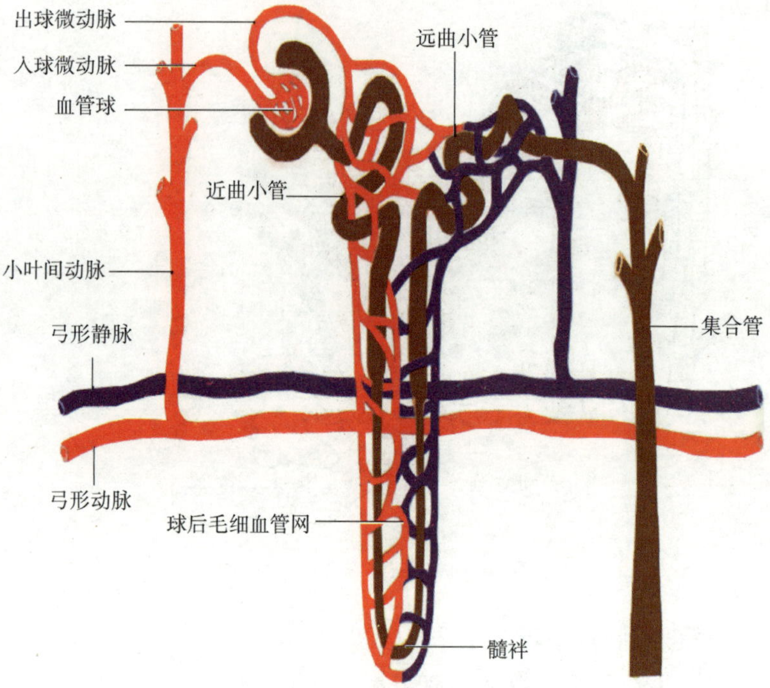

图 10 – 20　肾的血液循环通路

二、膀胱的微细结构

膀胱壁由黏膜、肌层和外膜构成。

1. 黏膜　由上皮和固有层组成。上皮为变移上皮，膀胱空虚时较厚，有 8～10 层细胞，表层的盖细胞较大，呈矩形；膀胱充盈时上皮变薄，仅 3～4 层细胞，盖细胞也变扁。细胞近游离面的胞质较为浓密，可防止膀胱内尿液的侵蚀。固有层含较多的弹性纤维。

2. 肌层　厚，由内纵、中环和外纵 3 层平滑肌组成，各层肌纤维相互交错，分界不清。中层环行肌在尿道内口处增厚为括约肌。

3. 外膜　多为疏松结缔组织，仅膀胱顶部为浆膜。

目标检测

答案解析

一、单项选择题

1. 关于肾的形态，描述错误是（　　）

　　A. 为形似蚕豆的实质性器官

　　B. 上端窄而厚，前面较凸

　　C. 内侧缘中部凹陷，称肾门

　　D. 出入肾门的结构合称为肾蒂

　　E. 肾门向肾内续于肾窦

2. 关于左肾毗邻，叙述错误的是（　　）

　　A. 上方有肾上腺附着　　　　　　　　B. 前方上部邻胃后壁

　　C. 前方下部为结肠左曲　　　　　　　D. 前方中部有十二指肠横过

　　E. 内侧有腹主动脉

3. 肾被膜由内向外依次为（ ）

    A. 肾筋膜、纤维囊、脂肪囊   B. 纤维囊、脂肪囊、肾筋膜

    C. 肾筋膜、脂肪囊、纤维囊   D. 脂肪囊、纤维囊、肾筋膜

    E. 脂肪囊、肾筋膜、纤维囊

4. 关于肾，叙述错误的是（ ）

    A. 肾锥体的尖端伸向肾窦，称肾乳头

    B. 2~3 个肾小盏合成 1 个肾大盏

    C. 皮质深入锥体之间的部分，称肾柱

    D. 一侧肾共分为 10 个肾段

    E. 肾皮质主要由肾小体和肾小管构成

5. 关于输尿管，描述正确的是（ ）

    A. 起于肾门   B. 属腹膜内位器官   C. 分为盆、腹两段

    D. 开口于膀胱体的两侧   E. 开口于膀胱底的两侧

6. 关于膀胱的位置，叙述正确的是（ ）

    A. 在成年人位于小骨盆腔的前部

    B. 在新生儿体内的位置较成人高

    C. 在女性体内的位置较男子稍低

    D. 膀胱充盈时，也可高出耻骨联合，此时为腹膜外位器官

    E. 以上均对

7. 关于女性尿道，描述正确的是（ ）

    A. 长 8~10cm

    B. 位于阴道下半的后面

    C. 开口于阴道前庭

    D. 尿道下端有尿道阴道括约肌环绕，不受意志支配

    E. 较男性尿道短而宽，且较直，不易患逆行性尿路感染

8. 肾单位的组成结构是（ ）

    A. 肾小体和泌尿小管   B. 肾小体和肾小管   C. 肾小体和肾单位袢

    D. 肾小体和集合管   E. 肾小管和集合管

9. 下列结构中，参与滤过屏障组成的是（ ）

    A. 球内系膜细胞   B. 球旁细胞   C. 血管系膜

    D. 裂孔膜   E. 致密斑

10. 滤过血液形成原尿的结构是（ ）

    A. 肾小体   B. 肾小管   C. 髓袢

    D. 集合管   E. 泌尿小管

11. 关于肾小体，描述正确的是（ ）

    A. 由肾小囊和血管球组成   B. 由肾小管末端膨大而成

    C. 由肾小管和集合管组成   D. 由肾小囊和肾小管组成

    E. 由肾小管和集合管组成

12. 球旁复合体的组成包括（　　）

    A. 球旁细胞和致密斑

    B. 球外系膜细胞和致密斑

    C. 球旁细胞、致密斑和球内系膜细胞

    D. 球旁细胞、致密斑和球外系膜细胞

    E. 球内系膜细胞、球外系膜细胞和球旁细胞

13. 髓袢的组成是（　　）

    A. 近端小管直部和细段

    B. 近端小管直部、细段和远端小管直部

    C. 细段和远端小管直部

    D. 远端小管直部和集合管

    E. 近端小管和远端小管

14. 肾内可分泌肾素的细胞是（　　）

    A. 球内系膜细胞　　　　　B. 致密斑　　　　　C. 球外系膜细胞

    D. 间质细胞　　　　　E. 球旁细胞

15. 膀胱黏膜的上皮是（　　）

    A. 单层扁平上皮　　　　　B. 复层扁平上皮　　　　　C. 变移上皮

    D. 单层柱状上皮　　　　　E. 单层立方上皮

二、思考题

1. 列表归纳泌尿系统的组成和主要功能。

2. 利用流程图描述尿液的产生及排出途径。

（封美慧　张栋梁）

书网融合……

本章小结　　　　微课　　　　题库

第十一章　男性生殖系统

◎ 学习目标

　　1. 通过本章学习，重点把握男性生殖系统的组成及功能；睾丸、附睾的形态和位置；男性尿道的分部、狭窄、弯曲及临床意义；生精小管的结构；睾丸间质细胞的光镜结构和功能。

　　2. 运用流程图描述精子的形成过程及排出途径；结合男性尿道的形态特征，搜索相关内容，说明男性尿道断裂所致尿液外渗的不同症状。

情境导入

　　情景描述　患儿，男，11岁。主诉：流行性腮腺炎3天后，一侧睾丸肿痛。现病史：流行性腮腺炎3天后，患者自觉一侧睾丸肿痛，并向同侧腹股沟、下腹部放射。伴畏寒、发热、恶心、呕吐等症状。体格检查：体温39℃，患侧阴囊皮肤发红，睾丸肿大，张力高，有明显的触痛，能区分睾丸和附睾，可见腮腺肿胀、腮腺管口红肿。血常规：白细胞计数 $14.5 \times 10^9/L$，中性粒细胞百分比82%。初步诊断：流行性腮腺炎性睾丸炎。

　　讨论　1. 该患者睾丸的哪些结构发生变化能够引起上述症状？

　　　　　　2. 结合所学组织学知识，你认为病情严重者会发生哪些后续变化？

　　生殖系统分为男性生殖系统和女性生殖系统。生殖系统都包括内生殖器和外生殖器。内生殖器多位于盆腔内，包括生殖腺、生殖管道和附属腺（图11-1）；外生殖器显露于体表。

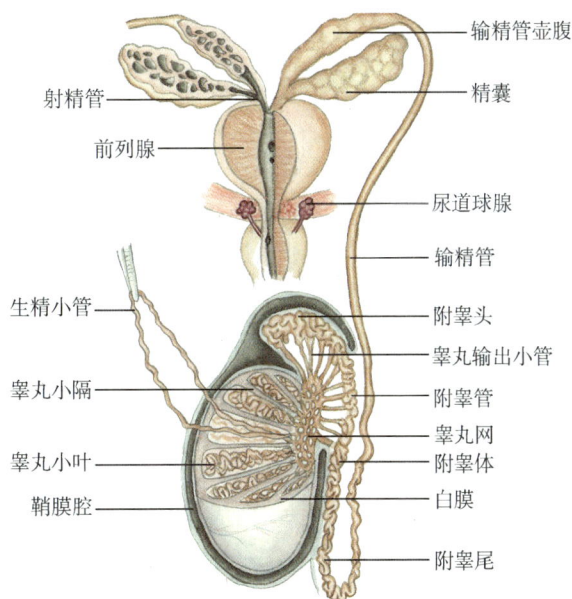

图 11-1　男性内生殖器的组成

　　男性生殖腺是睾丸，是产生男性生殖细胞（精子）和分泌雄性激素的器官；生殖管道包括附睾、输精管、射精管和尿道；附属腺包括精囊、前列腺和尿道球腺。附属腺的分泌物与精子共同组成精液，

165

供应精子营养并有利于精子的活动。男性外生殖器包括阴囊和阴茎。

第一节　男性生殖器

一、睾丸

1. 睾丸的位置和形态　睾丸位于阴囊内，左、右各一。呈微扁的椭圆形，表面光滑，分为上、下两端，前、后两缘和内、外侧两面。睾丸的上端和后缘有附睾贴附，血管、神经和淋巴管经后缘进出睾丸。

睾丸表面均被有浆膜，称睾丸鞘膜，来源于腹膜，分为脏、壁两层，脏层紧贴睾丸的表面，壁层贴附于阴囊的内面。睾丸鞘膜的脏、壁两层在睾丸后缘处相互移行，构成一个封闭的腔，称鞘膜腔（图 11 - 2），内含少量浆液，起润滑作用。如因腹膜鞘突上部闭锁不全或炎症等原因导致液体增多，临床上称睾丸鞘膜积液。

2. 睾丸的结构和功能　睾丸的表面有一层坚厚的致密结缔组织膜，称白膜。白膜坚韧而缺乏弹性，当睾丸发生急性炎症肿胀或受外力打击时，由于白膜的限制而产生剧痛。白膜在睾丸后缘处增厚，并伸入睾丸内形成睾丸纵隔。从睾丸纵隔发出许多睾丸小隔，

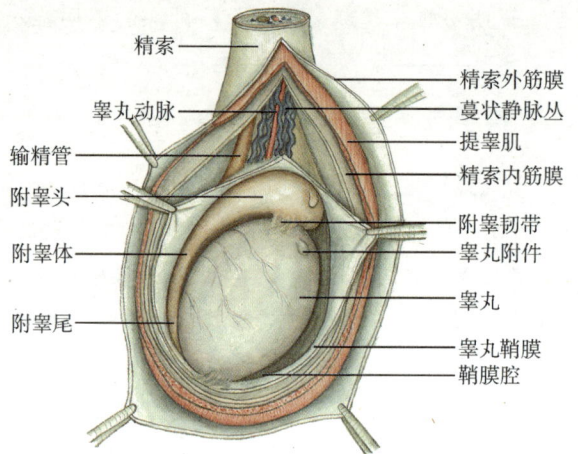

图 11 - 2　睾丸和附睾的形态

呈放射状伸入睾丸实质，将睾丸实质分成许多呈锥体形的睾丸小叶。每个睾丸小叶内有 1 ~ 4 条细长弯曲的生精小管，精子由其生精上皮产生。生精小管之间的结缔组织内有间质细胞，该细胞可分泌雄性激素，能促进男性附属腺体和第二性征的发育。生精小管在近睾丸纵隔处变为短而直的直精小管，进入睾丸纵隔相互吻合成睾丸网，由睾丸网发出 8 ~ 12 条睾丸输出小管进入附睾（图 11 - 1）。

二、附睾

附睾贴附于睾丸的上端和后缘，呈新月形，可分为三部分：上端膨大称，附睾头；中部扁圆，称附睾体；下端较细，称附睾尾。附睾尾向后上弯曲，移行为输精管。附睾头由睾丸输出小管盘曲而成，各输出小管相互汇合形成一条附睾管。附睾管迂回盘曲，构成附睾体和尾（图 11 - 1、图 11 - 2）。

附睾具有储存和输送精子的功能，还可分泌附睾液，供精子营养，并促进精子进一步发育成熟。附睾为结核的好发部位。

三、输精管和射精管

输精管和射精管是输送精子的管道。

1. 输精管　是附睾管的延续，长约 50cm，活体触摸时，呈坚实的圆索状。输精管的行程较长，全程可分为四部。①睾丸部：起自附睾尾，沿睾丸后缘上行，在附睾头水平移行为精索部。②精索部：是位于睾丸上端与腹股沟管浅环之间的部分，此部输精管位置表浅，易触及，输精管结扎术常在此部进行。③腹股沟管部：为位于腹股沟管内的部分。④盆部：为最长的一段，由腹股沟管深环出腹股沟管后，沿骨盆侧壁行向后下，经输尿管末端前方转至膀胱底的后面。在此，两侧输精管逐渐靠近并扩大形

成输精管壶腹（图 11 -3，图 11 -4）。输精管的末端变细，与精囊的排泄管汇合成射精管。

图 11 -3　输精管道的 X 线造影

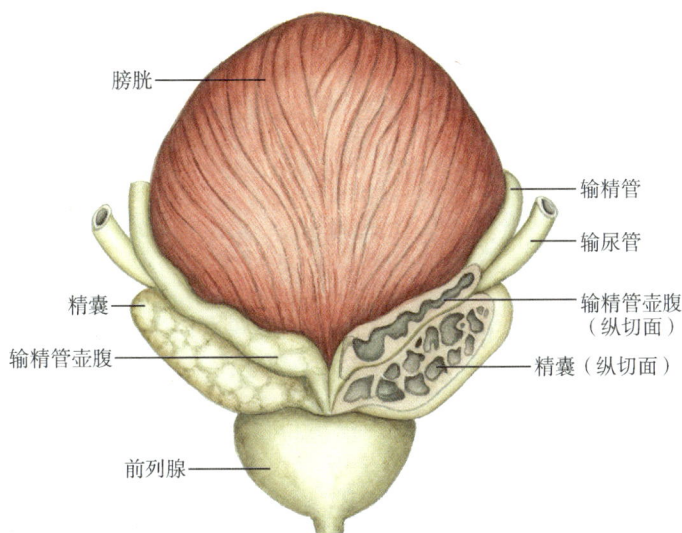

图 11 -4　膀胱、前列腺和精囊（后面观）

2. 射精管　是输精管末端与精囊的排泄管汇合而成的管道，长约 2cm，向前下穿入前列腺实质，开口于尿道的前列腺部（图 11 -5）。

精索为柔软的圆索状结构，从腹股沟管深环经腹股沟管延至睾丸上端。精索的主要结构有输精管、睾丸动脉、蔓状静脉丛、输精管动脉和静脉、淋巴管和神经等。精索外面包有三层被膜，从外向内依次为精索外筋膜、提睾肌和精索内筋膜（图 11 -2）。

四、附属腺

1. 精囊　又称精囊腺，位于膀胱底的后方，输精管末端的外侧。精囊是一对长椭圆形的囊状器官，表面有许多囊状膨出，下端缩细为排泄管，与输精管末端汇合成射精管。精囊分泌淡黄色液体，参与精液的组成。

2. 前列腺　位于膀胱与尿生殖膈之间，包绕尿道的起始部。前列腺的后面与直肠相邻。前列腺形似前后稍扁的栗子，底向上，尖向下（图 11 -1），后面正中有一纵行的浅沟，称前列腺沟，经直肠指诊可以触及此沟；当前列腺肥大时，此沟变浅或消失。前列腺分泌乳白色液体，参与精液的组成。

前列腺分为五叶，即前叶、中叶、后叶和两个侧叶。前叶很小，位于尿道前方和左、右侧叶之间；

中叶呈楔形，位于尿道和射精管之间；左、右侧叶分别位于尿道、中叶和前叶两侧；后叶位于中叶和侧叶的后方（图11-5），是前列腺肿瘤易发部位。

　　小儿的前列腺较小，腺组织不发育，主要由平滑肌和结缔组织构成。至青春期，腺组织迅速生长。老年人因激素平衡失调，腺组织逐渐退化，结缔组织增生，则形成前列腺肥大，常发生在中叶和侧叶，可压迫尿道，引起排尿困难甚至尿潴留。

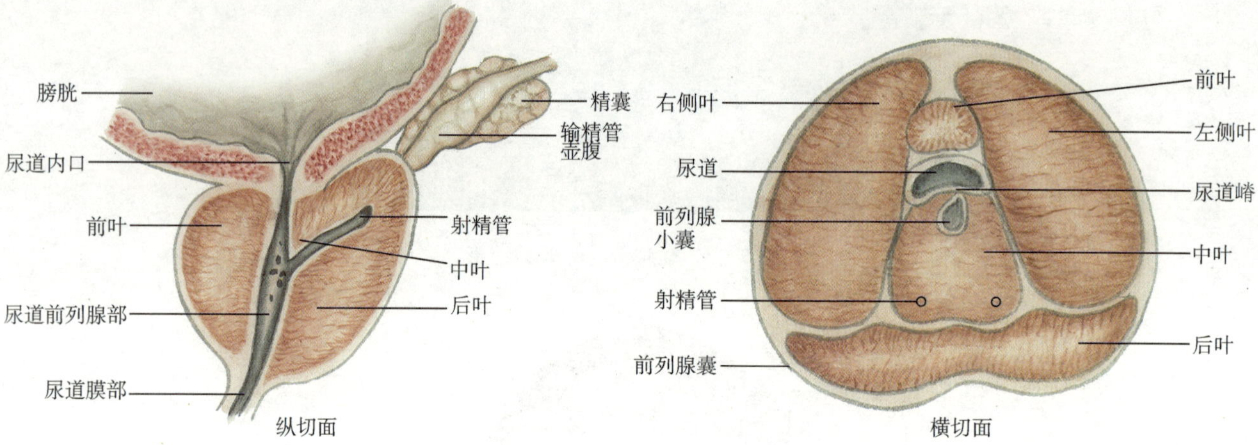

图11-5　前列腺的结构

　　3. 尿道球腺　为一对豌豆大的球形腺体，位于尿生殖膈内，排泄管开口于尿道球部。尿道球腺的分泌物也参与精液的组成。

　　精液为乳白色的液体，呈弱碱性。精液由生殖管道和附属腺体的分泌物和精子共同构成。正常成年男性，一次射精排出的精液为2~5ml，含精子3亿~5亿个。

五、阴囊和阴茎

　　1. 阴囊　位于阴茎的后下方，为一皮肤囊袋。它由阴囊中隔分为左、右两部，容纳睾丸、附睾和精索等。

　　阴囊皮肤薄而柔软，颜色深暗。阴囊壁主要由皮肤和肉膜构成。肉膜是阴囊的浅筋膜，含有平滑肌纤维。平滑肌纤维的舒缩可使阴囊皮肤松弛或皱缩，从而调节阴囊内的温度，以适应精子的生存和发育。

　　2. 阴茎　悬垂于耻骨联合的前下方。阴茎呈圆柱状，可分为头、体、根三部分。阴茎后端为阴茎根，固定于耻骨下支和坐骨支；阴茎前端膨大，称阴茎头，其尖端有尿道外口；阴茎根和阴茎头之间的部分为阴茎体。

　　阴茎主要由两条阴茎海绵体和一条尿道海绵体构成，外面包有筋膜和皮肤。阴茎海绵体左、右各一，位于阴茎的背侧。尿道海绵体位于阴茎海绵体的腹侧，有尿道贯穿其全长，其中部呈圆柱形，前、后端均膨大，前端膨大为阴茎头，后端膨大为尿道球。阴茎的皮肤薄而柔软，富有伸展性。阴茎的皮肤在阴茎体的前端，向前形成双层游离的环行皱襞，包绕阴茎头，称阴茎包皮。阴茎包皮与阴茎头的腹侧中线处连有一条皮肤皱襞，称包皮系带（图11-6，图11-7）。行包皮环切术时，注意勿损伤此系带，以免影响阴茎的正常勃起。

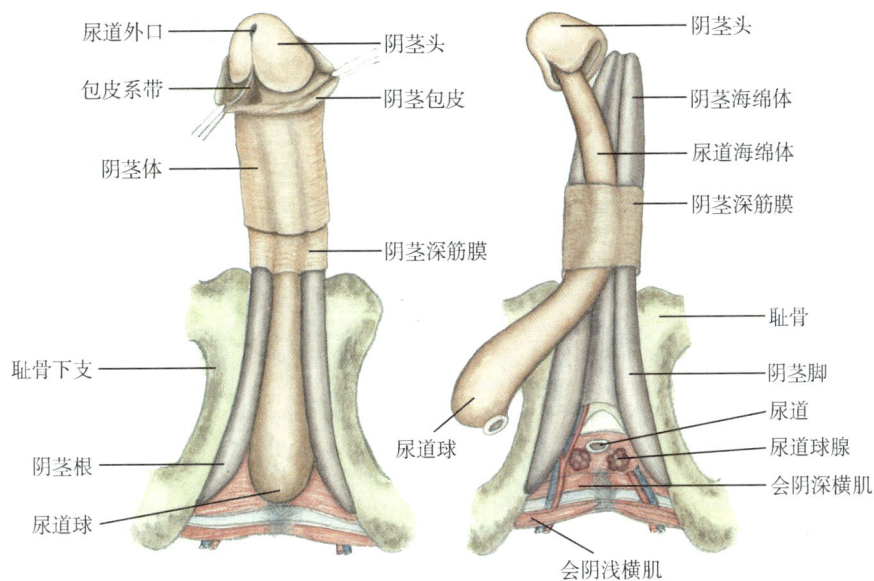

图 11－6　阴茎的结构

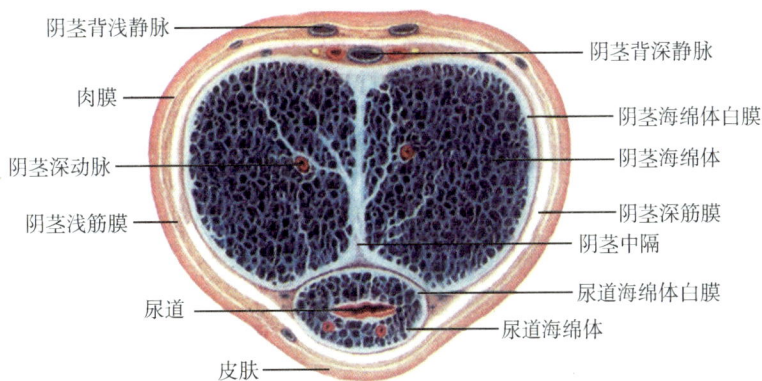

图 11－7　阴茎的切面

幼儿的包皮较长，包着整个阴茎头。若成年男子阴茎头仍被包皮包覆，称包皮过长；若包皮口过小，包皮不能退缩暴露阴茎头，称包茎。以上两种情况，包皮腔内易积存污物，长期刺激易导致阴茎头炎，也可能是阴茎癌的诱因之一。

六、男性尿道　📱微课

男性尿道是尿液和精液排出体外的管道。它起始于膀胱的尿道内口，终于阴茎头的尿道外口，长16～22cm。

（一）男性尿道的分部

男性尿道全长可分为前列腺部、膜部和海绵体部三部分。临床上将尿道海绵体部称为前尿道，将尿道膜部和前列腺部合称为后尿道。

1. 前列腺部　为尿道穿经前列腺的部分，长约3cm，其后壁上有一纵行隆起突向管腔，称尿道嵴，嵴中部高起部分称为精阜，精阜中央凹陷，称前列腺小囊，其两侧各有一个射精管口。精阜及附近有很多前列腺排泄管的开口。

2. 膜部　为尿道穿经尿生殖膈的部分，长约1.5cm。其周围有尿道括约肌（骨骼肌）环绕。尿道括约肌舒缩，可控制排尿。膜部位置比较固定，当骨盆骨折时，易损伤此部。

3. 海绵体部 为尿道穿经尿道海绵体的部分，长约15cm。此部的起始段位于尿道球内，管腔稍扩大，称尿道球部，有尿道球腺的开口。在阴茎头内，尿道扩大成尿道舟状窝。

（二）男性尿道的形态特点

男性尿道全长有三处狭窄、三处扩大和两个弯曲。

1. 三处狭窄 分别位于尿道内口、尿道膜部和尿道外口，以尿道外口最为狭窄。尿道结石常易嵌顿在这些狭窄部位。

2. 三处扩大 分别位于尿道前列腺部、尿道球部和尿道舟状窝。

3. 两个弯曲 阴茎自然悬垂时，尿道呈现两个弯曲。一个是耻骨下弯，在耻骨联合的下方，凹向前上方，位于尿道前列腺部、膜部和海绵体部的起始段，此弯曲恒定不变。另一个是耻骨前弯，在耻骨联合的前下方，凹向后下方，位于尿道海绵体部，如将阴茎向上提起，此弯曲即消失（图10-11）。

临床上在使用尿道器械或插入导尿管时，应注意尿道的这些解剖特点。

第二节 睾丸与附睾的微细结构

PPT

一、睾丸的微细结构

睾丸的实质主要由生精小管构成，生精小管之间的疏松结缔组织为睾丸间质（图11-8）。

（一）生精小管

生精小管为高度弯曲的复层上皮性管道。成人的生精小管长30~70mm，是产生精子的场所，管壁由生精上皮构成。生精上皮由5~8层生精细胞和支持细胞组成。生精小管的基膜明显，基膜外侧有胶原纤维和梭形的肌样细胞。肌样细胞的收缩有助于精子的排出（图11-9）。

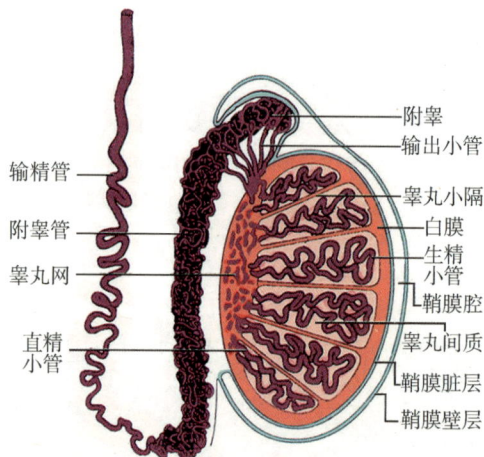

图11-8 睾丸与附睾模式图

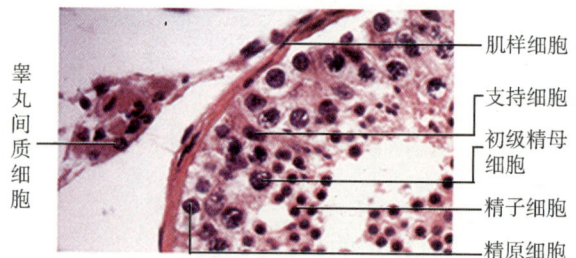

图11-9 生精小管局部（高倍）

1. 生精细胞与精子发生 生精细胞为一系列细胞，自生精上皮基底面至腔面依次排列，包括精原细胞、初级精母细胞、次级精母细胞、精子细胞和精子。

（1）精原细胞 为最幼稚的生精细胞，紧贴生精上皮基膜，圆形或椭圆形。精原细胞分A、B两型。A型精原细胞是生精细胞中的干细胞，经过不断的分裂增殖，一部分分化为B型精原细胞，另一部分继续作为干细胞。B 型精原细胞经过数次分裂后，体积增大，形成初级精母细胞。

（2）初级精母细胞 位于精原细胞近管腔侧，体积较大，呈圆形。核大而圆，呈丝球状。染色体核型为 46，XY。细胞经过 DNA 复制后（4nDNA），进行第一次减数分裂，形成 2 个次级精母细胞。初级精母细胞的分裂前期时间较长，故在生精小管的切面中很容易见到。

（3）次级精母细胞 位于初级精母细胞近管腔侧，体积较小。核圆、染色深，染色体核型为 23，X 或 23，Y（2nDNA）。次级精母细胞不进行 DNA 复制，迅速进入第二次减数分裂，一个次级精母细胞形成两个精子细胞。次级精母细胞存在时间短，故在生精小管切片中不易见到。

（4）精子细胞 位置更靠近管腔，体积小，数量多，圆形或椭圆形。核圆，染色质致密。精子细胞是单倍体，染色体核型为 23，X 或 23，Y（1nDNA）。细胞不再分裂，它经过复杂的形态变化，由圆形变为蝌蚪形的精子，这一过程称为精子形成。

精子形成的主要变化包括：①核高度浓缩、变长，形成精子头部的主要结构；②高尔基复合体形成顶体；③中心体迁移到顶体对侧，形成轴丝，成为精子尾部（或称鞭毛）的主要结构；④线粒体聚集，缠绕在轴丝近端周围，形成线粒体鞘；⑤多余的胞质汇聚于尾侧，形成残余胞质，最后脱落，被支持细胞吞噬（图 11 - 10）。

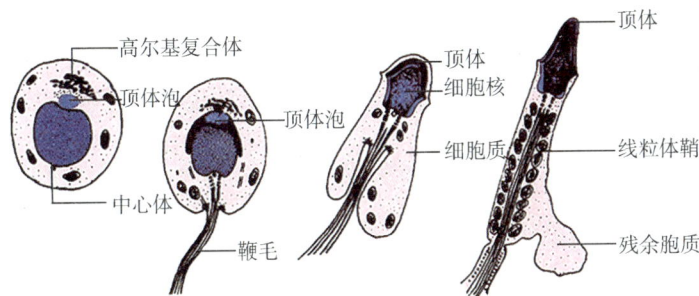

图 11 - 10 精子形成模式图

（5）精子 形似蝌蚪，分为头、尾两部分。精子的头部主要为高度浓缩的细胞核，核的前 2/3 有顶体覆盖。顶体是一种溶酶体，内含多种水解酶，受精时可溶解放射冠和透明带；精子的尾部细长，称鞭毛，是精子的运动装置。

从精原细胞发育成为精子的过程，称精子发生。整个生精过程历时约 64 天。精子细胞在变形为精子的过程中，常会发生形态和结构异常。若畸形精子超过 40%，可致不育。

2. 支持细胞 呈不规则长锥体形，核呈椭圆形、三角形或不规则形，染色较浅，核仁明显。基底部附于基膜上，顶部伸达管腔面。其侧面镶嵌着各级生精细胞，故光镜下轮廓不清（图 11 - 9，图 11 - 11）。支持细胞的主要功能有：支持、保护和营养各级生精细胞；吞噬和消化精子细胞变形脱落的残余胞质；分泌雄激素结合蛋白，保持生精小管内有较高的雄激素水平，促进精子发生等。生精小管和血液之间存在血 - 睾屏障，由毛细血管内皮及其基膜、结缔组织、生精上皮基膜和支持细胞的紧密连接共同构成，其中以紧密连接最为重要。该屏障能避免精子与机体免疫活性物质接触，防止精子抗原物质逸出至生精小管外而引起自身免疫反应。

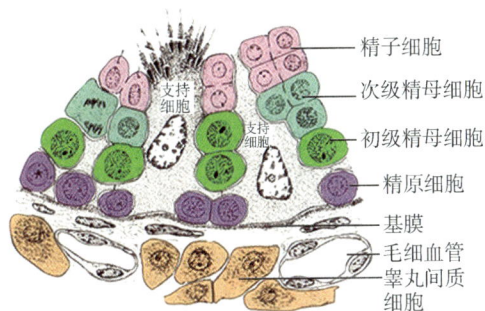

图 11 - 11 支持细胞与生精细胞关系模式图

（二）睾丸间质

睾丸间质位于生精小管之间，为富含血管和淋巴管的疏松结缔组织，含有成群分布的睾丸间质细胞。光镜下细胞呈圆形或多边形，胞质嗜酸性强（图 11 - 9，图 11 - 11）。从青春期开始，睾丸间质细胞分泌雄激素，促进精子发生和男性生殖器官发育，维持男性第二性征和性功能。

💡 素质提升

环境雌激素与精子减少

环境雌激素是指进入机体后能与雌激素受体作用而产生雌激素效应的化学物质，包括曾长期广泛应用于农业的有机氯杀虫药，目前广泛使用的某些合成洗涤剂、消毒剂、食品防腐剂，以及塑料焚烧后产生的二氯化物等。环境雌激素的毒性作用主要是损害男性生殖系统，直接影响男性生育能力。

随着现代工业发展及其带来的污染，环境雌激素越来越多，对人类生殖能力构成巨大威胁。所以，我们应加强环境保护，提高环境监测水平，正确使用日常用品，多食用绿色食品。

（三）直精小管和睾丸网

在近睾丸纵隔处，生精小管变为短而细的直行管道，称直精小管。直精小管管壁为单层立方或矮柱状上皮，无生精细胞。直精小管进入睾丸纵隔，分支吻合成网状的管道，称睾丸网。精子经直精小管和睾丸网出睾丸而进入附睾管。

二、附睾的微细结构

附睾位于睾丸的后上方，分为头、体和尾。头部主要由输出小管组成，输出小管是与睾丸网连接的 8 ~ 12 条弯曲的小管。输出小管管壁上皮由高柱状纤毛细胞和低柱状细胞相间排列构成，管腔不规则；高柱状细胞游离面的纤毛摆动可促进精子向附睾管移动。体部和尾部由附睾管组成，附睾管由输出小管汇合成一条高度盘曲的管道，长 4 ~ 6m。附睾尾向上移行为输精管。附睾管管壁由假复层柱状上皮构成，管腔规整，上皮游离面有静纤毛（图 11 - 12）。附睾管的细胞有分泌功能，其分泌物可促进精子的结构与功能进一步成熟，故附睾的功能异常会影响精子的成熟，导致不育。

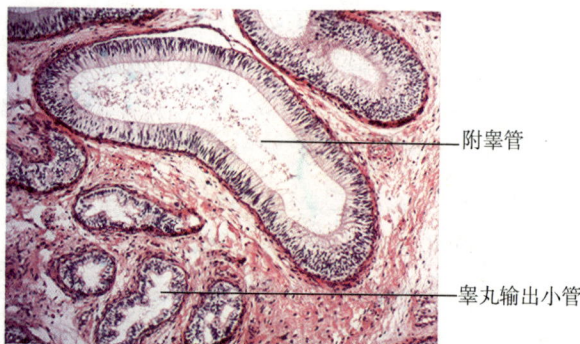

附睾管

睾丸输出小管

图 11 - 12 附睾（低倍）

睾丸炎是男性常见疾病，通常由细菌和病毒引起。细菌性睾丸炎大多数是由于邻近的附睾发炎而引起，所以又称附睾 - 睾丸炎。

目标检测

答案解析

一、单项选择题

1. 男性的生殖腺是（　　）
   A. 睾丸　　　　　　　　B. 附睾　　　　　　　　C. 输精管
   D. 射精管　　　　　　　E. 前列腺

2. 产生精子的部位是（　　）
   A. 精直小管　　　　　　B. 附睾　　　　　　　　C. 睾丸输出小管
   D. 生精小管　　　　　　E. 前列腺

3. 患者，男，54 岁，自觉会阴部钝痛、不适，伴尿频、尿急、膀胱区胀感。直肠指检示前列腺有硬结及触痛，前列腺液内发现有较多脓细胞，诊断为前列腺炎，需定期按摩前列腺以促进脓性分泌物的引流。请问：前列腺排泄管开口于（　　）
   A. 尿道嵴　　　　　　　B. 尿道膜部　　　　　　C. 前列腺小囊
   D. 尿道球部　　　　　　E. 精阜附近的黏膜上

4. 男性尿道最狭窄处为（　　）
   A. 前列腺部　　　　　　B. 膜部　　　　　　　　C. 尿道内口
   D. 尿道外口　　　　　　E. 尿道球部

5. 关于前列腺的位置和毗邻，描述正确的是（　　）
   A. 位于膀胱和尿生殖膈之间
   B. 前面距耻骨联合后面约 2cm，两者间有阴部静脉丛
   C. 后面与直肠毗邻，故活体通过直肠指诊可触及
   D. 底与精囊腺、输精管壶腹相接触
   E. 上述均正确

6. 关于射精管，描述正确的是（　　）
   A. 由前列腺排泄管和精囊腺排泄管汇合而成
   B. 位于膀胱上面
   C. 开口于尿道膜部
   D. 开口于前列腺小囊的两侧
   E. 开口于尿道球部

7. 输精管结扎术的较适宜部位是（　　）
   A. 睾丸部　　　　　　　B. 皮下精索部　　　　　C. 腹股沟部
   D. 盆部靠近腹环的一段　E. 壶腹部

8. 能储存精子并促进精子进一步成熟的器官是（　　）
   A. 睾丸　　　　　　　　B. 附睾　　　　　　　　C. 输精管
   D. 射精管　　　　　　　E. 前列腺

9. 输精管的分部不包括（　　）
   A. 睾丸部　　　　　　　B. 精索部　　　　　　　C. 腹股沟部
   D. 盆部　　　　　　　　E. 输精管壶腹

10. 进行第二次减数分裂的生精细胞是（　）

　　A. 精子细胞　　　　　　　　B. 精子　　　　　　　　　C. 次级精母细胞

　　D. 精原细胞　　　　　　　　E. 初级精母细胞

11. 分泌雄激素的细胞是（　）

　　A. 精原细胞　　　　　　　　B. 睾丸间质细胞　　　　　C. 支持细胞

　　D. 精子细胞　　　　　　　　E. 初级精母细胞

12. 下列不属于生精上皮的细胞是（　）

　　A. 支持细胞　　　　　　　　B. 间质细胞　　　　　　　C. 精原细胞

　　D. 初级精母细胞　　　　　　E. 精子细胞

13. 在睾丸切片的生精小管上皮中，不易看到的细胞是（　）

　　A. 精子　　　　　　　　　　B. 精子细胞　　　　　　　C. 次级精母细胞

　　D. 初级精母细胞　　　　　　E. 精原细胞

14. 最幼稚的生精细胞是（　）

　　A. 精子细胞　　　　　　　　B. 初级精母细胞　　　　　C. 次级精母细胞

　　D. 精原细胞　　　　　　　　E. 间充质细胞

15. 参与血 – 睾屏障构成的主要结构是（　）

　　A. 毛细血管内皮　　　　　　B. 内皮基膜　　　　　　　C. 生精小管的基膜

　　D. 支持细胞的紧密连接　　　E. 结缔组织

16. 关于睾丸支持细胞，描述错误的是（　）

　　A. 呈长锥形，单层排列

　　B. 侧面镶嵌着许多生精细胞

　　C. 胞核不规则，染色浅，核仁明显

　　D. 能合成和分泌雄激素

　　E. 能合成雄激素结合蛋白

二、思考题

1. 男性内生殖器包括哪些器官？

2. 男性尿道分为哪几个部分？各有什么特征？

3. 试述精子的产生部位及其排泄途径和精液的组成。

4. 试述各级生精细胞的结构特点。

（张栋梁　封美慧）

书网融合……

本章小结

微课

题库

第十二章　女性生殖系统

◎ 学习目标

1. 通过本章学习，重点把握女性生殖器的组成及功能；卵巢的位置、形态和结构；子宫的形态、位置，子宫壁的微细结构；各级卵泡的结构特点；排卵过程；黄体的生成、结构与功能；子宫内膜的周期性变化。

2. 列表比较原始卵泡、初级卵泡、次级卵泡及成熟卵泡的形态特征；运用流程图描述月经周期中卵巢内各结构的变化；列表比较月经周期中的子宫内膜周期性变化；搜索相关内容，说明女性避孕药的作用原理。

≫ 情境导入

情景描述　患者，女，28 岁。主诉：阴道接触性出血半年。现病史：患者平时月经正常，半年前同房后阴道少量出血，未到医院诊治。近期同房后阴道出血较前增多，白带中夹有血丝，但无腹痛，无尿频、尿急、尿痛，无便秘、下肢浮肿。妇科检查：外阴已婚未产式；阴道通畅，穹隆存在；宫颈呈不规则菜花状，直径约 4cm，触及时出血明显，宫旁无增厚；宫体如正常大小，无压痛、活动好；附件未触及包块。宫颈病理活检：浸润性非角化型鳞状细胞癌。初步诊断：宫颈鳞癌。

讨论　1. 宫颈癌的主要临床表现有哪些？
　　　　2. 宫颈癌的好发部位在哪里？为什么？

女性生殖腺是卵巢，是产生女性生殖细胞（卵子）和分泌雌性激素的器官；生殖管道包括输卵管、子宫和阴道；附属腺是前庭大腺（图 12 - 1）。女性外生殖器即女阴。青春期开始，卵巢内卵泡开始生长发育，卵泡成熟并排卵，卵子进入输卵管，在输卵管内受精后移至子宫，在子宫内膜着床，发育成胎儿。成熟的胎儿在分娩时，出子宫口经阴道娩出。因乳房和会阴与女性生殖系统关系密切，在此一并叙述。

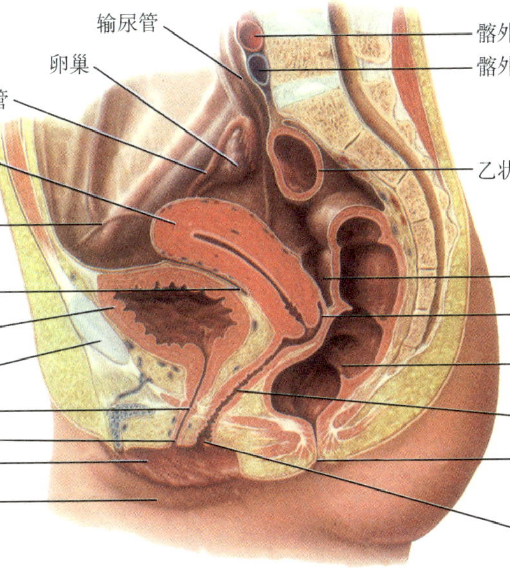

图 12 - 1　女性盆腔正中矢状面

PPT

第一节 女性生殖器

一、卵巢

1. 卵巢的位置 卵巢左、右各一，位于盆腔内，在子宫的两侧，紧贴小骨盆侧壁的卵巢窝（相当于髂内动脉和髂外动脉的夹角处）。

2. 卵巢的形态 卵巢呈扁卵圆形，略呈灰红色，被子宫阔韧带后层所包绕。卵巢可分为内、外侧两面，前、后两缘和上、下两端。外侧面与卵巢窝相依；内侧面朝向盆腔，与小肠相邻。后缘游离，称独立缘；前缘借卵巢系膜连于子宫阔韧带，称卵巢系膜缘，其中部有血管、神经等出入，称卵巢门。上端与输卵管伞相接触，并有卵巢悬韧带固定于盆壁；下端借卵巢固有韧带连于子宫（图 12 - 2）。

卵巢的大小和形状随年龄的变化而有差异：幼女的卵巢较小，表面光滑；性成熟期卵巢最大，以后由于多次排卵，卵巢表面出现瘢痕，显得凹凸不平；35 ~ 40 岁卵巢开始缩小；50 岁左右，随月经停止而逐渐萎缩。

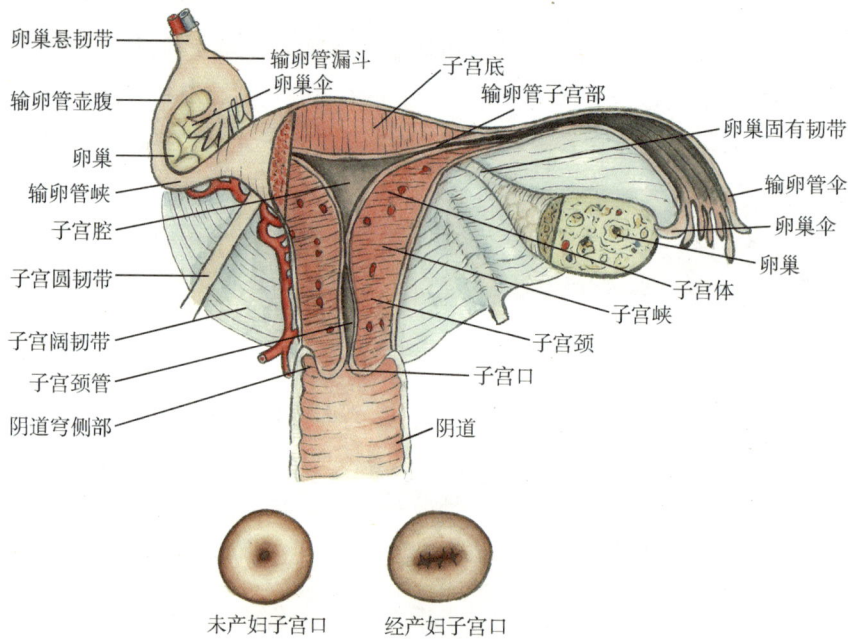

图 12 - 2 女性内生殖器

二、输卵管

输卵管是一对输送卵子的肌性管道，长 10 ~ 14cm。

（一）输卵管的位置

输卵管连于子宫底的两侧，包裹在子宫阔韧带的上缘内。输卵管内侧端以输卵管子宫口与子宫腔相通；外侧端以输卵管腹腔口开口于腹膜腔。因此，女性腹膜腔经输卵管、子宫、阴道与外界相通。

（二）输卵管的形态和分部

输卵管呈长而弯曲的喇叭形，可分为四部分（图 12 - 2，图 12 - 3）。

1. 子宫部 为输卵管穿子宫壁的部分，以输卵管子宫口通子宫腔。

2. 峡部 紧接子宫底外侧，短而狭细，水平向外移行为输卵管壶腹。输卵管峡是临床行输卵管结扎术（女性绝育术）的常选部位。

3. 壶腹部　约占输卵管全长的 2/3，管径粗而弯曲。卵细胞通常在此部受精。受精卵经输卵管子宫口入子宫，植入子宫内膜发育成胎儿。若受精卵未能移入子宫，而在输卵管或腹膜腔内发育，即成为宫外孕。

4. 漏斗部　为输卵管外侧端的膨大部分，呈漏斗状，漏斗末端的中央有输卵管腹腔口；漏斗末端的周缘有许多指状突起，称输卵管伞。临床手术时，常以输卵管伞作为识别输卵管的标志。

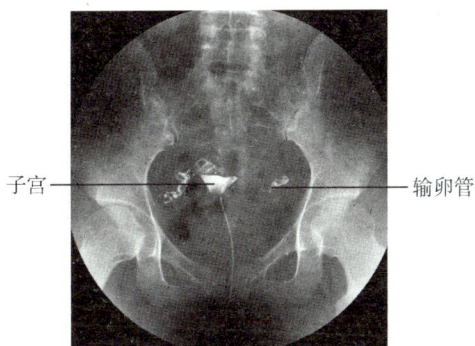

图 12 - 3　输卵管的 X 线造影（正位）

三、子宫 微课

子宫是产生月经和孕育胎儿的场所。

（一）子宫的形态

成年未孕的子宫，呈前后略扁、倒置的梨形。子宫可分为三部分。①子宫底：是两侧输卵管子宫口上方的圆凸部分。②子宫颈：是子宫下部缩细呈圆柱状的部分。子宫颈可分为两部分：子宫颈伸入阴道内的部分，称子宫颈阴道部；子宫颈在阴道以上的部分，称子宫颈阴道上部。子宫颈是癌肿的好发部位。③子宫体：是子宫底与子宫颈之间的大部分。

子宫颈与子宫体相接的部位稍狭细，称子宫峡（图 12 - 2）。在非妊娠期，子宫峡不明显；在妊娠期，子宫峡逐渐伸展延长，形成子宫下段，妊娠末期可长达 7 ~ 11cm（图 12 - 4）。产科常在此处进行剖宫取胎术，可避免进入腹膜腔而减少感染的机会（图 12 - 2）。

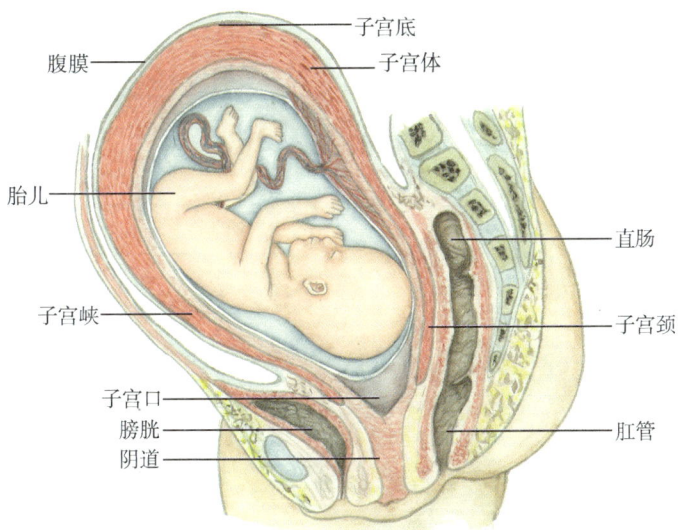

图 12 - 4　妊娠和分娩期的子宫

子宫的内腔较为狭窄，可分为上、下两部。上部位于子宫体内，称子宫腔；下部在子宫颈内，称子宫颈管。子宫腔呈前后略扁的三角形，两侧角通输卵管，尖向下通子宫颈管。子宫颈管呈梭形，上口通子宫腔；下口通阴道，称子宫口。未产妇的子宫口为圆形，经产妇的子宫口呈横裂状（图 12 - 2）。

（二）子宫的位置

子宫位于骨盆腔的中央，在膀胱和直肠之间，下端伸入阴道。成年女性子宫的正常位置呈前倾前屈位。前倾是指子宫整体向前倾斜，子宫的长轴与阴道的长轴形成向前开放的钝角；前屈是指子宫颈与子宫体构成凹向前的弯曲，也呈钝角。子宫的两侧有输卵管和卵巢。临床上将输卵管和卵巢统称为子宫附件。

（三）子宫的固定装置

子宫的正常位置依赖于盆底肌的承托和韧带的牵拉与固定。维持子宫正常位置的韧带如下。

1. 子宫阔韧带　是双层腹膜皱襞，由子宫前、后面的腹膜自子宫两侧缘延伸至骨盆侧壁而成，子宫阔韧带可限制子宫向两侧移动。阔韧带上缘游离，包裹输卵管（图 12 – 2）。子宫阔韧带根据附着部位的不同，可分为上方的输卵管系膜、后方的卵巢系膜和下方的子宫系膜三部分。

2. 子宫圆韧带　是由结缔组织和平滑肌构成的圆索（图 12 – 2，图 12 – 5），起于子宫外上角，在子宫阔韧带两层之间行向前外方，达骨盆腔侧壁，继而通过腹股沟管，止于阴阜和大阴唇皮下。子宫圆韧带是维持子宫前倾位的主要结构。

3. 子宫主韧带　由结缔组织和平滑肌构成，位于子宫阔韧带的下方，自子宫颈阴道上部两侧缘连于骨盆腔侧壁（图 12 – 6）。子宫主韧带的主要作用是固定子宫颈，防止子宫向下脱垂。

4. 子宫骶韧带　由结缔组织和平滑肌构成，起于子宫颈阴道上部的后面，向后绕过直肠的两侧，附着于骶骨前面（图 12 – 6）。子宫骶韧带牵引子宫颈向后上，有维持子宫前屈位的作用。

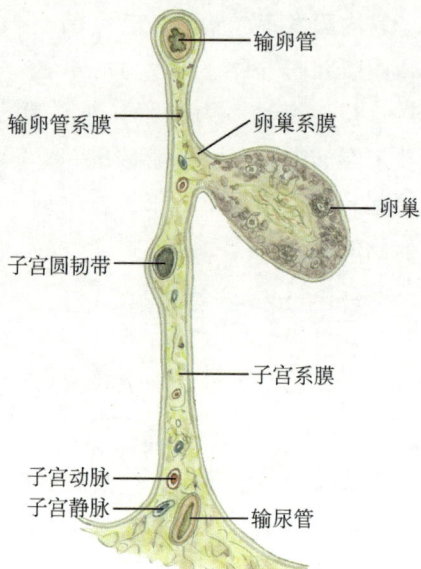

图 12 – 5　子宫阔韧带矢状切面

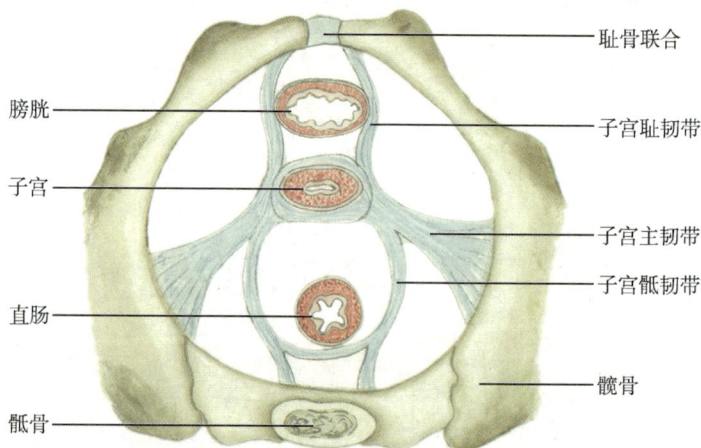

图 12 – 6　子宫的固定装置（上面观）

（四）子宫壁的结构

子宫壁分为三层：外层为浆膜，为腹膜的脏层；中层为强厚的肌层，由平滑肌组成；内层为黏膜，称子宫内膜。子宫腔的内膜随着月经周期而有增生和脱落的变化。脱落的内膜由阴道流出成为月经，约28 天为一个月经周期。

四、阴道

阴道为前后略扁的肌性管道，富于伸展性。阴道是连接子宫和外生殖器的肌性管道，是性交器官，也是排出月经和娩出胎儿的通道。阴道前邻膀胱和尿道，后邻直肠。阴道前壁较短，后壁较长，前、后壁经常处于相贴状态。阴道上部环抱子宫颈阴道部，两者之间形成环状间隙，称阴道穹。阴道穹分为前部、后部和两个侧部，其后部较深，与直肠子宫陷凹紧邻，两者之间仅隔以阴道壁和腹膜。当直肠子宫陷凹内有积液时，可经阴道穹后部穿刺，以帮助诊断和引流。阴道的下端以阴道口开口于阴道前庭。处女的阴道口周围有处女膜。处女膜破裂后，阴道口周围留有处女膜痕。

五、前庭大腺

前庭大腺形如豌豆（图12-7），左、右各一，位于阴道口后外侧的深部，其导管向内侧开口于阴道前庭。前庭大腺分泌黏液，经导管至阴道前庭，有润滑阴道口的作用。

图 12-7　阴蒂、前庭球和前庭大腺

六、女阴

女阴即女性外生殖器，由阴阜、大阴唇、小阴唇、阴道前庭、阴蒂和前庭球等组成（图12-8）。

1. **阴阜**　是位于耻骨联合前面的皮肤隆起，性成熟后，皮肤表面生有阴毛。

2. **大阴唇**　位于阴阜的后下方，是一对纵行的皮肤皱襞。大阴唇前端和后端左、右相互连合，形成唇前连合和唇后连合。

3. **小阴唇**　是位于大阴唇内侧的一对较薄而光滑的皮肤皱襞。两侧小阴唇向前延伸形成阴蒂包皮和阴蒂系带，后端汇合成阴唇系带。

4. **阴道前庭**　是位于两侧小阴唇之间的裂隙，其前部有尿道外口，后部有阴道口，小阴唇中、后1/3交界处有前庭大腺导管的开口。

图 12-8　女性外生殖器

5. **阴蒂**　位于尿道外口的前方，由两条阴蒂海绵体构成，相当于男性的阴茎海绵体。阴蒂露于表面的部分为阴蒂头，富有感觉神经末梢，感觉灵敏。

6. **前庭球**　相当于男性的尿道海绵体，呈蹄铁形，位于阴道两侧的大阴唇深面。两侧前端狭窄并

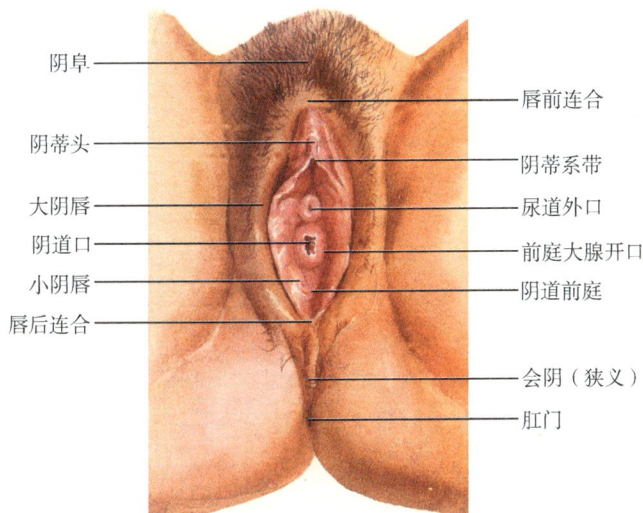

相连，位于尿道外口与阴蒂体之间的皮下；后端膨大，与前庭大腺相邻。

【附1】 乳房

乳房（图12-9）为人类和其他哺乳类动物特有的结构。人的乳房在男性不发达，女性乳房于青春期后开始发育生长，妊娠和哺乳期有分泌活动。

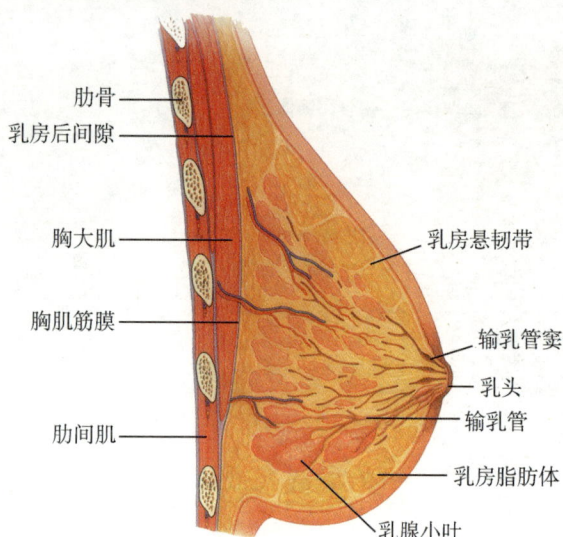

肋骨
乳房后间隙
胸大肌
胸肌筋膜
肋间肌
乳房悬韧带
输乳管窦
乳头
输乳管
乳房脂肪体
乳腺小叶

图12-9 成年女性乳房矢状面

一、乳房的位置

乳房位于胸前部，在胸大肌及胸肌筋膜的表面。乳头的位置通常在第4肋间隙或第5肋与锁骨中线相交处。

二、乳房的形态

成年未哺乳女子的乳房呈半球形，紧张而富有弹性。乳房中央有乳头，其顶端有输乳管的开口。乳头周围的环形色素沉着区，称乳晕。乳头和乳晕的皮肤薄弱，易于损伤，哺乳期尤应注意卫生，以防感染。

三、乳房的结构

乳房由皮肤、乳腺、致密结缔组织和脂肪组织构成。乳腺被脂肪组织和致密结缔组织分隔成15~20个乳腺叶，乳腺叶以乳头为中心呈放射状排列。每个乳腺叶有一条排出乳汁的输乳管。输乳管在近乳头处膨大为输乳管窦，其末端变细，开口于乳头。乳房手术时，应尽量采取放射状切口，以减少对乳腺叶和输乳管的损伤。

乳房表面的皮肤、胸肌筋膜和乳腺之间连有许多小的纤维束，称乳房悬韧带或Cooper韧带（图12-8），对乳房起支持和固定作用。乳腺癌患者由于癌组织浸润，乳房悬韧带可受侵犯而缩短，牵拉皮肤向内凹陷，使皮肤表面形成许多小凹且由于淋巴回流受阻而导致皮肤水肿，使皮肤呈橘皮样变。

【附2】 会阴

会阴有广义和狭义之分。

1. 广义会阴　是指封闭小骨盆下口的全部软组织，其境界呈菱形，与骨盆下口一致：前方为耻骨联合下缘，后方为尾骨尖，两侧为耻骨弓、坐骨结节和骶结节韧带。以两侧坐骨结节的连线为界，可将会阴分为前、后两个三角区。前方称为尿生殖区（尿生殖三角），在男性有尿道通过，在女性则有尿道和阴道通过；后方称为肛门区（肛门三角），有肛管通过（图12-10）。

2. 狭义会阴　即产科会阴，是指肛门与外生殖器之间的软组织（图12-8，图12-10）。产科会阴在产妇分娩时伸展扩张较大，结构变薄，应注意保护，以免造成会阴撕裂。

会阴的结构除了男、女性外生殖器以外，主要是肌肉和筋膜。

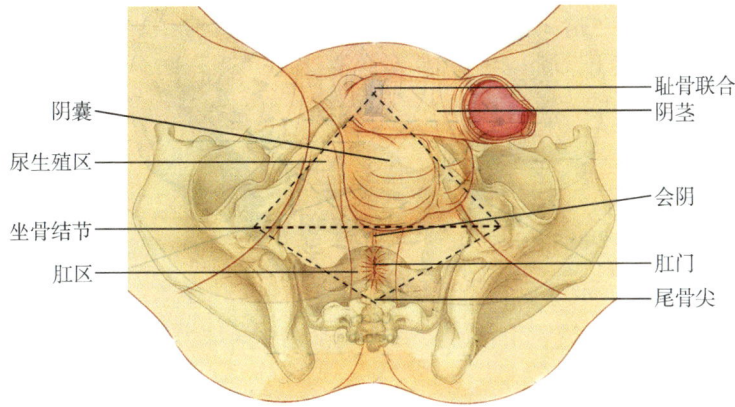

图 12 - 10　会阴的境界及分区

第二节　卵巢与子宫的微细结构

一、卵巢

卵巢表面被覆单层扁平或立方上皮，称表面上皮；上皮深面为薄层致密结缔组织，称白膜。卵巢实质分为外周的皮质和中央的髓质。皮质厚，含不同发育阶段的卵泡、黄体和白体。髓质为疏松结缔组织，与皮质之间无明显界限，含较多血管和淋巴管（图 12 - 11）。

（一）卵泡的发育与成熟

卵泡由中央一个卵母细胞和其周围的单层或多层卵泡细胞组成。卵泡发育从胚胎时期的第 5 个月开始，双侧卵巢有近 700 万个原始卵泡，新生儿有 70 万～200 万个，青春期约有 4 万个。从青春期（13～14 岁）至更年期（45～55 岁）的生育期内，在垂体分泌的促性腺激素的作用下，卵泡开始分批进入发育与成熟阶段。卵泡的发育是一个连续的变化过程，其结构也发生一系列变化，可分为原始卵泡、初级卵泡、次级卵泡和成熟卵泡四个阶段。初级卵泡和次级卵泡合称为生长卵泡（图 12 - 11，图 12 - 12）。

图 12 - 11　卵巢模式图

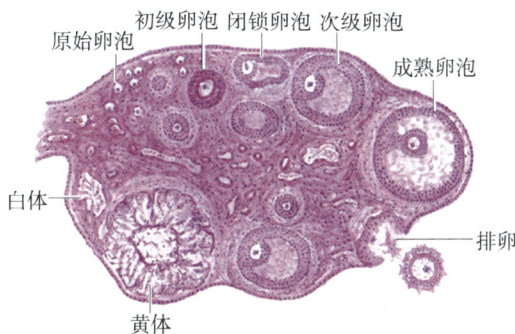

图 12 - 12　卵巢皮质（低倍）

1. 初级卵母细胞　2. 卵泡腔　3. 颗粒层　4. 卵泡膜
5. 原始卵泡群　6. 初级卵泡　7. 闭锁卵泡
↑透明带　↓↓表面上皮

181

1. 原始卵泡 是处于静止状态的卵泡，位于卵泡皮质浅层，体积小，数量多。中央有一个初级卵母细胞，周围包绕一层扁平的卵泡细胞。初级卵母细胞圆形，体积大，胞质嗜酸性；核大而圆，染色浅，核仁大而明显。卵泡细胞呈扁平形，体积小，核扁圆，染色深。卵泡细胞具有支持和营养卵母细胞的作用。

2. 初级卵泡 由原始卵泡发育而来，其主要结构变化如下。①初级卵母细胞体积逐渐增大，胞质中出现丰富的细胞器。②卵泡细胞增生，由单层扁平变为单层立方或柱状，进而增殖为多层（5～6层），紧贴卵母细胞的一层柱状卵泡细胞呈放射状排列，称放射冠。③初级卵母细胞与卵泡细胞之间出现一层均质嗜酸性膜状结构，称透明带。④随着初级卵泡逐渐增大，其周围的结缔组织逐渐分化形成卵泡膜。

3. 次级卵泡 由初级卵泡继续发育形成，其主要结构变化如下。①卵泡细胞间出现一些大小不等的液腔，继而汇合成一个大的卵泡腔，腔内充满卵泡液。卵泡液对卵泡的发育成熟有重要作用。随着卵泡液的增多，初级卵母细胞、透明带及周围的卵泡细胞被推向卵泡腔一侧，形成突入卵泡腔内的隆起，该隆起称为卵丘。卵泡腔周围的卵泡细胞构成卵泡壁，称颗粒层，卵泡细胞改称为颗粒细胞。②初级卵母细胞达到体积最大，直径 125～150μm，其周围包裹一层约 5μm 厚的透明带。③卵泡膜分化为内、外两层。内层富含毛细血管，基质细胞分化为多边形或梭形的膜细胞；外层血管和细胞少，主要为胶原细胞和少量平滑肌。膜细胞合成雄激素，雄激素透过基膜，在颗粒细胞内转化为雌激素，故雌激素由两种细胞联合产生。雌激素少量进入卵泡液，大部分进入血液循环，作用于子宫等靶器官。

4. 成熟卵泡 是次级卵泡发育的最后阶段。由于卵泡液的急剧增多，卵泡腔变大，卵泡体积显著增大，直径可达 2cm，并突向卵巢表面，由于颗粒细胞不再增殖，卵泡壁进一步变薄。在排卵前 36～48 小时，初级卵母细胞恢复并完成第一次减数分裂，形成一个大的次级卵母细胞和一个小的第一极体。次级卵母细胞直接进入第二次减数分裂，停滞于分裂中期。如果卵泡发育不良，就会影响正常的受孕生育。

（二）排卵

成熟卵泡破裂，次级卵母细胞连同周围的透明带、放射冠与卵泡液一起从卵巢表面排出的过程，称排卵。通常生育期妇女 28 天左右排一次卵，排卵发生在第 14 天。一般每次排卵一个，双侧卵巢交替排卵。女性一生排出约 400 个卵。排卵后，若在 24 小时内未受精，次级卵母细胞即退化消失。

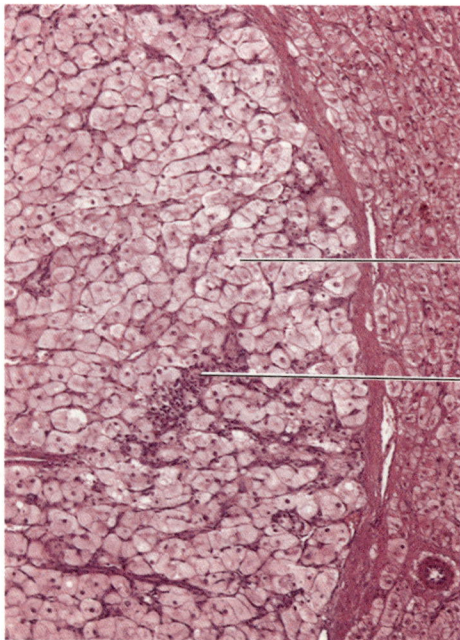

图 12-13 黄体（高倍）
1. 颗粒黄体细胞　2. 膜黄体细胞

颗粒黄体细胞
膜黄体细胞

（三）黄体

排卵后，颗粒层和卵泡膜向卵泡腔内塌陷，在黄体生成素的作用下，逐渐发育成一个体积大而富含血管的内分泌细胞团，新鲜时呈黄色，称黄体。黄体主要由颗粒细胞分化来的颗粒黄体细胞和由膜细胞分化来的膜黄体细胞构成。颗粒黄体细胞体积较大，数量较多，染色较浅，常位于黄体中央。膜黄体细胞体积较小，数量较少，染色较深，常位于黄体周边（图 12-13）。颗粒黄体细胞分泌孕激素，膜黄体细胞与颗粒黄体细胞协同作用分泌雌激素。

若未受精，黄体维持 12～14 天后退化，称月经黄体。若受精并妊娠,在胎盘分泌的绒毛膜促性腺激素的刺激下,黄体继续发育,直径可达 4 ~ 5cm,称妊娠黄体。妊娠黄体除分泌孕激素和雌激素外,还分泌松弛素。这些激素可使子宫内膜增生,子宫平滑肌松弛,以维持妊娠。妊娠 4 ~ 6 个月时,由胎盘取代黄体。无论何种黄体,最终均退化,被结缔组织取代而成为白体。

(四) 闭锁卵泡与间质腺

妇女一生共排出约 400 个卵,其余绝大部分卵泡在不同的发育阶段逐渐退化,退化的卵泡称为闭锁卵泡。卵泡的闭锁是一种细胞凋亡过程。光镜下,闭锁卵泡形态特征表现为:卵母细胞核固缩,形态不规则;透明带塌陷、扭曲成不规则嗜酸性环状物;放射冠游离;颗粒细胞松散、脱落或进入卵泡腔;卵泡腔内有中性粒细胞或巨噬细胞侵入。卵泡壁塌陷,膜细胞增大,胞质中充满脂滴,形似黄体细胞,被结缔组织和血管分割成分散的细胞团,称间质腺。兔和猫等动物的卵巢中有较多间质腺。间质腺最终退化,由结缔组织取代。

二、子宫

子宫是肌性器官,壁厚腔窄,分为底、体、颈三部分。子宫壁由内向外依次为内膜、肌层和外膜(图 12 - 14)。

(一) 子宫壁的微细结构

1. 内膜 由单层柱状上皮和固有层组成。根据结构和功能的不同,子宫内膜可分为浅表的功能层和深部的基底层。功能层较厚,随月经周期可发生周期性剥脱和出血;基底层较薄且致密,不随月经周期性剥脱,但有修复内膜的功能。

(1) 上皮 由大量分泌细胞和少量纤毛细胞组成。以分泌细胞为主。

(2) 固有层 由结缔组织组成,含大量低分化的基质细胞和子宫腺,子宫动脉进入子宫壁后,发出短而直的小动脉,营养基底层,不受性激素影响,称基底动脉。其主干进入功能层呈螺旋状走行,称螺旋动脉。螺旋动脉可随月经周期而变化。

2. 肌层 很厚,由平滑肌构成。肌层由内向外大致可分为三层,即黏膜下层、中间层和浆膜下层。在妊娠期,平滑肌纤维在卵巢激素的作用下,可显著增长,肌层增厚。结缔组织中未分化的间充质细胞也可增殖分化为平滑肌纤维。分娩后,平滑肌纤维逐渐变小,部分肌纤维凋亡退化消失,子宫复原。

3. 外膜 子宫底部和体部为浆膜,只有子宫颈部为纤维膜。

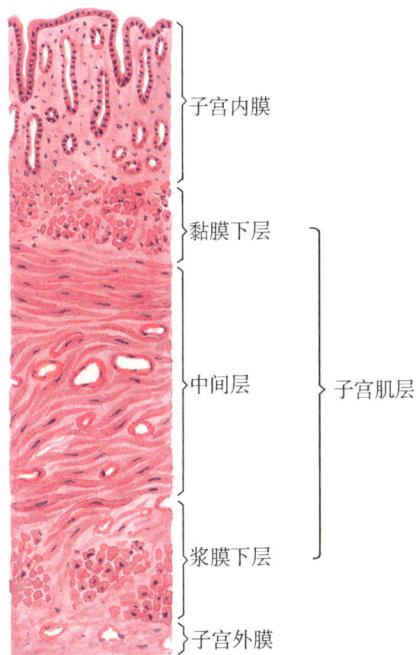

图 12 - 14 子宫壁结构模式图

(二) 子宫内膜的周期性变化

自青春期开始,在卵巢分泌的雌激素和孕激素的作用下,子宫底部和体部的内膜功能层发生周期性变化,即每隔 28 天左右发生一次内膜的剥脱、出血、增生和修复过程,称月经周期。每个月经周期指从月经来潮第 1 天起至下次月经来潮的前 1 天止(图 12 - 15)。

1. 增生期 月经周期的第 5 ~ 14 天,即从月经结束到排卵。此期,卵巢内有若干卵泡开始向成熟卵泡发育,又称卵泡期。在生长卵泡分泌的雌激素的作用下,残存的基底层增生,修复功能层。增生期子宫内膜主要的结构变化为子宫内膜逐步增厚,子宫腺增多,螺旋动脉不断伸长、弯曲。此期第 14 天时,通常有一个卵泡发育成熟并排卵,子宫内膜随之转入分泌期。

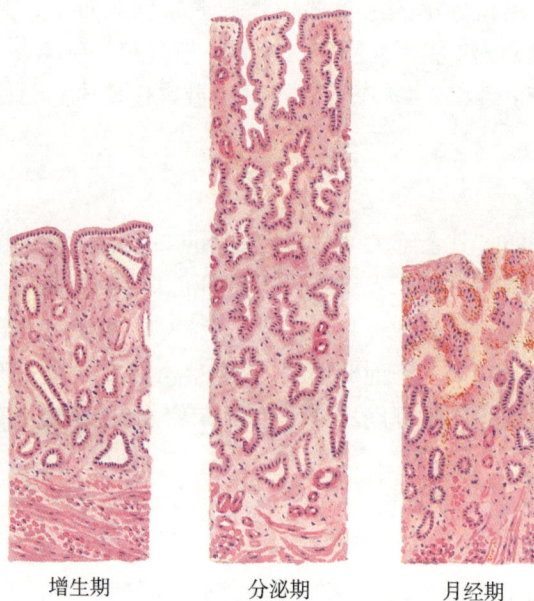

增生期　　　　　　　　分泌期　　　　　　　月经期

图 12-15　子宫内膜周期性变化示意图

2. 分泌期　月经周期的第 15~28 天，即从排卵到下一次月经前。此期，卵巢已形成黄体，又称黄体期。在黄体分泌的雌激素和孕激素的作用下，子宫内膜主要的结构变化为内膜继续增厚，子宫腺进一步增多、增长并极度弯曲，腺腔膨胀，腺细胞分泌功能旺盛；螺旋动脉进一步伸长、迂曲。固有层内组织液增多，呈水肿状态。基质细胞分化为前蜕膜细胞。排出的卵若未受精，则黄体退化，血中雌激素和孕激素浓度明显下降，内膜功能层剥脱，进入月经期。

3. 月经期　月经周期的第 1~4 天，即从月经开始到出血停止。由于黄体退化，其分泌的雌激素和孕激素骤减，子宫内膜功能层的螺旋动脉持续收缩，导致子宫内膜功能层发生缺血坏死。继而螺旋动脉突然短暂扩张，使功能层血管破裂，血液涌入功能层，功能层崩解，最后血液与坏死脱落的内膜组织一起经阴道排出，称月经。此期末，基底层的子宫腺细胞开始增生，向表面铺展，修复内膜细胞，内膜转入增生期。

（三）子宫颈

子宫颈壁由外向内分为外膜、肌层和黏膜。外膜为较致密结缔组织构成的纤维膜。肌层平滑肌较少且分散，而结缔组织较多。黏膜形成大而有分支的皱襞，黏膜由上皮和固有层组成。上皮为单层柱状，可分泌黏液，其分泌活动受卵巢激素的影响。子宫颈外口处单层柱状上皮移行为复层扁平上皮，此处为子宫颈癌的好发部位。

💡 素质提升

"万婴之母" 林巧稚

林巧稚（1901—1983），福建厦门人，医学家，医学教育家，我国现代妇产科学的奠基人，北京协和医院第一位中国籍妇产科主任，首届中国科学院唯一女院士。

她，医者仁心，用自己一生诠释着"健康所系，性命相托"。她成功施治中国首例新生儿溶血症，大大降低了中国婴儿、产妇的死亡率，被评为"100 位新中国成立以来感动中国人物"。她一生未嫁，无儿无女，却成功将 5 万多个新生命带到人间，被尊称为"万婴之母"。

"只要我一息尚存，我存在的场所便是病房，存在的价值就是医治患者。"这是林巧稚的墓志铭，也是她一生的写照。

目标检测

答案解析

一、单项选择题

1. 关于卵巢，描述正确的是（　　）

    A. 前缘游离，后缘附有系膜

    B. 内侧端连子宫

    C. 外侧端连输卵管

    D. 后缘中央有一裂隙，称卵巢门

    E. 性成熟期卵巢最大

2. 关于子宫，描述错误的是（　　）

    A. 成年女子的正常子宫呈前倾前屈位

    B. 子宫颈伸入阴道上端，两者间形成阴道穹

    C. 部分淋巴管沿子宫圆韧带注入腹股沟浅淋巴结

    D. 子宫圆韧带起于子宫颈后外侧

    E. 直肠子宫陷凹是腹膜腔最低处

3. 输卵管的分部不包括（　　）

    A. 漏斗部　　　　　　B. 壶腹部　　　　　　C. 峡部

    D. 子宫部　　　　　　E. 输卵管伞

4. 维持子宫前倾位的是（　　）

    A. 子宫阔韧带　　　　B. 子宫骶韧带　　　　C. 子宫主韧带

    D. 子宫圆韧带　　　　E. 以上全是

5. 维持子宫前屈位的是（　　）

    A. 子宫阔韧带　　　　B. 子宫骶韧带　　　　C. 子宫主韧带

    D. 子宫圆韧带　　　　E. 以上全是

6. 限制子宫向两侧移动的是（　　）

    A. 子宫阔韧带　　　　B. 子宫骶韧带　　　　C. 子宫主韧带

    D. 子宫圆韧带　　　　E. 以上全是

7. 输卵管内卵子受精的部位一般在（　　）

    A. 漏斗部　　　　　　B. 壶腹部　　　　　　C. 峡部

    D. 子宫部　　　　　　E. 输卵管伞

8. 输卵管最狭窄处为（　　）

    A. 漏斗部　　　　　　B. 壶腹部　　　　　　C. 峡部

    D. 子宫部　　　　　　E. 输卵管伞

9. 维持子宫正常位置，防止子宫颈向下脱垂的主要韧带是（　　）

    A. 子宫阔韧带　　　　B. 子宫骶韧带　　　　C. 子宫主韧带

    D. 子宫圆韧带　　　　E. 以上全是

10. 关于子宫，描述正确的是（　　）

    A. 位于小骨盆前部，膀胱与直肠之间

    B. 呈轻度的前倾前屈位

    C. 分为底、体、峡、颈部

    D. 子宫颈内部的腔称为子宫腔

    E. 子宫颈分为阴道上部和阴道下部

11. 腹膜外剖宫产手术切口常在（　　）

    A. 子宫底   B. 子宫颈   C. 子宫体

    D. 子宫峡   E. 子宫颈阴道部

12. 关于阴道，描述正确的是（　　）

    A. 属于女性外生殖器

    B. 上端以阴道口开口于子宫

    C. 上部与子宫颈阴道部之间形成环形的凹陷，称阴道前庭

    D. 阴道穹可分为互不连通的四部，以阴道穹后部最深

    E. 直肠子宫陷凹积液时，可经阴道穹后部进行穿刺

13. 乳房脓肿切开引流时，做放射状切口主要是为了避免损伤（　　）

    A. 乳房的血管和神经   B. 乳房的淋巴管   C. 输乳管

    D. Cooper 韧带   E. 乳房皮肤

14. 生长卵泡是指（　　）

    A. 开始发育的原始卵泡   B. 次级卵泡和成熟卵泡   C. 初级卵泡和次级卵泡

    D. 初级卵泡   E. 成熟卵泡

15. 原始卵泡的卵泡细胞是（　　）

    A. 单层扁平   B. 单层立方   C. 单层柱状

    D. 假复层柱状   E. 单层纤毛柱状

16. 关于次级卵泡的结构特点，错误的是（　　）

    A. 卵泡腔形成   B. 卵泡细胞为两层   C. 卵丘

    D. 透明带   E. 放射冠

17. 放射冠是（　　）

    A. 卵原细胞的一部分   B. 初级卵母细胞的一部分   C. 卵泡细胞的一部分

    D. 卵泡膜细胞的一部分   E. 以上都不对

18. 排卵时，卵细胞处在（　　）

    A. 卵原细胞时期

    B. 初级卵母细胞第一次减数分裂前期

    C. 初级卵母细胞第二次减数分裂中期

    D. 次级卵母细胞第二次减数分裂中期

    E. 成熟卵时期

19. 卵泡的颗粒层是指（　　）

    A. 构成卵泡壁的卵泡细胞   B. 构成卵丘的细胞   C. 卵泡周围的结缔组织细胞

    D. 卵泡膜内层   E. 卵泡膜外层

20. 排卵时，离开卵巢的有（　　）

    A. 完成了第二次减数分裂的次级卵母细胞连同透明带、放射冠

    B. 处于第二次减数分裂中期的初级卵母细胞连同透明带、放射冠

    C. 处于第二次减数分裂中期的次级卵母细胞连同透明带、放射冠

    D. 完成了第一次减数分裂的初级卵母细胞连同透明带、放射冠

    E. 完成了第二次减数分裂中期的初级卵母细胞连同透明带、放射冠

21. 颗粒黄体细胞与膜黄体细胞分泌（　　）

    A. 黄体生成素（LH）、卵泡刺激素（FSH）

    B. 孕激素、雌激素

    C. LH、孕激素

    D. FSH、雌激素

    E. 孕激素、黄体生成素

22. 月经期子宫内膜剥脱和排出的是（　　）

    A. 子宫内膜层   B. 子宫内膜的功能层   C. 子宫内膜的基底层

    D. 子宫内膜的功能层和基底层   E. 子宫内膜固有层

23. 子宫内膜处于分泌期时，卵巢的结构特点是（　　）

    A. 卵泡开始发育和成熟   B. 卵泡退化   C. 黄体形成和发育

    D. 黄体退化   E. 形成白体

24. 月经期后，（　　）迅速增殖使内膜修复

    A. 残留的内膜上皮   B. 残留的子宫腺细胞   C. 平滑肌细胞

    D. 血管内皮细胞   E. 基质细胞

25. 卵巢的白体是（　　）

    A. 卵巢排卵后组织修复而成   B. 卵巢排卵后颗粒层形成   C. 黄体退化形成

    D. 卵泡闭锁后形成   E. 卵巢排卵后卵泡膜形成

二、思考题

1. 试述子宫的位置和形态。

2. 试述子宫的固定装置。

3. 试述输卵管的分部及各部的主要作用。

4. 试述各级卵泡的结构特点。

5. 试述黄体的组成及功能。

6. 试述月经周期与卵巢内分泌的关系。

（张栋梁　封美慧）

书网融合……

本章小结　　　　　微课　　　　　题库

第十三章　腹　膜

◉ 学习目标

1. 通过本章学习，重点把握腹膜、腹膜腔的概念；腹膜与脏器的关系；腹膜形成的结构。

2. 运用概念图整理腹膜相关概念，并连接相关概念，说明各概念之间的关系；搜索相关内容，说明胃后壁穿孔时胃液流经的间隙。

≫ 情境导入

情景描述　患者，女，30 岁，曾有反复发作的胃痛病史。现因持续性上腹部疼痛 4 小时而急诊入院。查体发现：腹肌紧张，右髂区有明显的压痛和反跳痛，经 X 线腹部摄片，见膈下有少量游离气体。诊断为急性胃穿孔。

讨论　1. 若胃后壁穿孔，胃内容物首先会进入什么部位？

2. 为什么会出现右髂区的压痛和反跳痛？该患者应取什么体位？为什么？

一、概述 e 微课

腹膜为覆盖于腹、盆腔壁内和腹、盆腔脏器表面的一层薄而光滑的浆膜，由间皮和少量结缔组织构成，呈半透明状。衬于腹、盆腔壁内表面的腹膜称为壁腹膜，由壁腹膜返折并覆盖于腹、盆腔脏器表面的腹膜称为脏腹膜。壁腹膜和脏腹膜互相延续、移行，共同围成不规则的潜在性腔隙，称腹膜腔（图 13 - 1），腔内仅有少量浆液。男性腹膜腔为一封闭的腔隙；女性腹膜腔则借输卵管腹腔口，经输卵管、子宫、阴道与外界相通。因此，女性腹膜腔感染的概率高于男性。脏腹膜紧贴脏器表面，在组织结构和功能方面都可视为脏器的一部分，如胃和肠壁的脏腹膜即为该器官的外膜。

腹膜腔和腹腔在解剖学上是两个不同而又相关的概念。腹腔是指膈以下、盆膈以上，腹前壁和腹后壁之间的腔，而腹膜腔则指脏腹膜和壁腹膜之间的潜在性腔隙，腔内仅含少量浆液。实际上，腹膜腔是套在腹腔内，腹、盆腔脏器均位于腹腔之内、腹膜腔之外。临床应用时，对腹膜腔和腹腔的区分通常并不严格，但有的手术（如肾和膀胱的手术）常在腹膜外进行，不需要通过腹膜腔，因此，手术者应对两腔有明确的认识。

腹膜具有分泌、吸收、支持、防御和修复等功能。①分泌少量浆液：正常情况下维持 100～200ml，可润滑和保护脏器，减少摩擦。②支持和固定脏器：腹膜可通过其形成物如系膜、韧带等结构，对腹、盆腔脏器起支持固定作用。③吸收腹腔内的液体和空气等：一般认为，上腹部尤其是膈下区的腹膜吸收能力较强，因此，腹腔炎症或手术后的患者多采用半卧位，使有害液体流至下腹部，以减少腹膜对有害物质的吸收。④防御功能：腹膜腔内的浆液含许多巨噬细胞，可吞噬细菌及有害物质。⑤修复和再生：腹膜分泌的浆液富含纤维素，其粘连作用可促进伤口愈合和炎症局限化。但如果手术操作粗暴或腹膜暴露时间过长，也可由于此功能造成肠袢纤维性粘连等后遗症。

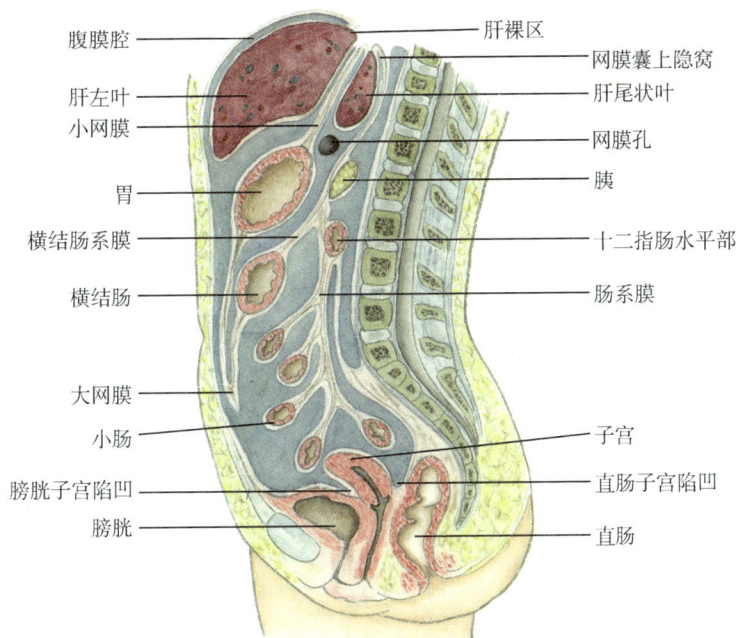

图 13－1　腹膜腔正中矢状面模式图（女性）

💡 素质提升

中国腹膜透析第一人——钱家麒教授

　　钱家麒教授是我国杰出的肾脏病学家，他通过研究得到的低剂量腹膜透析"中国标准"被国际指南采纳，他提出并证明的尿素清除指数成为腹膜透析充分性的指标并形成国际标准，这两项成果是真正中国原创的临床医学研究成果。

　　20 世纪 70 年代，钱教授参与自主研发平板式血透机，他亲自执笔制定血液透析和腹膜透析治疗与管理规范，他领衔的创建于 20 世纪 90 年代的上海市血液透析登记数据库被美国 USRDS 登记系统收录，实现了中国尿毒症透析治疗在国际血透登记数据库零的突破。他一生秉承仁心仁术初心，从未在意自己的名誉与回报。他的医德医风深远地影响了肾病医学的后辈。他高尚的医德感动了无数患者，很多患者后来也成了志愿者、义工，将钱教授的仁心仁爱扩散、延续到社会中。

二、腹膜与腹、盆腔脏器的关系

　　根据脏器被腹膜覆盖程度的不同，可将腹、盆腔脏器分为三类（图 13－2），即腹膜内位、间位和外位器官。

　　1. 腹膜内位器官　是指脏器表面几乎都被腹膜覆盖的器官。这类器官活动度较大，有胃、十二指肠上部、空肠、回肠、盲肠、阑尾、横结肠、乙状结肠、脾、卵巢和输卵管等。

　　2. 腹膜间位器官　是指脏器表面大部分被腹膜覆盖的器官，有肝、胆囊、升结肠、降结肠、子宫、充盈的膀胱和直肠上段。

　　3. 腹膜外位器官　是指脏器只有一面被腹膜覆盖的器官，有十二指肠降部和水平部，直肠中、下段，胰、肾、肾上腺、输尿管和空虚的膀胱。这些脏器多位于腹膜后间隙内，临床上又称腹膜后位器官。

熟悉脏器与腹膜的关系有重要的临床意义，如腹膜内位器官的手术必须通过腹膜腔，而肾、输尿管等腹膜外位器官可不打开腹膜腔即能进行手术，从而避免腹膜腔的感染和术后脏器间粘连。

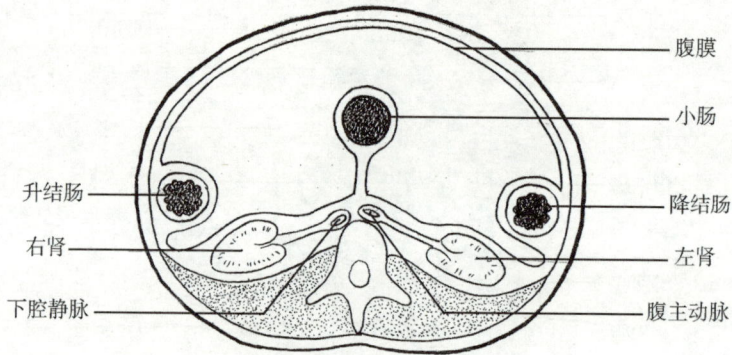

图 13 - 2　腹膜与脏器的关系示意图

三、腹膜形成的结构

腹膜在脏器与脏器之间以及脏器与腹、盆壁之间相互移行中，形成了网膜、系膜、韧带和陷凹等结构，这些结构对器官起连接和固定作用。这些腹膜形成物大多是双层膜结构，内含血管、神经、淋巴结和淋巴管等。

（一）网膜

网膜由双层腹膜构成，薄而透明。两层腹膜间夹有血管、神经、淋巴管和结缔组织等，包括小网膜、大网膜和网膜囊（图 13 - 3）。

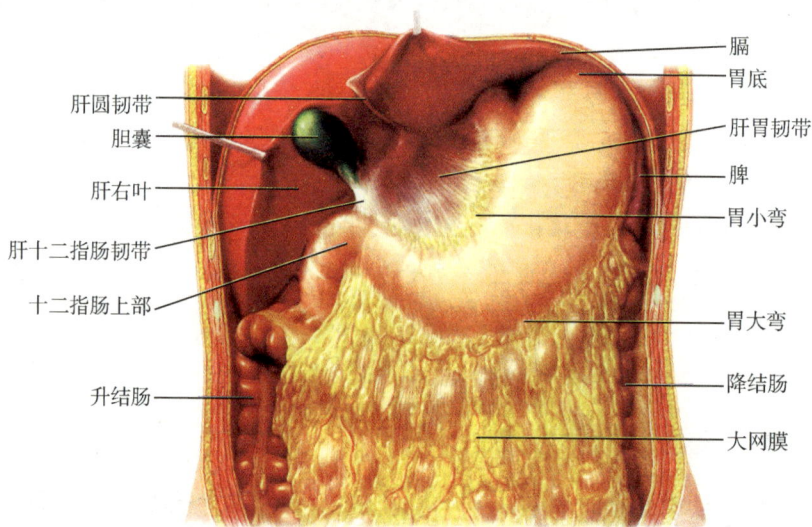

图 13 - 3　网膜

1. 小网膜　是由肝门向下移行于胃小弯和十二指肠上部的双层腹膜结构。其左侧部从肝门连于胃小弯的部分，称肝胃韧带，其内有胃左、右血管，胃上淋巴结及胃的神经等。右侧从肝门连于十二指肠上部的部分，称肝十二指肠韧带，其内有进出肝门的三个重要结构通过：胆总管位于右前方，其左前方为肝固有动脉，两者之间的后方为肝门静脉。上述结构周围伴有淋巴管、淋巴结和神经丛。小网膜的右缘游离，其后方有网膜孔，经此孔可进入网膜囊。

2. 大网膜　是连于胃大弯和横结肠间的四层腹膜结构，形似围裙覆盖于空、回肠和横结肠的前方。

大网膜前后共有 4 层：前两层为胃和十二指肠上部的前、后两层腹膜的向下延伸，降至脐平面稍下方，前两层向后返折向上，形成大网膜的后两层，连于横结肠并叠合为横结肠系膜，连于腹后壁。大网膜前两层与后两层之间的潜在性腔隙为网膜囊的下部。随着年龄的增长，大网膜的四层结构常粘连愈着，使网膜囊的下部消失，连于胃大弯和横结肠间的大网膜前两层形成胃结肠韧带。大网膜呈网状，内有许多血管、丰富的脂肪和巨噬细胞，后者有重要的防御功能。大网膜的长度因人而异，活体上大网膜的下垂部分常可移动，当腹膜腔内有炎症时，大网膜可包裹病灶而防止炎症扩散，故有"腹腔卫士"之称。小儿的大网膜较短，通常在脐平面以上，所以阑尾炎或其他下腹部炎症病灶区不易被大网膜包裹，炎症易扩散，常引起弥漫性腹膜炎。

3. 网膜囊和网膜孔　网膜囊是小网膜和胃后壁与腹后壁的腹膜之间的扁窄间隙，又称小腹膜腔，为腹膜腔的一部分（图 13 - 1，图 13 - 4）。网膜囊的前壁为小网膜、胃后壁的腹膜和胃结肠韧带；后壁为横结肠及其系膜和覆盖在胰、左肾、左肾上腺等处的腹膜；上壁为肝尾叶及膈下的腹膜；下壁为大网膜前、后层的愈着处；左侧为脾、胃脾韧带及脾肾韧带；右侧以网膜孔通腹膜腔的其余部分。网膜孔又称为 Winslow 孔，其高度平第 12 胸椎至第 2 腰椎体，可容 1 ~ 2 指。其上界是肝尾叶，下界是十二指肠上部，前界是肝十二指肠韧带，后界是覆盖在下腔静脉表面的腹膜。

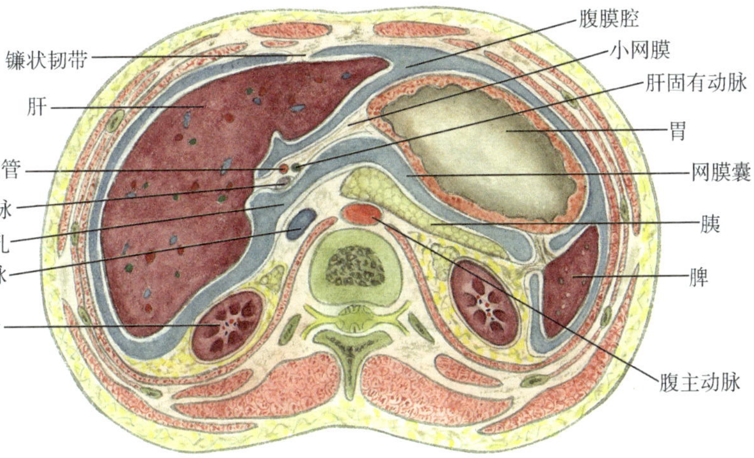

图 13 - 4　网膜囊和网膜孔

网膜囊是一个盲囊，位置较深，周邻复杂，有关器官的病变相互影响。某些炎症或胃后壁穿孔引起网膜囊积液（脓）时，早期多局限于囊内，给诊断带来困难，晚期或者因体位变化，积液（脓）可经网膜孔流至腹膜腔的其他部位，导致炎症扩散。

（二）系膜

由脏、壁腹膜相互延续移行，形成将器官系连固定于腹、盆壁的双层腹膜结构，称系膜，其内有出入该器官的血管、神经及淋巴管和淋巴结等。主要的系膜有肠系膜、阑尾系膜、横结肠系膜和乙状结肠系膜等（图 13 -5）。

1. 肠系膜　是将空肠和回肠系连于腹后壁的双层腹膜结构，呈扇形，面积较大，其附着于腹后壁的部分称为肠系膜根，长约 15cm，起自第 2 腰椎左侧，斜向右下跨过脊柱及其前方结构，止于右骶髂关节前方。肠系膜的肠缘系连空、回肠，长达 5 ~ 7m，肠系膜根和肠缘的长度相差很大，故有利于空、回肠的活动，对消化和吸收有促进作用，但活动异常时也易发生肠扭转、肠套叠等急腹症。肠系膜的两层间有肠系膜上血管及其分支、淋巴管、淋巴结、神经丛和脂肪等。

2. 阑尾系膜　为三角形的双层腹膜结构，将阑尾系连于肠系膜下方。阑尾动、静脉走行于系膜的游离缘，故切除阑尾时，应先从系膜游离缘结扎血管。

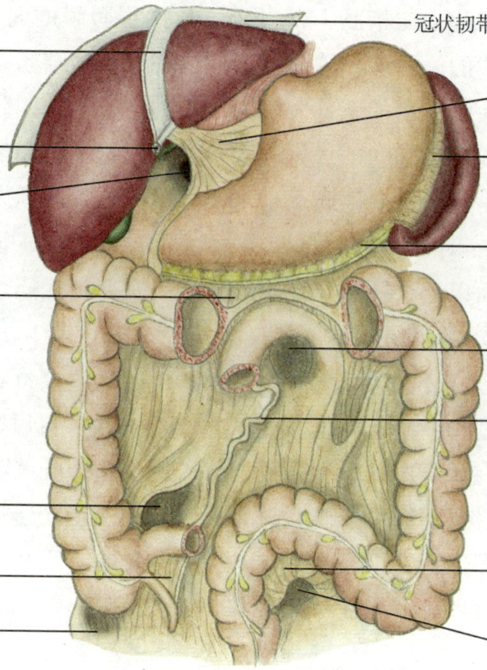

图13-5 腹膜形成的结构

3. 横结肠系膜 是将横结肠系连于腹后壁的双层腹膜结构，其根部起自结肠右曲，向左跨过右肾中部、十二指肠降部、胰等器官的前方，沿胰前缘至左肾前方，直达结肠左曲。横结肠系膜内有中结肠血管及其分支、淋巴管、淋巴结和神经丛等。

4. 乙状结肠系膜 是将乙状结肠系连于左下腹的双层腹膜结构，根部附着于左髂窝和骨盆左后壁。该系膜较长，乙状结肠有较大活动度，故易发生乙状结肠扭转，导致肠梗阻，尤以儿童多见。系膜内有乙状结肠血管、直肠上血管、淋巴管、淋巴结和神经丛等。

（三）韧带

腹膜形成的韧带是连接脏器与腹、盆壁间或连接相邻脏器之间的腹膜结构，多为双层，少数为单层，有固定脏器的作用。

1. 肝的韧带 肝下方有肝胃韧带和肝十二指肠韧带（如前所述）；上方有镰状韧带、冠状韧带，左、右三角韧带；前下方有肝圆韧带。

镰状韧带呈矢状位，为腹前壁上部和膈下面连于肝膈面的双层腹膜结构，位于前正中线右侧，其下缘游离增厚，内有肝圆韧带，后者为胚胎时脐静脉闭锁的遗迹。由于镰状韧带在中线右侧，脐以上腹壁正中切口需向下延长时，应偏向中线左侧，以避免损伤肝圆韧带及与其伴行的附脐静脉。

冠状韧带呈冠状位，是由膈下的壁腹膜折返至肝膈面所形成的双层腹膜结构。前层向前与镰状韧带相延续，前、后两层间无腹膜覆盖的肝表面称为肝裸区。冠状韧带左、右两端，前、后两层彼此愈着增厚形成左、右三角韧带。

2. 脾的韧带 包括胃脾韧带、脾肾韧带、膈脾韧带。胃脾韧带是连于胃底和胃大弯上部与脾门之间的双层腹膜结构，向下与大网膜左侧部相延续，内含胃短血管、胃网膜左血管及淋巴管、淋巴结等。脾肾韧带是脾门至左肾前面的双层腹膜结构，内含胰尾、脾血管及淋巴管、神经等。膈脾韧带是脾肾韧带的上部，由脾上极连至膈下。

3. 胃的韧带 包括肝胃韧带、胃脾韧带、胃结肠韧带和胃膈韧带，前三者如前所述。胃膈韧带是胃贲门左侧和食管腹段连于膈下面的腹膜结构。

（四）皱襞、隐窝和陷凹

腹膜皱襞是腹、盆壁与脏器之间或脏器与脏器之间的腹膜形成的隆起，其深部常有血管走行。在皱襞之间或皱襞与腹、盆壁之间形成的腹膜凹陷称为隐窝，较大的隐窝称为陷凹。

肝肾隐窝位于肝右叶与右肾之间，其左界为网膜孔和十二指肠降部，右界为右结肠旁沟。在仰卧时，肝肾隐窝是腹膜腔的最低部位，腹膜腔内的液体易积存于此。主要的腹膜陷凹位于盆腔内，为腹膜在盆腔脏器之间移行返折形成。男性在膀胱与直肠之间有直肠膀胱陷凹，凹底距肛门约 7.5cm。女性在膀胱与子宫之间有膀胱子宫陷凹，在直肠与子宫之间有直肠子宫陷凹，后者又称为 Douglas 腔，较深，凹底距肛门约 3.5cm，与阴道后穹之间仅隔以阴道后壁和腹膜。站立或坐位时，男性的直肠膀胱陷凹和女性的直肠子宫陷凹是腹膜腔的最低部位，故腹膜腔内的积液多聚积于此。临床上可行直肠穿刺和阴道后穹穿刺，以进行诊断和治疗。

目标检测

答案解析

一、单项选择题

1. 关于腹膜腔，说法错误的是（　　）
   A. 在男性是封闭的
   B. 在女性可借输卵管、子宫、阴道等与外界相通
   C. 腔内有少量浆液
   D. 腔内有胃、肠等器官
   E. 腔内不含任何器官

2. 下列属于腹膜间位器官的是（　　）
   A. 肾　　　　　B. 胃　　　　　C. 子宫
   D. 空肠　　　　E. 胰

3. 腹膜形成的结构不包括（　　）
   A. 韧带　　　　B. 系膜　　　　C. 大网膜
   D. 小网膜　　　E. 穹隆

4. 关于网膜囊，说法正确的是（　　）
   A. 前壁是大网膜和胃的后壁
   B. 后壁是覆盖在大、小肠表面的腹膜
   C. 不与腹膜腔相通
   D. 前壁是小网膜、胃后壁和胃结肠韧带
   E. 囊内有胰、左肾和左肾上腺等

5. 女性腹膜腔的最低部位是（　　）
   A. 直肠子宫陷凹　　　B. 膀胱子宫陷凹　　　C. 直肠膀胱陷凹
   D. 坐骨直肠窝　　　　E. 以上都不是

6. 体位为仰卧位时，腹膜腔最低的隐窝或陷凹是（　　）
   A. 直肠子宫陷凹　　　B. 膀胱子宫陷凹　　　C. 肝肾隐窝
   D. 坐骨直肠窝　　　　E. 直肠膀胱陷凹

7. 下列不属于肝的韧带的是（　　）

    A. 镰状韧带　　　　　　　B. 冠状韧带　　　　　　　C. 肝胃韧带

    D. 三角韧带　　　　　　　E. 横结肠韧带

8. 关于大网膜，叙述正确的是（　　）

    A. 是网膜囊的前壁

    B. 是胃到小肠之间的两层腹膜

    C. 是小网膜的直接延续

    D. 是胃大弯与横结肠之间的 4 层腹膜

    E. 以上都不是

9. 关于系膜，描述错误的是（　　）

    A. 小肠系膜将肠管悬吊于腹后壁

    B. 阑尾血管走行于阑尾系膜的游离缘内

    C. 阑尾系膜呈三角形

    D. 乙状结肠系膜较短，不易发生肠扭转

    E. 小肠系膜较长，易发生肠扭转

10. 关于小网膜，描述正确的是（　　）

    A. 在胃大弯与横结肠之间

    B. 由两层壁腹膜构成

    C. 包括十二指肠空肠曲

    D. 内含腹腔干

    E. 由肝胃韧带和肝十二指肠韧带组成

二、思考题

1. 列表归纳腹膜与腹、盆腔脏器之间的关系。

2. 列表归纳腹膜形成的结构。

（封美慧　张栋梁）

书网融合……

本章小结　　　　　　微课　　　　　　题库

第四篇　脉管系统

脉管系统由一系列密闭而连续的管道构成，分布于全身各部，包括心血管系统和淋巴系统。心血管系统内流动着血液；淋巴管道内流动着淋巴，淋巴最终将注入心血管系统。

血液和淋巴在脉管系统内的流动，主要功能是运输物质。通过血液和淋巴的循环流动，不断地把营养物质、氧、激素等运送到身体各器官、组织和细胞；同时又将组织细胞的代谢产物如二氧化碳、尿素等运送至肺、肾、皮肤等排泄器官而排出体外，使人体生理活动正常进行。此外，脉管系统还有内分泌功能。

第十四章　心血管系统

◎ 学习目标

1. 通过本章学习，重点把握体循环和肺循环的概念；心、动脉和毛细血管的结构特点；毛细血管的分类；静脉的一般结构；血管吻合；动脉分布规律；心的位置、外形及心腔的结构；心传导系统的组成和特殊心肌细胞；心包前下窦的位置及临床意义；心的体表投影；主动脉干的分支及其分布；常用动脉摸脉部位及常用止血点；腹腔干及肠系膜上、下动脉的分支与分布；锁骨下动脉、腋动脉的主要分支；盆腔动脉的分支及分布；胸主动脉的分支、分布概况；面静脉的走行和特点；上、下肢浅静脉的名称和注入深静脉的部位；肝门静脉的组成、主要属支、侧支循环途径及意义；静脉系统的组成、结构特点；心的静脉回流途径；椎静脉丛的位置、交通。

2. 运用流程图描述体循环与肺循环的血液流经途径；在血液循环流程图的基础上，标出防止血液逆流的瓣膜，并推理出相关瓣膜病变后可能发生的情况；结合自身，触摸动脉的压迫止血点；搜索相关内容，说明当静脉瓣功能障碍时可能发生的情况。

≫ 情境导入

情景描述　患者，男，55岁，因胸骨后持续性疼痛3小时急诊入院。现病史：患者于3小时前生气后突然感到胸骨后疼痛，压榨性，向左肩部放射，有濒死感，休息与口含硝酸甘油均不能缓解，伴大汗，无心悸、气短，二便正常。既往无高血压和心绞痛病史，无药物过敏史。吸烟20余年，每天1包，不嗜酒。体格检查：体温36.8℃，脉搏100次/分，呼吸18次/分，血压130/70mmHg。急性痛苦病容，平卧位，无皮疹和发绀，浅表淋巴结未触及，巩膜无黄染，颈静脉无怒张，叩诊心界不大，心率100次/分，有期前收缩5~6次/分，心尖部有S4，未闻及杂音和心包摩擦音，肺清无啰音，腹平软，肝脾肋下未触及，下肢不肿。辅助检查：心电图示ST$_{II、III、aVF}$升高呈弓背向上型，QRS$_{II、III、aVF}$呈Qr型，T波倒置和室性期前收缩。初步诊断：冠心病，急性下壁心肌梗死，室性期前收缩，心功能I级。

讨论 1. 该患者心脏的什么结构发生怎样的变化能够引起上述症状？

2. 结合所学组织学知识，你认为病情严重者会发生哪些后续变化？

3. 导致冠心病的危险因素有哪些？

PPT

第一节 概 述

一、心血管系统的组成

心血管系统由心和血管组成，血管包括动脉、毛细血管和静脉。

心有左、右心房和左、右心室四个腔，左、右心房和左、右心室分别由房间隔和室间隔隔开，同侧的心房和心室之间有房室口相通。左心房和左心室内流动的是含氧较多的鲜红色的动脉血，右心房和右心室内流动的是含二氧化碳较多的暗红色的静脉血。心是血液循环的动力器官，通过节律性的搏动推动血液循环，心脏收缩时，将心室内血液射出至动脉；心脏舒张时，将静脉内的血液吸入至心房。

动脉是运送血液至全身各器官的血管。从心室发出，在行径中不断分支，管径越分越小，最终移行为毛细血管。

毛细血管是连于微动、静脉之间的细小血管。吻合呈网状，分布广泛，管壁极薄，是血液与组织之间进行物质交换的部位。

静脉是起自毛细血管，引导血液回流至心房的血管。在行径中逐渐汇合，管径越来越粗。

二、血液循环途径 微课

血液由心室射出，依次经动脉、毛细血管和静脉又回到心房，周而复始、不断流动的现象，称血液循环。根据血液循环的路径可分为相互连续的体循环和肺循环（图 14 - 1）。

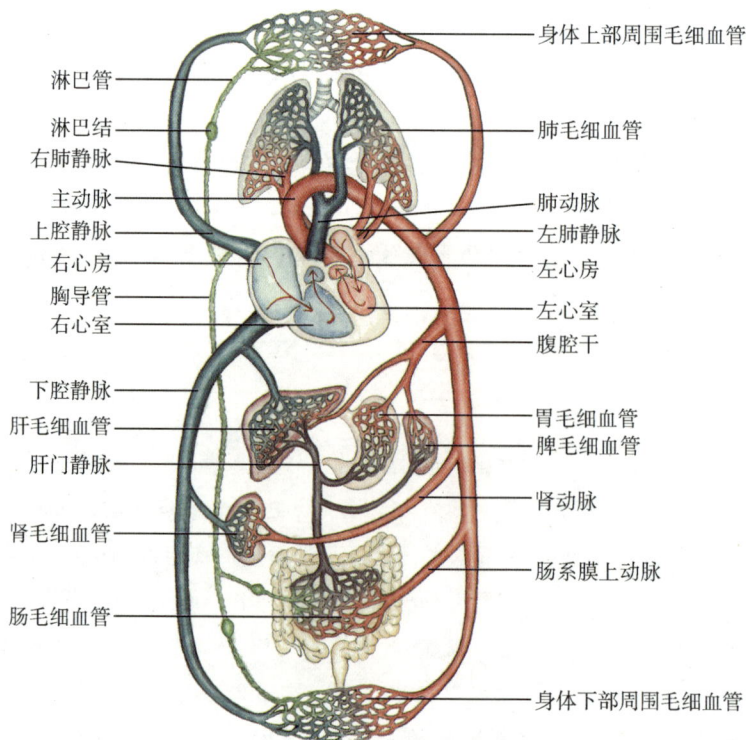

图 14 - 1 血液循环示意图

196

1. 体循环 又称大循环，当心室收缩时，将含氧和营养物质的动脉血由左心室射入主动脉，再沿动脉的各级分支到达毛细血管，血液中的氧和营养物质经毛细血管的管壁进入组织，同时，组织中的二氧化碳和其他代谢产物也经毛细血管的管壁进入血液，动脉血便转化为静脉血，再经静脉回流至右心房（图 14 - 2）。右心房的血液经右房室口流进右心室。

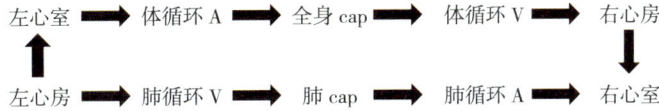

左心室 ➡ 体循环 A ➡ 全身 cap ➡ 体循环 V ➡ 右心房

左心房 ➡ 肺循环 V ➡ 肺 cap ➡ 肺循环 A ➡ 右心室

图 14 - 2 体循环示意图

A：动脉 V：静脉 cap：毛细血管

2. 肺循环 又称小循环，心室收缩时，右心室的静脉血经肺动脉干及其分支到达肺的毛细血管，在此，血液中的二氧化碳与肺泡内的氧气经气 - 血屏障进行气体交换，静脉血又转化为动脉血，动脉血再经肺静脉回流至左心房（图 14 - 3）。左心房的血液经左房室口流进左心室。

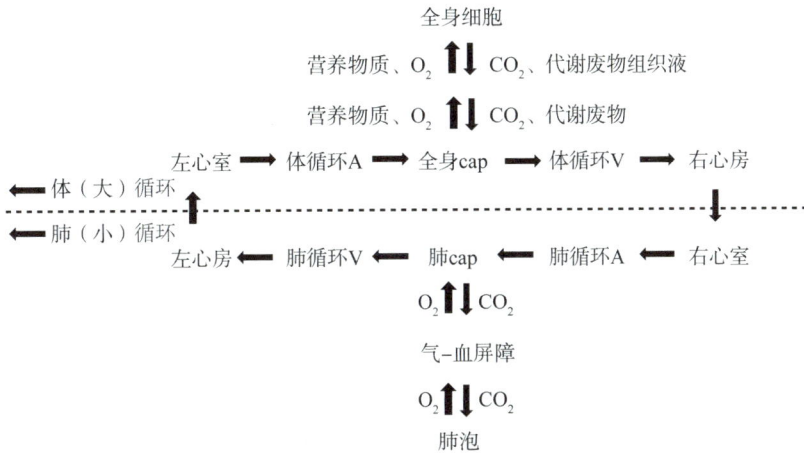

全身细胞

营养物质、O_2 ⇅ CO_2、代谢废物组织液

营养物质、O_2 ⇅ CO_2、代谢废物

左心室 ➡ 体循环A ➡ 全身cap ➡ 体循环V ➡ 右心房

⬅ 体（大）循环

⬅ 肺（小）循环

左心房 ⬅ 肺循环V ⬅ 肺cap ⬅ 肺循环A ⬅ 右心室

O_2 ⇅ CO_2

气-血屏障

O_2 ⇅ CO_2

肺泡

图 14 - 3 肺循环示意图

A：动脉 V：静脉 cap：毛细血管

三、血管的吻合及其功能意义

人体的血管之间存在着广泛的吻合以适应各部的机能。按吻合形式分为动脉间吻合、静脉间吻合和动、静脉间吻合（图 14 - 4）。

交通支　　动脉弓　　动脉网　　动、静脉吻合　　侧支吻合　　侧支循环

动脉主干

侧支

图 14 - 4 血管吻合与侧支循环

1. 动脉间吻合 可形成动脉网和动脉弓，如关节周围的动脉网、手的掌浅弓。此外，有些较大的

动脉在行程中发出与主干平行的侧副管，与主干远侧发出的返支连接，形成侧支吻合。当动脉主干发生阻塞时，侧副管逐渐增粗，血液经增粗的侧支吻合到达阻塞以下的主干及其分布区域，使其血液循环获得一定的代偿和恢复。这种通过侧支而建立的血液循环称为侧支循环。

2. 静脉间吻合　比动脉间吻合更多，常见的形式有静脉丛或静脉网。

3. 动、静脉间吻合　一般起到调节局部血流和温度的作用。

第二节　心

PPT

一、心的位置、外形和毗邻

心位于胸腔的中纵隔内，约 2/3 在身体中线左侧，1/3 在中线右侧。心的前面大部分被肺和胸膜遮盖，只有前下部一小部分区域（心包裸区），借心包直接邻接胸骨体下半部和左侧第 4～5 肋软骨。临床上，当心脏骤停做心内注射时，为避免损伤肺和胸膜，常在左侧第 4 肋间隙靠胸骨左缘处进针，将药物注射至右心室。心的后面有食管、胸主动脉等结构，上方与出入心的大血管相连，下方有膈（图 14 - 5）。

左锁骨下动脉
左颈总动脉
主动脉弓
肺动脉干
心
左肺

头臂干
上腔静脉
升主动脉
心包
右肺
膈

图 14 - 5　心的位置

心的外形（图 14 - 6，图 14 - 7）呈倒置的圆锥形，具有一尖、一底、二面、三缘，表面有三条沟。

心尖圆钝、游离，朝向左前下方，由左心室构成，其体表投影在左侧第 5 肋间隙、左锁骨中线内侧 1～2cm 处。活体在此可触及心尖的搏动。

心底朝向右后上方，与出入心的大血管相连。

心的前面朝向胸骨体和肋软骨，称胸肋面；下面平坦，与膈相贴，称膈面。

心的表面有一条几乎呈环形的浅沟，称冠状沟，是心房和心室在心表面的分界。心的胸肋面和膈面各有一条自冠状沟向下延至心尖右侧的浅沟，分别称前室间沟和后室间沟，是左、右心室在心表面分界的标志。这三条沟内均有心的血管经过和脂肪组织填充。此外，在心底部，右心房与右肺上、下静脉之间有一浅沟，称房间沟，是左、右心房在心底的分界标志。

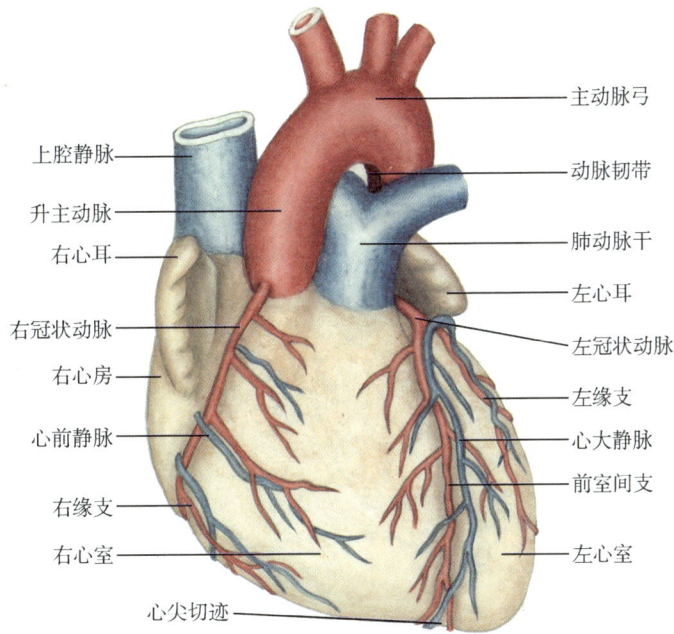

图 14 - 6 心的外形与血管（前面）

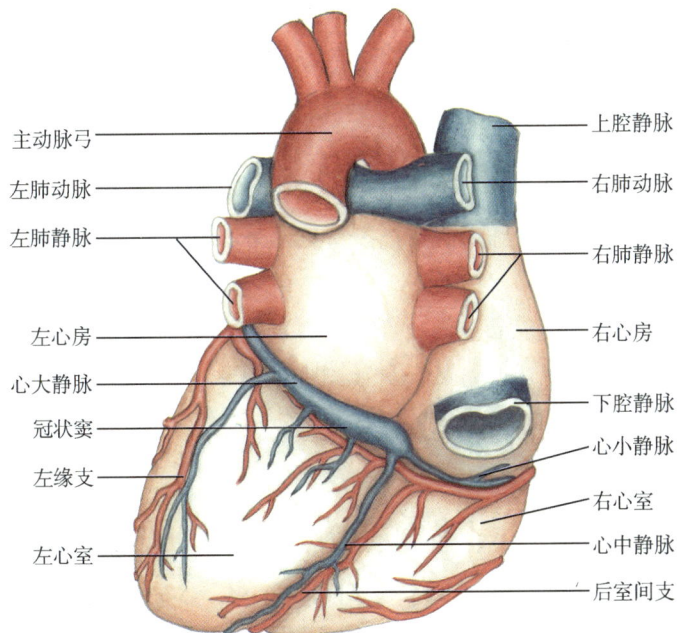

图 14 - 7 心的外形与血管（后面）

二、心腔

1. **右心房** 构成心的右上部。有三个入口：上壁的上腔静脉口、下壁的下腔静脉口及下腔静脉口前内侧的冠状窦口，分别引导人体上半身、下半身和心本身的静脉血回流入右心房。右心房的出口是右房室口，通右心室。右心房后内侧壁，称房间隔，是分隔左、右心房的结构，其下部有一浅凹，称卵圆窝，是胎儿时期卵圆孔闭合后的遗迹。房间隔缺损多发生在此处（图 14 - 8）。

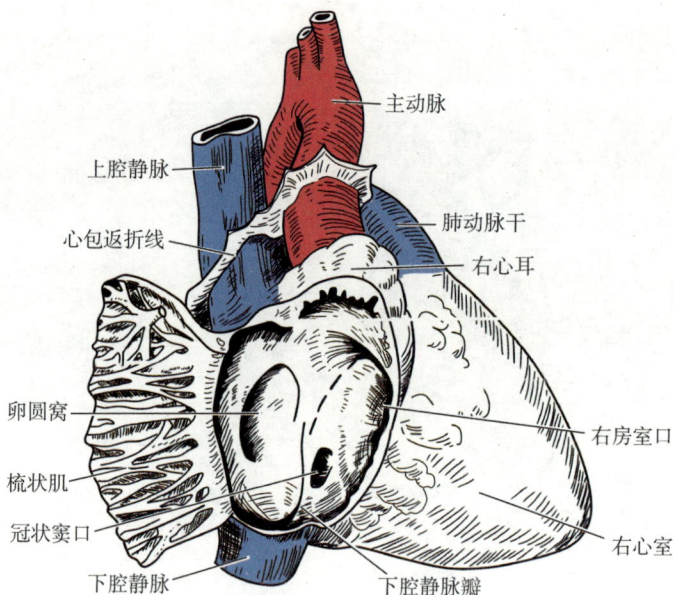

图 14 - 8　右心房（右侧面观）

2. 右心室　位于右心房左前下方（图 14 - 9）。

右心室的入口即右房室口，口的周围有纤维环，其上附着有三个三角形的瓣膜，称三尖瓣（右房室瓣），三尖瓣的游离缘借腱索连于乳头肌上。乳头肌是从心室壁突入心腔的锥状的肌性隆起。当心室收缩时，由于右心室血压的作用，三尖瓣覆盖右房室口，但因乳头肌收缩和腱索的牵拉，使瓣膜不致翻转进入右心房，从而使房室口处于封闭状态。因此，纤维环、瓣膜、腱索和乳头肌在功能上是一个整体，称三尖瓣复合体。它们中任何一结构损伤，均可影响房室口的关闭。

出口为肺动脉口，通向肺动脉干。肺动脉口周围有纤维环，在纤维环上附着有前、左和右三个半月形瓣膜，称肺动脉瓣。

3. 左心房　位于心脏后上部，构成心底的大部分。有四个入口，即四条肺静脉在左心房的开口——肺静脉口。有一个出口，为左房室口，通向左心室（图 14 - 10）。

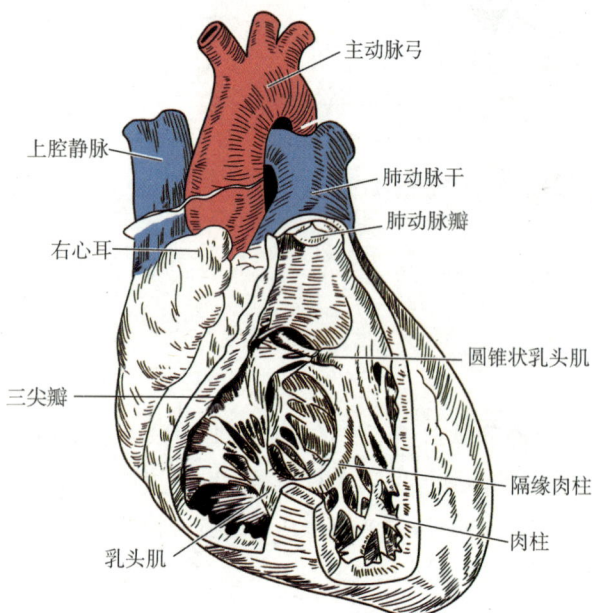

图 14 - 9　右心室（前面观）

图 14 - 10　左心房和左心室内部结构（左侧面观）

4. 左心室 位于右心室左后下方（图 14 - 10）。

左心室的入口即左房室口，口的周围有纤维环，其上附着有两个较大的三角形瓣膜，称二尖瓣（左房室瓣），二尖瓣的游离缘同样借腱索连于乳头肌上。纤维环、瓣膜、腱索和乳头肌在结构和功能上如同右心室的三尖瓣复合体，称二尖瓣复合体。

出口为主动脉口，通向主动脉。主动脉口周围有纤维环，在此纤维环的周围有左、右、后三个半月形瓣膜附着，称主动脉瓣。这三片瓣膜与主动脉壁形成左窦、右窦和后窦，左、右窦分别有左、右冠状动脉的开口。

分隔左、右心室的结构称为室间隔，其大部分由心肌构成，称肌部；上部靠主动脉口下方，有一卵圆形较薄的部分，缺乏肌束，称膜部，是室间隔缺损的好发部位。

心恰如一个"泵"，瓣膜类似泵的闸门，保证了心腔内血液的定向流动。两侧心房与心室分别同步收缩和舒张。当心室收缩时，三尖瓣和二尖瓣关闭，肺动脉瓣和主动脉瓣打开，血液射入肺动脉和主动脉；当心室舒张时，三尖瓣和二尖瓣开放，肺动脉瓣和主动脉瓣关闭，血液由心房流入心室。

三、心的构造

（一）心纤维性支架

在心房肌和心室肌之间，房室口、肺动脉口及主动脉口的周围，由致密结缔组织构成坚实的纤维性支架，称心纤维支架。包括左、右 2 个纤维三角和肺动脉瓣环、主动脉瓣环、二尖瓣环、三尖瓣环 4 个瓣环及圆锥韧带、室间隔膜部和瓣膜间隔等。心纤维性支架坚韧并富有弹性，起支撑作用，是心肌纤维和心瓣膜的附着处。心纤维支架随年龄的增长可发生不同程度的钙化，甚至发生骨化（图 14 - 11）。

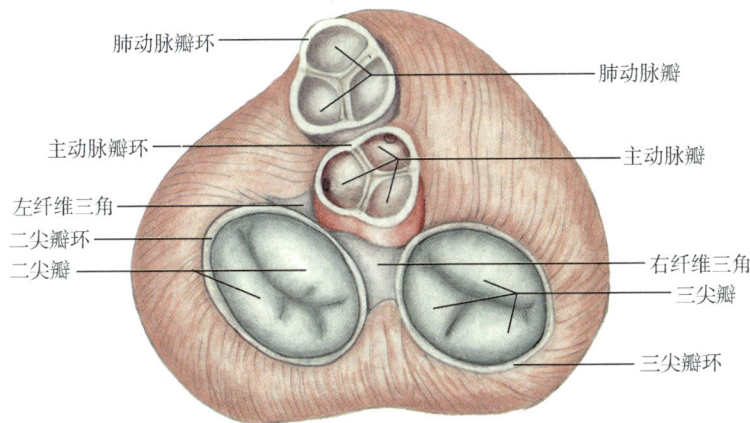

图 14 - 11 心的瓣膜和心纤维性支架

（二）心壁

心壁由内至外为心内膜、心肌膜和心外膜三层。心肌膜是心壁的主体，包括心房肌和心室肌，两者彼此不直接相连，分别附着在心纤维支架上（图 14 - 12）。因为心纤维支架的分隔，心房肌和心室肌收缩分别进行。

图 14 - 12　心肌膜

（三）心间隔

心间隔把心分隔成容纳动脉血的左半心和容纳静脉血的右半心。

1. 房间隔　位于左、右心房之间，由 2 层心内膜和少量的心房肌纤维构成。

2. 室间隔　位于左、右心室之间，由室间隔的肌部和膜部构成。膜部为胚胎时期室间孔闭合后的遗迹，是室间隔缺损的好发部位（图 14 - 13）。

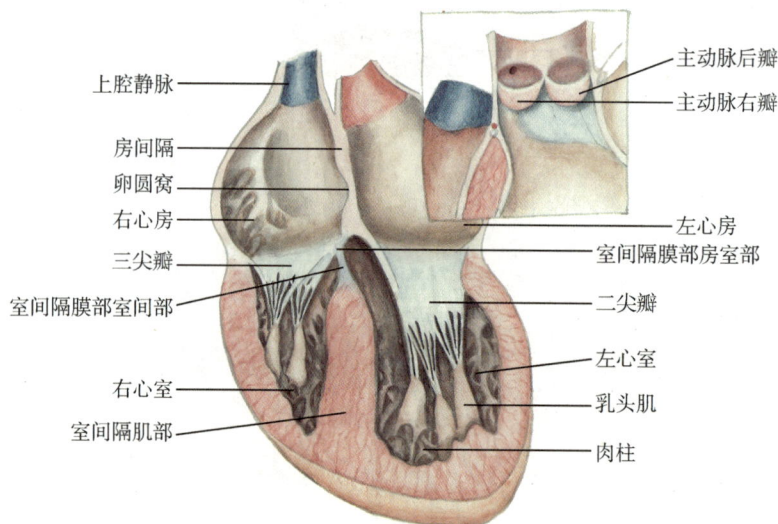

图 14 - 13　房间隔和室间隔

四、心传导系

心的传导系统由特殊分化的心肌细胞构成；能产生兴奋，传导冲动，维持心脏的节律性搏动。由窦房结、结间束、房室结和室内传导系统（包括房室束，左、右束支和浦肯野纤维网）构成（图 14 - 14）。

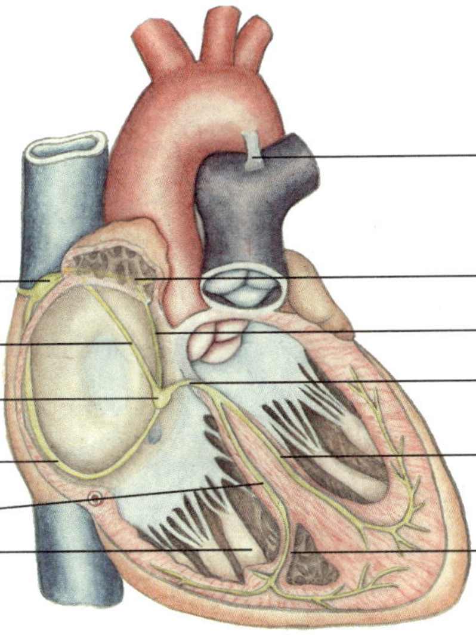

图 14 – 14　心的传导系统

1. 窦房结　位于上腔静脉和右心房交界处，心外膜的深面，呈长梭形。正常情况下，能发出自动节律性冲动，引起左、右心房肌的收缩，并传给房室结，再由房室结及室内传导系统传给心室肌，引起左、右心室肌的收缩。因此，窦房结被称为正常起搏点。

2. 结间束　Jame 等人通过连续切片的光镜和电镜观察提出，心房内存在房间束。解剖学上尚未找到。

3. 房室结　位于冠状窦口与右房室口之间的心内膜深面，呈椭圆形。其作用是将窦房结传来的冲动传向心室内传导系统。

4. 心室内传导系统　起自房室结，能将房室结传来的冲动按先后顺序分别经房室束，左、右束支和浦肯野纤维网传给心室肌，引起左、右心室的收缩。

五、心的血管

(一) 心脏的动脉

营养心脏的动脉是左、右冠状动脉（图 14 – 6，图 14 – 7）。

1. 左冠状动脉的分支与分布　左冠状动脉起自主动脉左窦，经肺动脉干根部左侧，分成前室间支和旋支。前室间支沿前室间沟下行，分布于左心室前壁、右心室前壁小部分、室间隔前 2/3 等部；旋支沿冠状沟左行，绕心左缘至心膈面，沿途分支分布于左心房和左心室壁等部位。

2. 右冠状动脉的分支与分布　右冠状动脉起自主动脉右窦，经肺动脉根部右侧穿出，沿冠状沟向右到达膈面，主干沿后室间沟下行，此处称为后室间支。沿途分支分布于右心房、右心室、室间隔后 1/3、左心室膈面的一部分、窦房结和房室结。

(二) 心脏的静脉

心脏的静脉主要有心大静脉、心中静脉、心小静脉，这些静脉的血液均汇入冠状窦，再经冠状窦口回流入右心房。此外，在右室前壁有 1 ~ 4 条心前静脉直接注入右心房；位于心壁内的还有心最小静脉，直接开口于心房或心室腔。

六、心包

心包是包裹心和出入心的大血管根部的囊状结构，可分为纤维心包和浆膜心包（图 14 – 15）。

图 14 – 15　心包

1. 纤维心包　是坚韧的结缔组织囊，上方与出入心的大血管外膜相续，下方与膈的中心腱紧密相连。

2. 浆膜心包　分为脏、壁两层。脏层覆于心肌外面，即心外膜；壁层紧贴于纤维心包的内面。脏、壁两层在出入心的大血管根部相互移行，两层之间的腔隙称为心包腔，腔内有少量浆液，起润滑作用。

心包对心具有屏障保护、润滑作用，且能限制心脏的过度扩张并固定心脏。

浆膜心包脏、壁两层之间返折处的间隙，称心包窦，包括心包横窦、心包斜窦、心包前下窦。心包横窦位于升主动脉和肺动脉干的后方，上腔静脉和左心房的前方；心包斜窦位于左心房后壁与心包后壁之间；心包前下窦位于心包腔前下部。当人体直立时，心包前下窦位置最低，临床上，经左剑肋角进行心包穿刺时，可较安全地进入心包前下窦。

七、心的体表投影

心在胸前壁的体表投影，一般用下列四点及其略向外周凸出的弧形连线表示（图 14 – 16）。

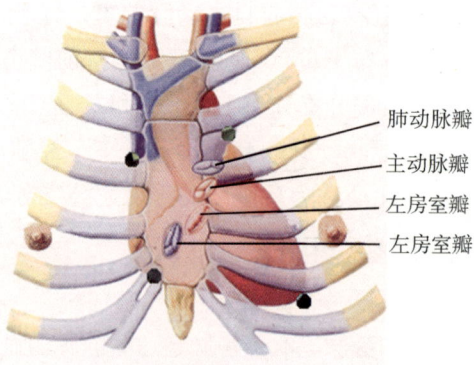

图 14 – 16　心的体表投影

1. 左上点　在左侧第 2 肋软骨下缘，距胸骨左缘 1.2cm 处。

2. 右上点　在右侧第 3 肋软骨上缘，距胸骨右缘 1.0cm 处。

3. 右下点　位于右侧第 6 胸肋关节处。

4. 左下点 位于左侧第 5 肋间隙距前正中线 7～9cm 处（或左侧第 5 肋间隙、左锁骨中线内侧 1～2cm 处）。

素质提升

我国当代心脏病学之父

陈灏珠（1924—2020 年），广东省江门市新会县人。1949 年毕业于前国立中正医学院，曾任上海市心血管病研究所所长，中华医学会心血管病学会副主任委员等职。他是我国工程院院士，内科心血管病专家，复旦大学附属中山医院内科教授、博士生导师。他是我国第一位提出"心肌梗死"医学名词的医生，是中国"当代心脏病学"主要奠基人之一。在世界范围内首次使用超大剂量异丙肾上腺素治疗奎尼丁晕厥并且取得成功；完成国内第一例选择性冠状动脉造影手术、首例埋藏式永久性心脏起搏器安置手术；率先使用电起搏和电复律治疗快速心律失常；率先进行冠状动脉造影和腔内超声检查等。

陈灏珠院士缜密的临床思维、精辟的讲课、精彩的学术报告以及丰富的科研成果为所有与他一起工作的同志所熟悉、敬佩。生活经历的许多方面显示了他怡然、儒雅而认真的生活态度，特别是他那种持之以恒、积极向上的精神，以及一个医学家对简朴的生活与高尚思想的信仰和博爱的内心。

第三节 动 脉

PPT

动脉是引导血液离开心脏的血管。动脉的行程和配布有一定的规律：①对称性和节段性分布，如头、颈、躯干、四肢的血管；②一般与其他血管和神经伴行；③安全隐蔽性和短距离分布，多位于身体屈侧、深部、隐蔽部位；④与器官的形态和功能相适应，如胃肠等处的血管弓和关节周围的动脉网。

一、肺循环的动脉

肺循环的血管包括肺动脉和肺静脉，是肺的功能性血管，其主要功能是完成气体交换。

肺循环动脉的主干是肺动脉干，其间流动着富含二氧化碳的静脉血。粗而短，起自右心室，向左上方斜行，至主动脉弓下方分为左、右肺动脉，分别经肺门进入左、右两肺，分支最终形成肺泡周围毛细血管网。

在肺动脉的分叉处有一条结缔组织索与主动脉弓相连，称动脉韧带（图 14－14），是胚胎时期动脉导管闭锁后形成的遗迹。此韧带如未闭合，称动脉导管未闭，属先天性心脏病之一。

二、体循环的动脉

体循环的动脉主干是主动脉（图 14－17），呈拐杖形。起自左心室主动脉口，先行向右上方，再弓形向左后方形成主动脉弓，再沿脊柱左前方下行，穿过膈的主动脉裂孔入腹腔，到第 4 腰椎下缘平面分为左、右髂总动脉。主动脉按其行程可分为升主动脉、主动脉弓、降主动脉。降主动脉以膈为界，又分胸主动脉和腹主动脉。

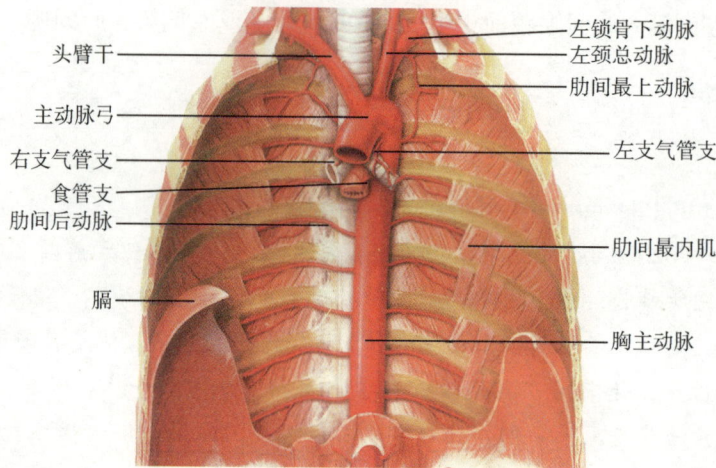

图 14 – 17　主动脉分部及其分支

升主动脉由左、右冠状动脉发出，营养心。

主动脉弓的凸侧有三大分支，从右向左依次为头臂干、左颈总动脉和左锁骨下动脉。头臂干为一粗短动脉干，行向右上方，至右胸锁关节后面，分为右颈总动脉和右锁骨下动脉。主动脉弓壁内有压力感受器，具有调节血压的作用；在主动脉弓的下方有 2～3 个粟粒状小体，称主动脉小球，为化学感受器，参与呼吸的调节。

（一）头颈部的动脉

头颈部的动脉干是左、右颈总动脉，右侧起自头臂干，左侧起自主动脉弓，两者均沿气管和喉的外侧上行，至甲状软骨上缘平面，分为颈内动脉和颈外动脉（图 14 – 18）。

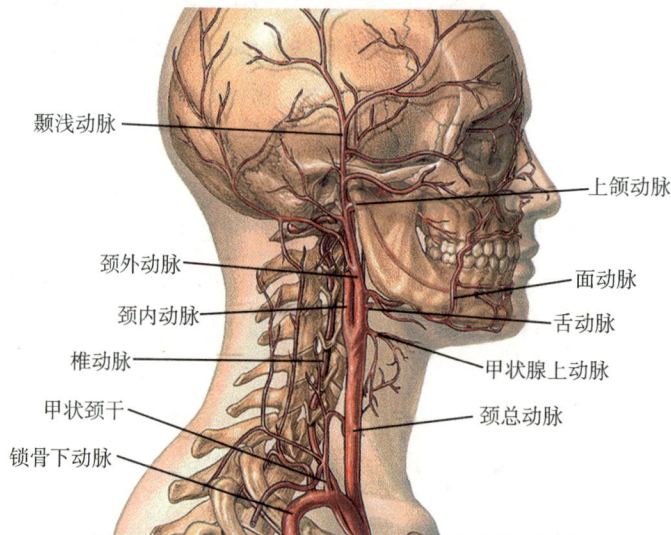

图 14 – 18　头颈部动脉（侧面观）

颈总动脉末端和颈内动脉起始处稍膨大，称颈动脉窦，窦壁内有特殊的压力感受器，能感受血压的变化，也具有调节血压的作用。颈内、外动脉分叉处的后方有颈动脉小球，属化学感受器，能感受血液中二氧化碳浓度的变化，可反射性地调节呼吸运动。

1. 颈内动脉　沿咽的外侧上行，经颈动脉管进入颅腔，分布于脑和眼等处。

2. 颈外动脉　在胸锁乳突肌的深面上行，进入腮腺，分为颞浅动脉和上颌动脉两个终支。颈外动脉的主要分支如下。

（1）甲状腺上动脉　自颈外动脉根部发出，向前下方，分布至甲状腺上部和喉。

（2）舌动脉　分支分布于舌、舌下腺和腭扁桃体。

（3）面动脉　发出后向前，经下颌下腺深面，在咬肌前缘处绕过下颌骨下缘至面部，经口角和鼻翼外侧，上行至眼内眦，此处称内眦动脉。面动脉分支分布于面部软组织、下颌下腺等处。面动脉在绕下颌骨下缘与咬肌前缘交界处，位置表浅，为该动脉摸脉点和压迫止血点。

（4）颞浅动脉　经耳屏前方上行至颞部，分支分布于腮腺和颞、顶、额部的软组织。在耳屏前方，其位置表浅，为该动脉摸脉点和压迫止血点。

（5）上颌动脉　进入面的深部，分支分布于咀嚼肌、上下颌牙齿、鼻腔等处，并发出脑膜中动脉分布于硬脑膜。脑膜中动脉经棘孔入颅，分为前、后两支，前支走在翼点的内面，翼点处骨折易损伤该动脉，导致硬膜外血肿。

（二）锁骨下动脉及上肢的动脉

1. 锁骨下动脉　左侧起自主动脉弓，右侧起自头臂干。两侧锁骨下动脉均从胸锁关节后方斜向外上达颈根部，经胸膜顶前方，弓形向外，至第1肋外缘进入腋窝，移行为腋动脉。锁骨下动脉的血液主要营养上肢，也可营养头部和胸壁。当上肢外伤大出血时，可在锁骨中点上方，向下将此动脉压迫向第1肋，进行止血（图14-19）。

锁骨下动脉的主要分支如下。

（1）椎动脉　上行穿过第6～1颈椎横突孔，再经枕骨大孔入颅腔，分支分布于脑和脊髓。

（2）甲状颈干　其主要分支有甲状腺下动脉，分布于甲状腺下部。

（3）胸廓内动脉　沿胸骨外缘1.0cm处的肋软骨深面下行，穿膈肌后改名为腹壁上动脉。分布于胸前壁、乳房、心包、膈及腹前壁上部。

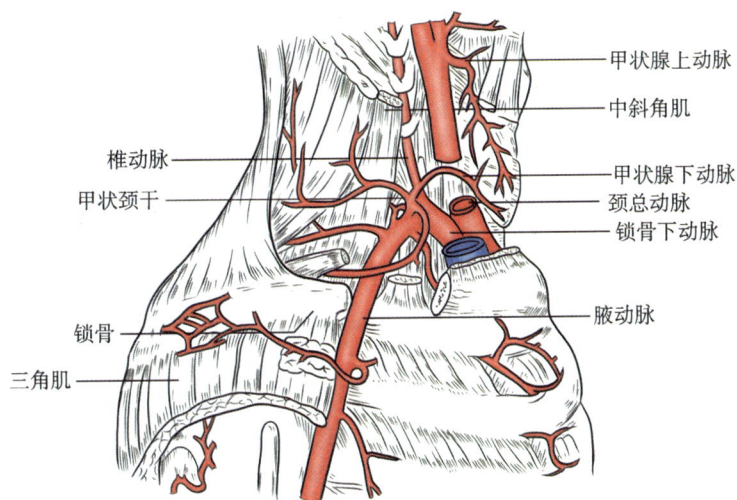

图14-19　锁骨下动脉

2. 上肢的动脉

（1）腋动脉　内上续锁骨下动脉，走在腋窝内，至臂部移行为肱动脉。腋动脉有数条分支，分布于肩、背部和胸外侧壁、乳房等处（图14-20）。

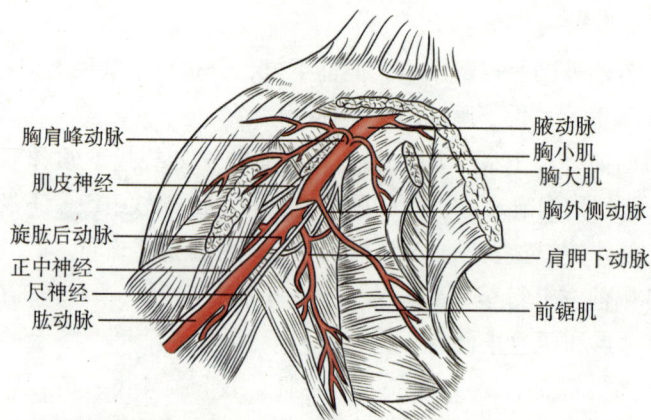

图 14 - 20　腋动脉

（2）肱动脉　是腋动脉的延续，沿肱二头肌内侧下行，至肘窝内分为桡动脉和尺动脉。在肱二头肌肌腱内侧可触及其搏动，是测量血压时的听诊部位。前臂及手部外伤出血时，可在肱骨中部将肱动脉压向肱骨止血（图 14 - 21）。

（3）桡动脉和尺动脉　分别向下行走在前臂的桡侧和尺侧，经腕部到手掌。它们在手掌的终支吻合成掌浅弓和掌深弓。桡动脉在腕上部，桡侧腕屈肌肌腱的外侧，可触及其搏动，是临床上最常用的切脉部位（图 14 - 21）。

（4）掌浅弓　由尺动脉末端和桡动脉掌浅支吻合形成，位于掌腱膜和屈指肌肌腱之间，动脉弓的凸缘约平对掌骨中部。自掌浅弓发出 3 条指掌侧总动脉和 1 条小指尺掌侧动脉。前者走行至掌指关节附近，每支各分为 2 条指掌侧固有动脉，分别分布于第 2～5 指相对缘；后者分布于小指尺侧缘（图 14 - 22）。

（5）掌深弓　由桡动脉末端和尺动脉的掌深支吻合形成，位于屈指肌肌腱的深面，动脉弓的凸缘约平对腕掌关节。自动脉弓发出 3 条掌心动脉，走行至掌指关节附近，分别汇入相应的指掌侧总动脉（图 14 - 22）。

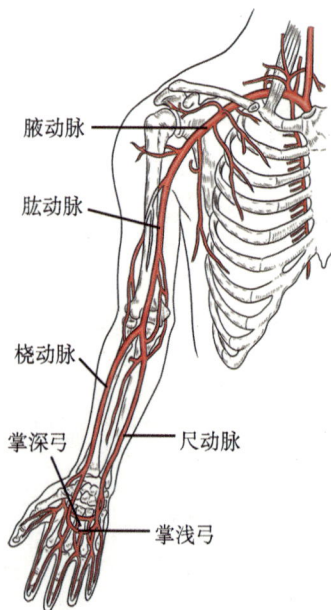

图 14 - 21　上肢的动脉

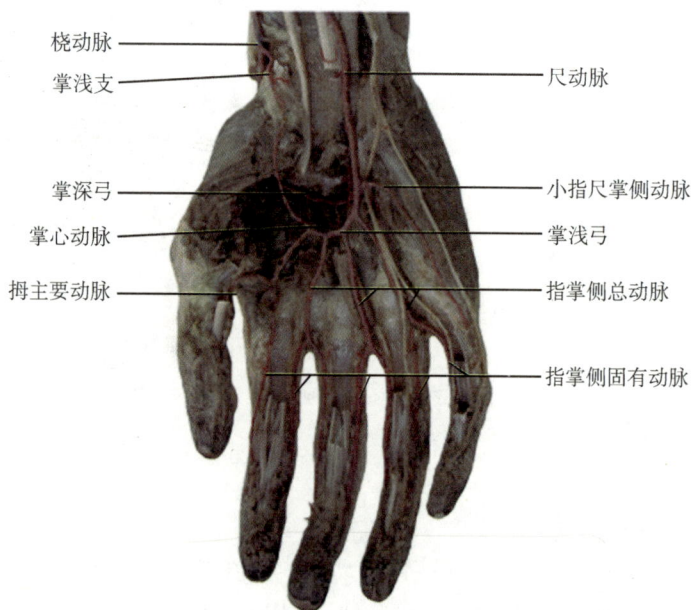

图 14 - 22　手的动脉（掌侧面）

（三）胸部的动脉

胸主动脉是胸部动脉的主干，上续主动脉弓，在第 12 胸椎高度穿过膈的主动脉裂孔，移行为腹主动脉。沿途分出壁支和脏支（图 14 - 17）。

1. 壁支　主要有肋间后动脉、肋下动脉等，分布于胸壁、腹壁上部等处。

2. 脏支　主要有支气管支、食管支和心包支，分布于支气管与肺、食管和心包。

（四）腹部的动脉

腹主动脉是腹部动脉的主干，沿途发出的分支也有壁支和脏支两类（图 14 - 23）。

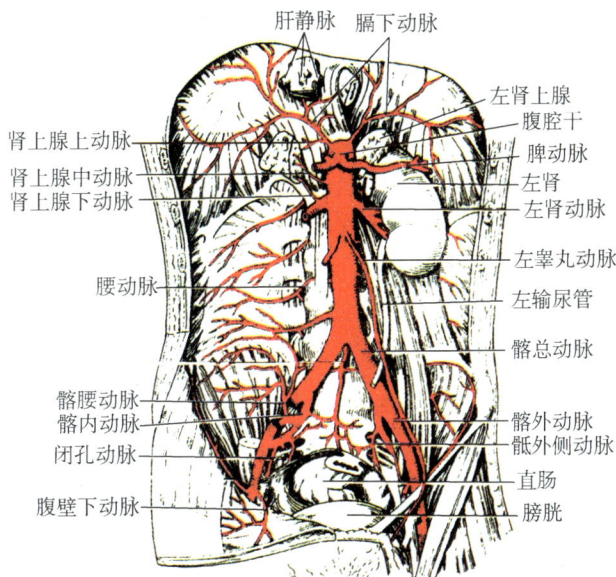

图 14 - 23　腹主动脉及其分支

1. 壁支　主要有 4 对腰动脉、1 对膈下动脉等，分布于腹后壁、脊髓及其被膜、膈等处。

2. 脏支　脏支粗大，分布广泛，有成对和不成对两类。成对的脏支有：肾上腺中动脉、肾动脉、睾丸动脉（在女性为卵巢动脉）。不成对的脏支有：腹腔干、肠系膜上动脉、肠系膜下动脉。

（1）肾动脉　约在第 2 腰椎高度发自腹主动脉，横向两侧，经肾门入肾。

（2）睾丸动脉　细长，在肾动脉起始处稍下方，发自腹主动脉，沿腹后壁斜向外下方走行，经腹股沟管入阴囊，分布于睾丸和附睾。在女性，此动脉称为卵巢动脉，经卵巢悬韧带入盆腔，分布于卵巢和输卵管。

（3）腹腔干　在主动脉裂孔稍下方由腹主动脉前壁发出，为一粗短动脉干，立即分为胃左动脉、肝总动脉和脾动脉三大支。主要分布至胃、肝、胆、胰、脾、十二指肠和食管腹段（图 14 - 24，图 14 - 25）。

胃左动脉先向左上方行至贲门，然后沿胃小弯向右走行，与胃右动脉吻合，沿途分支分布于食管、贲门和胃小弯侧胃壁。

肝总动脉由腹腔干分出后，向右行，至十二指肠上部的上方分为肝固有动脉和胃十二指肠动脉。肝固有动脉在肝十二指肠韧带内上行，至肝门处分为左、右两支，入肝的左、右叶。右支在进入肝门前发出胆囊动脉，分布于胆囊。肝固有动脉在起始处还发出胃右动脉，沿胃小弯左行，与胃左动脉吻合，分支分布于胃和十二指肠上部。胃十二指肠动脉沿十二指肠上部的后方下行，在幽门下缘处分为胃网膜右动脉和胰十二指肠上动脉。胃网膜右动脉沿胃大弯向左行，分布于胃大弯和大网膜，并与胃网膜左动脉吻合。胰十二指肠上动脉在胰头与十二指肠降部之间下行，分布于胰头和十二指肠，并与胰十二指肠下动脉吻合。

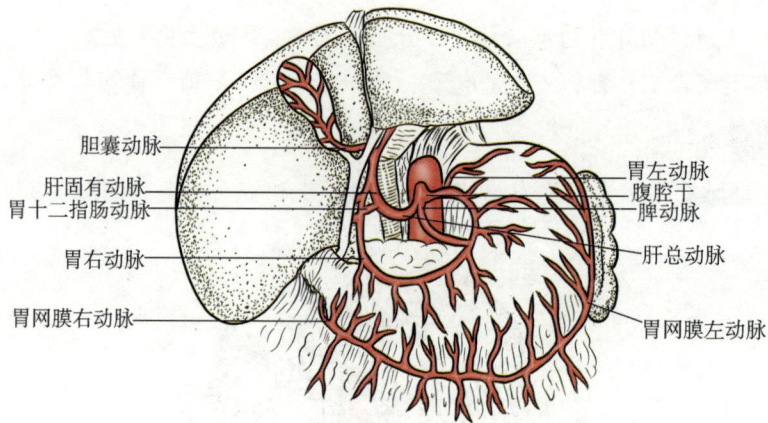

图 14-24　腹腔干及其分支（胃前面观）

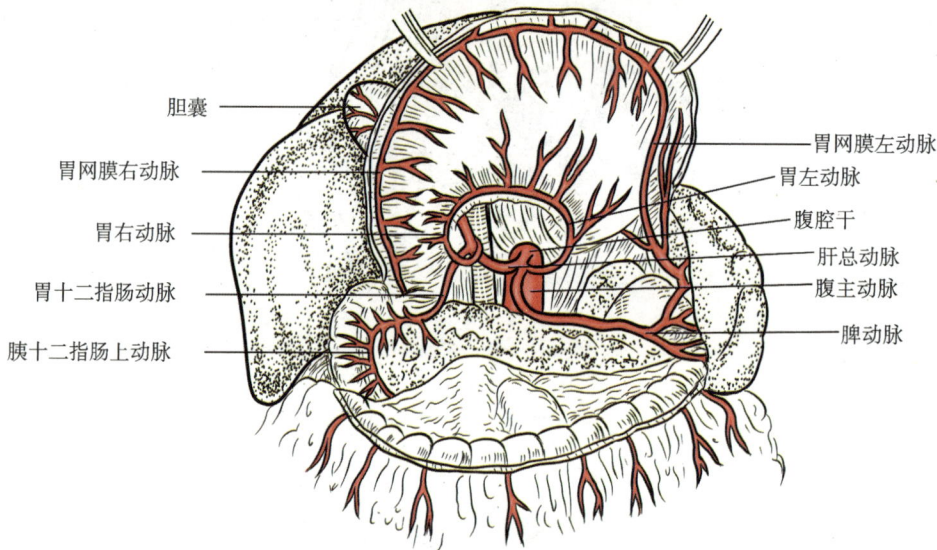

图 14-25　腹腔干及其分支（胃后面观）

脾动脉沿胰上缘左行入脾门，大部分血液流入脾。沿途发出许多胰支，分布于胰体和胰尾。脾动脉末端还发出胃网膜左动脉和胃短动脉。胃网膜左动脉沿胃大弯向右行，与胃网膜右动脉吻合，沿途分支分布于胃和大网膜。胃短动脉有 3~4 支，分布于胃底。

（4）肠系膜上动脉　在腹腔干稍下方起自腹主动脉，向下入小肠系膜根部，斜向右下至右髂窝。主要分支有胰十二指肠下动脉、空肠动脉、回肠动脉、回结肠动脉、右结肠动脉、中结肠动脉，分布于胰、十二指肠与结肠左曲之间的肠管。其中，回结肠动脉有分支分布于阑尾，称阑尾动脉（图 14-26）。

（5）肠系膜下动脉　约平第 3 腰椎处起自腹主动脉前壁，主要分支有左结肠动脉、乙状结肠动脉和直肠上动脉，分布于降结肠、乙状结肠和直肠上部（图 14-27）。

图 14－26　肠系膜上动脉及其分支

图 14－27　肠系膜下动脉及其分支

（五）盆部的动脉

腹主动脉在第 4 腰椎处分为左、右髂总动脉，沿腰大肌斜向外下，至骶髂关节处分为髂内动脉和髂外动脉。

1. 髂内动脉　为一短干，沿骨盆侧壁进入骨盆腔，发出脏支与壁支（图 14－28）。

（1）壁支　有以下分支等。①闭孔动脉：穿闭孔出盆腔，分布于大腿内侧群肌和髋关节。②臀上动脉和臀下动脉：分别穿梨状肌上、下孔出盆腔，分布于臀部诸肌。

（2）脏支　有以下分支等。①直肠下动脉：分布于直肠下部，并与直肠上动脉和肛动脉的分支在直肠和肛管周围形成吻合。②子宫动脉：在女性，沿盆腔侧壁向内下进入子宫阔韧带，在距子宫颈外侧约 2cm 处，越输尿管前方，沿子宫的侧缘上达子宫底，分布于子宫、卵巢、阴道和输卵管。在行子宫切除术结扎子宫动脉时，应尽量靠近子宫壁，以避免损伤输尿管。③阴部内动脉：从梨状肌下孔出盆腔，进入会阴深部，分支分布于肛区及外生殖器。分布于肛区的分支，肛动脉。

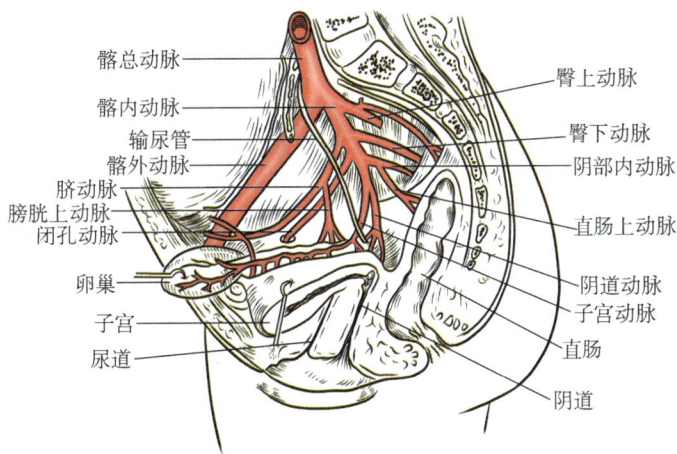

图 14－28　髂内动脉及其分支（女性）

2. 髂外动脉　沿腰大肌继续下行，经腹股沟韧带中点稍内侧的后方，进入大腿前部，移行为股动脉。髂外动脉在腹股沟韧带上方发出腹壁下动脉，分布于腹直肌，并与腹壁上动脉吻合。

（六）下肢的动脉

1. 股动脉　上续髂外动脉，下行经股三角，再转向后下至腘窝，移行为腘动脉。在腹股沟韧带中点稍内侧下方，可触及其搏动，当下肢大出血时，可压迫该动脉进行止血。股动脉的主要分支为股深动脉，分布于大腿肌和髋关节（图14-29）。

2. 腘动脉　在腘窝深部下行，分支分布于膝关节和周围诸肌。腘动脉在腘窝下角处，分为胫前动脉和胫后动脉（图14-29）。

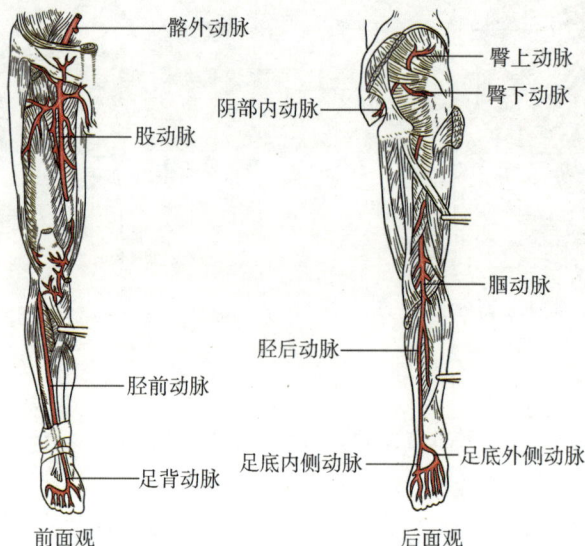

图 14 - 29　下肢的动脉

3. 胫后动脉　沿小腿后群肌浅、深层之间下行，经内踝后方入足底，分为足底内侧动脉和足底外侧动脉。胫后动脉的分支分布于小腿后群肌及外侧群肌，足底内、外侧动脉分布于足底和足趾（图14-30）。

4. 胫前动脉　从腘动脉分出后，穿小腿骨间膜至小腿前面，再沿小腿前群肌之间下行至足背，移行为足背动脉。胫前动脉沿途分布于小腿前群肌（图14-30）。

图 14 - 30　小腿的动脉

5. 足背动脉　是胫前动脉的延续，分布于足背及足底（图14-31，图14-32）。在踝关节前方，内、外踝连线的中点处易触及其搏动，足背部出血时可在该处进行压迫止血。

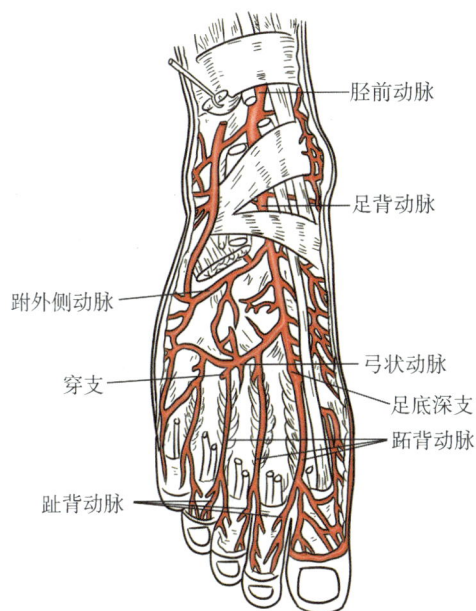

图 14-31　足背动脉及其分支

图 14-32　足底动脉及其分支

第四节　静　脉

PPT

静脉是导血回心的血管，始于毛细血管，不断接纳属支，管径逐级增大，最后注入心房。静脉与动脉相比，有如下特征。①薄、管腔大、数量多、血流慢、压力低。②静脉管壁内面有半月形向心开放的静脉瓣，尤以四肢浅静脉的静脉瓣为多（图 14-33），可防止血液逆流，但大静脉、肝门静脉和头颈部的静脉一般没有静脉瓣。③分为浅静脉和深静脉：浅静脉位于皮下，透过皮肤可以看见，又称皮下静脉，最后注入深静脉，临床上常用于来注射、输液或采血；深静脉多与同名动脉伴行，收纳血液的范围即伴行动脉的分布范围。④静脉之间有丰富的吻合，形成静脉网或静脉丛。

一、肺循环的静脉

起自肺泡周围毛细血管，其间流动着富含氧的动脉血，逐渐汇合成肺静脉，左、右肺各两条肺静脉出肺门后，注入左心房。

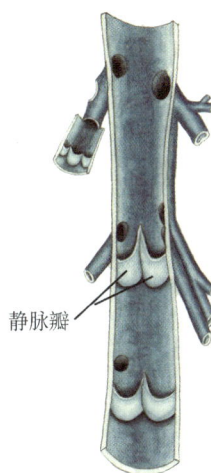

图 14-33　静脉瓣

二、体循环的静脉

体循环的静脉分为上腔静脉系、下腔静脉系和心静脉系。心静脉系已在心的血管中叙述。

（一）上腔静脉系

上腔静脉收集头颈、上肢和胸部（心脏除外）和脐以上的腹前外侧壁的静脉血。上腔静脉由左、右头臂静脉汇合而成，沿升主动脉右侧下降，注入右心房（图 14-34）。

1. 头颈部的静脉 主要是颈内静脉和颈外静脉（图 14 – 35）。

图 14 – 34　上腔静脉及其属支

图 14 – 35　头颈部的静脉

（1）颈内静脉　上端在颈静脉孔处续于乙状窦，沿颈内动脉和颈总动脉外侧下行，至胸锁关节后方，与锁骨下静脉汇合成头臂静脉。汇合处的夹角，称静脉角。

颈内静脉的属支有颅内支和颅外支。颅内支通过硬脑膜窦收集脑、视器等处的静脉血。颅外支收集头面、颈部的静脉血，重要的属支有面静脉。

面静脉起自内眦静脉，与面动脉伴行，下行注入颈内静脉。面静脉收集面前部软组织的静脉血。面静脉借内眦静脉、眼静脉与颅内海绵窦相通，面静脉在口角上方一般无静脉瓣，故血液可逆流。如发生化脓性感染，切忌挤压，挤压则可使细菌进入血管，细菌进入血管后可逆行经内眦静脉、眼静脉进入海绵窦，导致颅内感染。因此，将鼻根至两侧口角之间的三角区称为"危险三角"。

图 14 – 36　上肢浅静脉

（2）颈外静脉　为颈部最大的浅静脉，收集颅外和面部的静脉血。主干在下颌角平面起始于腮腺的下方，沿胸锁乳突肌表面，斜向后下，在锁骨中点上方大约 2cm 处注入锁骨下静脉。颈外静脉位置表浅且恒定，故临床儿科常在此行静脉穿刺。

2. 锁骨下静脉 外侧与腋静脉相连，内侧在胸锁关节后方与颈内静脉汇合成头臂静脉。

3. 上肢的静脉 分为深、浅静脉两类。深静脉与同名动脉伴行，最后合成腋静脉。浅静脉有 3 条较为恒定，即头静脉、贵要静脉和肘正中静脉（图 14 – 36）。

（1）头静脉　起自手背静脉网的桡侧，沿前臂桡侧和臂的外侧面上行，至三角肌与胸大肌之间注入腋静脉。

（2）贵要静脉　起自手背静脉网的尺侧，沿前臂尺侧和臂的内侧面上行，至臂中部，注入肱静脉。

（3）肘正中静脉　位于肘窝前方皮下，连接头静脉和贵要静脉。此静脉变异较多，临床上常用此静脉抽血、输液、注射。

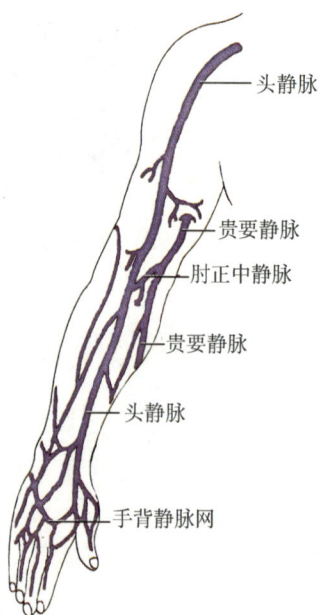

4. 胸部的静脉（图 14 - 34）

（1）奇静脉 起自右腰升静脉，沿脊柱右侧上行，至第 4 胸椎高度弯向前，越右肺根上方，注入上腔静脉。主要收集右肋间后静脉、半奇静脉、食管静脉和右支气管静脉的血液。

（2）半奇静脉 起自左腰升静脉，沿脊柱左侧上行入胸腔，至第 9 胸椎高度，向右横过脊柱前面，注入奇静脉。收集左侧下部肋间后静脉和副半奇静脉的血液。

（3）副半奇静脉 收纳左侧中、上部肋间后静脉的血液及左支气管静脉血，形成一条纵干沿胸椎体左侧下行，注入半奇静脉。

（4）椎静脉丛 位于椎管内和脊柱的周围，纵贯脊柱全长，并且向上与颅内硬脑膜窦相交通。收集脊髓、脊膜、椎骨和邻近肌的血液，分别注入椎静脉、肋间后静脉、腰静脉和盆腔静脉丛。因此，椎静脉丛是沟通上、下腔静脉系的重要通路。

（二）下腔静脉系

收集下肢、盆部和腹部的静脉血。由左、右髂总静脉汇合而成，在腹主动脉右侧沿脊柱上升，经肝的后方，穿膈的腔静脉孔后，注入右心房（图 14 - 37）。

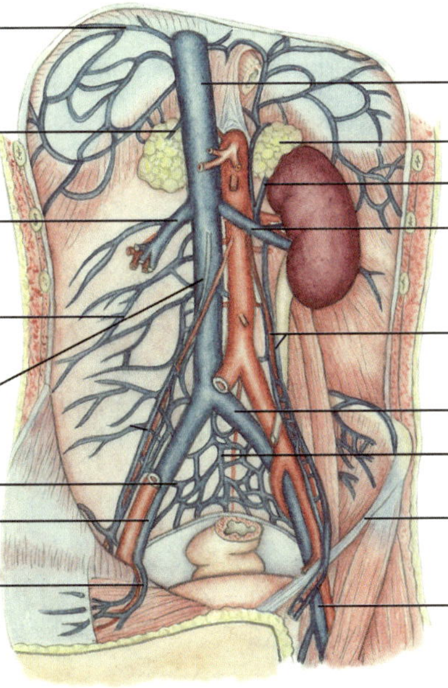

图 14 - 37 下腔静脉及其属支

1. 盆部的静脉 主干为髂总静脉，在骶髂关节前方，由髂内静脉和髂外静脉合成。

（1）髂内静脉 沿小骨盆侧壁内面，伴同名动脉上行。其属支都与同名动脉的脏支和壁支相伴行，收集盆部和会阴等处的静脉血。

（2）髂外静脉 在腹股沟韧带深面续于股静脉，伴同名动脉上行，主要收集下肢及腹前外侧壁下部的静脉血。

2. 下肢的静脉 也分为深、浅静脉两类。深静脉与同名动脉伴行，向上延续为股静脉。浅静脉包括大隐静脉和小隐静脉（图 14 - 38）。

（1）大隐静脉 起自足背静脉网内侧部，经内踝前方沿小腿及股内侧面上行。在腹股沟韧带的下方，注入股静脉。临床上常在内踝前上方进行大隐静脉穿刺或静脉切开术。

（2）小隐静脉 起自足背静脉网外侧部，经外踝后方上行，注入腘静脉。

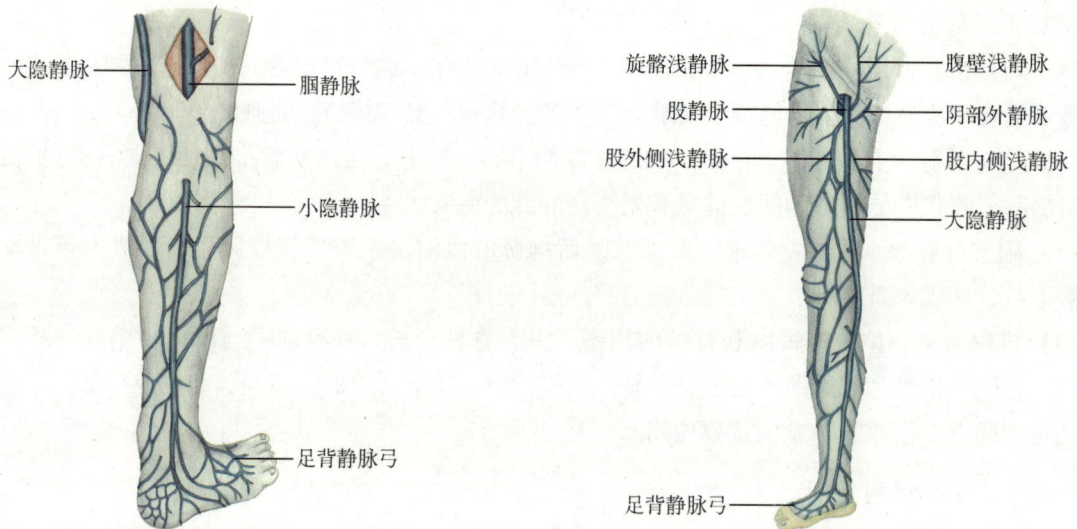

图 14-38　下肢浅静脉

3. 腹部的静脉　主干为下腔静脉。下腔静脉的属支分为壁支和脏支两类。壁支与同名动脉伴行。脏支有肾静脉、睾丸静脉（在女性为卵巢静脉）、肝静脉。此外，腹部较重要的静脉还有肝门静脉。

（1）肾静脉　与同名动脉伴行，注入下腔静脉。

（2）睾丸静脉（卵巢静脉）　　睾丸静脉起自睾丸和附睾，在精索内形成蔓状静脉丛，此丛向上逐渐汇合成一条。右侧注入下腔静脉，左侧则以直角注入左肾静脉。睾丸静脉管径细、行程长，血液回流不畅，易发生静脉曲张，以左侧尤为多见。在女性，卵巢静脉的汇入部位与男性相同。

（3）肝静脉　一般有肝左、中、右静脉3条，包埋于肝实质内，收纳肝脏的血液，直接注入下腔静脉。

（4）肝门静脉　是一条粗短的静脉干（图 14-39），血液经肝门注入肝脏。收集腹腔内除肝以外所有不成对器官［如食管下段、胃、小肠、大肠（直肠下段除外）、胰、脾及胆囊］的静脉血。肝门静脉始端与末端均为毛细血管，且一般无静脉瓣，当肝门静脉压力升高时，其内血液可以发生逆流。

图 14-39　肝门静脉及其属支

肝门静脉的属支主要如下。①肠系膜上静脉：伴同名动脉的右侧上行，收集同名动脉分布区和胃十二指肠动脉分布区的静脉血。②脾静脉：起于脾门，与同名动脉伴行，收集同名动脉分布区和肠系膜下静脉分布区的静脉血。③肠系膜下静脉：与同名动脉伴行，收集同名动脉分布区的静脉血后，注入脾静脉。④胃左静脉：与同名动脉伴行，在贲门处接受食管静脉丛下部的分支，注入肝门静脉。⑤胃右静脉：与同名动脉伴行，在幽门附近注入肝门静脉。⑥附脐静脉：起自脐周静脉网，沿肝圆韧带上行，注入肝门静脉。⑦胆囊静脉：收集胆囊静脉血，注入肝门静脉。

　　肝门静脉与上、下腔静脉之间主要有三处吻合：经食管静脉丛与上腔静脉系的吻合；经直肠静脉丛与下腔静脉系的吻合；经脐周静脉网分别与上、下腔静脉系的吻合（图 14 –40）。

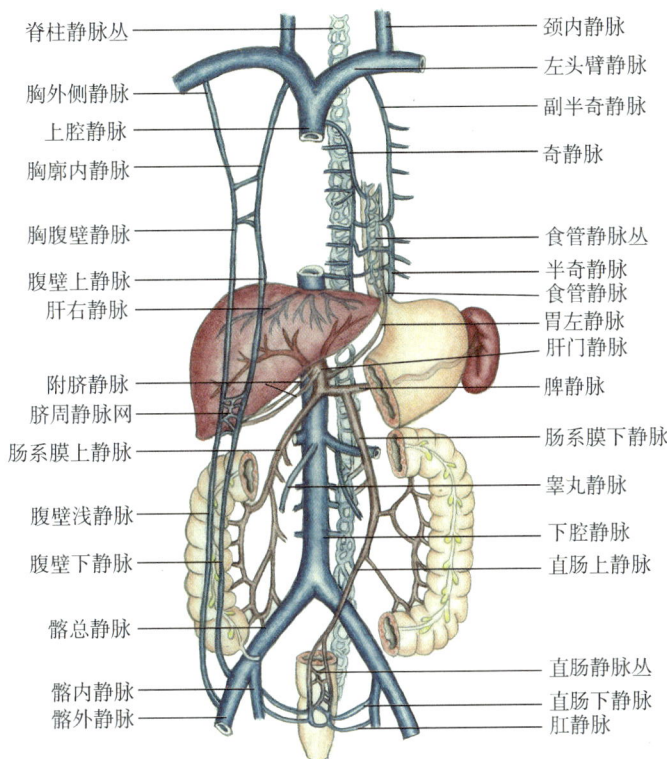

图 14 –40　肝门静脉系与上、下腔静脉之间的吻合途径示意图

　　正常情况下，上述吻合处的静脉细小，血流量少，静脉血分别流向所属静脉系。当肝门静脉回流受阻（如肝硬化等）时，血流不能畅流入肝，则通过上述静脉丛形成侧支循环，流入上、下腔静脉。随着血流量的增多，吻合部位的小静脉变得粗大弯曲，于是在食管下端及胃底、直肠黏膜和脐周出现静脉曲张，甚至发生破裂，引起呕血和便血等；亦可导致脾和胃肠壁的静脉淤血，出现脾肿大和腹水等。

第五节　心血管的微细结构

PPT

一、概述

循环系统的器官属于空腔器官，其管壁的结构一般从内向外由三层构成，即内膜、中膜和外膜。

1. 内膜　是管壁的最内层，由内皮和内皮下层组成，在管壁三层结构中最薄。

（1）内皮　为衬贴于血管腔面的单层扁平上皮，光滑，便于血液流动。

（2）内皮下层　是位于内皮外面的薄层结缔组织。有的动脉内皮下层深面还有一层由弹性蛋白组成的内弹性膜，在血管横切面上，内弹性膜常呈波浪状。

2. 中膜　位于内膜和外膜之间，其厚度及组成成分因血管种类而异。大动脉以弹性膜为主，其间有少许平滑肌和少量胶原纤维；中动脉主要由平滑肌组成。

3. 外膜　由疏松结缔组织组成。有的动脉在中膜和外膜交界处，有密集的弹性纤维组成的外弹性膜。

由于各部管道功能的不同，其管壁的微细结构也有所不同。

二、心脏的微细结构

心脏是循环系统的动力器官，具有自动性、节律性收缩能力，是心血管系统一个高度特化的部分。

（一）心壁的结构

心壁从内向外依次由心内膜、心肌膜和心外膜三层组成（图 14 - 41）。

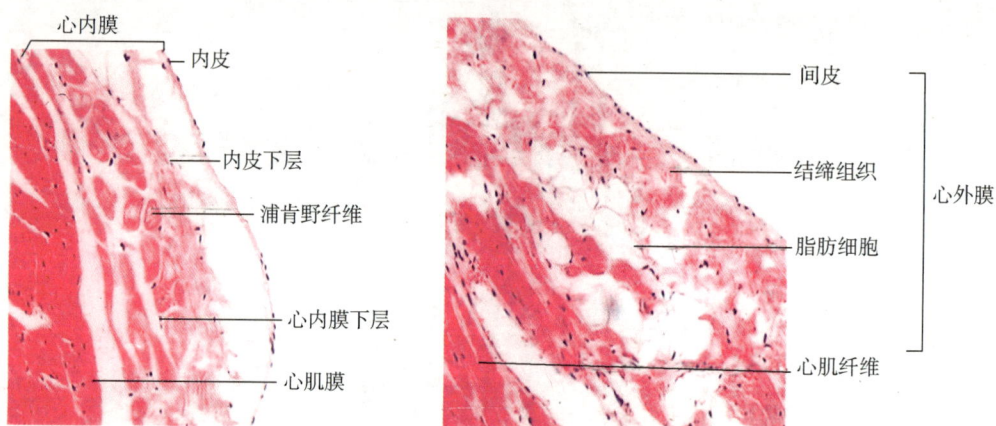

图 14 - 41　心壁的结构（高倍）

1. 心内膜　由内皮、内皮下层、心内膜下层组成。内皮位于心腔内表面，与出入心的大血管内皮相连；内皮下层由薄层结缔组织构成；心内膜下层由疏松结缔组织构成，内含小血管、神经及心传导系统的分支（图 14 - 42）。

心脏的房室口和动脉口处具有由心内膜折叠而成的瓣膜，称心瓣膜。瓣膜内有薄层致密结缔组织与纤维环相连（图 14 - 43）。

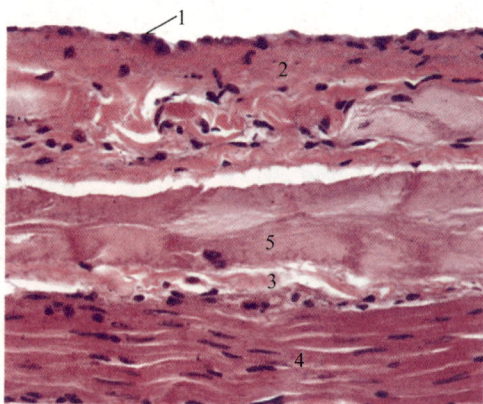

图 14 - 42　心内膜和心肌膜（高倍）
1. 内皮　2. 内皮下层　3. 心内膜下层
4. 心肌细胞　5. 浦肯野细胞

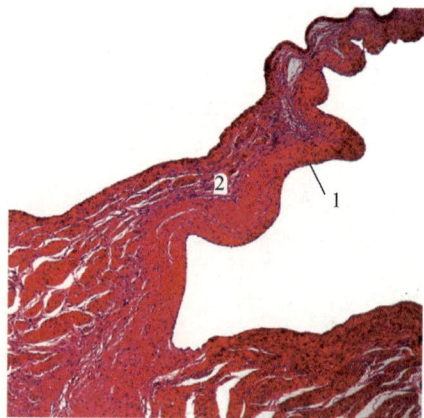

图 14 - 43　心瓣膜（高倍）
1. 内皮　2. 内皮下层

2. 心肌膜　为心壁的主体，主要由心肌纤维构成，该纤维属于普通的心肌纤维。心房的心肌膜最薄，左心室的心肌膜最厚。心肌纤维大致可分为内纵、中环和外斜三层（图 14-42）。心房肌附着于纤维环的上面，心室肌附着于纤维环的下面，两者不直接相连。

3. 心外膜　即浆膜心包的脏层，其结构为浆膜，表面被覆一层间皮，间皮深面为薄层结缔组织。

（二）心脏的传导系统

心脏壁内有特化的心肌纤维组成的传导系统，其功能是发生冲动并传导至心脏各部，使心房肌和心室肌按一定的节律收缩。该系统包括窦房结，房室结，房室束，左、右束支和浦肯野纤维。窦房结位于右心房心外膜深部，其余部分均分布在心内膜下层。心脏传导系统主要由以下三型细胞组成，均属于特殊的心肌纤维。

1. 起搏细胞　简称P细胞，分布于窦房结和房室结，细胞较小，呈梭形或多边形，包埋在一团较致密的结缔组织中。这些细胞是心肌兴奋的起搏点。

2. 移行细胞　主要存在于窦房结和房室结的周边及房室束，起传导冲动的作用，但传导速度慢。移行细胞的结构介于起搏细胞和心肌纤维之间，细胞呈细长形，比心肌纤维细而短。

3. 浦肯野纤维　或称束细胞，组成房室束及其分支。这种细胞比心肌纤维短而宽，细胞中央有1~2个核，细胞彼此间有较发达的闰盘相连。此种细胞能快速传导冲动。

三、血管各段的结构特点

（一）动脉

动脉主要输送从心脏射出的血液，包括大动脉、中动脉、小动脉和微动脉四种。

1. 大动脉　管径大于10mm，其管壁中有多层弹性膜和大量弹性纤维，平滑肌则较少，故又称弹性动脉（图 14-44）。大动脉管壁结构特点如下。

（1）内膜　有较厚的内皮下层，内皮下层外为多层弹性膜组成的内弹性膜，该膜与中膜的弹性膜延续，故内膜与中膜的分界不清楚。

（2）中膜　成人大动脉有40~70层弹性膜，各层弹性膜由弹性纤维相连。

（3）外膜　较薄，由结缔组织构成，没有明显的外弹性膜。

2. 中动脉　管径1~10mm，其管壁的平滑肌丰富，故又称肌性动脉（图 14-45）。特点如下。

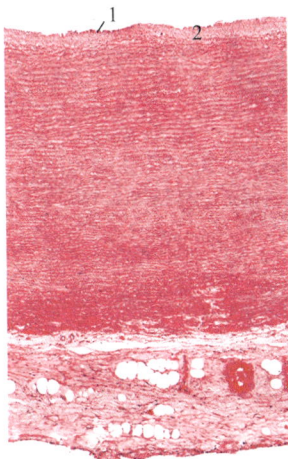

图 14-44　大动脉（低倍）
1. 内皮　2. 内皮下层

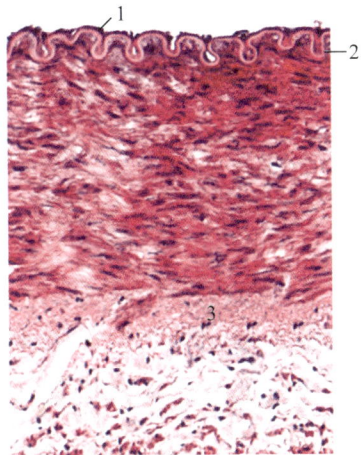

图 14-45　中动脉（低倍）
1. 内皮　2. 内弹性膜　3. 外弹性膜

图 14 – 46 小血管（高倍）

1. 小动脉 2. 小静脉 3. 微动脉

（1）内膜 内皮下层较薄，内弹性膜明显，常呈波浪状。

（2）中膜 较厚，由 10 ~ 40 层环行排列的平滑肌组成。

（3）外膜 厚度与中膜相等，多数中动脉的中膜和外膜交界处有明显的外弹性膜。

3. 小动脉 管径为 0.3 ~ 0.9mm，有完整而发达的平滑肌，也属肌性动脉。小动脉管壁平滑肌收缩可改变血管管径，影响组织、器官的血流量。小动脉管壁平滑肌受交感神经和激素的调节，产生收缩或舒张而调节血压，故又称外周阻力血管（图 14 – 46）。

4. 微动脉 管径在 0.3mm 以下。内膜无内弹性膜，中膜由 1 ~ 2 层平滑肌组成，外膜较薄。微动脉也属外周阻力血管。

（二）毛细血管

毛细血管是管径最细、分布最广的血管，分支并互相吻合成网，是血液与周围组织进行物质交换的主要部位。各器官和组织内毛细血管网的疏密程度差别很大，代谢旺盛的组织和器官如骨骼肌，心肌、肺、肾和许多腺体，毛细血管网很密，代谢较低的组织如骨、肌膜和韧带等则较稀疏。

1. 毛细血管的结构 毛细血管管径一般为 6 ~ 8μm；血窦较大，直径可达 40μm。毛细血管管壁主要由一层内皮细胞和基膜组成。细的毛细血管横切面由一个内皮细胞围成，较粗的毛细血管由 2 ~ 3 个内皮细胞围成。内皮细胞基膜外有少许结缔组织。在内皮细胞与基膜之间散在有一种扁而有突起的细胞，细胞突起紧贴在内皮细胞基底面，称周细胞。

2. 毛细血管的分类 光镜下观察，各种组织和器官中的毛细血管结构相似。但在电镜下，可将毛细血管分为三种（图 14 – 47）。

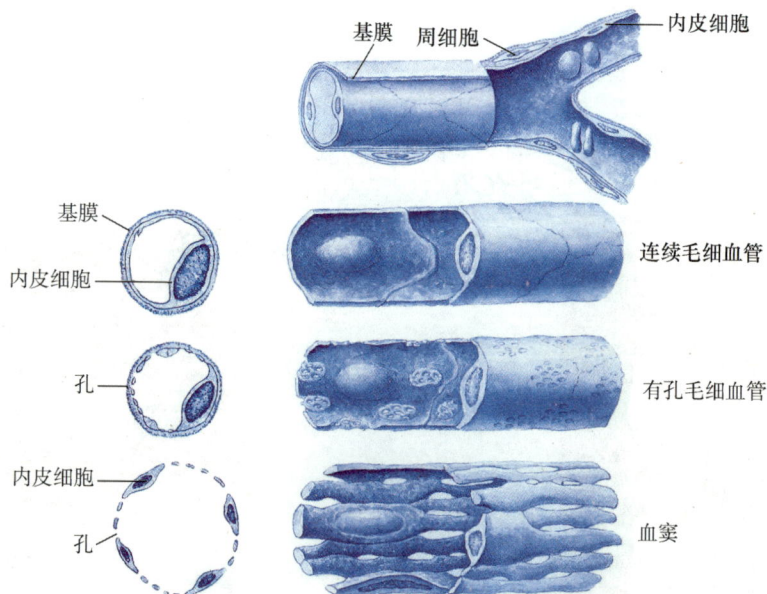

图 14 – 47 毛细血管结构模式图

（1）连续毛细血管 特点为内皮细胞间有紧密连接结构，基膜完整，细胞质中有许多吞饮小泡。连续毛细血管分布于结缔组织、肌组织、肺和中枢神经系统等处。

（2）有孔毛细血管 特点是内皮细胞不含核的部分很薄，有许多贯穿细胞的孔，孔的直径一般为60～80nm。许多器官的毛细血管的孔有隔膜封闭，隔膜厚4～6nm。内皮细胞基底面有连续的基膜。此型血管主要存在于胃肠黏膜、某些内分泌腺和肾血管球等处。

（3）血窦 又称窦状毛细血管，管腔较大，形状不规则，血窦内皮细胞之间常有较大的间隙，基膜不连续或不存在。主要分布于肝、脾、骨髓和一些内分泌腺中。

（三）静脉

静脉管壁薄而柔软、弹性小，故切片标本中的静脉管壁常呈塌陷状，管腔变扁或呈不规则形。静脉也根据管径的大小，分为大静脉、中静脉、小静脉和微静脉。静脉管壁大致也可分为内膜、中膜和外膜三层，但三层膜常无明显的界限。静脉壁的平滑肌和弹性组织不及动脉丰富，主要由结缔组织组成。

1. 微静脉 管腔不规则，管径0.05～0.2mm。内皮外平滑肌或有或无，外膜薄。紧接毛细血管的微静脉，称毛细血管后微静脉，其管壁结构与毛细血管相似。淋巴组织和淋巴器官内的毛细血管后微静脉还具有特殊的结构和功能。

2. 小静脉 管径0.2～2mm。内皮外有一层较完整的平滑肌，较大的小静脉的中膜有一至数层平滑肌，外膜也渐变厚。

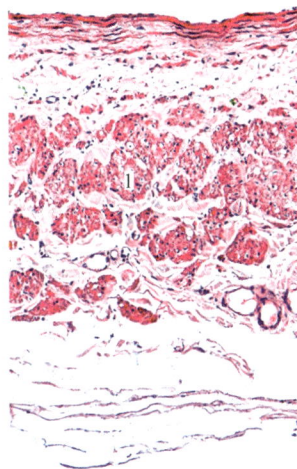

图14-48 大静脉（低倍）

3. 中静脉 管径2～10mm。内膜薄，内弹性膜不发达或不明显。中膜比与其相伴行的中动脉薄得多，环行平滑肌分布稀疏。外膜一般比中膜厚，没有外弹性膜，主要由结缔组织组成，有的中静脉外膜可有纵行平滑肌束。

4. 大静脉 管径在10mm以上。管壁内膜较薄。中膜不发达，为几层排列疏松的环行平滑肌。外膜则较厚，结缔组织内常有较多纵行平滑肌束（图14-48）。

四、微循环

微循环是指微动脉至微静脉之间的血液循环，是血液循环的基本功能单位。人体各部和器官中微循环血管的组成各有特点，但一般都由微动脉、中间微动脉、真毛细血管、直捷通路、动静脉吻合及微静脉等组成（图14-49）。

1. 微动脉 中膜有平滑肌，平滑肌的舒缩对微循环血流有调节作用，是微循环的"总闸门"。

2. 中间微动脉 是微动脉的分支。

3. 真毛细血管 是中间微动脉分支形成相互吻合的毛细血管网，其血流量较小，是进行物质交换的主要部位。在真毛细血管的起点，有少许环行平滑肌组成的毛细血管前括约肌，是调节微循环的"分闸门"。

4. 直捷通路 是中间微动脉与微静脉直接相通、距离最短的毛细血管。微循环的血流大部分经直捷通路快速流入微静脉，不进行物质交换。

5. 动静脉吻合 是由微动脉发出的直接与微静脉相通的血管。它也是调节局部组织血流量的重要结构。

6. 微静脉 内皮较薄，较大的微静脉管壁内有平滑肌，属毛细血管的后阻力血管，是微循环血流的"后闸门"。

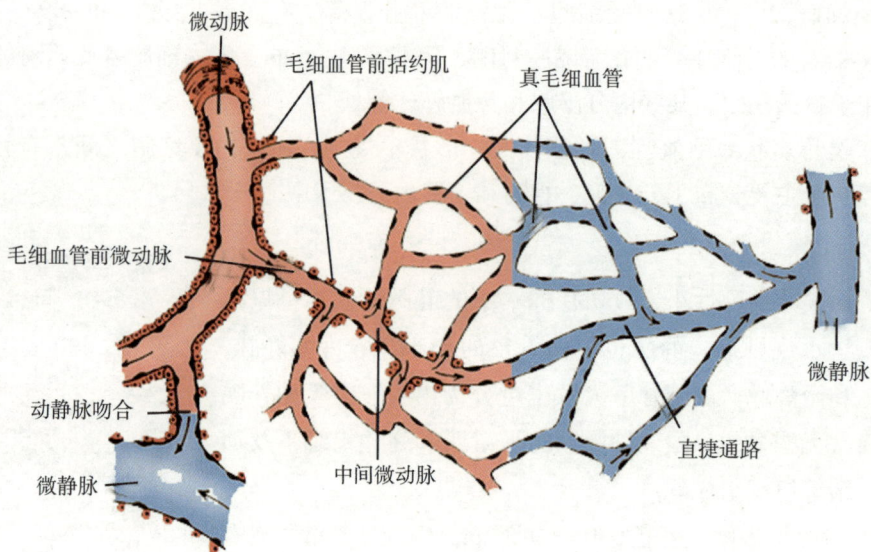

图 14-49 微循环模式图

目标检测

答案解析

一、单项选择题

1. 下列关于右心室的描述中，正确的是（　　）
   A. 房室口有二尖瓣　　　　　　B. 右心室壁比左心室壁厚　　　　C. 壁内面光滑平整
   D. 出口是肺动脉口　　　　　　E. 壁后内侧面有卵圆窝

2. 心的正常起搏点在（　　）
   A. 窦房结　　　　　　　　　　B. 房室结　　　　　　　　　　　C. 房室束
   D. 左、右束支　　　　　　　　E. 浦肯野纤维网

3. 切脉的部位多选用（　　）
   A. 肱动脉　　　　　　　　　　B. 桡动脉　　　　　　　　　　　C. 尺动脉
   D. 颈总动脉　　　　　　　　　E. 锁骨下动脉

4. 心房和心室的表面分界是（　　）
   A. 房间沟　　　　　　　　　　B. 心尖切迹　　　　　　　　　　C. 前室间沟
   D. 后室间沟　　　　　　　　　E. 冠状沟

5. 下列关于动脉的描述中，错误的是（　　）
   A. 由心室发出　　　　　　　　B. 随心跳而搏动　　　　　　　　C. 其中流动的均是动脉血
   D. 管壁较厚　　　　　　　　　E. 其始部在主动脉口和肺动脉口

6. 下列关于静脉的描述中，错误的是（　　）
   A. 与心房相连　　　　　　　　B. 其管壁弹性较差　　　　　　　C. 其中流动的可能有动脉血
   D. 管壁较薄　　　　　　　　　E. 全身静脉分为上、下腔静脉系两部分

7. 下列关于静脉的说法中，错误的是（　　）

　　A. 血压低　　　　　　　　　B. 管腔比动脉大　　　　　　C. 腔内一般有静脉瓣

　　D. 数量比动脉多　　　　　　E. 体循环的静脉分为上、下腔静脉系两部分

8. 心内注射的部位在（　　）

　　A. 胸骨右缘第 4 肋间隙　　　B. 胸骨右缘第 3 肋间隙　　　C. 胸骨左缘第 4 肋间隙

　　D. 胸骨左缘第 3 肋间隙　　　E. 锁骨中线第 4 肋间隙

9. 卵圆窝位于（　　）

　　A. 左心房　　　　　　　　　B. 左心室　　　　　　　　　C. 右心房

　　D. 右心室　　　　　　　　　E. 上腔静脉

10. 三尖瓣复合体中，不包括（　　）

　　A. 三尖瓣纤维环　　　　　　B. 三尖瓣　　　　　　　　　C. 腱索

　　D. 乳头肌　　　　　　　　　E. 隔缘肉柱

11. 防止主动脉的血液倒流至左心室的结构是（　　）

　　A. 二尖瓣　　　　　　　　　B. 三尖瓣　　　　　　　　　C. 主动脉瓣

　　D. 肺动脉瓣　　　　　　　　E. 左房室瓣

12. 面部出血，可在下颌底咬肌止点的前缘压迫（　　）

　　A. 面动脉　　　　　　　　　B. 上颌动脉　　　　　　　　C. 舌动脉

　　D. 颞浅动脉　　　　　　　　E. 颈外动脉

13. 头前外侧部出血，可在外耳门前压迫（　　）

　　A. 面动脉　　　　　　　　　B. 上颌动脉　　　　　　　　C. 舌动脉

　　D. 颞浅动脉　　　　　　　　E. 颈外动脉

14. 测量动脉血压的听诊血管是（　　）

　　A. 尺动脉　　　　　　　　　B. 桡动脉　　　　　　　　　C. 肱动脉

　　D. 腋动脉　　　　　　　　　E. 肘正中静脉

15. 做股静脉穿刺时，要清楚股静脉在股动脉的（　　）

　　A. 前面　　　　　　　　　　B. 后面　　　　　　　　　　C. 内侧

　　D. 外侧　　　　　　　　　　E. 上面

16. 无瓣膜的静脉是（　　）

　　A. 面静脉和肝门静脉　　　　B. 面静脉和大隐静脉　　　　C. 肝门静脉和股静脉

　　D. 面静脉和小隐静脉　　　　E. 肝门静脉和大隐静脉

17. 下列不属于肝门静脉属支的是（　　）

　　A. 肾静脉　　　　　　　　　B. 肠系膜上静脉　　　　　　C. 肠系膜下静脉

　　D. 胆囊静脉　　　　　　　　E. 脾静脉

18. 下列关于毛细血管的描述中，错误的是（　　）

　　A. 管径 6～9μm　　　　　　B. 全身各处都有其分布　　　C. 壁薄

　　D. 有选择的通透性　　　　　E. 是物质交换的场所

19. 下列称为弹性动脉的是（　　）

　　A. 大动脉　　　　　　　　　B. 中动脉　　　　　　　　　C. 小动脉

　　D. 微动脉　　　　　　　　　E. 中间微动脉

20. 中动脉中膜的主要成分是 （　　）

    A. 胶原纤维　　　　　　B. 平滑肌纤维　　　　　　C. 弹性膜

    D. 弹性纤维　　　　　　E. 结缔组织

二、思考题

1. 口服呋喃旦丁治疗膀胱炎，该药物经口最后到达膀胱的过程中要经过哪些部位或结构？

2. 肝门静脉与上、下腔静脉有哪些侧支吻合？其途径是怎样的？这些侧支循环的建立会导致哪些并发症？

（杨国仲　胡华麟）

书网融合……

本章小结　　　　　　微课　　　　　　题库

第十五章 淋巴系统

◎ 学习目标

　　1. 通过本章的学习，重点把握淋巴系统的组成和功能；淋巴管道的种类、结构和功能；淋巴结、脾和胸腺的结构和功能；人体各部淋巴结的位置、引流范围、回流途径。

　　2. 学会从解剖学的角度理解淋巴系统，也从组织学的角度理解淋巴系统，从而理解了人体除了在绪论中讲到的九大系统之外还有一个遍布全身的免疫系统，具有以免疫系统为基础的机体整体防御观。

情境导入

　　情景描述　患儿，男，4 岁。因发热及下颌部皮肤肿胀 3 天入院。呼吸局促，哭闹不止。体格检查：体温 39℃，触及下颌下淋巴结肿大，有压痛，活动度差，局部皮肤发红，变硬，皮肤温度高。血常规：白细胞计数明显增高，有核左移现象。治疗：予以抗炎补液、局部中药外敷等综合治疗，达到临床痊愈。

　　讨论　1. 淋巴结的组织结构特点有哪些？

　　　　　　2. 哪些常见病可引起局部淋巴结肿大？全身浅表淋巴结的分布是怎样的？

第一节　淋巴系统的组成和结构特征

PPT

　　淋巴系统由淋巴管道、淋巴组织和淋巴器官组成。

　　在淋巴管道内流动的液体，称淋巴，大多数是无色透明的；只有小肠的淋巴是乳白色，又称乳糜。当血液流经毛细血管时，部分血浆成分经毛细血管壁渗出，进入组织间隙，形成组织液；组织液与细胞进行物质交换后，大部分在毛细血管的静脉端被吸收入静脉，少部分进入毛细淋巴管成为淋巴。淋巴在淋巴管道内向心流动，经过串联在淋巴管上的淋巴结时，被过滤并获得淋巴细胞，最后注入静脉（图 15-1）。因此，可将淋巴管道看作静脉回收组织液的补充部分。淋巴组织、淋巴器官内有大量的淋巴细胞，参与机体免疫应答，又属于人体重要的免疫系统的结构，具有免疫功能。

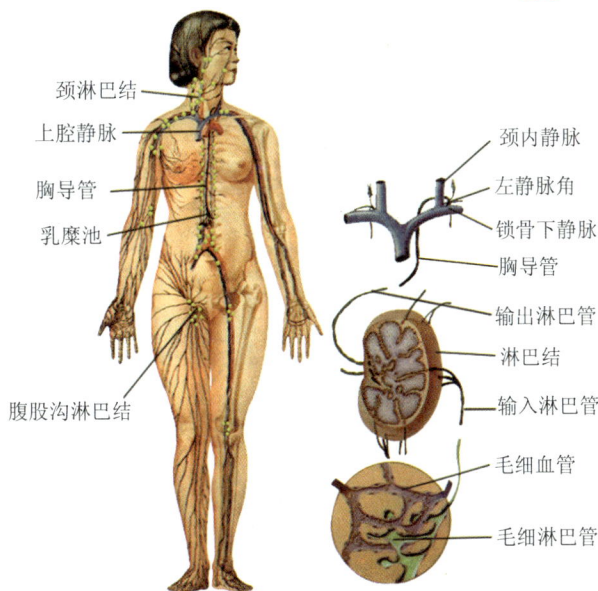

图 15-1　淋巴系统示意图

🔧 素质提升

免疫系统

在解剖学中，人体有九大系统。但在组织学中，人体有十大系统，多了一个免疫系统。免疫系统由免疫器官（或称淋巴器官）、免疫组织（或称淋巴组织）、免疫细胞、免疫活性物质组成。

免疫功能包括免疫防御、免疫监视、免疫调控：①能识别和清除外来入侵的抗原，如病原微生物等；②能识别和清除体内发生突变的肿瘤细胞、衰老细胞、死亡细胞或其他有害的成分；③还能通过自身免疫耐受和免疫调节，与机体其他系统相互协调，共同维持机体内环境稳定和生理平衡。

均衡的饮食、健康的生活方式、积极乐观的心态、充足的睡眠对维持和提高机体的免疫功能至关重要，因而对于疾病的痊愈或康复至关重要。

一、淋巴管道

淋巴管道包括毛细淋巴管、淋巴管、淋巴干和淋巴导管。

（一）毛细淋巴管

毛细淋巴管以膨大的盲端起自组织间隙，彼此吻合成网，多伴随毛细血管广泛分布，除脑、脊髓、上皮、角膜、晶状体、牙釉质、软骨等处外，毛细淋巴管几乎遍布全身。毛细淋巴管管壁极薄，仅由一层内皮细胞组成，内皮细胞间有较宽的间隙，基膜极薄或不存在，故通透性比毛细血管大。组织中一些不易透过毛细血管的大分子物质，如蛋白质、细菌、异物、癌细胞等，则较易进入毛细淋巴管。

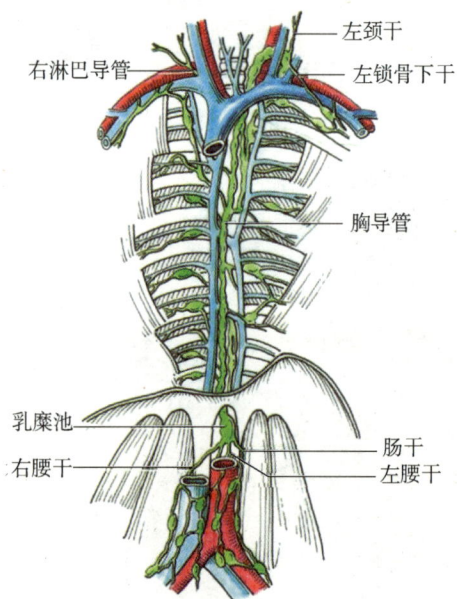

图 15 – 2　淋巴干和淋巴导管

（二）淋巴管

淋巴管由毛细淋巴管汇合而成，结构与静脉相似，但管壁更薄、瓣膜更多，外观呈串珠状。淋巴管的配布以深筋膜为界，分为浅、深两种：浅淋巴管位于皮下，多与浅静脉伴行；深淋巴管多与深部血管神经束伴行。浅、深淋巴管之间有丰富的吻合。在淋巴管的行程中，通常都要经过一个或多个淋巴结。

（三）淋巴干

全身各部的浅、深淋巴管经过一系列浅、深淋巴结群后，最后汇集成 9 条淋巴干，即左、右颈干，左、右锁骨下干，左、右支气管纵隔干，左、右腰干和 1 条肠干（图15 – 2）。

（四）淋巴导管

由 9 条淋巴干最终汇集成 2 条淋巴导管，即胸导管和右淋巴导管。它们分别注入左、右静脉角（图 15 – 2）。

1. 胸导管　是人体最粗大的淋巴管道，长 30～40cm，通常在第 1 腰椎体前面由左、右腰干和肠干合成，汇合部位为胸导管的起始部位，常膨大，称乳糜池。胸导管由此向上穿主动脉裂孔入胸腔，在食管和脊柱之间上行至左颈根部，接纳左颈干、左锁骨下干和左支气管纵隔干，最终汇入左静脉角。胸导管收集人体下半身和左侧上半身的淋巴回流。

2. 右淋巴导管　长约1.5cm，由右颈干、右锁骨下干和右支气管纵隔干合成，汇入右静脉角。右淋巴导管收集人体右侧上半身的淋巴回流。

二、淋巴组织

除淋巴器官外，消化、呼吸、泌尿和生殖管道以及皮肤等处含有丰富的淋巴组织，起着免疫防御的作用。淋巴组织分为弥散淋巴组织和淋巴小结两类。弥散淋巴组织主要位于消化道和呼吸道的黏膜固有层。弥散淋巴组织以T细胞为主，是T细胞分裂、分化的部位；也含有少量B细胞和浆细胞。淋巴小结包括小肠黏膜固有层内的孤立淋巴滤泡和集合淋巴滤泡以及阑尾壁内的淋巴小结等。淋巴小结是由B细胞密集而成的淋巴组织。

三、淋巴器官

淋巴器官主要由淋巴组织构成，包括淋巴结、扁桃体、脾和胸腺。淋巴器官分为中枢淋巴器官和周围淋巴器官两类。

中枢淋巴器官包括胸腺和骨髓，它们是培育各类不同淋巴细胞的场所，淋巴细胞进入其内，在特殊微环境的影响下，在多种因子的作用下，经历不同的分化发育途径，最后在胸腺形成成熟的淋巴细胞，称胸腺依赖淋巴细胞（T细胞）；在骨髓形成骨髓依赖淋巴细胞（B细胞）。人在出生前数周，由中枢淋巴器官产生的成熟T和B细胞即源源不断地向周围淋巴器官和淋巴组织输送，在那里受抗原激活后，能产生免疫应答。

周围淋巴器官包括淋巴结、脾、扁桃体等，其发生较中枢淋巴器官晚，在出生数月后才逐渐发育完善。周围淋巴器官是成熟淋巴细胞定居的部位，也是这些细胞对外来抗原产生免疫应答的主要场所，无抗原刺激时其体积相对较小，受抗原刺激后则迅速增大，结构成分也发生变化，免疫过后又逐渐复原。

（一）淋巴结

淋巴结为大小不等的圆形或椭圆形小体，质软，灰红色。其一侧隆凸，有数条输入淋巴管输入淋巴；一侧凹陷为淋巴结门，有输出淋巴管输出淋巴，还有神经、血管出入（图15-1）。

1. 淋巴结的微细结构　淋巴结为主要的周围淋巴器官，表面有薄层致密结缔组织构成的被膜，数条输入淋巴管穿越被膜，与被膜下淋巴窦相通连。淋巴结的一侧凹陷，为门部，有血管和输出淋巴管出入。被膜和门部的结缔组织伸入淋巴结实质，形成相互连接的小梁，构成淋巴结的粗支架。淋巴结实质分为周边的皮质和中央的髓质两部分，两者间无截然界限（图15-3）。

（1）皮质　位于被膜下方，由浅层皮质、副皮质区及皮质淋巴窦构成。①浅层皮质：为皮质的B细胞区，由薄层的弥散淋巴组织及淋巴小结组成。②副皮质

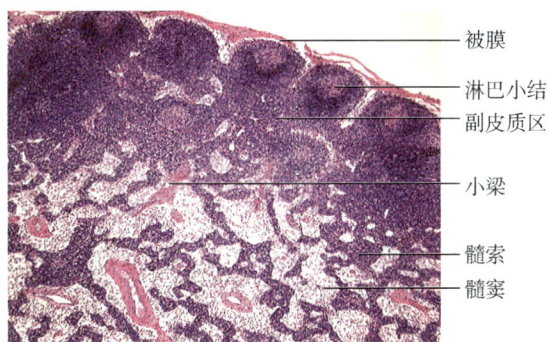

图15-3　淋巴结局部（低倍）

区：位于皮质深层，为较大片的弥散淋巴组织，主要由T细胞密集而成。给新生动物切除胸腺后，此区即不发育，故又称胸腺依赖区。副皮质区内有交错突细胞、巨噬细胞和少量的B细胞等。还有毛细血管后微静脉，因其内皮细胞为柱状，又称高内皮微静脉，它是血液内淋巴细胞进入淋巴组织的重要通道（图15-4）。③皮质淋巴窦：包括被膜下窦（图15-5）和小梁周窦。窦壁有薄的扁平内皮衬里，窦内有星状的内皮细胞支撑窦腔，巨噬细胞附着于内皮细胞表面。淋巴在窦内缓慢流动，有利于巨噬细胞对淋巴的清洁作用。

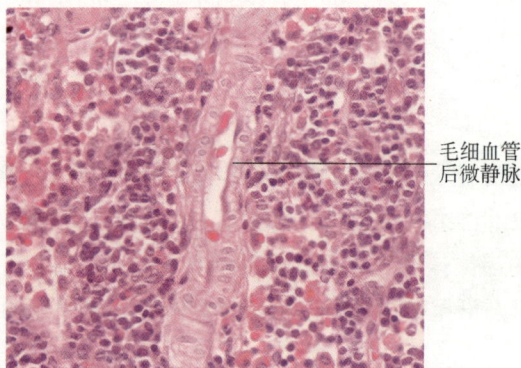

图 15 − 4　淋巴结副皮质区（高倍）

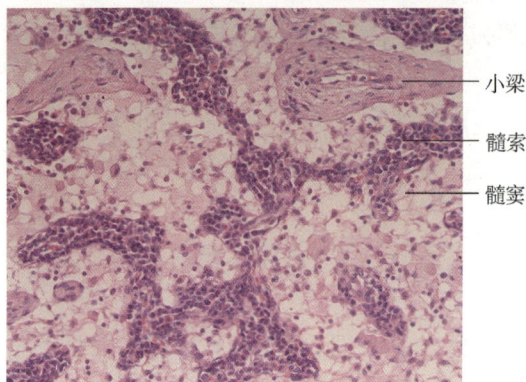

图 15 − 6　淋巴结髓质（高倍）

2. 淋巴结的功能

（1）滤过淋巴　病原体侵入皮下或黏膜后，很容易进入毛细淋巴管而回流入淋巴结。当淋巴缓慢地流经淋巴窦时，巨噬细胞可清除其中的异物，如对细菌的清除率可达 99％，但对病毒及癌细胞的清除率常很低。

（2）参与免疫应答　病菌等抗原进入淋巴结后，巨噬细胞和交错突细胞可捕获和处理抗原，并提呈给具有相应抗原受体的初始 T 细胞或记忆性 T 细胞，导致效应 T 细胞输出增多，引发细胞免疫。B 细胞在接触抗原后，髓索中浆细胞增多，输出淋巴管内抗体含量明显上升，引起体液免疫。淋巴结内，细胞免疫应答和体液免疫应答常同时发生。

（二）脾

1. 脾的形态和位置　脾为人体最大的周围淋巴器官，扁椭圆形，暗红色，质软而脆，受暴力打击时易破裂而导致大失血。脾的外面稍隆凸，贴膈，称膈面；内面与腹腔脏器相邻，称脏面，中部有一纵裂，即脾门，是脾血管、神经等出入的部位。脾上缘较薄，有 2～3 个凹陷，称脾切迹，脾肿大时，可作为触诊脾的重要标志。脾的下缘较厚。脾位于左季肋区，与第 9～11 肋相对，其长轴与第 10 肋一致（图 15 − 7）。正常时，在左肋弓下不能触及脾。

2. 脾的微细结构　脾实质主要由淋巴组织构成。脾内淋巴组织形成的各种微细结构沿血管有规律地分布。脾无皮质、髓质之分，而分为白髓和红髓两部分。脾内无淋巴窦，但有大量的血窦（图 15 − 8）。

图 15 − 5　淋巴结被膜下窦模式图

（2）髓质　由髓索及其间的髓窦组成。髓索由索状淋巴组织相互连接而成，索内含 B 细胞、浆细胞、巨噬细胞等（图 15 − 6）。髓窦与皮质淋巴窦的结构相同，但较宽大，腔内的巨噬细胞较多，故有较强的滤过作用。

（3）淋巴结内的淋巴通路　淋巴从输入淋巴管进入被膜下窦和小梁周窦，部分淋巴渗入皮质淋巴组织，随后渗入髓窦，也有部分经小梁周窦进入髓窦，继而汇入输出淋巴管离开淋巴结。淋巴经滤过后，其中的细菌等异物即被清除，而输出的淋巴中则含有较多的淋巴细胞和抗体。

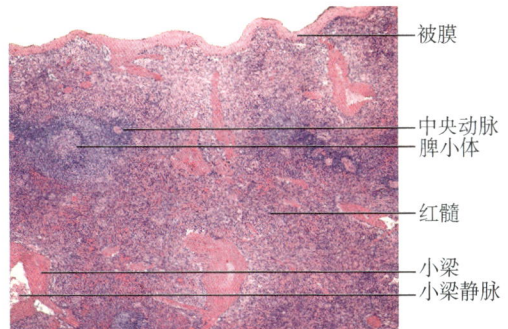

图 15 − 7　脾

图 15 − 8　脾（低倍）

（1）被膜与小梁　脾的被膜较厚，表面覆有间皮。被膜与脾门的结缔组织伸入脾内形成小梁，相互连接构成脾的粗支架。被膜和小梁内有许多散在的平滑肌细胞，其收缩可调节脾内的血量，小梁之间的网状组织构成脾淋巴组织的微细支架。

（2）白髓　主要由密集的淋巴组织构成，在新鲜的脾切面上呈散在分布的灰白色点状，故称白髓。由动脉周围淋巴鞘、淋巴小结和边缘区构成（图 15 − 9）。①动脉周围淋巴鞘：围绕在中央动脉周围的厚层弥散淋巴组织，由大量 T 细胞和少量巨噬细胞与交错突细胞等构成，相当于淋巴结的副皮质区，是胸腺依赖区，但无毛细血管后微静脉。②淋巴小结：又称脾小结，主要由大量 B 细胞构成，结构与淋巴结内的淋巴小结相同，位于动脉周围淋巴鞘和边缘区之间。健康人脾内淋巴小结较少，当抗原侵入时，淋巴小结数量剧增。③边缘区：为位于白髓与红髓交界的狭窄区域。中央动脉的分支末端在此区膨大，形成小的血窦，称边缘窦，是血液内抗原及淋巴细胞进入白髓的重要通道。

（3）红髓　分布于被膜下、小梁周围及白髓边缘区外侧，因含大量血细胞，在新鲜脾切面上呈现深红色，故称红髓，由脾索和脾血窦组成（图 15 − 10）。①脾索：富含血细胞的淋巴组织，呈不规则的索条状，并互连成网，网孔即为脾血窦。脾索含各种血细胞、淋巴细胞、浆细胞、巨噬细胞等。②脾血窦：位于脾索之间，互连成网，窦腔大，形态不规则。窦壁由一层纵向排列的长杆状内皮细胞围成，内皮细胞间有间隙，形成栅栏状的缝隙结构。内皮外有不完整的基膜及环行网状纤维，横切面上，内皮细胞沿血窦壁排列，核突入管腔。脾索内的血细胞变形后，可穿越内皮细胞间隙而进入血窦。血窦外侧有较多巨噬细胞，其突起可通过内皮间隙伸向窦腔，起滤过血液的作用。

图 15 − 9　脾的白髓（高倍）

图 15 − 10　脾的红髓（高倍）

3. 脾的功能

（1）滤血　脾的巨噬细胞能吞噬进入血中的细菌和异物，以及衰老的红细胞和血小板。当脾功能亢进时，因其吞噬过度而引起红细胞和血小板减少。

（2）造血　在胚胎时期，脾能制造各种血细胞；出生后，通常只能产生淋巴细胞。

（3）储血　红髓血窦是储存红细胞和血小板的部位，当机体需要时，被膜内平滑肌收缩，可将血细胞释放入血液循环。

（4）参与免疫应答　侵入血液内的病原体可引起脾内 T 细胞、B 细胞发生免疫应答。

（三）胸腺

1. 胸腺的形态、位置和年龄变化　胸腺呈长扁条状，分为不对称的左、右两叶。位于胸骨柄后方，前纵隔的上部（图 15 – 11）。新生儿及幼儿时期胸腺较大，随着年龄的增大，胸腺继续发育，至青春期以后，则逐渐萎缩退化。

2. 胸腺的微细结构　胸腺表面被覆有薄层结缔组织构成的被膜，被膜连同血管、神经等构成小叶间隔，伸入实质将其分割成胸腺小叶。小叶周边为皮质，深部为髓质，相邻小叶的髓质彼此相连（图 15 – 12）。

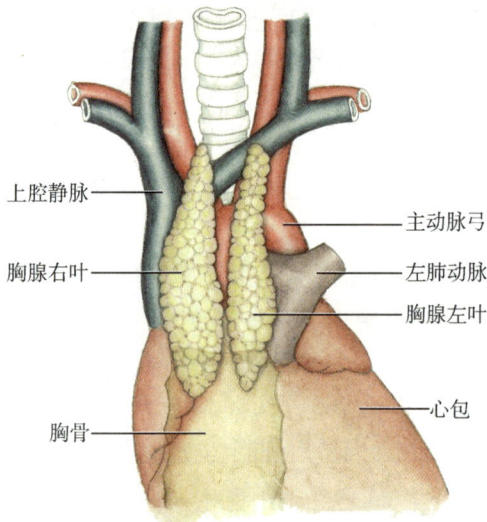

图 15 – 11　胸腺的形态和位置

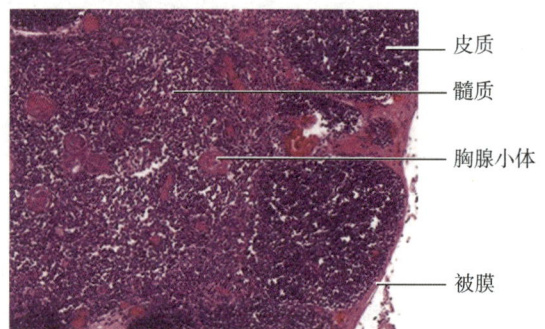

图 15 – 12　胸腺（低倍）

（1）皮质　以胸腺上皮细胞为支架，间隙内有大量胸腺细胞和少量巨噬细胞等。①胸腺上皮细胞：又称上皮性网状细胞。分布于被膜下和胸腺细胞之间，多呈星形，有突起，能分泌胸腺素和胸腺生成素，为胸腺细胞发育所必需。②胸腺细胞：即胸腺内分化发育中的 T 细胞。密集于皮质内，占胸腺皮质细胞总数的 85% ~ 90%。来自骨髓的淋巴干细胞从被膜到皮质浅层、深层纵向迁移，逐渐分化为初始 T 细胞。

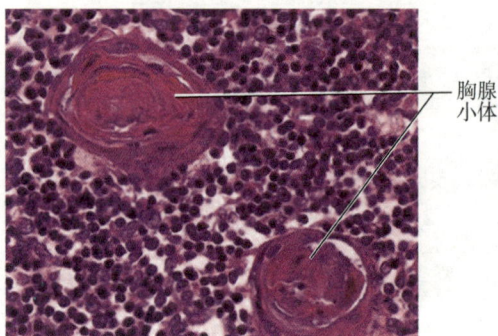

图 15 – 13　胸腺髓质（高倍）

（2）髓质　内含大量的胸腺上皮细胞（又称髓质上皮细胞）、少量初始 T 细胞和巨噬细胞等。部分胸腺上皮细胞呈多边形，胞体较大，可分泌胸腺激素；部分胸腺上皮细胞呈同心圆状排列成胸腺小体。胸腺小体是胸腺的特征性结构，其功能尚不明确，但缺乏胸腺小体的胸腺不能培育出胸腺细胞（图 15 – 13）。

（3）血 – 胸腺屏障　胸腺皮质的毛细血管及其周围结

构能阻挡血液内的大分子物质如抗体、细胞色素 C 等进入皮质，称血 – 胸腺屏障（图 15 – 14）。其结构为：①连续毛细血管及内皮细胞间完整的紧密连接；②内皮周围连续的基膜；③血管周隙，内含巨噬细胞；④上皮基膜；⑤一层连续的胸腺上皮细胞。

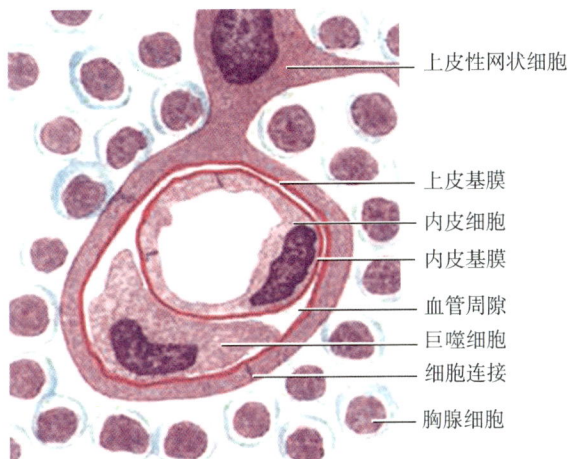

图 15 – 14　血 – 胸腺屏障结构模式图

3. 胸腺的功能　①分泌激素：胸腺上皮细胞能产生多种激素，如胸腺素、胸腺细胞生成素及胸腺体液因子等。这些激素对 T 细胞增殖和发育成熟起重要作用。②培育 T 细胞：胸腺是 T 细胞培育成熟的主要部位。

第二节　人体各部的淋巴管道和淋巴结 📱微课

人体各部主要的淋巴结常聚集成淋巴结群，大多沿血管配布，位于身体较隐蔽的部位，收纳一定器官或区域的淋巴（图 15 – 1）。局部感染可引起相应淋巴结群肿大或疼痛，癌细胞也常沿淋巴管转移，并停留在淋巴结内分裂增生，致使淋巴结逐渐肿大。因此，了解局部淋巴结的位置及其引流范围具有重要的临床意义。

一、头颈部的淋巴结群

头颈部的淋巴结较多，大部分分布于头颈交界处和颈内、外静脉的周围。主要包括下颌下淋巴结、颈外侧浅淋巴结和颈外侧深淋巴结（图 15 – 15）。

1. 下颌下淋巴结　位于下颌下腺附近，收纳面部和口腔的淋巴。面部和口腔的病变可引起该淋巴结肿大，其输出管注入颈外侧深淋巴结。

2. 颈外侧浅淋巴结　位于胸锁乳突肌表面，沿颈外静脉排列，收纳耳后部、枕部和颈浅部的淋巴管，其输出管注入颈外侧深淋巴结。

3. 颈外侧深淋巴结　位于胸锁乳突肌深面，沿颈内静脉排列。它直接或间接收纳头颈部各淋巴结的输出管，颈外侧深淋巴结的输出管合成颈干。颈外侧深淋巴结上端，位于鼻咽后方的，称咽后淋巴结，鼻咽癌患者，癌细胞首先转移至此。下端位于锁骨上窝内，沿锁骨下动脉和臂丛排列的，为锁骨上淋巴结，胃癌或食管癌患者，癌细胞常经胸导管由颈干逆行或通过侧支转移至左锁骨上淋巴结，引起该淋巴结肿大。

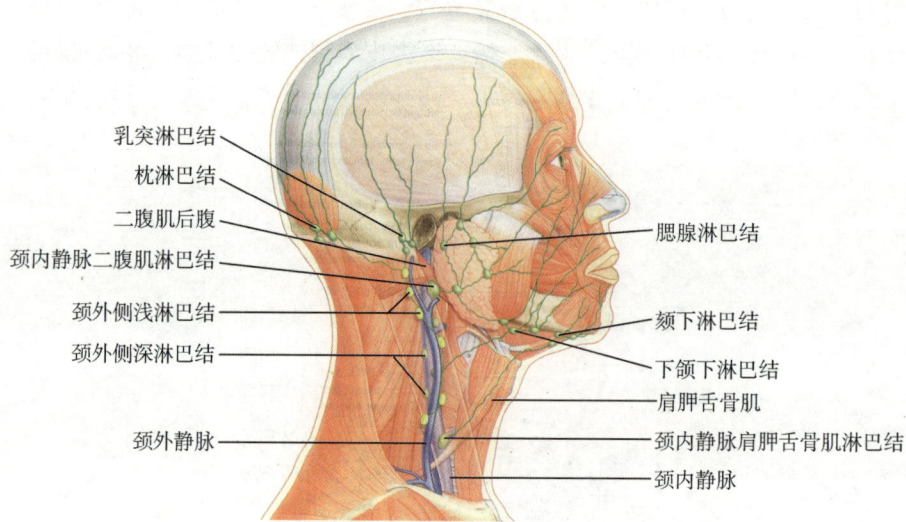

图 15 – 15　头颈部的淋巴结

二、上肢的淋巴结群

上肢的淋巴结群主要有腋淋巴结群（图 15 – 16）。位于腋窝内，15 ~ 20 个，按位置可分为五群。①外侧淋巴结：收纳上肢的淋巴，其输出管的淋巴注入中央淋巴结。②胸肌淋巴结：收纳胸壁和乳房外上部及中央部位的淋巴，其输出管的淋巴注入中央淋巴结。③肩胛下淋巴结：收纳项、背部的淋巴，其输出管的淋巴也注入中央淋巴结。④中央淋巴结：输出管注入尖淋巴结。⑤尖淋巴结：输出管组成锁骨下干。

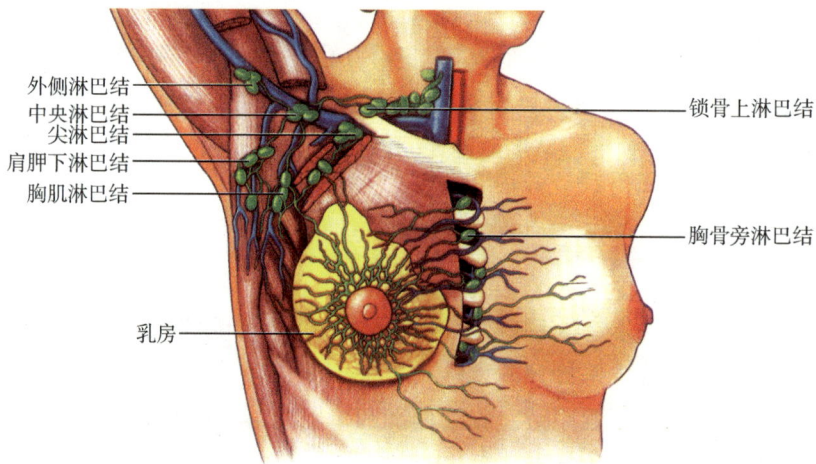

图 15 – 16　腋淋巴结和乳房的淋巴引流

三、胸部的淋巴结群

位于胸骨旁、气管和主支气管旁、肺门附近以及纵隔等处，主要收纳脐以上胸腹壁深层、乳房内侧和胸腔脏器的淋巴。胸部的淋巴结群中，要特别注意支气管肺门淋巴结，又称肺门淋巴结，位于肺门及主支气管的周围，收纳肺表面和肺内的淋巴。胸部淋巴结群的输出管组成支气管纵隔干。

四、腹部的淋巴结群

数目较多，主要分布于腹腔脏器周围和大血管根部。包括腰淋巴结，腹腔淋巴结和肠系膜上、下淋巴结等。

腰淋巴结沿腹主动脉和下腔静脉排列，收纳腹后壁、腹腔内成对器官的淋巴以及髂总淋巴结的输出管。腰淋巴结的输出管构成左、右腰干，注入乳糜池。腹腔淋巴结和肠系膜上、下淋巴结均位于同名动脉起始处的周围，引流相应动脉分布区内的淋巴，相互汇合成单一的肠干，注入乳糜池。

五、盆部的淋巴结群

位于髂总动脉及髂内、外动脉周围，分别称髂总淋巴结、髂内淋巴结、髂外淋巴结，收纳盆壁、盆腔脏器和下肢的淋巴，最后经髂总淋巴结的输出管注入腰淋巴结。

六、腹股沟淋巴结群

腹股沟淋巴结群分为浅、深两组。腹股沟浅淋巴结位于腹股沟韧带下方和大隐静脉末端附近，浅居皮下，收纳前腹壁下部、会阴、外生殖器、臀部及下肢大部分浅淋巴管，其输出管注入腹股沟深淋巴结。腹股沟深淋巴结位于股静脉上端周围，收纳腹股沟浅淋巴结输出管及下肢的深淋巴管，其输出管注入髂外淋巴结。

目标检测

答案解析

一、单项选择题

1. 关于淋巴系统，说法正确的是（　　）
   A. 是心血管系统的组成部分　　　　B. 淋巴管内的淋巴都是无色的液体
   C. 由淋巴结和淋巴管组成　　　　　D. 淋巴管内的淋巴是双向流动的
   E. 以上都不是

2. 下列不属于淋巴器官的结构是（　　）
   A. 淋巴结　　　　　B. 集合淋巴滤泡　　　　　C. 脾
   D. 胸腺　　　　　E. 扁桃体

3. 关于右淋巴导管，说法正确的是（　　）
   A. 由左、右腰干合成　　　B. 穿主动脉裂孔入胸腔　　　C. 收纳右半身的淋巴
   D. 注入右静脉角　　　E. 是最长的淋巴导管

4. 关于脾切迹，说法正确的是（　　）
   A. 在下缘，有2~3个　　　　　B. 在上缘前部，有2~3个
   C. 正常情况下，在左肋弓可触及　　　　　D. 钝圆
   E. 在上缘后部，有2~3个

5. 注入胸导管的淋巴干为（　　）
   A. 右颈干　　　　　B. 右锁骨下干　　　　　C. 右支气管纵隔干
   D. 右腰干　　　　　E. 以上都不是

6. 淋巴结的功能不包括 （　）

    A. 过滤淋巴　　　　　　　　B. 过滤血液　　　　　　　　C. 产生淋巴细胞

    D. 产生浆细胞　　　　　　　E. 参与免疫

7. 脾的功能不包括 （　）

    A. 过滤淋巴　　　　　　　　B. 过滤血液　　　　　　　　C. 储存血液

    D. 清除衰老的红细胞　　　　E. 参与免疫

二、思考题

为什么癌症转移中最多见的转移途径是经淋巴管转移？

（胡华麟　杨国仲）

书网融合……

本章小结　　　　　　微课　　　　　　题库

第五篇 感觉器

感觉器由特殊感受器及其附属结构构成。感受器广泛分布于人体各组织、器官内，是机体感受内、外环境刺激的结构，并能将所感受到的刺激转化为神经冲动，经感觉神经传入神经中枢，产生相应感觉。

感受器根据其特化程度的不同，分为以下两类。①一般感受器：由感觉神经末梢形成，分布于全身各部，如皮肤、肌、肌腱和关节等处的痛觉、温度觉、触觉、压觉和本体觉感受器，内脏和心血管等处的化学和压力感受器等。②特殊感觉器：由感觉细胞构成，如眼、耳、鼻、舌等器官内的视觉、听觉、嗅觉和味觉感受器等。

感受器根据其所在部位和接受刺激的来源，分为以下三类。①外感受器：感受来自外界环境的各种刺激，如痛、温、触、压觉及光波和声波的刺激，分布于皮肤、黏膜、视器和听器等处。②内感受器：感受机体内部的物理和化学刺激，如温度、压力、渗透压、离子浓度变化等刺激，分布于内脏和心血管等处。③本体感受器：感受机体运动和平衡变化时的刺激，分布于肌、肌腱、关节、内耳的位置觉感受器等处。

第十六章 视 器

学习目标

1. 通过本章学习，重点把握眼球的结构；眼球壁的组成、各部的结构特点；眼球内容物的组成、各部特点；眼的折光装置的构成；房水的产生、循环途径与作用。

2. 能根据眼结构知识理解其功能；具有运用眼结构知识分析解释常见眼部疾病的病因及做好相关预防的能力。

情境导入

情景描述 患者，男，12岁。最近2个多月，总反映视远物不清楚，上课看黑板有点模糊，到医院检查后诊断为近视，配了一副近视眼镜，戴上眼镜视物就清楚了。回家后，小李想戴爷爷的眼镜试试，想知道是不是也能看清楚。家长告诉他，两种眼镜是不一样的，他的是近视眼镜，爷爷的是老花镜。

讨论 1. 导致近视与远视的原因分别是什么？两者成像有何不同？

2. 正常情况下视近物和视远物都能看清楚，眼是如何调节的？

3. 近视眼镜和老花镜是如何调节视力的？

视器即眼，由眼球和眼副器两部分组成。眼球是眼的主要部分，其接受可见光波的刺激并转化为神经冲动，经视觉传导通路传入大脑皮层视觉中枢，产生视觉。眼附器位于眼球周围，包括眼睑、结膜、泪器、眼球外肌等，对眼球起支持、保护和运动作用。

第一节 眼 球

PPT

眼球近似球形，位于眼眶前部。前有眼睑保护，后借视神经相连于间脑的视交叉，周围有眼球外肌和眶脂体等。眼球由眼球壁和眼球内容物组成（图16-1）。眼球前面的正中点称为前级，后面的正中点称为后级，前、后两级之间的连线称为眼轴。通过瞳孔的中央到视网膜中央凹的连线，称视轴。眼轴与视轴呈锐角交叉。

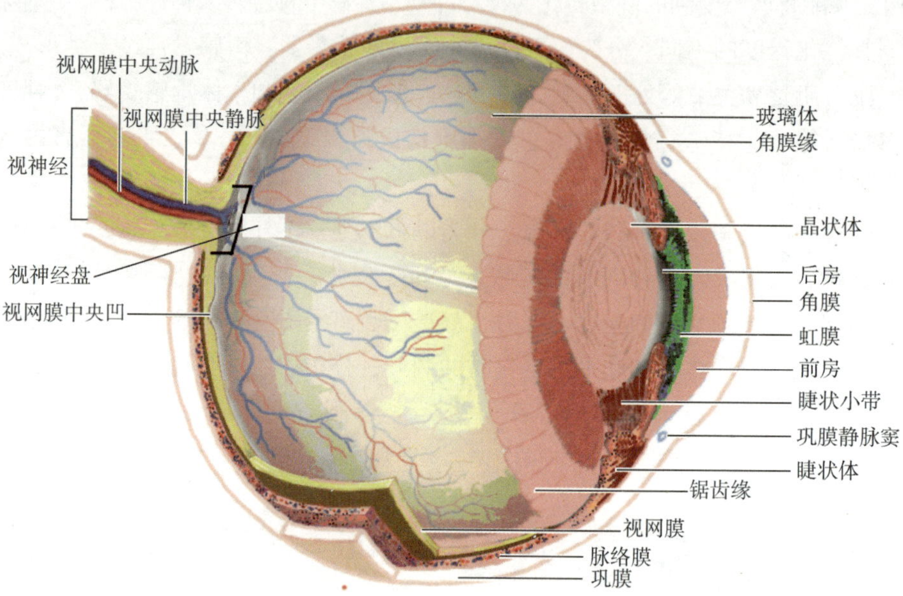

图16-1 眼球

一、眼球壁

眼球壁分为3层，由外向内依次为纤维膜、血管膜和视网膜。

（一）纤维膜

纤维膜厚而坚韧，由致密结缔组织构成，对眼球有保护和支持作用，分为角膜和巩膜两部分。

1. 角膜 占纤维膜的前1/6，无色透明，前面微凸，富有弹性，有折光作用。角膜无血管分布，但有丰富的感觉神经末梢，故感觉敏锐，发生疾病时疼痛剧烈。其营养由角膜周缘血管和房水以渗透的方式供应。

角膜从前向后分为5层（图16-2）。①角膜上皮：是未角化的复层扁平上皮，由5~6层排列整齐的细胞构成。最表面的1~2层细胞为扁平细胞，因此，角膜表面平整光滑；中间3层细胞为多边形细胞；基底层为一层矮柱状细胞，具有一定的再生能力。角膜上皮更新较快，平均7天即可更新一次。角膜上皮损伤恢复后，不留瘢痕。②前界层：为不含细胞的薄层结构，由基质和胶原原纤维构成。③角膜基质：约占角膜厚度的90%，主要为多层胶原板层，与角膜表面平行，胶原板层由胶原原纤维平行排列而成，相邻板层的纤维排列方向互相垂直。胶原板层之间散在分布着成纤维细胞，能产生基质和纤维，参与角膜损伤的修复。基质内纤维排列规则、富含水分、不含血管，是角膜无色透明的重要因素。④后界层：结构与前界膜相似，但更薄，是内皮细胞分泌的一层坚硬透明的均质膜，抵抗能力强。⑤角膜内皮：为单层扁平上皮或立方上皮，参与后界层的形成，不能再生。

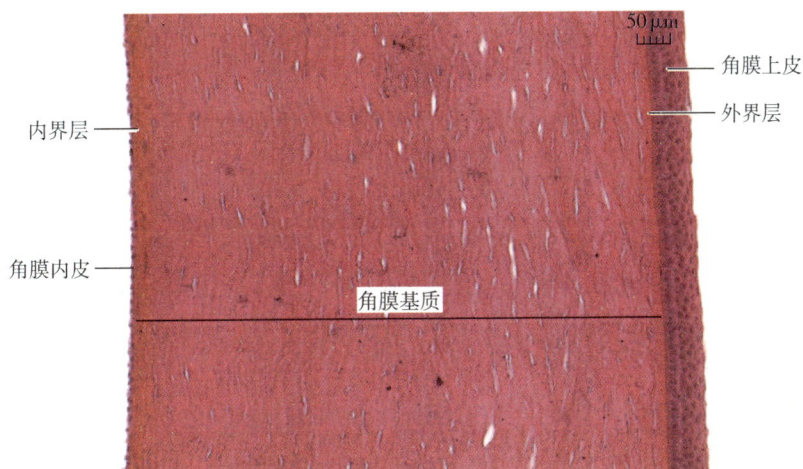

图 16 - 2　角膜（低倍）

2. 巩膜　占纤维膜的后5/6，质地坚韧，由大量粗大的胶原纤维交织而成，呈乳白色，不透明，前接角膜，后续视神经鞘，巩膜与角膜移行处称为角膜缘，角膜缘的内侧部有一环形血管，称巩膜静脉窦，是房水回归静脉的通道。巩膜前部的外表面有球结膜覆盖。

（二）血管膜

血管膜由疏松结缔组织组成，含丰富的色素细胞、血管丛及神经，呈棕黑色，有营养眼球内组织及遮光的作用。由前向后依次为虹膜、睫状体和脉络膜三部分。

1. 虹膜　为血管膜的最前部，位于角膜与晶状体之间，呈冠状位的圆盘状，其颜色有种族和个体差异。其周边与睫状体相连，中央有一圆孔，称瞳孔，为光线进入眼球的通路。虹膜将眼房分为眼前房和眼后房，前、后眼房借瞳孔相通。虹膜内有两种排列方向不同的平滑肌：环绕瞳孔周缘的，称瞳孔括约肌，可缩小瞳孔；自瞳孔向周围呈放射状排列的，称瞳孔开大肌，可开大瞳孔（图 16 -3，图 16 -4）。

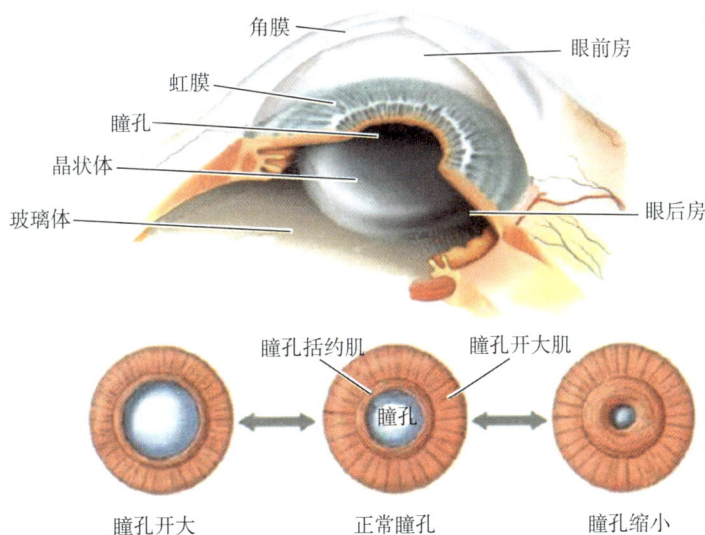

图 16 - 3　虹膜

2. 睫状体　是血管膜中部环行增厚部分，位于巩膜与角膜移行处的内面。其前缘与虹膜周缘相连，后缘与脉络膜相接。睫状体后部平坦，其前内侧发出呈放射状排列的突起，称睫状突。睫状突与晶状体之间连有睫状小带。睫状体内有睫状肌，该肌的收缩与舒张通过睫状小带牵拉晶状体，调节晶状体的曲度（图16-4）。睫状体内层细胞可产生房水。

图16-4 眼球前半部水平切面

3. 脉络膜 占血管膜后部2/3，位于巩膜内面，前端连于睫状体，后方有视神经通过。脉络膜柔软、光滑并富有弹性，内富含血管和色素，有营养眼球和吸收眼内分散光线的功能。

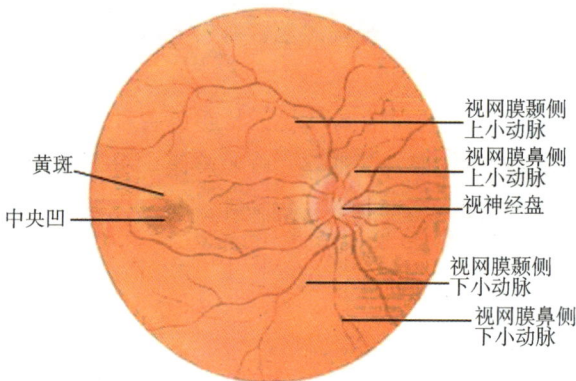

图16-5 眼底（右侧）

（三）视网膜

视网膜位于血管膜的内面，分为虹膜部、睫状体部和脉络膜部三部分。虹膜部和睫状体部分别位于虹膜和睫状体的内面，这两部分无感光作用，称视网膜盲部。脉络膜部位于脉络膜的内面，具有感光作用，又称视网膜视部。视网膜由前向后逐渐变厚，后部的中央稍偏鼻侧有一白色圆盘状隆起，称视神经盘（视神经乳头），无视细胞分布，故又称盲点，其中央有视网膜中央动、静脉通过。在视神经盘的颞侧约3.5mm稍下方有一黄色小斑，称黄斑，其中央的凹陷称为中央凹，是感光和辨色最敏锐的部位。在眼底镜下，视神经盘呈橘红色，边界清楚，黄斑呈暗红色（图16-5）。通过眼底镜可观察视网膜的正常眼底结构和病理改变。

视网膜分为外层的色素上皮层和内层的神经层（图16-6）。色素上皮层与脉络膜结合紧密，与神经层结合疏松，临床上视网膜剥离即为色素上皮层和神经层之间分离。

1. 色素上皮层 位于视网膜最外层，由单层色素上皮细胞构成，可吸收过强光线，防止强光对视细胞造成损伤。

2. 神经层 由内向外依次为视细胞层、双极细胞层和节细胞层。

（1）视细胞层 视细胞为视觉感受器，能将光波的刺激转化为神经冲动。根据细胞形态和感光性质的不同，视细胞分为视锥细胞和视杆细胞。①视锥细胞：主要分布于视网膜中部，感受强光刺激和分辨颜色。视锥细胞有三种功能类型，分别含有红敏色素、绿敏色素、蓝敏色素，如果缺乏其中一种或几种视锥细胞，就会引起相应的色盲。②视杆细胞：主要分布于视网膜的周围部，仅能感受弱光的刺激，没有辨色的功能。其内感光物质为视紫红质。维生素A参与视紫红质的代谢，当维生素A缺乏时，将影响视紫红质的合成，从而导致对弱光的敏感性下降，引起夜盲症。

（2）双极细胞层　双极细胞是连在视细胞与节细胞之间的中间神经元，其树突与视细胞形成突触，轴突与节细胞形成突触。

（3）节细胞层　位于视网膜最内层，节细胞树突与双极细胞形成突触，轴突向视神经盘处汇聚，形成视神经。

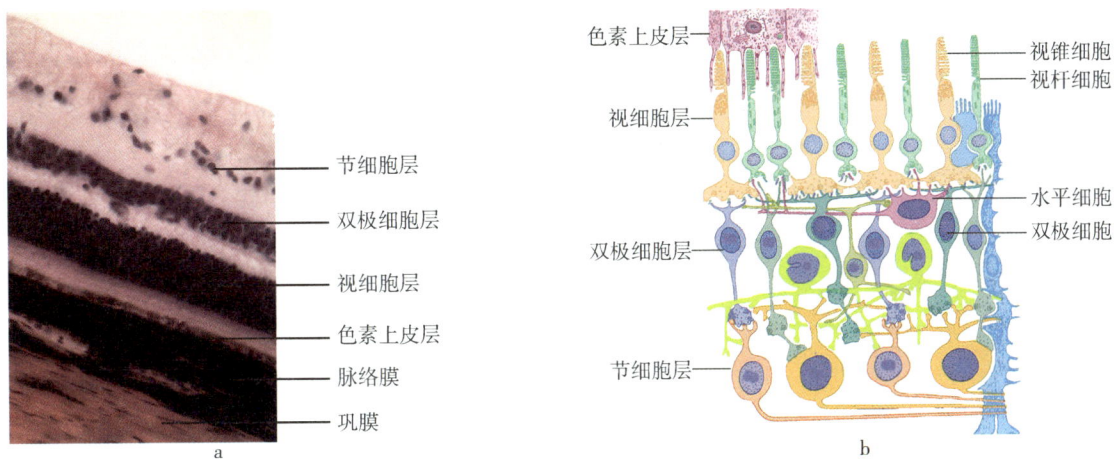

图 16 - 6　视网膜的组织结构
a. 低倍　b. 模式图

二、眼球内容物

眼球内容物包括房水、晶状体和玻璃体（图 16 - 1、图 16 - 3），均无色透明、无血管分布、具有折光作用，与角膜一起构成眼的屈光系统。

1. 眼房与房水　眼房是位于角膜与晶状体间的间隙，以虹膜为界，分为眼前房和眼后房，两者借瞳孔相通。在前房周边，虹膜与角膜交界处的环形区域称为虹膜角膜角，又称前房角。房水是充满眼房内的无色透明液体，由睫状体产生，从眼后房经瞳孔至眼前房，再经虹膜角膜角入巩膜静脉窦，最后汇入眼静脉。房水的功能：营养角膜和晶状体，维持眼内压及屈光。如房水循环障碍可引起眼内压升高，导致视网膜受压而出现视力减退甚至失明，临床上称青光眼。 🅔微课

2. 晶状体　位于虹膜和玻璃体之间，无血管和神经分布，无色透明而有弹性。晶状体呈双凸透镜状，前极略平，后极较凸。晶状体周缘借睫状小带连于睫状突。

晶状体是眼的屈光系统中唯一可调节的装置，其曲度可随睫状肌的舒缩而改变。视近物时，睫状肌收缩，睫状突移向前内，睫状小带松弛，晶状体周缘牵拉力量减弱，晶状体在自身的弹性下变凸，屈光力加强，使近处较分散光线恰好聚焦于视网膜上；视远物时，睫状肌舒张，睫状突后移，睫状小带紧张，晶状体在四周睫状小带的牵拉下曲度变小，屈光力减弱，使远处较平行光线恰好聚焦于视网膜上。这样，正常情况下，无论看近物或远物均能形成清晰物像。

晶状体的调节能力随着年龄的增长而逐渐减弱，老年人晶状体弹性下降，看近物时，晶状体的屈光能力不能相应地增加，导致视近物不清，称远视，俗称老花眼。青少年因用眼姿势不正确或用眼过度疲劳，引起晶状体曲度增大，眼轴增长，导致视远物不清，出现近视。晶状体因外伤或代谢变混浊，临床上称白内障。

3. 玻璃体　为无色透明的胶状物质，填充在晶状体和视网膜之间，约占眼球内容积的 4/5，表面覆盖着玻璃体膜。除有折光作用外，玻璃体还有维持眼球形态、支持视网膜的作用。若支撑作用减弱，可导致视网膜剥离。若玻璃体混浊，眼前可见晃动的黑点，临床上称飞蚊症。玻璃体的主要成分是水，占99%，其余为胶原原纤维、玻璃蛋白、透明质酸等。

素质提升

眼睛，心灵的窗户

健康方面：我们需要通过眼观察认识外部世界，所以我们要保护好它。应保持正确的用眼姿势，避免用眼疲劳。如平时减少用手机的时间或少打游戏，多参加体育锻炼，强健身体。

安全方面：眼是视觉形成的结构基础，但眼对外部的观察也有局限性，受环境、光线等因素的影响，有时也会出现视物不清、反应不及时等情况，所以日常生活中，我们要遵守交通规则，避免交通意外的出现。

思想方面：孟子说，观察一个人，再没有比观察他的眼睛更好的了。眼睛不能掩盖一个人的丑恶。心中光明正大，眼睛就明亮；心中不光明正大，眼睛就昏暗不明，躲躲闪闪。所以，听一个人说话的时候，注意观察他的眼睛，他的善恶真伪能往哪里隐藏呢？所以我们要心中敞亮、正直做人。

第二节　眼副器

PPT

眼副器包括眼睑、结膜、泪器、眼球外肌和眶脂体等结构。眼副器对眼球起保护、运动和支持作用。

一、眼睑

眼睑位于眼球前方，分为上睑和下睑，有保护眼球的作用。上、下眼睑之间的裂隙，称睑裂。睑裂的内、外端形成的夹角，分别称内眦和外眦。上、下眼睑的游离缘，称睑缘，睑缘靠近内眦侧各有一小隆起，称泪乳头，其顶部有一小孔，称泪点，是泪小管的开口。睑缘生有睫毛，睫毛根部有睫毛腺，开口于睫毛毛囊。睫毛腺若发炎肿胀，临床上称麦粒肿。

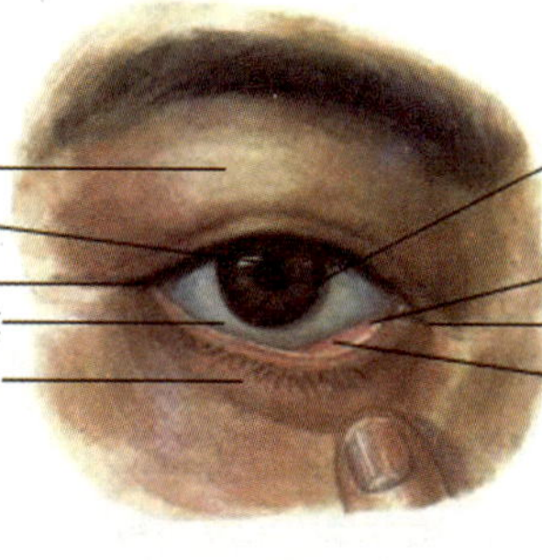

图 16-7　右眼前面观

上睑　角膜
瞳孔　泪点
外眦　内眦
球结膜　睑结膜
下睑

眼睑由浅至深分为5层：皮肤、皮下组织、肌层、睑板和睑结膜（图 16-7）。皮肤薄而柔软。皮下组织为疏松结缔组织，易发生水肿。肌层为骨骼肌，主要有眼轮匝肌和上睑提肌，前者收缩可闭合睑裂，后者收缩可上提上睑。睑板由致密结缔组织构成，呈半月形，是眼睑的支架。睑板内有睑板腺，导管开口于睑缘，其分泌物有润滑睑缘和防止溢眼的作用。睑板腺导管阻塞可形成睑板腺囊肿，临床上称霰粒肿。睑结膜位于眼睑的最内面，是一薄层黏膜。

二、结膜

结膜是一层富含血管和神经末梢的透明薄膜，覆盖在眼睑内表面和巩膜的表面。根据其部位的不同，可分为睑结膜和球结膜。睑结膜贴覆于上、下眼睑的内面；球结膜覆盖于巩膜的表面，在近角膜处移行为角膜上皮。睑结膜和球结膜返折处称为结膜穹，分为结膜上穹和结膜下穹。当睑裂闭合时，结膜即围成一腔隙，称结膜囊（图 16-8）。结膜炎和沙眼是结膜常见疾病。

三、泪器

泪器由泪腺和泪道构成（图 16-9）。

1. 泪腺 位于眶上壁前外侧部的泪腺窝内，有10～20条排泄小管开口于结膜上穹的外侧部。泪腺不断分泌泪液，借瞬目运动涂布于眼球的表面，能润滑和清洁角膜、冲洗结膜囊。多余的泪液经泪点入泪小管。泪液含溶菌酶，有杀菌作用。

2. 泪道 包括泪点、泪小管、泪囊和鼻泪管。①泪点：是泪乳头顶部的小孔，是泪小管的入口。②泪小管：为连接泪点和泪囊的小管，分为上泪小管和下泪小管。起于上、下泪点，向上、下行走，然后水平向内侧汇聚后，开口于泪囊上部。③泪囊：位于眼眶内侧壁前下部的泪囊窝内，上端为盲端，下端移行为鼻泪管。④鼻泪管：上段为骨性鼻泪管内衬黏膜而形成，下段位于鼻腔外侧壁鼻黏膜的深面。上端接泪囊，下端开口于下鼻道的前部。

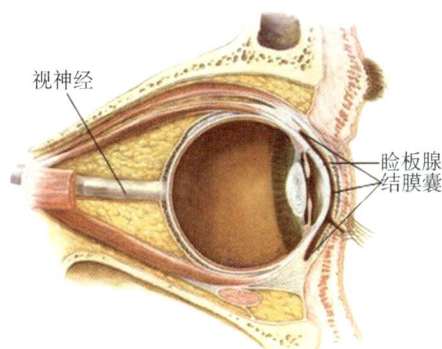

图 16-8 右眼矢状切面

图 16-9 泪器

四、眼球外肌

眼球外肌共有7块。其中，上睑提肌有提上睑的作用；其余6块是运动眼球的肌，分别有上直肌、下直肌、内直肌、外直肌、上斜肌和下斜肌（图16-10）。内直肌和外直肌分别使眼球转向内侧和外侧；上直肌使眼球转向上内；下直肌使眼球转向下内；上斜肌使眼球转向下外；下斜肌使眼球转向上外。

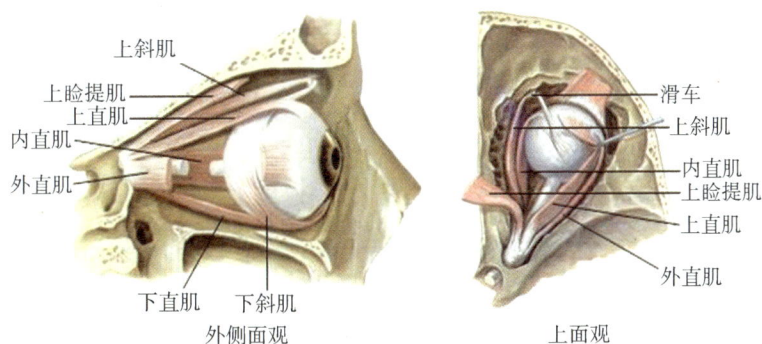

图 16-10 眼球外肌

五、眶脂体

在眼球、眼肌、视神经及泪腺之间填充着脂肪组织，它们对眼球起着支持和弹性垫的作用，这些脂肪团块称为眶脂体。

PPT

第三节　眼的血管

一、眼的动脉

眼的血液供给主要来自眼动脉（图16-11）。眼动脉起自颅内的颈内动脉，与视神经一起经视神经管入眶，沿途发出分支供应眼球、眼球外肌、泪器等。其中最重要的分支为视网膜中央动脉，在眼球后方穿入视神经，随神经行至视神经盘分为四支，分别为视网膜鼻侧上、下小动脉和视网膜颞侧上、下小动脉，分布于视网膜，营养视网膜内层，但黄斑的中央凹无血管分布。临床常用眼底镜观察此动脉，以帮助诊断某些疾病。

二、眼的静脉

眼的静脉主要有眼上、下静脉，收集眼球和眼副器的静脉血。眼球的静脉主要有视网膜中央静脉和眼球壁其他部分的涡静脉（图16-11）。视网膜中央静脉注入眼上静脉，涡静脉注入眼上、下静脉。眼上、下静脉向后经眶上裂汇入海绵窦，向前与内眦静脉吻合，由于无静脉瓣，面部感染有经这些静脉向颅内蔓延的可能。

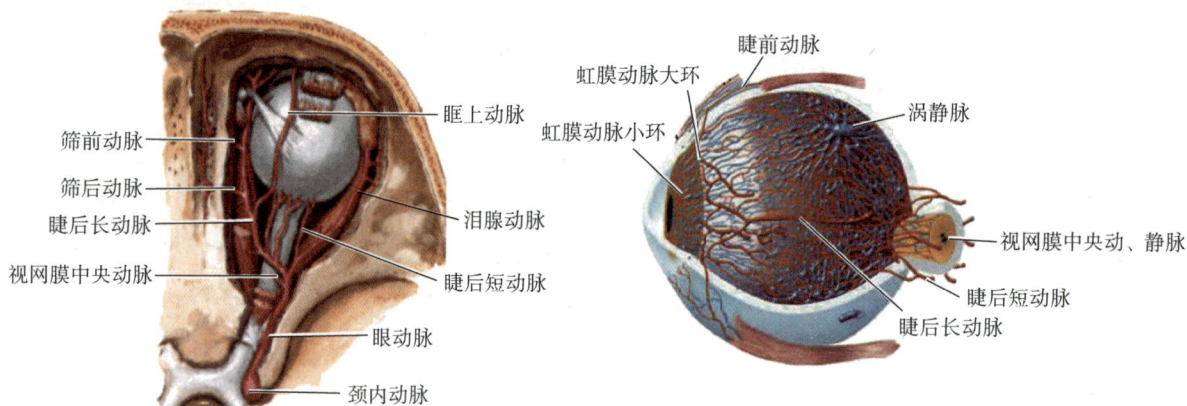

图 16-11　眼的血管

目标检测

答案解析

一、单项选择题

1. 下列属于眼球纤维膜的是（　　）
   A. 视网膜　　　　B. 脉络膜　　　　C. 虹膜
   D. 巩膜　　　　　E. 睫状体
2. 能调节晶状体曲度的肌是（　　）
   A. 眼轮匝肌　　　B. 上睑提肌　　　C. 睫状肌
   D. 瞳孔开大肌　　E. 瞳孔括约肌

3. 视觉最敏锐的部位是（　）

    A. 中央凹 　　　　　 B. 视神经盘 　　　　　 C. 黄斑

    D. 视网膜 　　　　　 E. 角膜

4. 下列不属于眼的屈光系统的是（　）

    A. 房水 　　　　　 B. 虹膜 　　　　　 C. 晶状体

    D. 玻璃体 　　　　　 E. 角膜

5. 晶状体混浊形成的病变，临床上称（　）

    A. 白内障 　　　　　 B. 青光眼 　　　　　 C. 红眼病

    D. 老花眼 　　　　　 E. 近视眼

二、思考题

简述房水的产生、循环途径及其功能。

（何世洪　鲁　海）

书网融合……

本章小结　　　微课　　　题库

第十七章　前庭蜗器

◉ 学习目标

1. 通过本章学习，重点把握前庭蜗器的组成；鼓膜的位置与形态；中耳的组成；鼓室的位置；鼓室的六个壁；咽鼓管的位置和开口；内耳的位置；骨迷路和膜迷路的形态结构；位置觉感受器、听觉感受器的名称和位置；声音的传导途径。

2. 运用流程图描述声波传导途径；能结合生活中常见案例，解释声波传导途径不同部位的问题所引发的听力减弱或听力障碍；能运惯性原理解释前庭器的作用。

》 情境导入

情景描述　患儿，女，5 岁。近 3 日听力下降，伴发热，可见右侧外耳道流血、脓液流出。到医院就诊，检查发现右耳鼓膜穿孔，血白细胞升高，脑脊液细菌培养阳性，伴有颅内感染症状。诊断为右耳中耳炎。

讨论　1. 中耳鼓室由哪些壁构成？可能通过哪种途径引起颅内感染？

2. 中耳鼓室内有哪些解剖结构？中耳炎还可能损伤骨室内哪些结构？

3. 中耳炎还可能引起哪些骨室外结构的炎症反应？

前庭蜗器又称为位听器，俗称耳。按部位可分为外耳、中耳和内耳三部分（图 17-1）。外耳和中耳是声波的收集和传导装置，内耳是听觉感受器和位置觉感受器的所在部位，两者功能不同，但在结构上密切相关。

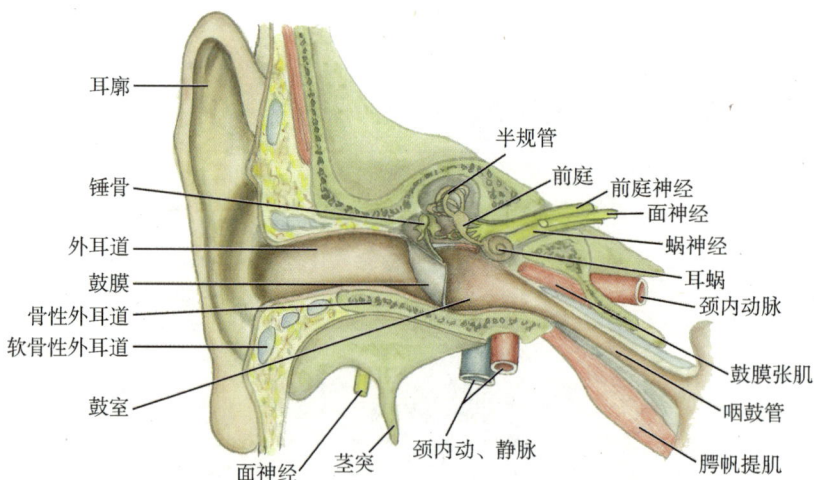

图 17-1　前庭蜗器

第一节　外　耳

外耳包括耳廓、外耳道和鼓膜三部分，是收集及传导声波的通道（图 17-1）。

一、耳廓

耳廓（图 17-1）位于头部两侧，主要由弹性软骨、结缔组织和皮肤构成。耳廓下部无软骨的部分称为耳垂，有丰富的毛细血管，是临床常用的采血部位。耳廓外侧面中部有一孔，称外耳门。

二、外耳道

外耳道是从外耳门至鼓膜的弯曲管道，略呈"S"形，在成人长 2.0~2.5cm，其外侧 1/3 称为软骨部，内侧 2/3 位于颞骨内，称骨性部。由外向内，其方向是先向前上，继而稍向后，然后弯向前下，因此，检查鼓膜时应将耳廓拉向后上方，使外耳道变直，方能看到鼓膜。婴幼儿的外耳道尚未完全发育，短而直，几乎全由软骨支持，鼓膜几乎呈水平位，观察时，须将耳廓拉向后下方。

外耳道的表面被覆薄层皮肤，内含大量顶泌汗腺，称耵聍腺，其分泌的耵聍与脱落的上皮细胞、灰尘等混合成耳垢，有保护作用，但积存过多可影响听力。外耳道的皮下组织较少，皮肤与深面的软骨膜和骨膜紧密相贴，外耳道发生疖肿时疼痛剧烈。

三、鼓膜

鼓膜位于外耳道与鼓室之间，为椭圆形浅漏斗状有光泽的半透明薄膜，其位置倾斜，朝向外前下方，与外耳道的下壁构成 45°~50°角。鼓膜的周边较厚，附于颞骨，中央部凹向鼓室，称鼓膜脐，内面有锤骨柄附着，沿锤骨柄向上，鼓膜向前、后各发出一条皱襞，称前襞和后襞。前襞和后襞间上方 1/4 的鼓膜呈三角形，薄而松弛，称松弛部，活体呈淡红色；两襞间下 3/4 的鼓膜厚而紧张，称紧张部，活体呈灰白色。观察活体鼓膜时，可见紧张部的前下方有一三角形的反光区，称光锥（图 17-2）。当鼓膜异常时，光锥可改变或消失。

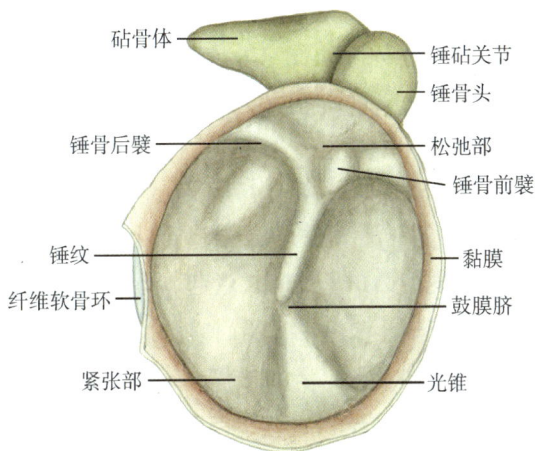

图 17-2　鼓膜

第二节　中　耳

中耳包括鼓室、咽鼓管、乳突窦和乳突小房。

一、鼓室

鼓室位于鼓膜与内耳之间，是颞骨岩部、鳞部及鼓室、鼓膜围成的不规则含气腔隙，通过咽鼓管与鼻咽部相通，室壁内面衬有黏膜，鼓室的黏膜与乳突小房和咽鼓管的黏膜相延续（图 17-3）。鼓室有 6 个壁，内有 3 块听小骨、2 块听小骨肌、血管和神经等。

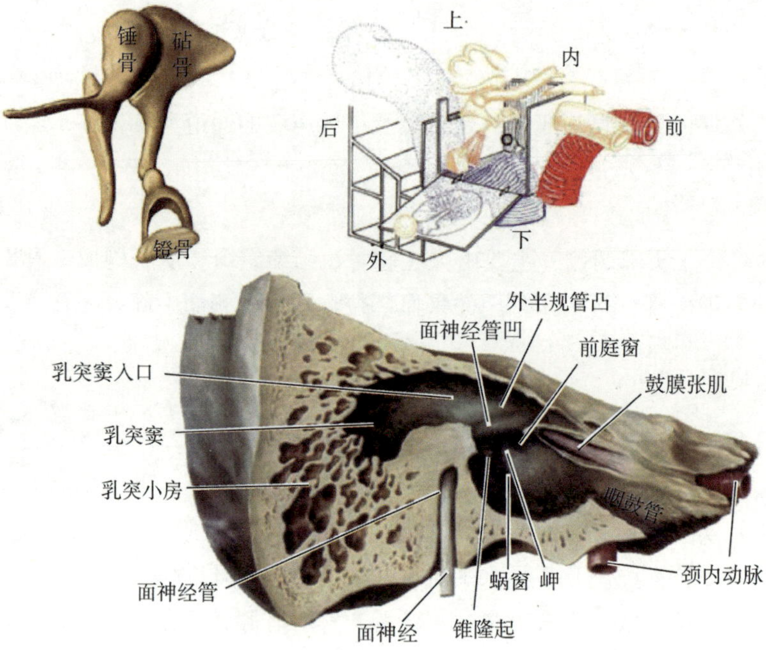

图 17 - 3 　鼓室结构图

1. 鼓室壁 　鼓室由 6 个壁构成（图 17 - 3）。

（1）上壁 　又称盖壁，由颞骨岩部的鼓室盖构成，为一薄层骨板，与颅中窝相邻，中耳炎可侵犯此薄板入颅腔。

（2）下壁 　又称颈静脉壁，为薄骨板，与颈内静脉相邻。

（3）前壁 　又称颈动脉壁，为颈动脉管的后壁，与颈内动脉相邻，其上部有咽鼓管的鼓室口。

（4）后壁 　又称乳突壁，其上部有乳突窦的开口，乳突窦向后通向乳突小房。乳突窦开口的内侧有外半规管凸，下方有锥隆起，锥隆起内有镫骨肌。外半规管凸与锥隆起之间有面神经管走行，由鼓室的内侧壁转至鼓室后壁下行。

（5）外侧壁 　又称鼓膜壁，主要由鼓膜组成。

（6）内侧壁 　又称迷路壁，即内耳的外侧壁。壁的中部隆凸，称岬，岬的后上方有一卵圆形小孔，称前庭窗（卵圆窗），通向内耳的前庭，镫骨底封闭该窗。岬的后下方有较小的圆孔，称蜗窗（圆窗），通向耳蜗的基部，在活体由第二鼓膜封闭。前庭窗的后上方有一弓形隆起，称面神经管凸，内有面神经通行。面神经管甚薄，因此，中耳炎时可侵及面神经。

2. 鼓室内结构

（1）听小骨 　由外向内为锤骨、砧骨和镫骨（图 17 - 3），每侧有 3 块。锤骨形如小锤，借锤骨柄附着于鼓膜脐。砧骨形如砧，与锤骨和镫骨分别形成锤砧关节和砧镫关节。镫骨形如马镫，镫骨底借韧带连于前庭窗的周边，封闭前庭窗。锤骨、砧骨和镫骨在鼓膜与前庭窗之间以关节和韧带连结组成听骨链，似一曲折的杠杆系统，当声波振动鼓膜时，经听小骨链的传递，将声波从鼓膜传至前庭窗。当炎症引起听小骨粘连、韧带硬化时，听骨链的活动受到限制，可使听力减弱或消失。

（2）听小骨肌 　有镫骨肌和鼓膜张肌。镫骨肌位于锥隆起内，肌腱传出隆起的尖端止于镫骨。其收缩时将镫骨牵向前上方，镫骨底与前庭窗周围的韧带紧张，镫骨底前部离开前庭窗，以减低迷路内压并解除鼓膜的紧张状态。鼓膜张肌起自咽鼓管软骨部上壁和蝶骨大翼，止于锤骨柄上端，收缩时向前内侧牵拉锤骨柄，紧张鼓膜。听小骨肌的协同作用是降低声波的振动强度，保护听力。

💡 **素质提升**

听小骨与马克思主义观点的联系

3 块听小骨各自独立，又相互联系，共同起到传递声波的作用。马克思主义唯物辩证法认为，世界是一个普遍联系的有机整体，世界上的一切事物都与周围其他事物联系着，没有一个事物是孤立存在的。联系是事物本身所固有的，不以人的意志为转移。每一事物内部的各个部分、要素也是相互联系的。个人是社会的组成单位，有了人的存在、人的行为，社会才得以存在与发展。同样，有了社会的存在，人才会联系在一起，形成一个有机整体。只有每个人和社会和谐相处，奉献社会，就像每一块听小骨一样，立足岗位，发挥着自己的作用，才能保证整个社会有机运行。

二、咽鼓管 🅔微课

咽鼓管（图 17-1）是连通鼻咽部与鼓室的管道，长 3.5~4.0cm，管壁衬有黏膜。可分为前内侧 2/3 的软骨部和后外侧 1/3 的骨部。骨部的外侧端向后开口于鼓室前壁，称咽鼓管鼓室口；软骨部由结缔组织膜围成，向内侧开口于鼻咽部，称咽鼓管咽口。咽鼓管咽口和软骨部平时处于闭合状态，当吞咽或打呵欠或尽力张口时暂时开放。咽鼓管的作用是使鼓膜内、外气压保持平衡，有利于鼓膜的振动。小儿的咽鼓管宽、短且近似水平位，故上呼吸道感染可经咽鼓管侵入鼓室，引起中耳炎。

三、乳突窦和乳突小房

乳突窦是介于乳突小房和鼓室之间的腔隙，向前开口于鼓室后壁上部，向后与乳突小房相通。乳突小房为颞骨乳突内的许多含气小腔，各腔相互连通，内衬黏膜并与乳突窦和鼓室黏膜相延续。

第三节　内　耳

PPT

内耳位于颞骨岩部（图 17-4），鼓室内侧壁与内耳道底之间。由骨性隧道及其内部的膜性小管和小囊构成。内耳因管道弯曲盘旋，结构复杂，形同迷宫，所以又称迷路。迷路分为骨迷路和膜迷路（图 17-5）。骨迷路为骨性隧道，内壁上衬以骨膜。骨迷路内的膜性小管和小囊称为膜迷路，形态与骨迷路相似，内壁上衬以单层上皮，上皮在某些部位增厚，特化为感受器，主要有听觉感受器和位置觉感受器。听觉感受器感受声波的刺激，位置觉感受器感受头部位置变化、重力变化和运动速度的刺激。两者虽功能不同，但在结构上关系密切。膜迷路内有内淋巴，骨迷路与膜迷路之间的腔隙内有外淋巴，内、外淋巴互不相通，主要功能是营养内耳和传递声波。

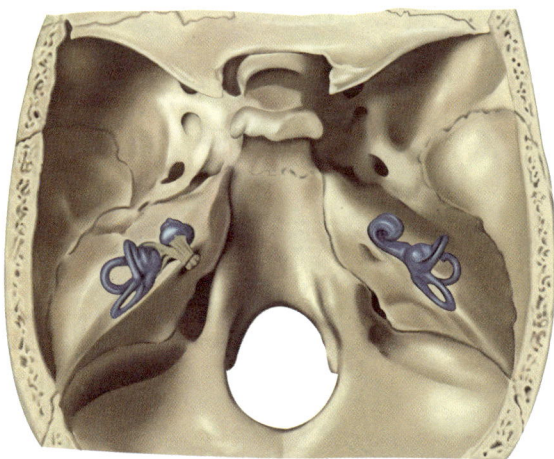

图 17-4　颞骨内部内耳位置俯视图

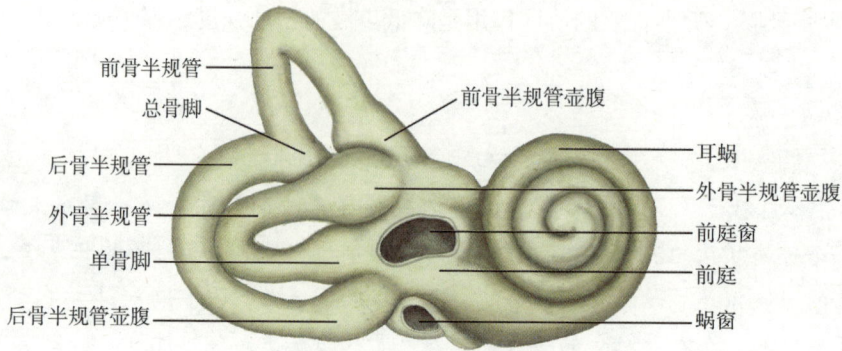

图 17 – 5　骨迷路与膜迷路结构模式图

一、骨迷路

骨迷路由后向前。骨迷路可分为骨半规管、前庭和耳蜗。

1. 骨半规管　是 3 个互相垂直的半环形骨性小管，分别称前骨半规管、后骨半规管和外骨半规管。前骨半规管与颞骨岩部的长轴垂直；后骨半规管与颞骨岩部的长轴平行，是最长的一个；外骨半规管与水平面一致，是最短的一个。每个半规管都有两个脚开口于前庭后部，一个称单骨脚，另一个较膨大，称壶腹脚。前、后骨半规管的单骨脚合成一个骨总脚，开口于前庭。因此，3 个骨半规管共有 5 个开口与前庭相通。

2. 前庭　是内耳中部略膨大的骨性小腔，前部通向耳蜗，后部与骨半规管相通。前庭的外侧壁即鼓室的内侧壁；前庭的内侧壁为内耳道底，前庭神经自膜迷路发出后，经此处入颅腔。

3. 耳蜗　外形似蜗牛壳，蜗顶朝向前外方，蜗底朝向内耳道底，由骨性的蜗螺旋管环绕蜗轴旋转两周半构成。蜗轴呈圆锥形，发出骨螺旋板突入蜗螺旋管内，但并未到达蜗螺旋管的对侧，空缺处由蜗管填补，从而将蜗螺旋管分为两部分，上方为前庭阶，下方为鼓阶（图 17 – 6）。前庭阶与鼓阶内有外淋巴，两者间可经蜗孔相通。前庭阶起自前庭，与中耳借前庭窗相邻，鼓阶以蜗窗与鼓室相隔。

图 17 – 6　耳蜗模式图

a. 耳蜗（纵切面）　b. 蜗管及螺旋器仿真图　c. 螺旋器毛细胞与支持细胞模式图

二、膜迷路

膜迷路由后向前。膜迷路可分为膜半规管、椭圆囊与球囊以及蜗管。

1. 膜半规管　是位于同名骨半规管内的膜性小管，与骨半规管的形态相似，每个膜半规管也各有一膨大，称膜壶腹。每个膜壶腹的壁内面，骨膜和上皮局部增厚，形成横行的隆起，称壶腹嵴。壶腹嵴能感受头部旋转变速运动的刺激。由于3个半规管相互垂直，所以不管头部往哪个方向旋转，都会刺激壶腹嵴内的细胞产生兴奋，经前庭神经传入中枢。

2. 椭圆囊、球囊　椭圆囊位于前庭后上方，后壁有膜半规管的5个开口；球囊位于前下方，前壁与蜗管相通。椭圆囊外侧壁和球囊前壁的骨膜与上皮局部增厚，形成椭圆囊斑和球囊斑，均为位置觉感受器，又称位觉斑。椭圆囊斑位于椭圆囊外侧壁，呈水平位；球囊斑位于球囊的前壁，呈垂直位，两斑相互垂直。

位觉斑的表面平坦，上皮由毛细胞和支持细胞组成。支持细胞分泌的糖蛋白在位觉斑表面形成位砂膜，内有细小的碳酸钙结晶，称位砂。毛细胞位于支持细胞之间，细胞顶部有纤毛，细胞基底部与传入神经末梢形成突触（图17-7）。

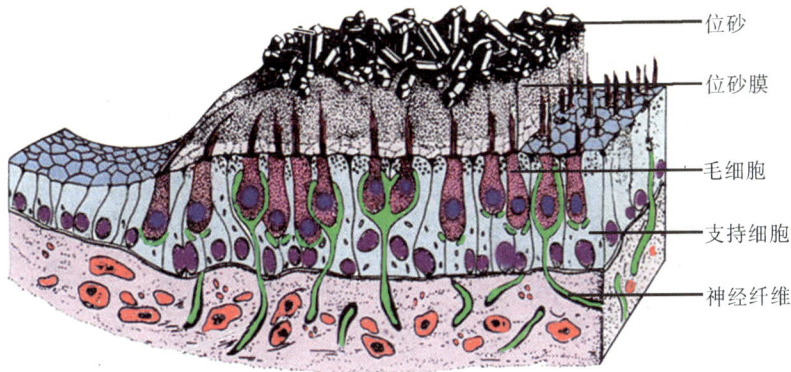

位砂
位砂膜
毛细胞
支持细胞
神经纤维

图 17-7　位觉斑模式图

位觉斑感受头部静止位置和直线变速运动的刺激。由于位砂的比重大于内淋巴，在重力或直线变速运动的刺激下，位砂膜与毛细胞发生移位，纤毛弯曲，毛细胞兴奋并将兴奋传入基底部的神经末梢。由于椭圆囊斑与球囊斑互相垂直，不管身体在何种位置，毛细胞都会收到刺激。

3. 蜗管　是蜗螺旋管内的一条膜性小管，位于前庭阶与鼓阶之间，一端与球囊相连，一端至蜗顶。在横切面上呈三角形，上壁为前庭膜，下壁为基底膜，基底膜上有螺旋器（Corti器），为听觉感受器，由支持细胞和毛细胞组成。毛细胞是感受声音刺激的上皮细胞，毛细胞顶部有纤毛，底部与来自耳蜗神经节的神经元形成突触（图17-6）。

基底膜内有大量胶原细丝，称听弦，从蜗顶到蜗底，基底膜由窄变宽，听弦由短变长，因此，蜗顶的基底膜与低频振动产生共振，蜗底的基底膜与高频振动产生共振。蜗顶或蜗底受损后，可产生相应频率的感受障碍。

第四节　声波的传导途径

声波传入内耳感受器有两条途径，即空气传导和骨传导。正常情况下，以空气传导为主（图17-8）。

一、空气传导

耳廓将收集到的声波经外耳道传至鼓膜，引起鼓膜振动，经听小骨链传至前庭窗，引起耳蜗内的外淋巴波动，经前庭壁引起蜗管内内淋巴的振动，经鼓阶刺激基底膜上的螺旋器并将刺激转化为神经冲动，冲动经蜗神经传至大脑皮质听觉中枢，产生听觉。

二、骨传导

骨传导是指声波经颅骨（骨迷路）直接传入内耳的过程。声波的冲击和鼓膜的振动可经颅骨和骨迷路传入，使内耳的内淋巴波动，也可使基底膜上的螺旋器受到刺激并将刺激转化为神经冲动，冲动经蜗神经传至大脑皮质听觉中枢，产生听觉。骨传导的效能比空气传导要小得多。

临床上将鼓膜、听小骨等的损坏而导致的听力下降称为传导性耳聋，因螺旋器和蜗神经损伤导致的听力下降称为神经性耳聋。

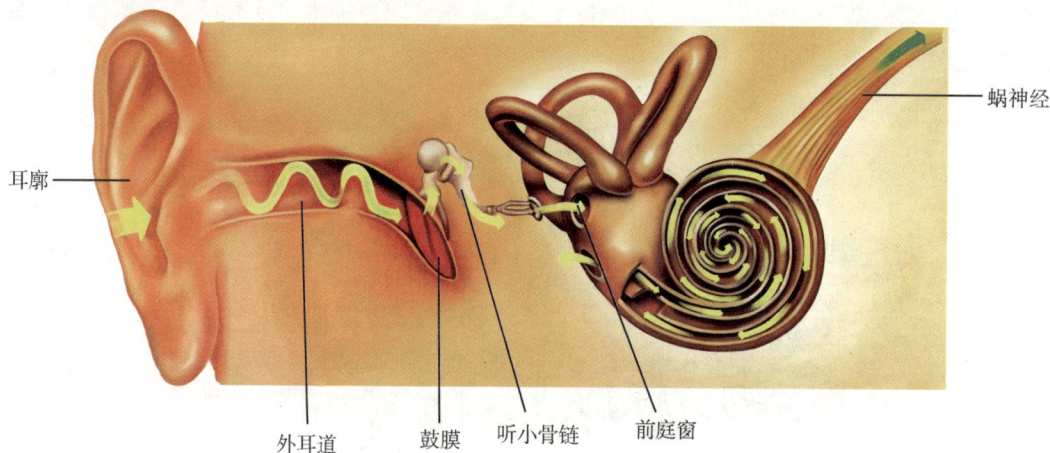

图 17-8 声音传导途径示意图

目标检测

答案解析

一、单项选择题

1. 关于外耳道，描述错误的是（　　）

 A. 检查鼓膜时，应将耳廓拉向后上方

 B. 外耳道皮下组织少，炎性疖肿时疼痛剧烈

 C. 外 2/3 为软骨部，内 1/3 为骨部

 D. 是自外耳门至鼓膜的弯曲管道

 E. 传导声波

2. 关于鼓膜，描述正确的是（　　）

 A. 位于内耳和外耳之间　　　　　　　B. 中心部向内凹陷为鼓膜脐

 C. 松弛部在下方　　　　　　　　　　D. 前上方有反射光锥

 E. 紧张部呈淡红色

3. 下列不属于膜迷路的是（ ）

    A. 椭圆囊　　　　　　　　B. 膜半规管　　　　　　　C. 蜗管

    D. 前庭　　　　　　　　　E. 球囊

4. 听觉感受器是（ ）

    A. 壶腹嵴　　　　　　　　B. 螺旋器　　　　　　　　C. 球囊斑

    D. 椭圆囊斑　　　　　　　E. 毛细胞

5. 关于鼓室，描述正确的是（ ）

    A. 外侧壁是鼓室盖　　　　B. 内侧壁是耳蜗　　　　　C. 壁内有黏膜覆盖

    D. 经前庭窗通内耳　　　　E. 借内耳门通颅腔

6. 小儿咽鼓管的特点是（ ）

    A. 较细长　　　　　　　　B. 较细短　　　　　　　　C. 较粗长

    D. 较粗短　　　　　　　　E. 粗短且呈水平位

7. 关于听小骨，描述正确的是（ ）

    A. 是骨传导的途径　　　　　　　　　B. 镫骨居3块听小骨之间

    C. 锤骨附着于鼓膜内面　　　　　　　D. 砧骨处于最内侧

    E. 连接蜗窗

8. 位置觉感受器不包括（ ）

    A. 壶腹嵴　　　　　　　　B. 螺旋器　　　　　　　　C. 椭圆囊斑

    D. 球囊斑　　　　　　　　E. 毛细胞

9. 保持鼓膜内、外气压平衡的是（ ）

    A. 蜗管　　　　　　　　　B. 咽鼓管　　　　　　　　C. 蜗窗

    D. 内淋巴　　　　　　　　E. 壶腹嵴

10. 位于外耳道与鼓室之间的是（ ）

    A. 前庭蜗器　　　　　　　B. 耳屏　　　　　　　　　C. 耳垂

    D. 鼓膜　　　　　　　　　E. 光锥

二、思考题

1. 简述鼓室的位置及各壁的名称和结构。

2. 简述声波的传导途径。

（鲁　海　何世洪）

书网融合……

本章小结　　　　　微课　　　　　题库

第十八章　皮　肤

◉ 学习目标

1. 通过本章学习，重点把握皮肤的组成；表皮的组织结构；真皮的结构；非角质形成细胞的特点；皮肤附属器的结构特点。

2. 能说明皮内注射和皮下注射分别对应人体体表的哪一层；搜索相关内容，说明白化病的病因及临床表现；搜索相关内容，说明粉刺、黑头、痤疮、黄褐斑等所涉及的组织结构。

≫ 情境导入

情景描述　患者，男，41 岁。主诉：反复全身起皮疹伴痒 20 余年，再发加重 2 个月。现病史：患者自述于 20 余年前当兵，长期工作于阴冷潮湿的环境中，四肢开始出现皮疹，后扩散至前胸后背，伴瘙痒，挠后出现破皮出血，予以口服和外用药物（具体不详）治疗，皮损好转，期间未复发。5 年前患者因在农田劳动，经常受到水的浸泡而再发皮疹，双手、双足明显，痒甚，挠后有大片皮屑脱落，出血。于 2 个月前患者皮损加重，面积扩大，四肢可见散在红色斑片，遇冷加重。皮肤查体：可见头部及前胸后背出现相互融合的鳞屑性丘疹斑块，有白色鳞屑脱落，双手及双足尤为严重，皮损突出于皮肤表面，界限清楚，鳞屑较薄，痒甚。初步诊断：银屑病。

讨论　1. 表皮的分层如何？具有活跃分裂能力的是哪种细胞？

2. 银屑病的组织学基础是什么？

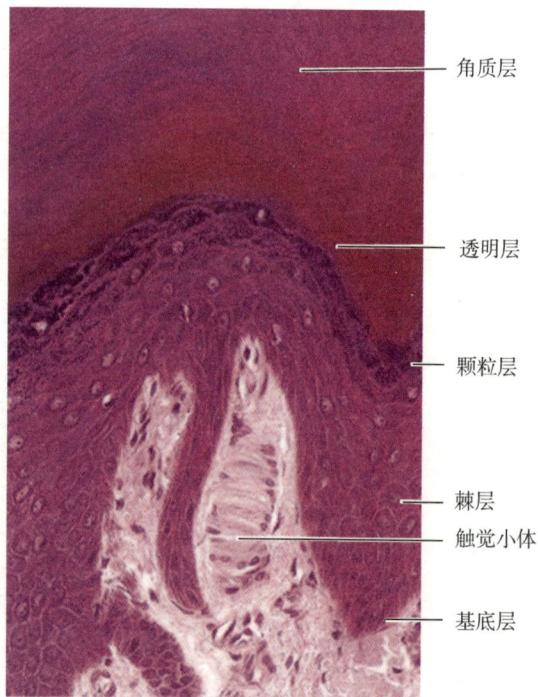

图 18-1　指皮（高倍）

皮肤是人体面积最大的器官，总面积 1.2 ~ 2.0m²。由表皮和真皮组成，通过皮下组织与深层组织相连。皮肤内有毛、皮脂腺和指（趾）甲等附属器。皮肤有屏障保护、排泄、吸收、调节体温和参与免疫应答等功能。📱微课

一、表皮

表皮是皮肤的浅层，由角化的复层扁平上皮构成。组成表皮的主要细胞是角质形成细胞与非角质形成细胞。后者数量少，散在分布于角质形成细胞间。根据表皮的厚度，皮肤分为厚皮和薄皮。厚皮的结构典型，从基底到表面依次分为 5 层（图 18-1，图 18-2）。

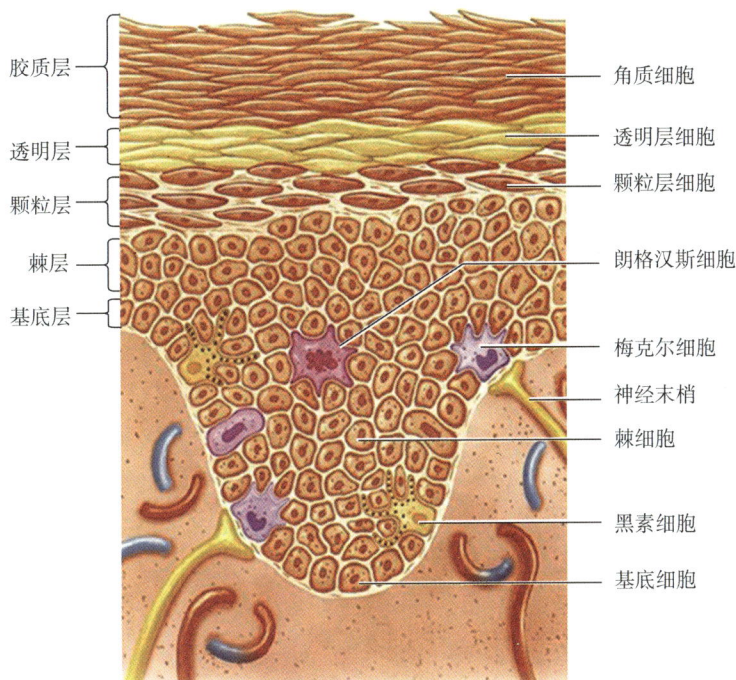

图 18 - 2 角质形成细胞和非角质形成细胞相互关系模式图

（一）表皮的分层和角质形成细胞

1. 基底层 位于表皮最深层，附着于基膜，为一层矮柱状或立方形基底细胞。HE 染色胞质呈强嗜碱性。胞质内含丰富的游离核糖体和角蛋白丝，角蛋白丝有很强的张力，又称张力丝。基底细胞是表皮的干细胞，有活跃的分裂能力，在皮肤创伤愈合中具有重要的再生修复作用。

2. 棘层 位于基底层上方，由 4 ~ 10 层多边形的棘细胞组成，细胞表面伸出许多细而短的棘状突起。细胞间有大量桥粒。

3. 颗粒层 位于棘层的上方，由 3 ~ 5 层扁梭形细胞组成，该层细胞的胞核与细胞器已退化。胞质内出现强嗜碱性的透明角质颗粒。

4. 透明层 位于颗粒层的上方，由 2 ~ 3 层扁平细胞构成，细胞界限不清，胞核与细胞器均已消失。HE 染色细胞呈均质透明状，强嗜酸性。

5. 角质层 位于表皮最浅层，由多层扁平的角质细胞构成。细胞已完全角化，变为干硬的死细胞，无细胞核，无细胞器。角蛋白丝浸埋在均质状物质中，共同形成角蛋白，充满胞质。光镜下呈嗜酸性均质状，细胞轮廓不清。浅层角质细胞间的桥粒消失，细胞连接松散，脱落后形成皮屑。

（二）非角质形成细胞

1. 黑素细胞 胞体散在于基底细胞之间，该细胞有多个较长的突起伸入基底细胞和棘细胞间（图18 - 2）。胞质内含特征性的黑素体，内含酪氨酸酶，能将酪氨酸转化成黑色素，形成黑素颗粒。皮肤的颜色主要取决于黑素颗粒的大小、数量、分布和所含黑素的多少。黑色素可吸收紫外线，保护深部组织免受辐射损害。

2. 朗格汉斯细胞 散在于棘细胞之间，有多个突起（图 18 - 2），在 HE 染色标本中不易辨认。朗格汉斯细胞是一种抗原呈递细胞，能识别、结合和处理侵入皮肤的抗原，该细胞迁移到淋巴结内后，将抗原呈递给 T 细胞，引起免疫应答。

3. 梅克尔细胞 常分布于基底层，在 HE 染色标本中不易辨认。细胞基底部胞质含许多致密的核心小泡，基底面与感觉神经末梢形成类似突触的结构（图 18 - 2）。该细胞在指尖数量较多，可能为感受触觉刺激的感觉上皮细胞。

💡 **素质提升**

二、真皮

真皮是位于表皮深部的致密结缔组织，分为乳头层和网织层，两者间无明确界限。

1. 乳头层 紧邻表皮并向基底部突起形成大量乳头状，故称真皮乳头。此种结构扩大了表皮与真皮的连接面，有利于两者牢固连接及表皮从真皮的血管中获得营养。部分乳头含有神经末梢和触觉小体（图 18-1），称神经乳头；有些乳头含丰富的毛细血管，称血管乳头。

2. 网织层 位于乳头层的深部，较厚，粗大的胶原纤维密集成束，弹性纤维夹杂其间，使皮肤有很好的韧性和弹性。网织层内有较大的血管、淋巴管、神经以及汗腺、皮脂腺和毛囊，可见环层小体（图 18-3）。

三、皮肤的附属器

皮肤内有由表皮衍生的毛、皮脂腺、汗腺和指（趾）甲等，称皮肤附属器（图 17-4）。

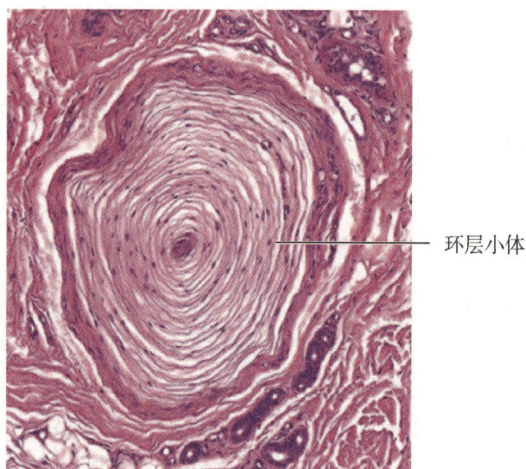

图 18-3　环层小体

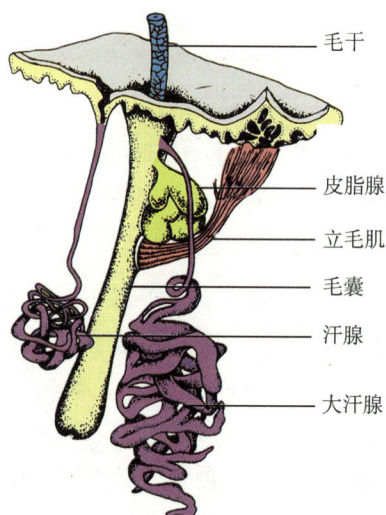

图 18-4　皮肤附属器模式图

毛干
皮脂腺
立毛肌
毛囊
汗腺
大汗腺
环层小体

1. 毛 人体皮肤除手掌和足底等处外，均有毛分布。毛由毛干、毛根和毛球组成。露在皮肤外的部分，称毛干；埋在皮肤内的部分，称毛根；包在毛根外面的上皮及结缔组织形成的鞘，称毛囊。毛根和毛囊末端膨大，称毛球，是毛的生长点。毛球基底凹陷，结缔组织随神经和毛细血管突入其内，形成毛乳头，对毛的生长起诱导和营养作用。毛和毛囊与皮肤表面呈钝角的一侧，有一束斜行平滑肌，称立毛肌，其受交感神经支配，收缩时使毛竖立，可帮助皮脂腺排出分泌物。毛有一定的生长周期，定期脱落和更新。

2. 皮脂腺 多位于毛囊和立毛肌间，由 1 个或几个腺泡与 1 个短导管构成。其分泌物称为皮脂，有润滑皮肤、保护毛和抑菌等作用。皮脂腺的分泌受性激素的调节，青春期分泌旺盛。

3. 汗腺 分为外泌汗腺和顶泌汗腺。

（1）外泌汗腺 又称小汗腺，分布广泛。分泌部位于真皮深部或皮下组织内，腺细胞呈立方形或锥体形，导管开口于皮肤表面的汗孔。分泌的汗液有湿润表皮、调节体温及排出部分代谢产物等作用，并参与水和电解质平衡的调节。

（2）顶泌汗腺 又称大汗腺，主要分布于腋窝、乳晕、肛门及会阴等处。分泌部由一层立方形或矮柱状细胞围成，管腔大；导管开口于毛囊上段。分泌物为黏稠的乳状液，含蛋白质、碳水化合物和脂类。分泌物被细菌分解后产生特殊的气味，俗称狐臭。

4. 指（趾）甲 位于指（趾）端背面，露出体表的部分为甲体，由多层连接牢固的角质细胞构成，为坚硬透明的长方形角质板。甲体后部埋入皮内的，为甲根。甲体深面的皮肤为甲床，由表皮的基底层、棘层和真皮组成。甲根附着处的甲床上皮，其基底细胞分裂活跃，称甲母质，是甲的生长部位。指（趾）受损或拔除后，如甲母质仍保留，则甲仍能再生。甲体周围的皮肤为甲襞。甲襞与甲体之间的沟，称甲沟。

四、皮肤的年龄变化

新生儿的皮肤很薄，表皮的角质层也较薄，真皮的结缔组织纤维较细，真皮内毛细血管网丰富，使相当透明的皮肤呈现红色。随着年龄的增长，表皮细胞层增多，角质层增厚，真皮的纤维成分增多，由细弱变为粗壮，乳头发育，毛发变粗，腺体生长。

青年时期，在性激素的作用下，皮肤在形态和生理上都达到成熟阶段。这种状况维持很长时间。到了老年，皮肤渐渐变松变薄，表皮棘层有空泡变性，真皮乳头变平，基底细胞增殖速度减慢，网状纤维消失，弹性纤维逐渐失去弹性，断裂成片段，毛细血管管壁变薄变脆，汗腺萎缩等。皮肤逐渐出现干燥、松弛、粗糙、弹性消失等老化现象。尤其表现为面部皱纹增多，特别是口周和眼外角处出现放射性皱纹等。毛发再生能力下降，黑色素合成障碍，毛发变为灰白或白色。

目标检测

答案解析

一、单项选择题

1. 厚表皮从基底到表层依次为（　　）

　　A. 基底层、棘层、颗粒层、透明层和角质层

　　B. 基底层、棘层、颗粒层和角质层

　　C. 基底层、棘层、透明层和角质层

D. 基底层、棘层、透明层、颗粒层和角质层

E. 基底层、棘层、透明层、颗粒层

2. 关于表皮的组织特点，描述错误的是（　　）

　　A. 细胞层次多，表皮细胞不断脱落

　　B. 细胞间隙内无毛细血管

　　C. 根据分布部位的不同，分为角化和未角化两种类型

　　D. 基底层由一层矮柱状细胞构成，且分裂增殖能力强

　　E. 表皮由角化的复层扁平上皮构成

3. 组成表皮的两类细胞是（　　）

　　A. 角质形成细胞和黑素细胞

　　B. 角质形成细胞和梅克尔细胞

　　C. 角质形成细胞和非角质形成细胞

　　D. 朗格汉斯细胞和角质形成细胞

　　E. 朗格汉斯细胞和梅克尔细胞

4. 关于皮肤的角质层，描述正确的是（　　）

　　A. 细胞立方形，胞质内含嗜碱性颗粒

　　B. 细胞无核、无细胞器

　　C. 细胞高，有一定的分裂增殖能力

　　D. 细胞仅无核，但有细胞器

　　E. 细胞有核，但无细胞器

5. 表皮中的干细胞是（　　）

　　A. 朗格汉斯细胞　　　　　B. 棘细胞　　　　　　C. 基底细胞

　　D. 黑素细胞　　　　　　　E. 梅克尔细胞

6. 角质形成细胞内的黑素颗粒来源于（　　）

　　A. 朗格汉斯细胞　　　　　B. 黑素细胞　　　　　C. 载黑素细胞

　　D. 自身合成　　　　　　　E. 基底细胞

7. 真皮的网织层内没有（　　）

　　A. 触觉小体　　　　　　　B. 毛囊　　　　　　　C. 皮脂腺

　　D. 汗腺　　　　　　　　　E. 环层小体

8. 真皮乳头不含有（　　）

　　A. 毛细血管　　　　　　　B. 环层小体　　　　　C. 游离神经末梢

　　D. 触觉小体　　　　　　　E. 致密结缔组织

9. 毛发的生长点是（　　）

　　A. 毛乳头　　　　　　　　B. 毛球　　　　　　　C. 毛根

　　D. 毛囊　　　　　　　　　E. 毛干

10. 包在毛根外面的上皮及结缔组织形成的鞘称为（　　）

　　A. 毛囊　　　　　　　　　B. 毛球　　　　　　　C. 毛乳头

　　D. 毛根　　　　　　　　　E. 毛干

二、思考题

1. 表皮的结构由深到浅分为几层？主要由哪些细胞组成？
2. 表皮的非角质形成细胞有哪些？各有什么功能？

（何世洪 鲁 海）

书网融合……

本章小结　　　　　微课　　　　　题库

第六篇　内分泌

内分泌系统与神经系统相辅相成，共同维持机体内环境的平衡与稳定，调节机体的生长、发育和各种新陈代谢活动，并调控生殖，影响各种行为。

第十九章　内分泌系统

◎ 学习目标

　　1. 通过本章学习，重点把握内分泌系统的组成；甲状腺、肾上腺的位置和毗邻关系；甲状旁腺的功能；甲状腺和肾上腺的微细结构及内分泌细胞分泌的主要激素；腺垂体和神经垂体的功能；下丘脑与垂体的关系。

　　2. 运用流程图描述下丘脑与垂体的关系；列表比较肾上腺皮质和髓质的结构特征、分泌激素及其功能的不同；搜索相关内容，说明地方性甲状腺肿大产生的原因及可能产生的危害。

≫ 情境导入

　　情景描述　患者，女，34岁。主诉：心慌、多汗4年余，加重伴颈部发胀感1个月。现病史：患者4天前无明显诱因出现心慌、失眠、消瘦、怕热、多汗，食欲亢进、手震颤，自己发现颈部增粗，发紧感，眼球突出，脾气急躁，每天进食500g以上。体格检查（专科）：双侧甲状腺Ⅱ度肿大，质软，无压痛，未触及结节，未闻及血管杂音。眼球突起，甲亢眼征阳性，颈软。心率108次/分，心尖区闻及Ⅱ级收缩期杂音。辅助检查：①实验室检查：FT₃ 10.9pmol/L，FT₄ 46.7pmol/L，TRAb 66.3U/L。②心电图：窦性心动过速，心率108次/分。③甲状腺B超：双侧甲状腺弥漫性增大，血流丰富，内部回声欠均。④甲状腺摄碘率：2小时47.7%，4小时61.5%，24小时88%。初步诊断：甲状腺功能亢进症Graves病。

　　讨论　1. 甲状腺激素增高引起的高代谢综合征有哪些？

　　　　　　2. 结合所学组织学知识，你认为眼球突起的原因有哪些？

　　内分泌系统由内分泌腺和分布于其他器官的内分泌细胞组成。内分泌腺包括垂体、甲状腺、甲状旁腺、肾上腺和松果体等。内分泌腺的结构特点是：腺细胞排列成索状、团块状或围成滤泡，腺细胞间有丰富的毛细血管，无排送分泌物的导管。

　　内分泌细胞的分泌物，称激素，大多数激素通过血液循环作用于邻近的细胞，称旁分泌。能够接受激素刺激的器官或细胞，称该激素的靶器官或靶细胞。

第一节　垂　体

垂体位于颅骨蝶鞍垂体窝内，呈椭圆形，灰红色，重 0.6 ~ 0.7g。分为腺垂体和神经垂体（图 19 – 1）。

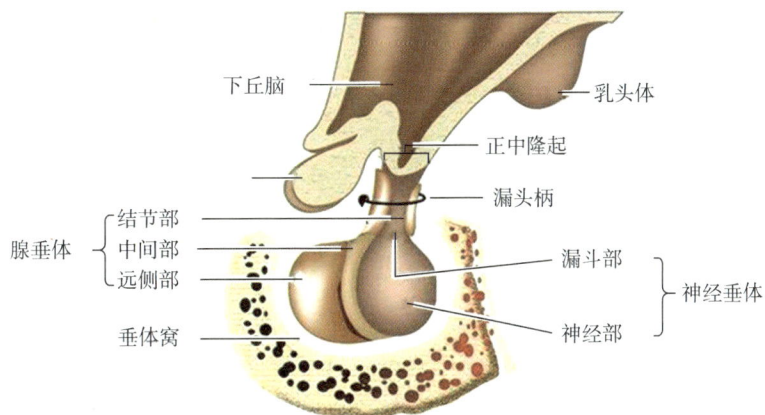

图 19 – 1　腺垂结构模式图

一、腺垂体

腺垂体包括远侧部、中间部和结节部。

（一）远侧部

远侧部又称为垂体前叶，此部最大，腺细胞排列成团索状，少数围成小滤泡，腺细胞间有少量结缔组织和丰富的血窦。在 HE 染色标本中，根据腺细胞对染料亲和性的不同，分为嗜色细胞和嫌色细胞，嗜色细胞又分为嗜酸性细胞和嗜碱性细胞（图 19 – 2）。

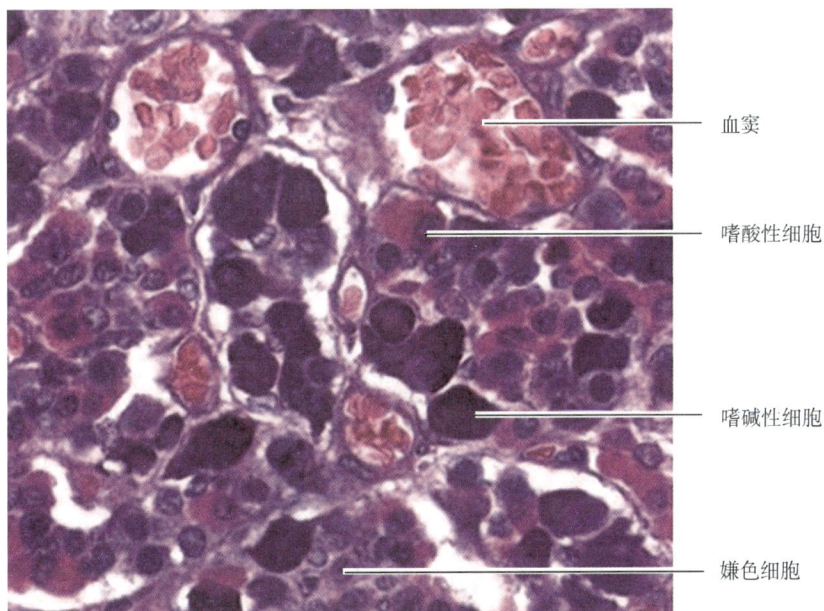

图 19 – 2　腺垂体远侧部（高倍）

1. 嗜酸性细胞　数量较多，约占远侧部细胞总数的 40%。细胞呈圆形或椭圆形，胞质嗜酸性。嗜酸性细胞又分为生长激素细胞和催乳激素细胞两种。

（1）生长激素细胞 数量较多，分泌生长激素，促进机体的生长和代谢，特别是刺激骺软骨生长，促进骨骼增长。如分泌过盛，在未成年时期引起巨人症，在成人则引发肢端肥大症；未成年时期生长激素分泌不足，可致垂体性侏儒。

（2）催乳激素细胞 分泌催乳激素，能促进乳腺发育和乳汁分泌。

2. 嗜碱性细胞 约占远侧部细胞总数的10%。细胞呈椭圆形或多边形，胞质嗜碱性。嗜碱性细胞分为三种。

（1）促甲状腺激素细胞 分泌促甲状腺激素，促进甲状腺激素的合成和释放。

（2）促肾上腺皮质激素细胞 分泌促肾上腺皮质激素，促进肾上腺皮质束状带细胞分泌糖皮质激素。

（3）促性腺激素细胞 分泌卵泡刺激素和黄体生成素。卵泡刺激素在女性促进卵泡发育，在男性则刺激生精小管支持细胞合成雄激素结合蛋白，促进精子的发生。黄体生成素在女性可促进卵巢排卵和黄体形成，在男性则刺激睾丸间质细胞分泌雄激素。

3. 嫌色细胞 数量最多，约占远侧部细胞总数的50%，体积小，胞质少，着色浅，细胞轮廓不清。电镜下可见嫌色细胞含有少量分泌颗粒，因此，嫌色细胞可能是脱颗粒的嗜色细胞，或处于嗜色细胞形成的初级阶段。

（二）中间部

中间部是位于远侧部与神经部之间的狭长部分，仅占垂体体积的2%，主要由滤泡及其周围的嗜碱性细胞和嫌色细胞构成。滤泡由单层立方或柱状上皮细胞围成，大小不等，内有胶质。

（三）结节部

结节部是呈薄层套状包围着神经垂体的漏斗，有丰富的纵行毛细血管。腺细胞主要为嫌色细胞，也含有少量嗜酸性细胞和嗜碱性细胞。

（四）腺垂体的血管及其与下丘脑的关系

垂体上动脉从结节部进入神经垂体的漏斗，在该处分支并吻合成有孔毛细血管网，称第一级毛细血管网。第一级毛细血管网下行至结节部下端，汇集形成数条垂体门微静脉，进入远侧部形成第二级毛细血管网，垂体门微静脉及两端的毛细血管网共同构成垂体门脉系统。远侧部的毛细血管最后汇集成垂体静脉（见图19-3）。

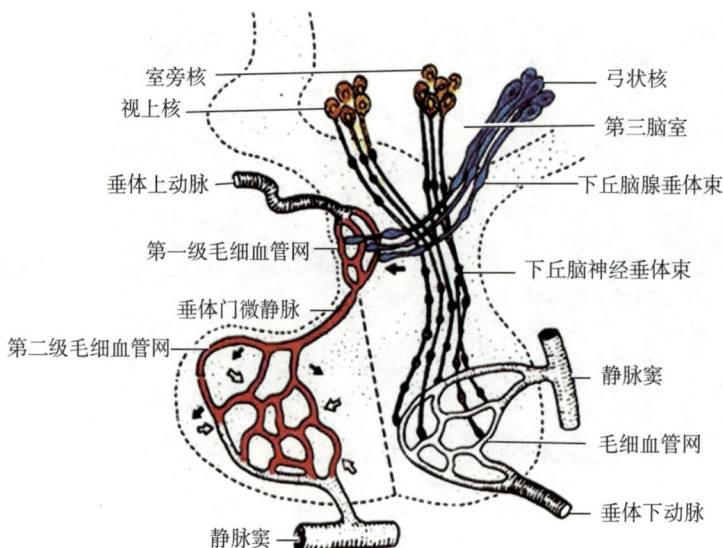

图 19-3 垂体的血管分布及其与下丘脑的关系示意图

下丘脑的弓状核等神经核的神经元具有内分泌功能，称神经内分泌细胞。这些细胞能产生多种激素，其中对腺细胞分泌起促进作用的激素，称释放激素；反之，称释放抑制激素。含有激素的分泌颗粒沿神经内分泌细胞的轴突运输到漏斗处，将激素释放入该处的第一级毛细血管网，再经垂体门微静脉到远侧部的第二级毛细血管网，其中各种激素分别调节相应腺细胞的分泌活动。

二、神经垂体

神经垂体由神经部和漏斗（包括正中隆起和漏斗柄）组成，漏斗与下丘脑相连。神经部主要由无髓神经纤维、神经胶质细胞和毛细血管组成（图 19-4）。

神经垂体与下丘脑在结构和功能上有直接联系。下丘脑视上核和室旁核等处的大型神经内分泌细胞形成的分泌颗粒沿轴突运输至神经部。在轴突沿途或终末，分泌颗粒常聚集成团，呈串珠状膨大，形成大小不等的嗜酸性团块，称赫令体。神经部的胶质细胞又称为垂体细胞，具有支持和营养神经纤维的作用。视上核的神经内分泌细胞主要合成抗利尿激素，又称加压素，可促进肾远端小管和集合管对水的重吸收，使尿量减少；当超过一定含量时，可使小血管平滑肌收缩，血压升高。室旁核的神经内分泌细胞主要合成催产素，可引起妊娠子宫平滑肌收缩，并促进乳腺分泌。轴突内的分泌颗粒以胞吐方式释放，激素进入神经部的窦状毛细血管，经血液循环作用于靶器官。神经垂体无分泌功能，只是贮存和释放下丘脑激素。

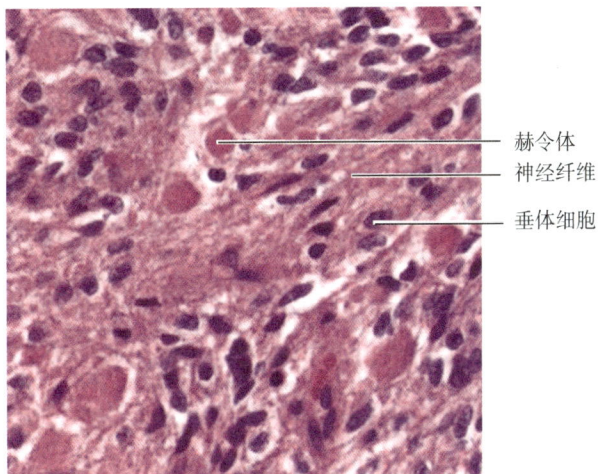

图 19-4　垂体神经部（高倍）

赫令体
神经纤维
垂体细胞

第二节　甲状腺

甲状腺是人体内最大的内分泌腺。

一、甲状腺的位置和形态

甲状腺位于喉下部、气管上部的两侧和前面，略呈"H"形，由左、右两个侧叶和中间的甲状腺峡组成。甲状腺侧叶呈锥体形，贴于喉和气管上段的侧面，上端达甲状软骨中部，下端达第 6 气管软骨环，甲状腺峡连接两个侧叶，位于第 2~4 气管软骨的前面。约有 2/3 的人自甲状腺峡向上伸出一长短不等的锥状叶（图 19-5）。

成人甲状腺平均重 20~40g，柔软，血液供应丰富，呈深红色。外面有薄层结缔组织形成甲状腺被囊，囊外包有颈深筋膜（气管前层）形成的腺鞘，又称假被囊，将甲状腺固定在喉和气管壁上，吞咽时甲状腺可随喉上、下移动。甲状腺过度肿大时，可压迫喉和气管而引起呼吸和吞咽困难。

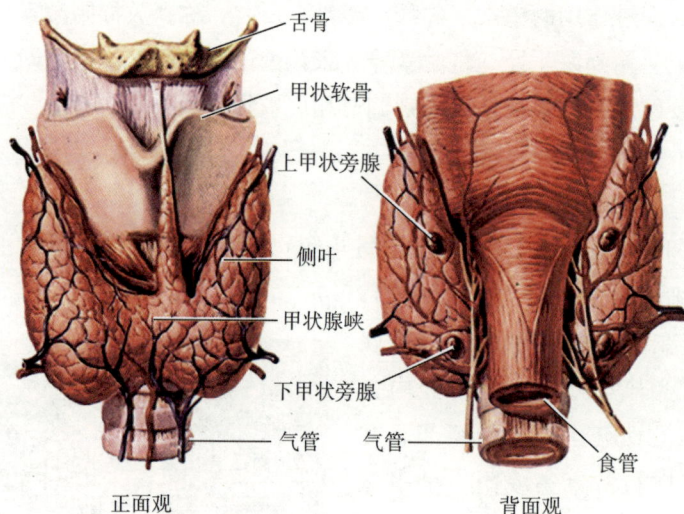

图 19 - 5　甲状腺及甲状旁腺的位置和形态

二、甲状腺的微细结构

甲状腺被囊的结缔组织伸入腺实质，将实质分隔成大小不等的小叶，腺实质由甲状腺滤泡和滤泡旁细胞组成（图 19 - 6）。

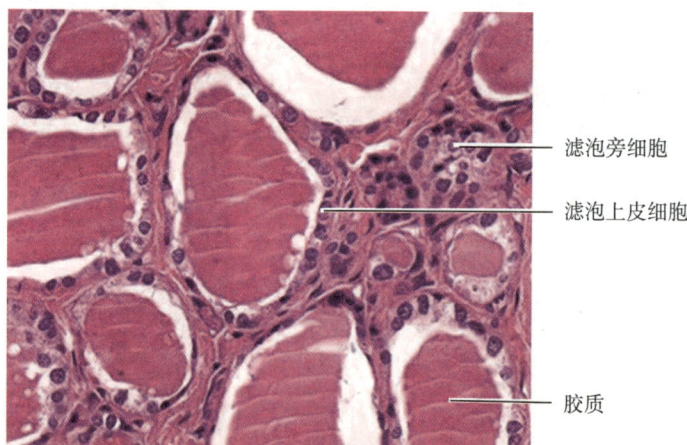

图 19 - 6　甲状腺（高倍）

1. 甲状腺滤泡　由单层立方滤泡上皮细胞围成，腔内充满透明的胶质。滤泡大小不等，呈圆形、椭圆形或不规则形。滤泡上皮细胞的形态和滤泡腔内胶质的量与其功能状态密切相关。功能活跃时，细胞增高呈低柱状，滤泡腔内胶质减少；反之，细胞变矮呈扁平状，腔内胶质增多。胶质是滤泡上皮的分泌物，即碘化的甲状腺球蛋白，在切面上呈均质状，嗜酸性。

滤泡上皮细胞合成和分泌甲状腺激素，即 T_3 和 T_4。甲状腺激素可促进机体新陈代谢，提高神经兴奋性，促进生长发育。小儿甲状腺功能低下，将导致呆小症。

碘虽微量，作用巨大

地方性甲状腺肿大是碘缺乏病（IDD）的主要表现之一。地方性甲状腺肿大的主要原因是碘缺乏，因而又称碘缺乏性甲状腺肿大，多见于山区和远离海洋的地区。碘是合成甲状腺激素的重要原料之一，碘缺乏时合成甲状腺激素不足，反馈引起垂体分泌过量的促甲状腺激素，刺激甲状腺增生肥大。

在胚胎期、婴幼儿期缺碘，将导致患者终身不同程度的智力障碍。WHO将碘缺乏危害列为导致人类智力发育落后的最主要原因。

20世纪70年代，我国绝大部分省区均有不同程度的IDD流行，地方性甲状腺肿患者近3500万人，地方性克汀病患者25万人。

为消除IDD，1965—1985年，全国18个省份的病区陆续普及了碘盐。1994年，《中华人民共和国食盐加碘消除碘缺乏危害管理条例》颁布，全国普遍食盐加碘正式拉开序幕。到2000年，我国实现基本消除IDD的目标，至今保持持续消除IDD的状态。

2. 滤泡旁细胞　位于滤泡间和滤泡上皮细胞间。胞体较大，在HE染色切片中，胞质着色稍淡（图19-6）；银染可见其胞质内有嗜银颗粒。滤泡旁细胞分泌降钙素，使血钙降低。

第三节　甲状旁腺 微课

一、甲状旁腺的位置和形态

甲状旁腺呈扁椭圆形，棕黄色，黄豆大小，每个重30～50mg，附于甲状腺侧叶背面的甲状腺被囊之外，一般有上、下各1对（图19-5）。少数人的甲状旁腺埋在甲状腺内。

二、甲状旁腺的微细结构

甲状旁腺表面被覆薄层结缔组织被膜。腺细胞呈团索状，间质中有丰富的有孔毛细血管，腺细胞分为主细胞和嗜酸性细胞（图19-7）。

主细胞数量最多，体积小，呈多边形，核圆，居中，在HE染色中胞质着色浅。主细胞分泌甲状旁腺激素，使血钙升高。在甲状旁腺激素与降钙素的协同作用下，可维持血钙的稳定。

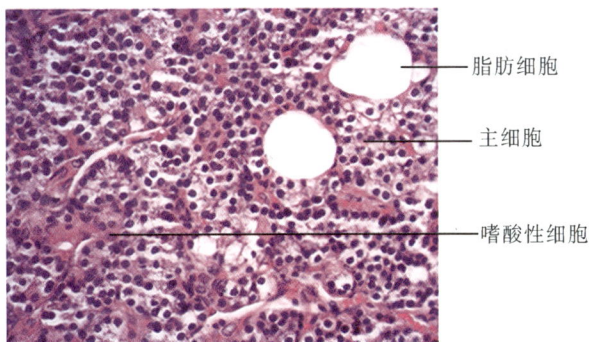

图19-7　甲状旁腺（高倍）

嗜酸性细胞单个或成群分布于主细胞之间。体积稍大于主细胞，核较小，染色深，胞质强嗜酸性，功能尚不明确。

第四节　肾上腺

PPT

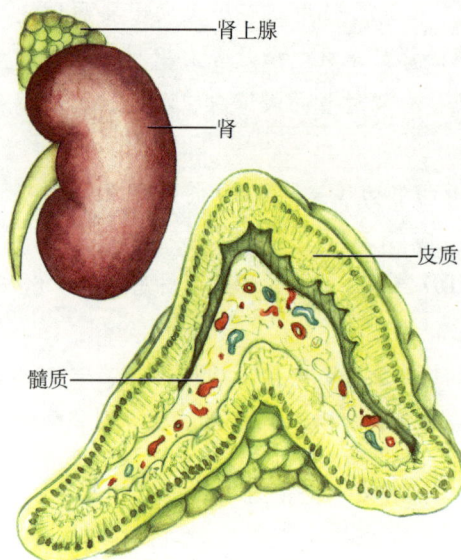

图 19 –8　肾上腺的位置和形态

一、肾上腺的位置和形态

肾上腺位于腹膜后间隙，脊柱两侧，肾的上方，左、右各一。左侧呈半月形，右侧近似三角形，左侧比右侧略大。肾上腺和肾一起包在肾筋膜内，但它有独立的膜，故不会随肾下垂而下降（图 19 –8）。

二、肾上腺的微细结构

肾上腺表面包有结缔组织被膜，少量结缔组织伴随神经和血管伸入腺实质内。肾上腺实质由周围的皮质和中央的髓质构成（图 19 –9A）。

（一）皮质

皮质占肾上腺体积的 80% ~ 90%，根据细胞的形态和排列特征，由外向内分为球状带、束状带和网状带（图 19 –9B）。

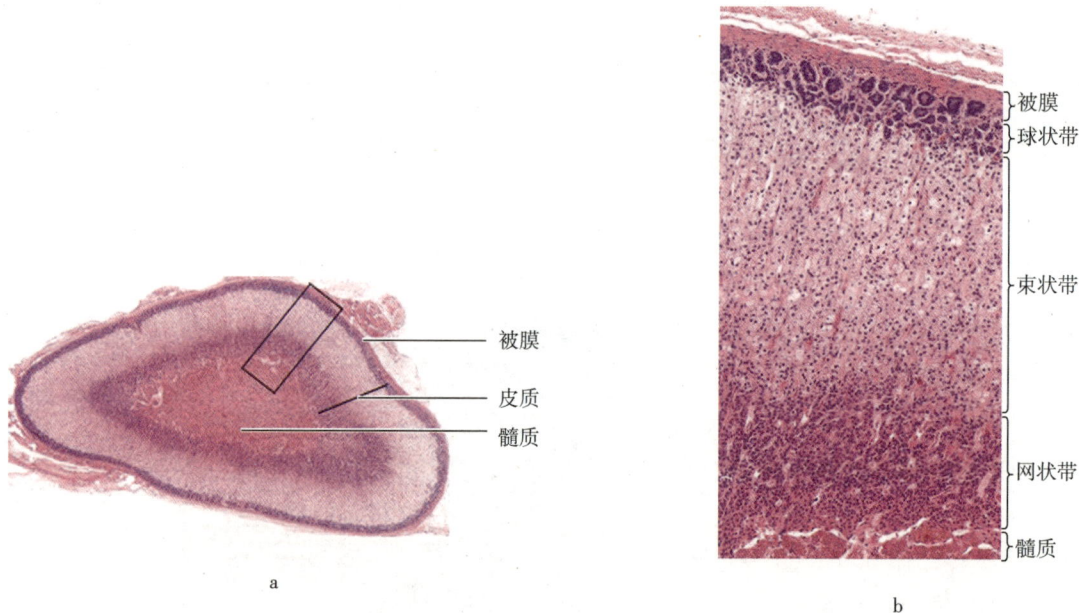

图 19 –9　肾上腺
a. 低倍　b. 高倍

1. 球状带　位于被膜下方，较薄。细胞较小，呈锥形，排列成球团状。球状带细胞分泌盐皮质激素，其主要成分为醛固酮，能促进肾远端小管和集合管重吸收 Na^+ 和排出 K^+。

2. 束状带　位于球状带的深层，此层最厚。束状带细胞较大，呈多边形。胞质内含大量脂滴，因脂滴在石蜡切片制作过程中被溶解，HE 染色较浅而呈泡沫状。腺细胞排列成单行或双行细胞索，由深部向浅部呈放射状排列。束状带细胞分泌糖皮质激素，主要为皮质醇和皮质酮，其主要作用是促使蛋白质及脂肪分解并转变成糖，还有抑制免疫应答和抗炎作用。

3. 网状带　位于皮质的最深层。细胞排列成索，并互相连接成网。网状带细胞主要分泌雄激素、少量雌激素和糖皮质激素。

（二）髓质

髓质位于肾上腺中央，占总体积的 10% ~ 20%，主要由排列成索状或团状的髓质细胞构成（图 19 - 9）。髓质细胞较大，呈多边形。如用铬盐处理标本，胞质内可见黄褐色的嗜铬颗粒，故髓质细胞又称为嗜铬细胞。细胞间有丰富的血窦、少量交感神经节细胞和结缔组织，髓质中央有中央静脉。

髓质细胞分为肾上腺素细胞和去甲肾上腺素细胞。前者数量多，分泌肾上腺素；后者数量较少，分泌去甲肾上腺素。肾上腺素能使心率加快，心和骨骼肌的血管扩张；去甲肾上腺素可使血压增高，心脏、脑和骨骼肌内的血流加速。

第五节　弥散神经内分泌系统

PPT

机体内除上述内分泌腺外，其他器官内还存在大量散在的内分泌细胞，这些细胞分泌多种激素，在调节机体生理活动中起重要作用。这些细胞都具有通过摄取胺前体并在细胞内脱羧后合成和分泌胺的特点，统称摄取胺前体脱羧细胞（APUD 细胞）。

APUD 细胞不仅产生胺，还产生肽。神经系统内的许多神经元也合成和分泌与 APUD 细胞相同的胺和（或）肽类物质。因此，这些有分泌功能的神经元和 APUD 细胞统称为弥散神经内分泌系统（DNES）。DNES 细胞有 50 余种，分为中枢和周围两大部分。中枢部分包括下丘脑 - 垂体轴的细胞（如视上核、室旁核、弓状核以及腺垂体远侧部和中间部的内分泌细胞）和松果体细胞。周围部分包括分布在胃、肠、胰、呼吸道、泌尿生殖管道内的内分泌细胞，以及甲状旁腺的滤泡旁细胞、甲状旁腺细胞、肾上腺髓质细胞和部分心肌与平滑肌纤维等。

目标检测

答案解析

一、单项选择题

1. 下列不属于内分泌器官的是（　　）

    A. 甲状腺　　　　　　　　　　B. 肾上腺　　　　　　　　　　C. 垂体

    D. 胰腺　　　　　　　　　　　E. 甲状旁腺

2. 垂体中的（　　）分泌激素过多可引起肢端肥大症

    A. 垂体细胞　　　　　　　　　B. 嗜碱性细胞　　　　　　　　C. 嗜酸性细胞

    D. 嫌色细胞　　　　　　　　　E. 神经胶质细胞

3. 下列不属于嗜碱性细胞的是（　　）

    A. 促甲状腺激素细胞　　　　　B. 促肾上腺皮质激素细胞　　　C. 催乳激素细胞

    D. 促性腺激素细胞　　　　　　E. 生长激素细胞

4. 垂体细胞是一种（　　）

    A. 神经胶质细胞　　　　　　　B. 结缔组织细胞　　　　　　　C. 神经元

    D. 上皮细胞　　　　　　　　　E. 神经内分泌细胞

5. 下列不属于垂体神经部的结构成分的是（　　）

    A. 赫令体　　　　　　　　B. 垂体细胞　　　　　　　　C. 无髓神经纤维

    D. 有孔毛细血管　　　　　E. 嫌色细胞

6. 神经垂体的赫令体是（　　）

    A. 垂体细胞的分泌物　　　　　　　　　B. 下丘脑弓状核的分泌物

    C. 由结缔组织细胞钙化形成的　　　　　D. 下丘脑视上核和室旁核分泌颗粒的团块

    E. 神经内分泌细胞

7. 甲状腺滤泡上皮分泌胶质的实质是（　　）

    A. 甲状腺素　　　　　　　B. 甲状腺球蛋白的前体　　　C. 甲状腺球蛋白

    D. 碘化的甲状腺球蛋白　　E. 降钙素

8. 甲状腺滤泡上皮细胞合成和分泌的激素是（　　）

    A. 甲状腺素　　　　　　　B. 甲状腺球蛋白　　　　　　C. 碘化的甲状腺球蛋白

    D. 降钙素　　　　　　　　E. 降钙素

9. 滤泡旁细胞分泌（　　）

    A. 甲状旁腺激素　　　　　　　　　　　B. 甲状腺激素

    C. 降钙素　　　　　　　　　　　　　　D. 碘化的甲状腺球蛋白

    E. 生长激素

10. 人体内调节血钙浓度的内分泌细胞是（　　）

    A. 甲状腺滤泡上皮细胞和甲状旁腺主细胞

    B. 甲状腺滤泡旁细胞和甲状旁腺嗜酸性细胞

    C. 甲状腺滤泡上皮细胞和甲状旁腺嗜酸性细胞

    D. 甲状腺滤泡旁细胞和甲状旁腺主细胞

    E. 甲状旁腺主细胞和甲状旁腺嗜酸性细胞

二、思考题

1. 简述甲状腺的结构特点及功能。

2. 试述肾上腺皮质的结构特点及功能。

（何世洪　鲁　海）

书网融合……

本章小结

微课

题库

第七篇　神经系统

绪　言 📱微课

> ◎• **学习目标**
>
> 　　1. 通过本章学习，重点把握神经系统的基本组成；神经系统的活动方式，反射弧的构成；神经系统的常用术语。
>
> 　　2. 学会运用思维导图整合神经系统的基本组成；运用列表图比较神经系统常用术语间的异同，从而掌握常用术语的内涵本质。

　　神经系统由脑和脊髓及与其相连的周围神经系统组成，是机体内起主导作用的调节系统，通过调节人体其他系统的活动，维持人体内、外环境的平衡及生存发展。

一、神经系统的基本组成

　　神经系统通常分为周围神经系统和中枢神经系统两部分。中枢神经系统包括脑和脊髓。周围神经系统根据连接部位的不同，分为脑神经和脊神经；根据在各器官、系统中所分布对象的不同，分为躯体神经和内脏神经。躯体神经分布于体表、骨、关节和骨骼肌，内脏神经分布于心肌、平滑肌和腺体。

　　在周围神经系统中，感觉神经的冲动是自感受器传向中枢，故又称传入神经；运动神经的冲动是自中枢传向周围，故又称传出神经；内脏运动神经又分为交感神经和副交感神经。

二、神经系统的活动方式

　　神经系统活动的方式是反射，执行反射活动的形态学基础是反射弧。反射弧包括感受器、传入（感觉）神经、中枢、传出（运动）神经和效应器。反射弧中任一部分损伤，均出现反射障碍。因此，临床上常用检查反射的方法来诊断神经系统疾病。

三、神经系统的常用术语

　　在中枢和周围神经系统中，神经元胞体和突起在不同部位有不同的组合编排方式，故用不同的术语表示。

　　1. 灰质　在中枢神经系统内，神经元胞体及其树突的集聚部位称为灰质，因富含血管，在新鲜标本中色泽灰暗而得名。

　　2. 皮质　灰质在大、小脑表面成层配布，称皮质。

　　3. 白质　是神经纤维在中枢神经系统内集聚的部位，因髓鞘含类脂质，色泽白亮而得名，如脊髓白质。

4. 髓质 位于大脑和小脑的白质因被皮质包绕而位于深部，称髓质。

5. 纤维束 在白质中，凡起止、行程和功能基本相同的神经纤维集合在一起，称纤维束。

6. 神经 在周围神经系统内，若干神经纤维聚集成束，数个神经束被结缔组织包裹，称神经。

7. 神经核 在中枢神经系统内，除皮质以外，形态和功能相似的神经元胞体聚集成团或柱，称神经核。

8. 神经节 在周围神经系统内，神经元胞体的集聚处称为神经节。其中，由假单极或双极神经元等感觉神经元胞体集聚而成的，称感觉神经节；由传出神经元胞体集聚而成、与支配内脏活动有关的，称内脏运动神经节。

9. 网状结构 若神经纤维交织成网状，网眼内有分散的神经元或较小核团，称网状结构。

（韩中保　接琳琳）

书网融合……

微课　　　题库

第二十章　中枢神经系统

🎯 学习目标

1. 通过本章学习，重点把握脊髓的外形特征；脊髓灰质前、后、侧角内的主要核团及功能；脊髓白质内的上、下行纤维束和起止及功能；脑干的外形特征；脑干白质内的上、下行纤维束的起止及功能；小脑的外形、分叶及功能；间脑的位置、分部、组成及功能；端脑的外形及分叶；大脑皮质的功能定位，内囊的分部、通过的纤维束及损伤后表现；脊髓节段与椎骨的对应关系；脑干内的脑神经核和非脑神经核的性质及功能；背侧丘脑核团的分类，腹后核的纤维联系；基底核的构成及功能；第四脑室、第三脑室、侧脑室的位置及功能。

2. 列表归纳脊髓、脑干、端脑等部位白质的各功能纤维束，说明各部位之间的关系；按功能的不同，列表归纳脑干的脑神经核及其支配的范围；归纳大脑皮质的功能定位区及其功能；绘图示意脊髓内的灰质及其功能；运用概念图总结基底核各组成成分的功能及其之间的关联；列表比较小脑各部的组成及功能。

≫ 情境导入

情景描述　患者，男，43 岁，半年前背部曾受外伤。现检查发现：①右下肢瘫痪，肌张力增高，无肌萎缩；②右侧膝反射亢进，右侧病理性跖反射阳性；③右下肢本体感觉消失；④右半身自剑突以下精细触觉消失；⑤右半身自肋弓以下痛、温觉消失；⑥其他未见异常。

讨论　1. 试分析：病变的部位在哪一侧？损伤了哪些结构？
　　　　2. 解释产生上述症状的原因。

中枢神经系统包括位于椎管内的脊髓和位于颅腔内的脑，两者以枕骨大孔为界。

第一节　脊　髓 ⓔ 微课1

PPT

一、脊髓的位置和外形

脊髓位于椎管内，上端在枕骨大孔处与延髓相续，下端在成人平第 1 腰椎体下缘（在新生儿可达第 3 腰椎体下缘）。因此，腰椎穿刺应在第 3~4 腰椎或第 4~5 腰椎之间进行，以免损伤脊髓。

脊髓呈前后略扁的圆柱形，粗细不一，有两个膨大，为颈膨大和腰骶膨大，分别连有分布于上、下肢的神经。腰骶膨大向下逐渐变细，称脊髓圆锥，末端延续为无神经组织的终丝，附于尾骨（图 20-1）。

脊髓表面有纵贯全长的 6 条沟、裂。位于前面正中较深的，称前正中裂；位于后面正中较浅的，称后正中沟。前正中裂的两侧各有一条前外侧沟，后正中沟的两侧各有一条后外侧沟，沟内分别连有脊神经的前根和后根。前、后根在出椎间孔前汇合成脊神经，每条脊神经后根上都有一个膨大，称脊神经节（图 20-2）。脊神经共有 31 对，每对脊神经所连的一段脊髓称为一个脊髓节段，因此，脊髓有 31 个节段，即 8 个颈节（C）、12 个胸节（T）、5 个腰节（L）、5 个骶节（S）和 1 个尾节（Co）。

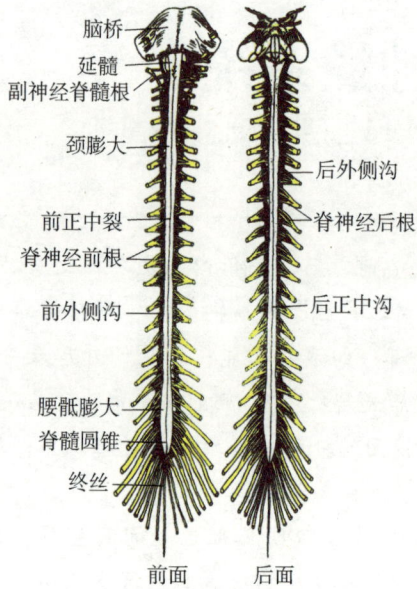

图 20 - 1 脊髓的外形

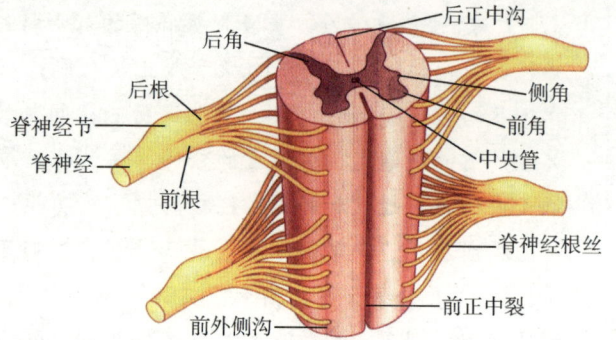

图 20 - 2 脊髓节段模式图

胚胎早期，脊髓和脊柱大致等长，但自胚胎第 4 个月起，脊髓增长速度比脊柱缓慢，导致脊髓与脊柱的长度不等，脊髓节段与脊柱的椎骨不能完全对应（图 20 - 3）。

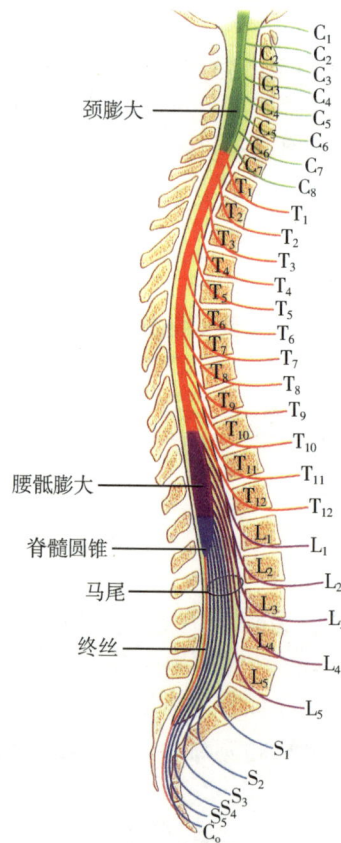

图 20 - 3 脊髓节段与椎骨序数的关系

表 20 - 1　脊髓节段与椎骨序数的对应关系

椎骨序数	$C_1 \sim C_4$	$C_4 \sim C_7 + T_1 \sim T_3$	$T_3 \sim T_6$	$T_6 \sim T_9$	$T_{10} \sim T_{11}$	$T_{12} + L_1$
脊髓节段	$C_1 \sim C_4$	$C_5 \sim C_8 + T_1 \sim T_4$	$T_5 \sim T_8$	$T_9 \sim l_2$	$L_1 \sim L_5$	$S_1 \sim S_5 + Co_1$
对应关系	与同序数椎骨一致	比同序数椎骨高1个椎体	比同序数椎骨高2个椎体	比同序数椎骨高3个椎体	在第10、11胸椎高度	平第12胸椎与第1腰椎

二、脊髓的内部结构

脊髓由灰质和白质两部分构成。在脊髓的横切面（图20-4，图20-5）上，可见正中央有中央管，内含脑脊液。围绕中央管可见"H"形或蝶形的灰质。每一侧灰质可见分别向前、后方向伸出的前角和后角，在胸髓和上部腰髓（$T_1 \sim L_3$）还可见向外伸出的细小的侧角。白质借脊髓的纵沟分为三个索：前正中裂与前外侧沟之间为前索，前、后外侧沟之间为外侧索，后外侧沟与后正中沟之间为后索。在中央管前方，左、右前索间有纤维横越，称白质前连合。在灰质后角基底部外侧与外侧索白质之间，灰、白质混合交织，此处称为网状结构。

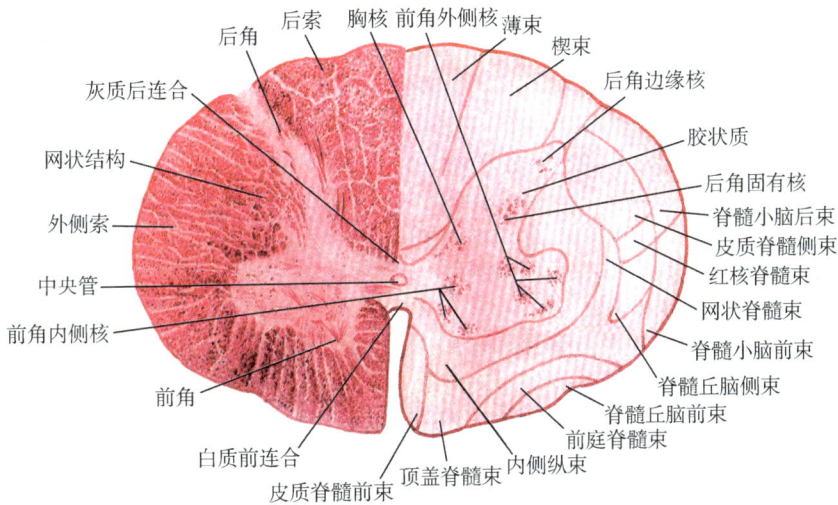

图 20 - 4　脊髓横切面模式图

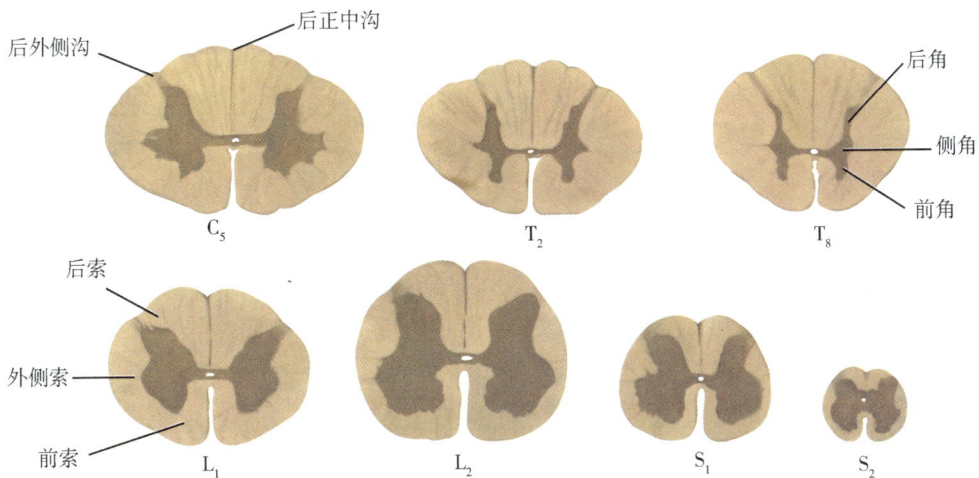

图 20 - 5　各部脊髓横切面

（一）灰质

脊髓灰质是各种不同大小、形态和功能的神经元的胞体和突起、神经胶质和血管等的复合体。神经元胞体往往集聚成群或成层，称神经核或板层，在纵切面上，灰质纵贯成柱。

1. 前角 也称前柱，主要是较大的 α 运动神经元和小型的 γ 运动神经元，其轴突伸向前外穿过白质，经前外侧沟出脊髓形成前根，构成脊神经运动纤维，其末梢到达骨骼肌。α 纤维支配骨骼肌，引起骨骼肌收缩；γ 纤维支配肌梭内的梭内肌纤维，调节骨骼肌张力。前角运动神经元可分为内侧、外侧群。内侧群几乎位于脊髓全长，支配躯干肌；外侧群见于颈膨大和腰骶膨大，主要支配四肢肌。

2. 侧角 也称侧柱，存在于 $T_1 \sim L_3$ 脊髓节段内，由交感神经节前神经元胞体集聚而成，其轴突与前角运动神经元的轴突共同构成前根。在 $S_2 \sim S_4$ 脊髓节段内，虽无侧角，但在前角基底部的外侧有骶副交感核，其轴突加入前根，并参与盆内脏神经的构成。

3. 后角 又称后柱，主要含联络神经元的胞体，它们接受脊神经后根传入的感觉冲动，发出的纤维或与前角运动神经元联系或者沿同侧或对侧上行至脑。

（二）白质

脊髓白质主要由许多纤维束组成，纤维束一般按起止命名。纤维束可分为三类：长上行（感觉）纤维束，分别投射至丘脑、小脑和脑干的许多核团；长下行（运动）纤维束，从大脑皮质或脑干内的有关核团投射至脊髓；短的脊髓固有纤维，把脊髓内部各节段联系起来。

1. 上行纤维（传导）束

（1）薄束和楔束　此两束占据白质后索，是同侧后根内侧部纤维的直接延续。薄束和楔束分别起自同侧中胸部节段（相当于 T_4 节段）以下和以上的脊神经节细胞的中枢突，并分别止于薄束核和楔束核。薄束和楔束分别向脑部传导来自下肢和上肢的本体感觉（肌、腱、骨骼、关节的位置觉、运动觉和震动觉）以及精细或辨别性触觉（如辨别两点距离和物体纹理粗细）（图20-4）。

（2）脊髓丘脑束　位于外侧索的前半部和前索中，主要起自后角固有核，纤维大部斜经白质前连合交叉至对侧，在外侧索和前索内上行，行经脑干，终止于背侧丘脑。交叉至对侧外侧索内上行的纤维束，称脊髓丘脑侧束，其功能是传导痛觉和温度觉冲动；交叉至对侧前索内上行的纤维束，称脊髓丘脑前束，其功能是传导粗触觉冲动（图20-4）。

（3）脊髓小脑后束和脊髓小脑前束　位于外侧索周边的前部和后部，分别经小脑上脚、下脚入小脑，传导来自躯干下部和下肢的非意识性本体感觉冲动（图20-4）。

一侧脊髓丘脑侧束损伤时，对侧病变水平 1 ~ 2 节以下的区域会表现有痛、温觉的减退或消失。

2. 下行纤维（传导）束　皮质脊髓束是从大脑皮质至脊髓前角运动神经元的运动纤维束。它起自大脑皮质中央前回和其他一些皮质区域，在到达延髓下份时，大部分交叉至对侧，下行于脊髓小脑后束的深面，称皮质脊髓侧束，贯穿脊髓全长，沿途分出纤维至同侧脊髓前角（主要是支配肢体远端小肌肉的运动神经元）。皮质脊髓束小部分未交叉的纤维，称皮质脊髓前束，在前索前正中裂两侧下降至胸脊髓上部，沿途发出纤维，经白质前连合至对侧灰质，但也有纤维至本侧灰质。

脊髓前角运动神经元主要接受对侧大脑半球的纤维，但也接受来自同侧的少量纤维。支配上、下肢的前角运动神经元只接受对侧半球的纤维，而支配躯干肌的运动神经元接受双侧皮质脊髓束纤维的支配。当一侧的皮质脊髓束损伤后，出现同侧肢体的肌肉瘫痪，而躯干肌不瘫痪。

此外，还有红核脊髓束、前庭脊髓束、顶盖脊髓束和网状脊髓束等。

三、脊髓的功能

1. 传导功能　脊髓是中枢神经系统的低级部分，其内的上、下行纤维束起着重要的传导功能。

2. 反射功能 脊髓灰质内有多种反射中枢，如腱反射、屈肌反射、牵张反射、排尿和排便反射中枢等。正常情况下，脊髓的反射活动始终在脑的控制下进行。

第二节 脑 干 微课2

PPT

脑可分为延髓、脑桥、中脑、小脑、间脑和端脑六部分，其中，延髓、脑桥和中脑合称为脑干（图20－6，图20－7）。

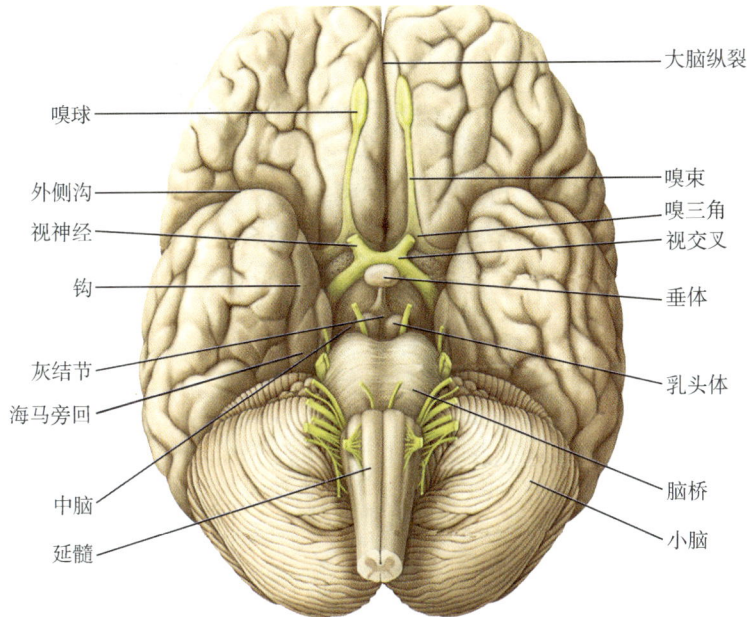

图 20－6 脑的底面

图 20－7 脑的正中矢状面

脑干是中枢神经系统内位于脊髓和间脑之间的一个较小部分，自下而上由延髓、脑桥和中脑三部分组成。延髓向下与脊髓相连，中脑向上与间脑相续，延髓和脑桥背面与小脑相连（图20－6，图20－7）。

一、脑干的外形

（一）腹侧面（图 20 – 8）

1. 延髓部　上部前正中裂的两侧各有一纵行隆起，称锥体，它由大脑皮质到脊髓的锥体束（又称皮质脊髓束）构成。在锥体的下端，皮质脊髓束的大部分纤维左、右交叉形成浅纹，称锥体交叉。锥体外侧有椭圆形的橄榄，内含橄榄核。脑桥与延髓之间以延髓脑桥沟为界。

2. 脑桥部　面膨隆宽阔，称基底部，其正中线上有纵行浅沟，称基底沟。基底部的两侧逐渐缩窄，延为小脑中脚，连接小脑。

3. 中脑部　主要为一对柱状结构，称大脑脚，由锥体系的纤维构成，两者之间是脚间窝。

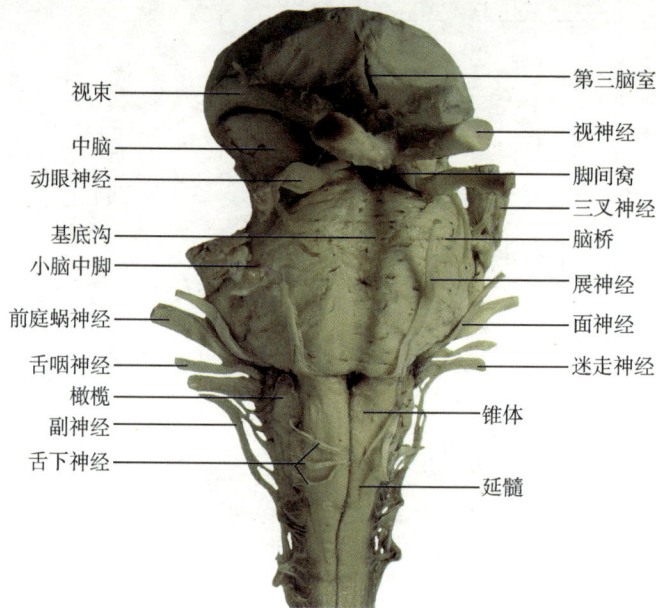

图 20 – 8　脑干（腹侧）

（二）背侧面（图 20 – 9）

1. 延髓部　下部后正中沟的两侧各有两个纵行隆起。内侧的称为薄束结节，内有薄束核，接受薄束传来的感觉冲动；外侧的称为楔束结节，内有楔束核，接受楔束传来的感觉冲动。上部和脑桥共同形成凹窝，呈菱形，称菱形窝，即第四脑室底部。

2. 脑桥部　背侧面形成菱形窝的上半部，腹侧面有基底沟。

3. 中脑部　有四个隆起，称四叠体。下方的一对隆起称为下丘，是听觉反射中枢；上方的一对隆起称为上丘，是视觉反射中枢。

（三）第四脑室

第四脑室位于延髓、脑桥和小脑之间。第四脑室脉络组织由室管膜上皮及其表面含有丰富血管的软脑膜共同组成。脉络组织的部分血管反复分支成丛，携带软脑膜和室管膜上皮突入第四脑室，形成第四脑室脉络丛，是产生脑脊液的结构。第四脑室脉络组织分别有两个外侧孔和一个正中孔（图 20 – 10）。第四脑室向上经中脑水管通第三脑室，向下经延髓中央管通脊髓中央管，并借正中孔和外侧孔与蛛网膜下隙相通。

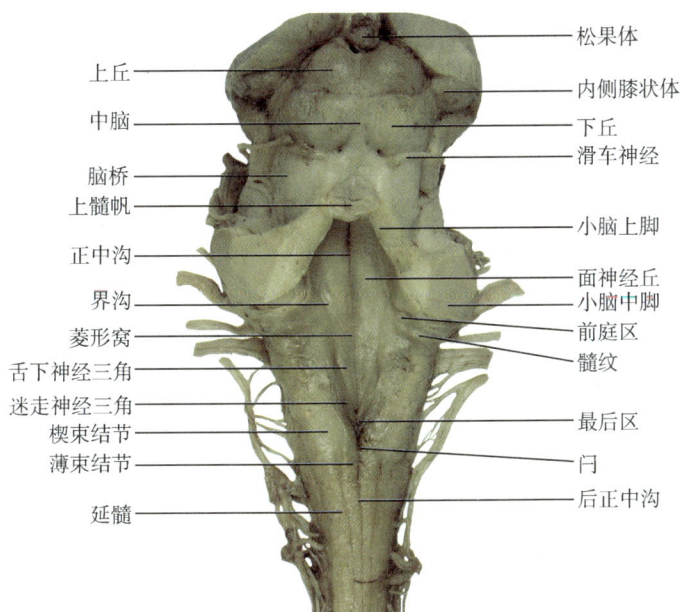

图 20 – 9　脑干（背侧）

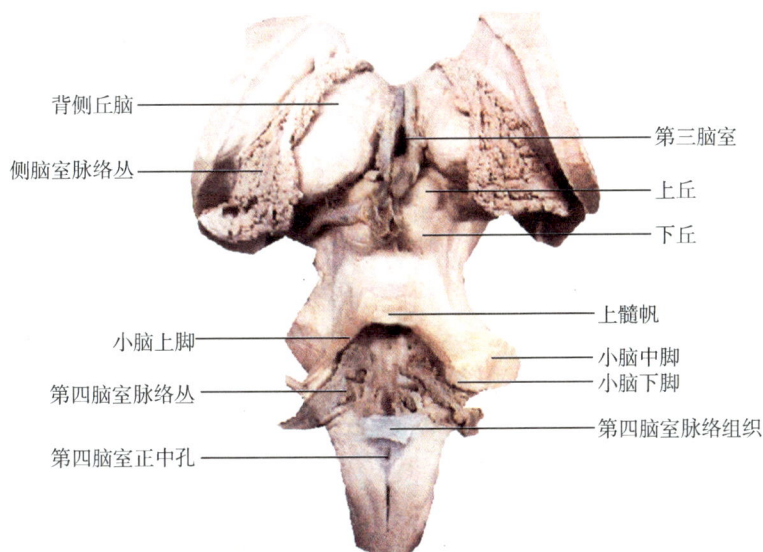

图 20 – 10　第四脑室脉络组织

（四）相连脑神经

脑干上连有 10 对脑神经根（图 20 – 8，图 20 – 9）。

二、脑干的内部结构

脑干内部主要包括：脑神经核、非脑神经核，长的上、下行纤维束和网状结构。

（一）灰质

1. 脑神经核　可分为 7 类。①躯体运动核：支配头面部发生自肌节的骨骼肌，包括舌肌和眼球外肌。②一般内脏运动核：支配平滑肌、心肌和腺体。③特殊内脏运动核：支配发生自鳃弓衍化的骨骼肌，如咀嚼肌、面肌和咽喉肌。④一般内脏感觉核：接受来自内脏、心血管的感觉纤维。⑤特殊内脏感觉核：接受来自味觉器官的感觉纤维。⑥一般躯体感觉核：接受来自头面部皮肤、骨骼肌、口鼻腔黏膜的躯体感觉纤维。⑦特殊躯体感觉核：接受来自内耳螺旋器和平衡器的感觉纤维。在这 7 种核团中，一般内脏和特殊内脏感觉核实际上是同一个核，即孤束核。此核的颅侧部接受味觉纤维，其余部分接受一般内脏感觉纤维。因此，脑干中实际存在 6 种核团（图 20-11，表 20-2）。

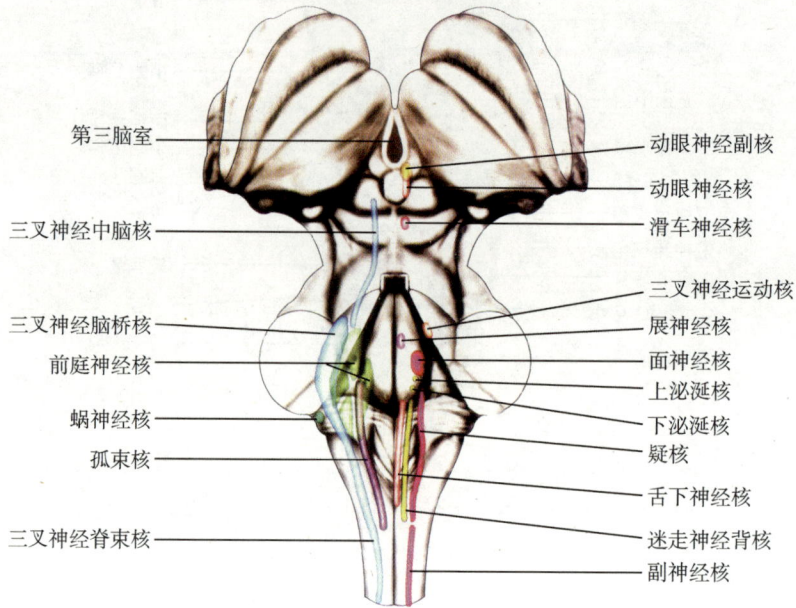

图 20-11 脑神经核在脑干背侧面的投射

表 20-2 脑干内脑神经核的排列及其功能

机能柱	核的位置	脑神经核名称	功能
一般躯体运动柱	上丘平面	动眼神经核（Ⅲ）	支配上、下、内直肌，下斜肌，上睑提肌
	下丘平面	滑车神经核（Ⅳ）	支配上斜肌
	脑桥中下部	展神经核（Ⅵ）	支配外直肌
	延髓上部	舌下神经核（Ⅻ）	支配舌肌
特殊内脏运动柱	脑桥中部	三叉运动神经核（Ⅴ）	支配咀嚼肌等
	脑桥中下部	面神经核（Ⅶ）	支配面肌等
	延髓上部	疑核（Ⅸ、Ⅹ、Ⅺ）	支配咽、喉肌等
	延髓下部、C$_1$~C$_5$	副神经核（Ⅺ）	支配斜方肌、胸锁乳突肌
一般内脏运动柱	上丘平面	动眼神经副核（Ⅲ）	支配瞳孔括约肌、睫状肌
	脑桥下部	上泌涎核（Ⅶ）	支配泪腺、舌下腺和下颌下腺
	延髓上部	下泌涎核（Ⅸ）	支配腮腺
	延髓中下部	迷走神经背核（Ⅹ）	支配颈和胸、腹腔大部分脏器
内脏感觉柱	延髓中上部	孤束核（Ⅶ、Ⅸ、Ⅹ）	接受味觉和胸、腹腔的一般内脏感觉
一般躯体感觉柱	中央灰质外侧	三叉神经中脑核（Ⅴ）	接受面肌、咀嚼肌的本体感觉
	脑桥中部	三叉神经脑桥核（Ⅴ）	接受头面部、口腔、鼻腔的触觉
	脑桥、延髓	三叉神经脊束核（Ⅴ）	接受头面部的痛温觉
特殊躯体感觉柱	延髓与脑桥交界处	前庭神经核（Ⅷ）	接受内耳的平衡觉
	延髓与脑桥交界处	蜗神经核（Ⅷ）	接受内耳的听觉

2. 非脑神经核 参与构成各神经传导通路或反射通路。

（1）薄束核与楔束核 此二核分别位于延髓中下部背侧的薄束结节和楔束结节的深方，接受来自薄束和楔束的终止（图20-12），是向高级脑部传递躯干、四肢本体感觉和精细触觉的重要中继核团。

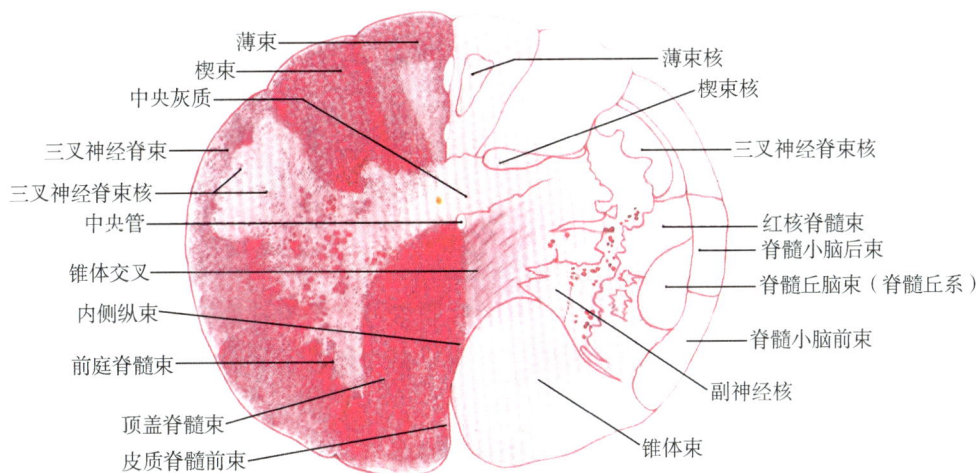

图20-12　平延髓内侧丘系交叉横切面

（2）下橄榄核　位于延髓橄榄的深方，参与修饰小脑对运动的控制，并参与小脑对运动的学习记忆和对反射的修饰。如：反映头部运动的前庭传入与眼球运动之间不匹配的信号，经下橄榄核传给绒球，后者调节前庭-眼反射，在凝视物体时，使眼球与头保持反向转动。

（3）脑桥核　位于脑桥基底部，是大脑皮质与小脑皮质的中继核。

（4）红核　位于中脑上丘至间脑尾侧平面，黑质的背内侧（图20-13）。红核参与对躯体运动的控制，其小细胞部是大脑与小脑之间多突触联系的重要环节。

（5）黑质　位于整个中脑的脚底和被盖之间（图20-13）。黑质是参与基底核调节随意运动的关键结构，此外，黑质致密部还参与中脑对边缘系统的多巴胺能投射。

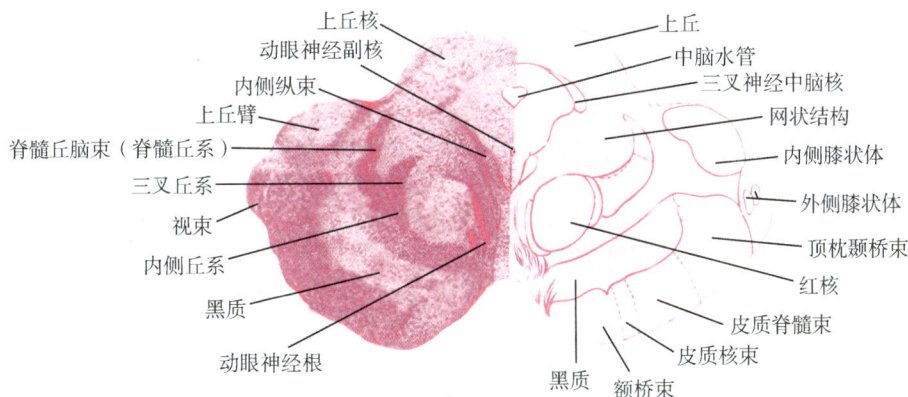

图20-13　平中脑上丘横切面

（二）白质

1. 上行（感觉）传导束

（1）内侧丘系　来自脊髓的薄束和楔束，终止于延髓中下部背侧的薄束核及楔束核，由此二核发出的纤维在中央管腹侧交叉后上行，即称内侧丘系，止于背侧丘脑的腹后核。内侧丘系传递来自对侧躯干和上、下肢的精细触觉、本体感觉和震动觉。

（2）脊髓丘系　脊髓丘脑束进入脑干后，组成脊髓丘系，上行于内侧丘系的背外侧，终于背侧丘脑的腹后外侧核，传导对侧躯干及上、下肢的痛、温、触觉。

（3）三叉丘系　来自牙齿、面部皮肤和口、鼻腔黏膜传导痛、温、触觉（包括精细触觉）信息的纤维，止于三叉神经脊束核和三叉神经脑桥核。仅此二核发出上行纤维越边至对侧（也有少部分起自三叉神经脑桥核的纤维可行于同侧），组成三叉丘系。该纤维束行于内侧丘系的外方并与之毗邻，止于背侧丘脑腹后内侧核。

（4）外侧丘系　起自对侧蜗神经和双侧上橄榄核的纤维上行组成外侧丘系，行于脑桥和中脑被盖的外侧边缘部分。形成外侧丘系以前，在脑桥被盖腹侧部横行越边的纤维中有一部分穿过上行的内侧丘系，这部分纤维组成斜方体。

2. 下行（运动）传导束

（1）锥体束　起自大脑半球额、顶叶，躯体运动区和感觉区及附近的顶叶后部皮质，经端脑内囊至脑干。锥体束由至脑干脑神经运动核的皮质核（脑干）束和至脊髓的皮质脊髓束构成。锥体束主要与随意运动的控制有关，也参与对上行感觉信息的调制。

（2）皮质脑桥束　由大脑皮质额、顶、枕及颞叶发出的下行纤维，组成额桥束和顶枕桥束，止于脑桥核。

3. 脑干的网状结构　在脑干中，除了脑神经核、境界明确的一些非脑神经核团以及长的上、下行纤维束以外，还能看到分布相当宽广、胞体和纤维交错排列成"网状"的区域，称网状结构。网状结构是中枢神经系统的整合中心，对于维持大脑皮质的清醒和警觉，调节躯体运动、内脏活动及参与睡眠发生和抑制等有着重要作用。

二、脑干的功能

脑干是端脑、间脑、小脑与脊髓之间信息传递的桥梁，是各种上、下行纤维束的必经之路，也是网状结构的主要部位，具有重要的传导作用。脑干内有一些重要的反射中枢，如中脑的瞳孔对光反射中枢、脑桥的角膜反射中枢等，同时也是心血管、呼吸等重要生命中枢的所在部位。

第三节　小　脑

PPT

小脑（图20-14，图20-15）位于颅后窝，在延髓和脑桥后方，借上、中、下3对小脑脚分别与中脑、脑桥和延髓相连。

一、小脑的外形及分叶

1. 小脑的外形　小脑中间窄细，称小脑蚓；两侧部膨隆，称小脑半球。小脑的上面平坦，被大脑半球所覆盖；下面凹凸不平，近枕骨大孔处有椭圆形隆起，称小脑扁桃体。当颅内压升高时，小脑扁桃体易受挤而嵌入枕骨大孔，压迫延髓生命中枢，导致呼吸和循环障碍，危及生命，称小脑扁桃体疝（又称枕骨大孔疝）。

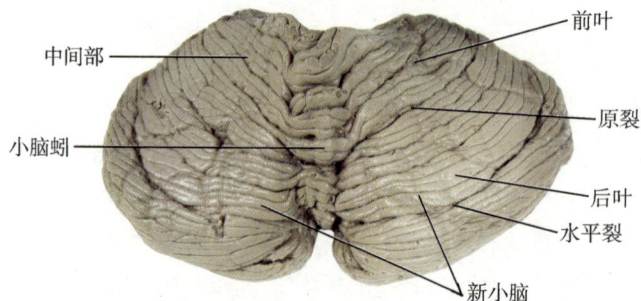

图20-14　小脑（上面）

图 20－15　小脑（前面）

2. 小脑的分叶　小脑表面有许多平行浅沟，沟间的突起称为叶片；另有少数深沟裂，将小脑分成若干部分。小脑蚓的前端为小结，小结向两侧伸出的白质带是绒球脚，其末端与绒球相连。绒球、绒球脚和小结合称为绒球小结叶，是在进化上出现最早的部分，又称原小脑，绒球小结叶借其后方的后外侧裂与小脑其余部分相隔。小脑上面前、中 1/3 之间的深裂为原裂，它由上蚓延向两侧的小脑半球。原裂前方的部分称为前叶，在进化上出现晚于原小脑，故又称旧小脑。位于原裂之后的小脑其余部分，称后叶，此叶在进化上出现最晚，又称新小脑（图 20－16）。前叶和后叶占据小脑的绝大部分，它们合称为小脑体，是随大脑皮质的发展而发展起来的。

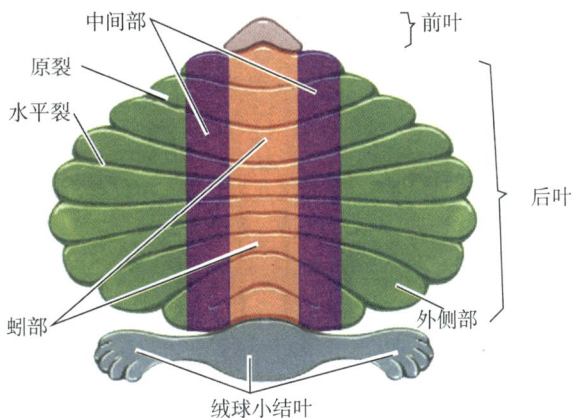

图 20－16　小脑分叶示意图

二、小脑的内部结构

小脑表面的灰质，称小脑皮质；深面的白质，称小脑髓质。小脑髓质中埋有灰质核团，称小脑核。

1. 小脑皮质　在小脑半球的表面可见许多大致平行的横沟，两沟之间的部分称为小脑回。

2. 小脑核　小脑内部核团有 4 对，即顶核、齿状核、球状核、栓状核（图 20－17）。最大的是齿状核，接受新小脑皮质的纤维。栓、球二核兼有新、旧小脑皮质的纤维进入。这 3 个核发出的纤维组成小脑上脚。顶核主要接受原、旧小脑皮质的纤维，它发出的纤维主要经小脑下脚止于前庭神经核和网状结构。

图 20－17　小脑的水平切面

三、小脑的功能

小脑的功能如下。①前庭小脑（原小脑）：即绒球小结叶，与调控躯干肌及眼外肌的运动，维持身体的平衡，协调眼球运动有关。②脊髓小脑（旧小脑）：与控制肌张力和肌协调有关。③大脑小脑（新小脑）：协调骨骼肌的随意运动。

第四节　间　脑

PPT

间脑位于中脑和大脑半球之间，两侧的大脑半球掩盖其背面及侧面。间脑可区分为背侧丘脑（丘脑）、上丘脑、后丘脑、下丘脑和底丘脑。间脑内的腔为第三脑室，向下通中脑水管，向上经室间孔通连端脑内的侧脑室（图 20 - 18）。

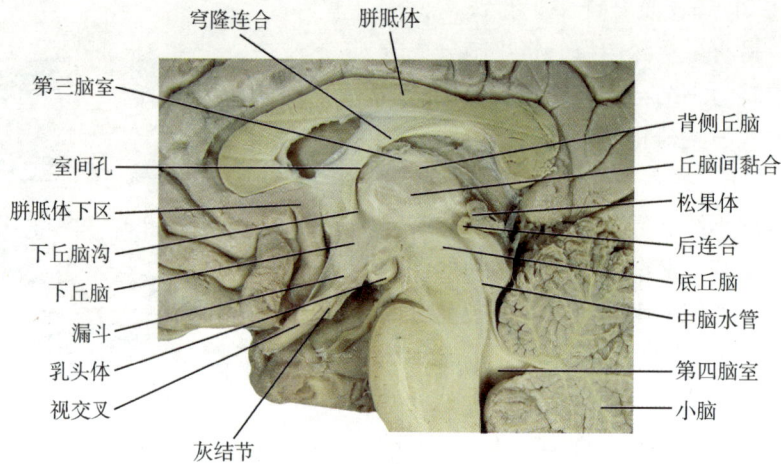

图 20 - 18　脑正中矢状面局部（间脑）

一、背侧丘脑

（一）外形

背侧丘脑又称为丘脑，由两个卵圆形的灰质团块借丘脑间黏合（中间块）连接而成，其前端的突出部为丘脑前结节；后端膨大，称丘脑枕。

（二）内部结构

丘脑被"Y"形纤维板——内髓板分为前核、内侧核和外侧核三部分（图 20 - 19）。

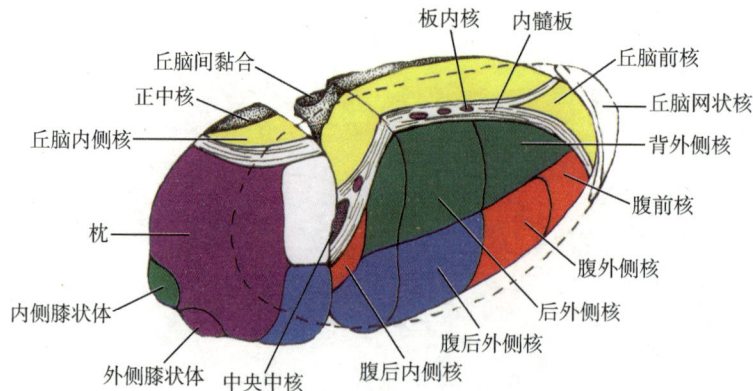

图 20 - 19　背侧丘脑的核团模式图

1. 前核群　位于内髓板分叉部的前上方，是边缘系统的一个重要中继站，其功能与内脏活动和近期记忆有关。

2. 内侧核群　位于内髓板内侧，以背内侧核最为主要。该核纤维联系广泛，涉及多种内脏活动和内分泌功能，可能是联络躯体和内脏感觉冲动的整合中枢。

3. 外侧核群　位于内髓板外侧，分为背侧核、腹侧核。腹侧核群是丘脑的主要部分，由前向后可分为腹前核、腹外侧核和腹后核。腹前核、腹外侧核主要接受小脑齿状核、苍白球与黑质的传入纤维，发出纤维投射至躯体运动中枢，调节躯体运动。腹后核又分为腹后内侧核和腹后外侧核，前者接受三叉丘系及味觉的纤维，后者接受内侧丘系和脊髓丘系的纤维。

二、后丘脑

包括内侧、外侧膝状体。内侧膝状体接受下丘来的听觉纤维，外侧膝状体接受视束的传入纤维。

三、上丘脑

由丘脑髓纹、缰三角、缰连合、松果体构成。

四、下丘脑

（一）外形及分区

1. 外形　下丘脑位于背侧丘脑的下方，上方借下丘脑沟与背侧丘脑分界。下丘脑构成第三脑室底壁和侧壁的下半。此部前方为视交叉，向后延续为视束，视交叉后方为灰结节，灰结节向下移行于漏斗，漏斗下端与垂体相连。灰结节的后方有一对圆形隆起，称乳头体（图20-18）。

2. 主要核团　视交叉外侧端背侧面的视上核和紧靠第三脑室周围的室旁核，从二核发出的纤维终于垂体后叶（见内分泌系统）；位于乳头体深面的是乳头体核（图20-20）。

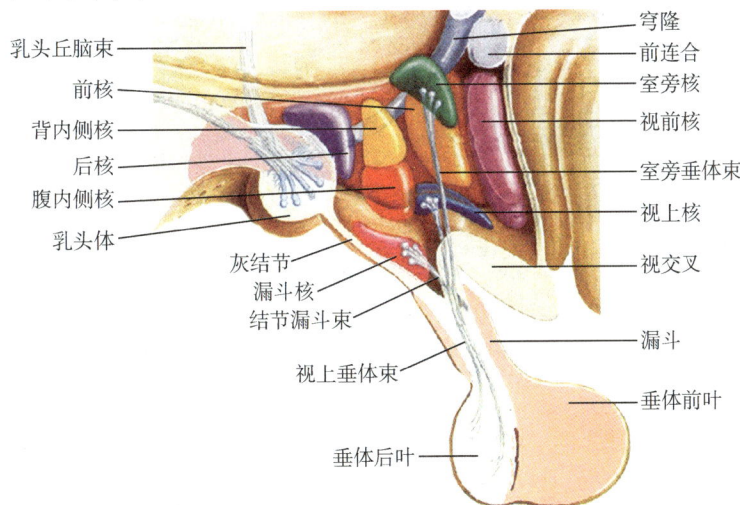

图 20-20　下丘脑的主要核团

（三）下丘脑的功能

下丘脑是调节内脏活动的皮质下中枢，也是调节内分泌的皮质下中枢。在机体内，对体温、摄食、水代谢平衡、内分泌等的调节主要依靠下丘脑，同时，下丘脑也参与情绪反应活动。

五、底丘脑

位于间脑和中脑被盖的过渡地区，内含丘脑底核及部分黑质、红核，与纹状体有密切联系，属锥体外系的重要结构。

六、第三脑室

第三脑室位于两侧背侧丘脑和下丘脑间的狭窄腔隙。前方借左、右室间孔与侧脑室相通，后方借中脑水管与第四脑室相通，顶部为第三脑室脉络组织，底部为乳头体、灰结节和视交叉。

第五节 端 脑

PPT

>> **情境导入**

情景描述 患者，男，65 岁，有高血压病史20余年。在一次情绪激动后，突然出现半身不遂，言语不清。入院检查发现：①左侧上、下肢瘫痪，肌张力增高；②左半身浅、深感觉消失；③双眼左半视野偏盲；④发笑时口角偏向右侧，伸舌时偏向左侧，舌肌无萎缩。

讨论 1. 患者是何原因引起的病变？

2. 患者病变在哪一侧的哪个部位？

3. 患者入院检查时发现的 4 个体征分别提示损伤了什么部位的什么结构？

端脑是脑的最发达部分，被大脑纵裂分为左、右两个大脑半球，借胼胝体相连。大脑半球与小脑间为大脑横裂。大脑半球内的空腔，称侧脑室。大脑半球表面灰质为大脑皮质；深部白质称为髓质，位于髓质内的灰质核团，称基底核。

一、端脑的外形及分叶

大脑半球表面有许多深浅不等的沟，沟与沟之间的隆起，称脑回，重要的沟有：①外侧沟，位于半球上外侧面；②中央沟，位于半球上外侧面；③顶枕沟，位于半球内侧面。

大脑半球借上述的三沟，分为五叶：①额叶，是中央沟以前、外侧沟以上的部分，位于颅前窝内；②枕叶，是顶枕沟以后的部分，位于小脑上方；③顶叶，是中央沟与顶枕沟之间，外侧沟以上的部分，位于顶骨深方；④颞叶，是外侧沟以下的部分，位于颅中窝内；⑤脑岛，位于外侧沟深部，又称岛叶。各叶表面都有重要沟回（图 20 – 21 至图 20 – 23）。

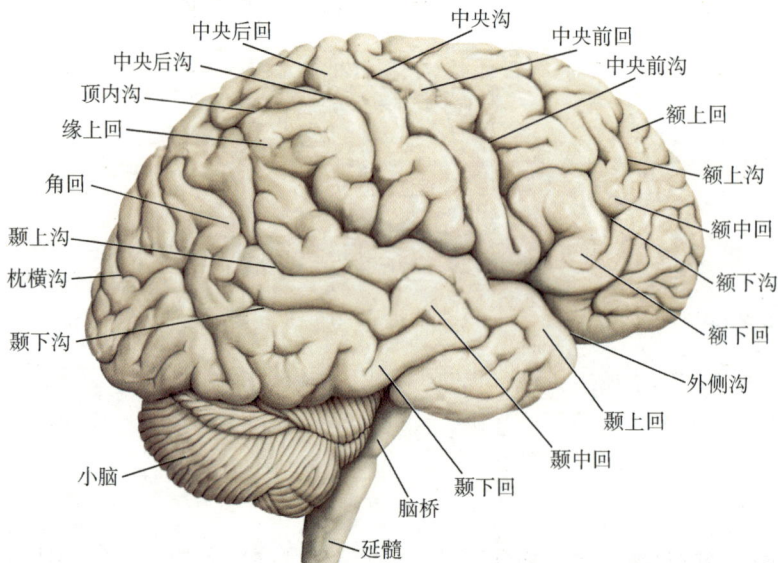

图 20 – 21　大脑半球（上外侧面）

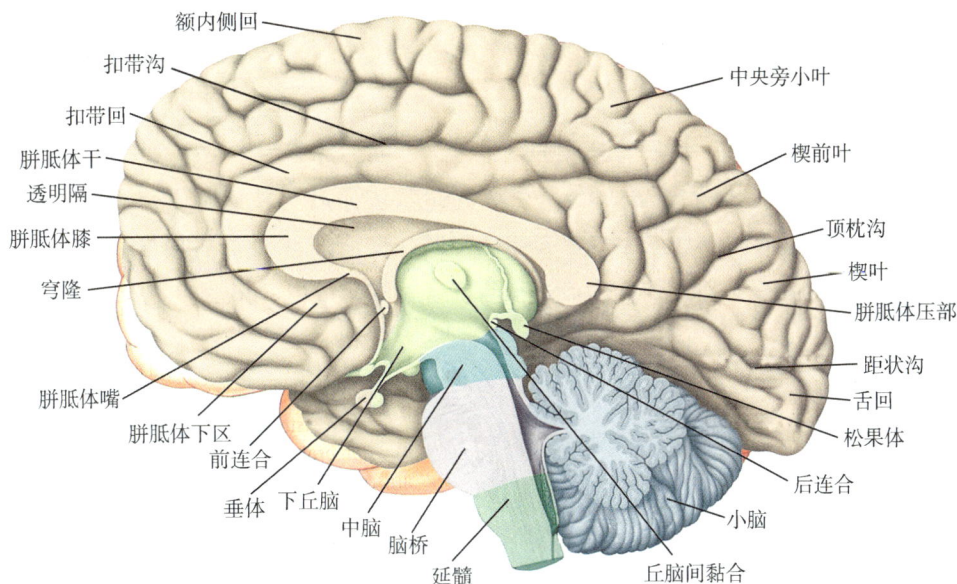

图 20 - 22　大脑半球（内侧面）

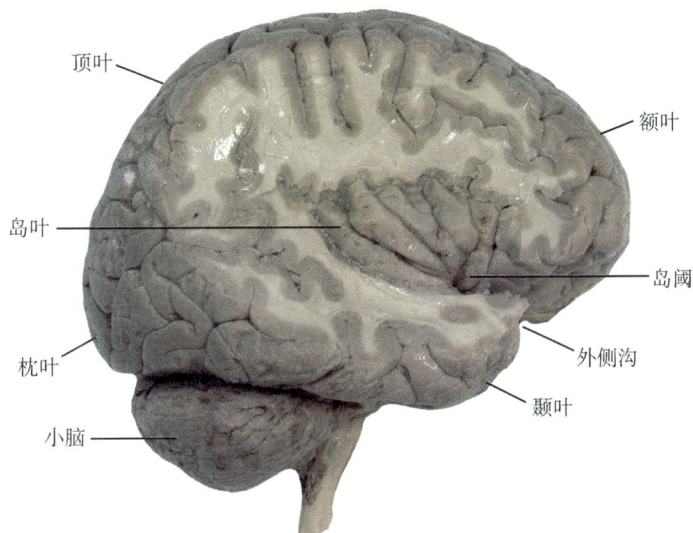

图 20 - 23　岛叶

（一）上外侧面

1. 额叶　有与中央沟相平行的中央前沟。从中央前沟的上份和下份，各向前伸出一沟，分别称额上沟和额下沟。上述各沟将额叶分为以下的脑回：中央沟与中央前沟之间的中央前回；额上沟以上的额上回；额上、下沟之间为额中回；额下沟以下为额下回。

2. 顶叶　顶叶前份，与中央沟平行的沟，为中央后沟，此沟中份有伸向后的沟，为顶间沟。中央沟与中央后沟之间为中央后回，顶间沟以上为顶上小叶，以下为顶下小叶。后者又分为围绕外侧沟末端的缘上回和围绕颞上沟末端的角回。

3. 颞叶　有两条与外侧沟相平行的沟，即颞上沟和颞下沟。自外侧沟至颞下沟下方，由上而下依次为颞上回、颞中回、颞下回。颞上回的上面藏于外侧沟内，岛叶后方有两个横行的小回，称颞横回。

4. 枕叶、岛叶 最小，在外侧面有一些不规则的沟回。岛叶呈锥体状，位于外侧沟的底，被额、顶、颞三叶覆盖，并借环状沟与额、顶、颞叶分隔。

（二）内侧面

在半球的内侧面，自中央前、后回背外侧面延伸至内侧面的部分为中央旁小叶。在中部有前后方向上略呈弓形的胼胝体。在胼胝体后下方，有呈弓形的距状沟向后至枕叶后端，此沟中部与顶枕沟相连。距状沟与顶枕沟之间称为楔叶，距状沟下方为舌回。在胼胝体背面有胼胝体沟，此沟绕过胼胝体后方，向前移行于海马沟。在胼胝体沟上方，有与之平行的扣带沟，扣带沟与胼胝体沟之间为扣带回（图 20 – 24）。

（三）底面

在半球底面，额叶内有纵行的嗅束，其前端膨大为嗅球，后者与嗅神经相连。颞叶下方有与半球下缘平行的枕颞沟，在此沟内侧并与之平行的为侧副沟。侧副沟的内侧为海马旁回（又称海马回），后者的前端弯曲，称钩。海马旁回的内侧为海马沟，沟的上方有呈锯齿状的窄条皮质，称齿状回。从内面看，在齿状回的外侧，侧脑室下角底壁上有一弓形隆起，称海马。海马和齿状回构成海马结构。

（四）边缘系统

在大脑半球内侧面，扣带回、海马旁回、海马和齿状回等几乎围绕胼胝体一圈，共同组成边缘叶。边缘叶加上与它联系密切的皮质和皮质下结构如杏仁体、下丘脑、上丘脑等，共同组成边缘系统。由于它与内脏联系密切，故又称内脏脑。边缘系统管理内脏活动、情绪反应、性活动和记忆等。

二、端脑的内部结构

（一）灰质

1. 大脑皮质 随着大脑的发育和高度分化，特化出具有定位关系的皮质功能区，即中枢。

（1）第 Ⅰ 躯体运动区 位于中央前回和中央旁小叶前部（图 20 – 21）。该区对骨骼肌运动的管理有一定的局部定位关系，其特点如下。①上下颠倒，但头部是正的。中央前回最上部和中央旁小叶前部与下肢运动有关，中部与躯干和上肢的运动有关，下部与面、舌、咽、喉的运动有关。②左右交叉，即一侧运动区支配对侧肢体的运动。但一些与联合运动有关的肌则受两侧运动区的支配，如面上部肌、眼球外肌、咽喉肌、咀嚼肌、呼吸肌和躯干、会阴肌，故在一侧运动区受损后这些肌不出现瘫痪。③身体各部投影区的大小与各部形体大小无关，而取决于功能的重要性和复杂程度（图 20 – 24）。

（2）第 Ⅰ 躯体感觉区 位于中央后回和中央旁小叶后部（图 20 – 21）。接受背侧丘脑腹后核传来的对侧半身痛、温、触、压以及位置觉和运动觉。身体各部在此区的投射特点如下。①上下颠倒，但头部也是正的。中央旁小叶的后部与小腿和会阴部的感觉有关，中央后回的最下方与咽、舌的感觉有关。②左右交叉，一侧躯体感觉区管理对侧半身的感觉。③身体各部在该区投射范围的大小也与形体的大小无关，而取决于该部感觉的敏感程度（图 20 – 25）。

（3）视觉区 位于枕叶内侧面距状沟两侧的皮质。一侧视区接受同侧视网膜颞侧半和对侧视网膜鼻侧半的纤维经外侧膝状体中继传来的视觉信息。损伤一侧视区，可引起双眼视野同向性偏盲。

（4）听觉区 位于大脑外侧沟下壁的颞横回上。每侧听区接受自内侧膝状体传来的两耳听觉冲动。因此，一侧听区受损，不至于引起全聋。

图 20 - 24 人体各部在躯体运动区的定位

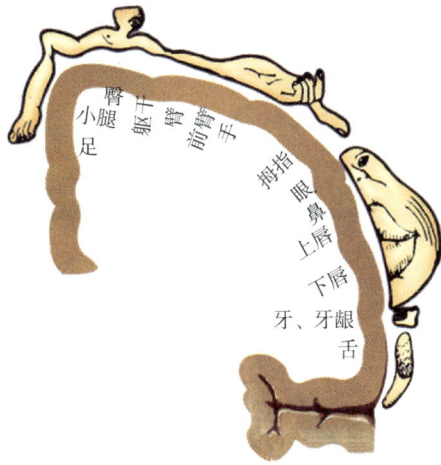

图 20 - 25 人体各部在躯体感觉区的定位

（5）语言中枢 语言区域是人类大脑皮质所特有的。语言区域多在左侧。临床实践证明，右利者（惯用右手的人），其语言区在左侧半球；大部分左利者，其语言中枢也在左侧，只少数位于右侧半球。语言区所在的半球称为优势半球。语言的中枢如下。①视觉性语言中枢（阅读中枢）：位于角回。若此中枢受损伤，患者视觉虽然完好，但不能阅读书报。临床上称失读症。②听觉性语言中枢（听话中枢）：位于颞上回后部。若此中枢受到损伤，患者能听到别人谈话，但不能理解谈话的意思。故称感觉性失语症。③运动性语言中枢（说话中枢）：在额下回后部（又名 Broca 区）。当其损伤后，患者将失去说话能力，但与发音说话有关的肌及结构并不瘫痪和异常。临床上称运动性失语症。④书写中枢：在额中回的后部。若受损，患者其他的运动功能仍然存在，但写字绘画等精细运动发生障碍。称失写症。

2. 基底核 位于白质内，靠近脑底，包括尾状核、豆状核、屏状核和杏仁体（图 20 - 26）。

（1）尾状核 呈"C"形弯曲的蝌蚪状，分为头、体、尾三部，围绕豆状核和丘脑，伸延于侧脑室前角、中央部和下角的壁旁。

（2）豆状核 位于岛叶深部，在水平切面和冠状切面上均呈尖向内侧的楔形，并被两个白质薄板分为三部：外侧部最大，称壳；内侧的两部合称为苍白球。尾状核头部与豆状核之间借灰质条索相连，外观呈条纹状，故两者合称为纹状体。苍白球出现较早，称旧纹状体。壳和尾状核合称为新纹状体。

（3）屏状核 为岛叶与豆状核之间的一薄层灰质，其范围与壳相当。此核的内侧借外囊与壳相隔，外侧借最外囊与岛叶皮质相隔。

图 20 - 26 基底核

（4）杏仁体 位于侧脑室下角前端的上方，海马旁回钩的深面，属于边缘系统的一部分。杏仁体与嗅脑、大脑新皮质、隔核、丘脑和下丘脑等有丰富的纤维联系，其功能与内脏及内分泌的调节、情绪活动和学习记忆有关。

（二）白质

大脑半球内部的神经纤维可分为三种：联络纤维、连合纤维和投射纤维。

1. 连合纤维 是连接左、右大脑半球皮质的纤维，包括胼胝体、前连合和穹隆连合（图 20 - 22）。

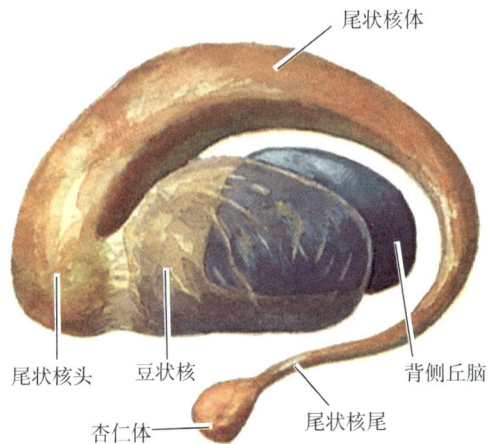

2. 联络纤维 是联系同侧半球内各部分皮质的纤维。其中，短纤维联系相邻脑回，称弓状纤维；长纤维联系本侧半球各叶（图20-27）。

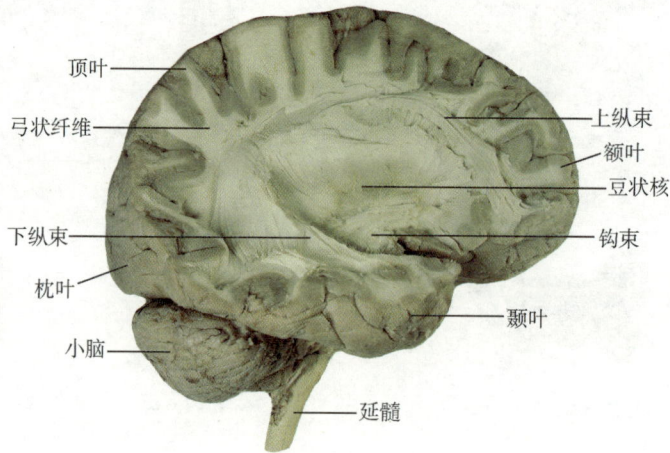

图 20 - 27 大脑半球的联络纤维

3. 投射纤维 是联系大脑皮质与下位中枢的纤维，包括下行的运动纤维和上行的感觉纤维，这些纤维共同组成一个尖朝下的扇形纤维束板。通过基底核与背侧丘脑之间，构成内囊。

内囊为一厚的白质板，位于内侧的尾状核和背侧丘脑、外侧的豆状核之间。在半球水平切面上，内囊呈开口向外侧的"＜"形折线。内囊分为三部：内囊前肢较短，位于豆状核与尾状核之间；内囊后肢较长，位于豆状核与背侧丘脑之间；内囊膝，位于前、后脚相交处（图20-28）。通过内囊各部的主要纤维束如下：通过前肢的为额桥束、丘脑前辐射（由丘脑前核、背内侧核投射至额叶和扣带回的纤维）；通过膝的是皮质核束；通过后肢的为皮质脊髓束，丘脑中央辐射纤维（来自丘脑腹后核的躯体感觉纤维），视辐射（来自外侧膝状体的视觉纤维）和顶枕桥束，听辐射（来自内侧膝状体的听觉纤维）和颞桥束（图20-29）。一侧内囊损伤会导致"三偏综合征"。

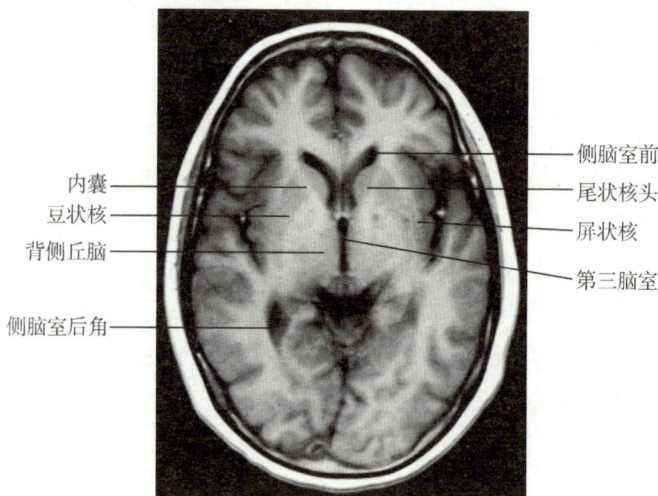

图 20 - 28 经基底核区的横断层 MIRI 影像

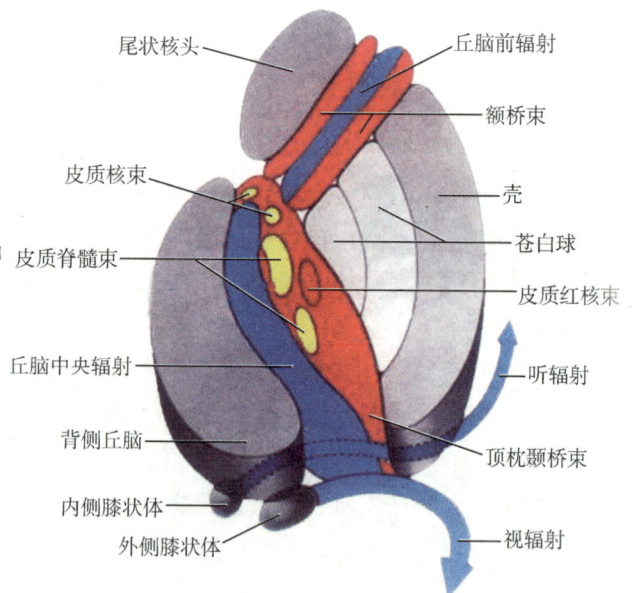

图 20 - 29 内囊模式图

（三）侧脑室

侧脑室位于半球内，左、右各一，形状不规则，可分为中央部、前角、后角和下角四部。中央部位于顶叶内；前角伸向额叶；后角伸入枕叶；下角伸至颞叶内（图20-30）。侧脑室经左、右室间孔与第三脑室相通。

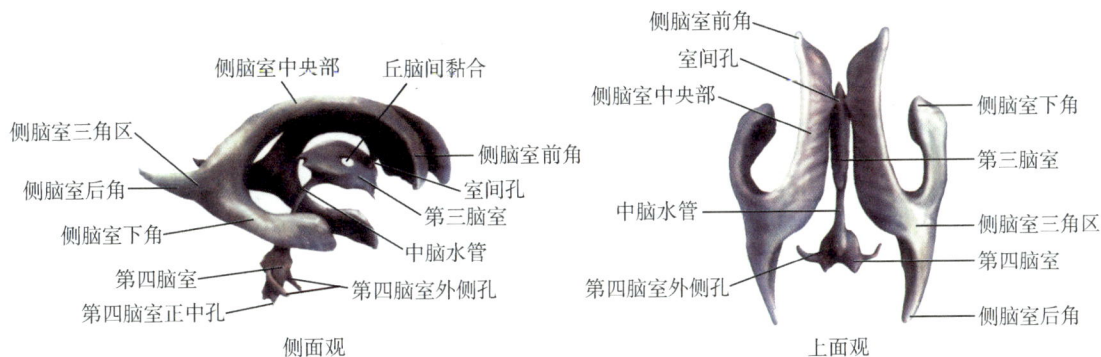

侧面观

上面观

图 20-30　脑室投影图

三、端脑的功能

端脑的额叶与躯体运动、言语及高级思维活动有关；顶叶与躯体感觉、味觉和言语等有关；枕叶与视觉信息整合有关；颞叶与听觉、言语和学习记忆功能有关；岛叶与内脏感觉有关；边缘叶与情绪、行为和内脏活动有关。

🔧 素质提升

人类脑计划

目前，脑功能障碍已成为全球致残的首要因素。以阐明脑和神经系统的工作原理和机制为目标的脑科学（神经科学）是生命科学的最后疆域，是现代认知科学乃至整个生命科学面临的最大挑战。近年来，计算机等信息科学发展迅速，基于神经科学和信息科学相结合的人类脑计划应运而生。

杨雄里院士在筹划"中国脑计划"时提到，"中国脑计划"应思考如何努力体现中国特色并保障我国脑科学的可持续发展。中国科学院神经科学研究所蒲慕明院士结合我国的国情对人类脑计划进行评价和展望，也指出大脑疾病的研究将是我国临床医学未来主要的发展方向，建议关注本国的重大脑疾病，尤其是在早期诊断和早期治疗方面，脑疾病的早期诊断和早期治疗应该成为"中国脑计划"的研究目标。2015年，我国科学家就脑科学与类脑科学研究在我国"一体两翼"的部署达成了初步共识。"一体"是以阐解人类认知的神经基础（认识脑）为主体和核心，"两翼"是指脑重大疾病的研究（保护脑）及通过计算机和系统模拟推进人工智能的研究（模拟脑）。"一体两翼"就是以脑认知原理基础研究带动脑重大疾病研究和类脑人工智能研究。

目标检测

答案解析

一、单项选择题

1. 脑的灰质包括（　　）
   A. 皮质和髓质　　　　　　　B. 皮质和神经核　　　　　　C. 神经节和神经核
   D. 神经核和神经束　　　　　E. 皮质、神经核和神经节

2. 关于脊髓节段与椎骨序数的对应关系，描述错误的是（　　）
   A. $C_1 \sim C_4$ 与同序数椎骨一致
   B. $T_5 \sim T_8$ 比同序数椎骨高 1 个椎体
   C. $T_9 \sim T_{12}$ 比同序数椎骨高 3 个椎体
   D. $L_1 \sim L_5$ 在第 10、11 胸椎高度
   E. $S_1 \sim S_5 + Co$ 平第 12 胸椎与第 1 腰椎

3. 关于脊髓灰质，描述错误的是（　　）
   A. 前角为躯体运动神经元　　　　　　　B. 前角包括 α 和 γ 两种类型
   C. 侧角存在于 $T_1 \sim L_4$ 脊髓节段内　　D. 侧角为交感神经节前神经元
   E. 后角主要含联络神经元的胞体

4. 一侧皮质脊髓束损伤，表现为（　　）
   A. 同侧躯干肌运动障碍　　　B. 对侧躯干肌运动障碍　　　C. 同侧四肢肌运动障碍
   D. 对侧四肢肌运动障碍　　　E. 同侧躯干肌及四肢肌运动障碍

5. 一侧脊髓丘脑侧束损伤，导致（　　）
   A. 对侧病变水平以下的区域痛、温觉的减退或消失
   B. 同侧病变水平以下的区域痛、温觉的减退或消失
   C. 对侧病变水平 1~2 节以下的区域痛、温觉的减退或消失
   D. 同侧病变水平 1~2 节以下的区域痛、温觉的减退或消失
   E. 对侧病变水平 1~2 节以下的区域痛、温觉和粗触觉的减退或消失

6. 下列属于特殊内脏运动神经核的是（　　）
   A. 动眼神经核　　　　　　　B. 滑车神经核　　　　　　　C. 舌下神经核
   D. 面神经核　　　　　　　　E. 动眼神经副核

7. 与温、痛觉有关的结构是（　　）
   A. 皮质脊髓侧束　　　　　　B. 内侧丘系　　　　　　　　C. 脊髓丘脑前束
   D. 背侧丘脑腹后核　　　　　E. 大脑皮质中央前回

8. 第 I 躯体运动区主要位于（　　）
   A. 中央后回和中央旁小叶的后部
   B. 中央后回和中央旁小叶的前部
   C. 中央前回和中央旁小叶的前部
   D. 中央前回和中央旁小叶的后部
   E. 中央前回和扣带回

9. 关于内囊膝，说法正确的是（　　）

　　A. 含有皮质核束　　　　　　B. 含有皮质脊髓束　　　　　　C. 含有视辐射

　　D. 含有听辐射　　　　　　　E. 含有丘脑中央辐射

10. 关于内侧膝状体，说法正确的是（　　）

　　A. 与听觉冲动传导有关　　　B. 与视觉冲动传导有关　　　　C. 与躯体运动传导有关

　　D. 与躯体感觉传导有关　　　E. 与内脏觉传导有关

二、思考题

1. 列表比较神经系统常用术语在分布和构成上的差异。

2. 列表归纳脊髓、脑干、背侧丘脑、内囊中各传导束及其功能。

（韩中保　接琳琳）

书网融合……

本章小结　　　　微课1　　　　微课2　　　　题库

第二十一章 周围神经系统

1. 通过本章学习，重点把握脊神经的构成；颈丛、臂丛、腰丛和骶丛的位置、分支、分布及各分支损伤后的表现；胸神经前支的节段性分布；12 对脑神经的名称、性质、分支、分布及损伤后表现；内脏运动神经的交感神经与副交感神经的差异性，牵涉痛的特点。

2. 列表比较颈丛、臂丛、腰丛及骶丛的组成、分支、走行、分布的结构及损伤后表现；列表比较各脑神经所涉及的脑神经核、分支、分布的结构及损伤后表现；搜索相关内容，解释上肢或下肢不同部位的骨折可能导致哪些脊神经损伤、表现出哪些相应的症状；归纳分布于舌、眼等部位的脑神经及其功能；解释膝跳反射、角膜反射、瞳孔对光反射的反射弧构成。

第一节 脊神经 🅔 微课 1

PPT

》 情境导入

情景描述 患者，男，23 岁。3 个月前右下肢胫腓骨骨折，一直使用腋杖。近日出现以下症状：臂不能外展，臂外旋力弱，不能做梳头、戴帽等动作；右肩出现皮肤感觉障碍；肩峰突出，呈"方肩"。

讨论 该患者出现的症状主要是因为损伤了哪些结构？为什么？

一、概述

（一）脊神经的构成、分布和纤维成分

每对脊神经都由前根和后根在椎间孔处汇合形成。前根属于运动性，后根属于感觉性，因此，脊神经为混合性神经。后根在椎间孔附近有椭圆形膨大，称脊神经节，内含假单极神经元，其中枢突形成脊神经的后根（图 21 – 1）。

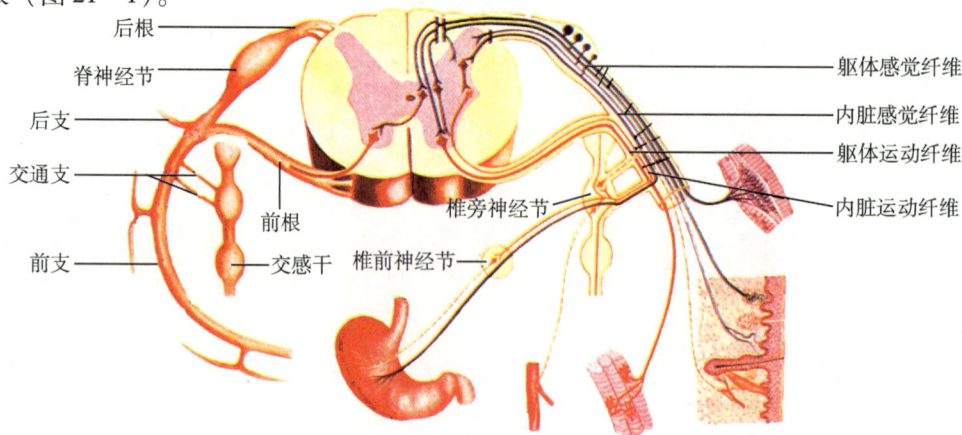

图 21 – 1 脊神经组成、分布示意图

脊神经共 31 对，包括 8 对颈神经、12 对胸神经、5 对腰神经、5 对骶神经、1 对尾神经。

根据脊神经的分布和功能，可将其组成的纤维成分分为 4 类：①躯体感觉纤维，分布于皮肤、骨骼肌、肌腱和关节；②内脏感觉纤维，分布于内脏、心血管和腺体的感受器；③躯体运动纤维，分布于骨骼肌；④内脏运动纤维，分布于内脏、心血管和腺体（图 21 - 1）。

（二）脊神经的典型分支

脊神经干很短，出椎间孔后立即分为 4 支。①脊膜支：细小，经椎间孔返回椎管，分布于脊髓被膜和脊柱的韧带。②交通支：为连于脊神经与交感神经节之间的细支。③后支：较细，经相邻椎骨横突之间或骶后孔向后走行，分布于脊柱附近的结构。④前支：混合性，粗大，分布于躯干前外侧及四肢的皮肤和骨骼肌。除胸神经前支保持明显的节段性分布外，其余脊神经前支形成神经丛，由神经丛再分支分布于相应区域（图 21 - 2）。

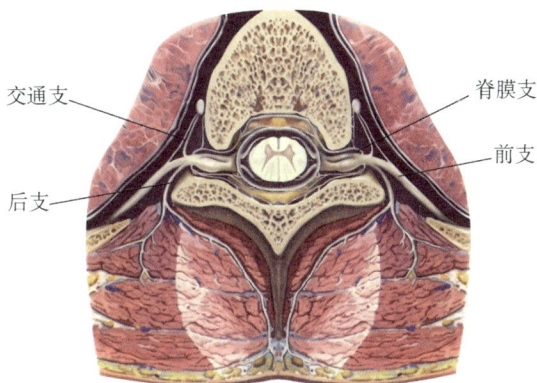

图 21 - 2 脊神经分支示意图

二、颈丛

（一）颈丛的组成和位置

颈丛由第 1~4 颈神经的前支构成，位于胸锁乳突肌上部的深方，中斜角肌和肩胛提肌起端的前方。

（二）颈丛的分支

1. 皮支 主要分布于皮肤，由胸锁乳突肌后缘中点附近穿出，是颈部皮肤浸润麻醉的阻滞点。主要的浅支有枕小神经、耳大神经、颈横神经和锁骨上神经，呈放射状分布于枕部、耳后、颈部和肩部的皮肤（图 21 - 3）。

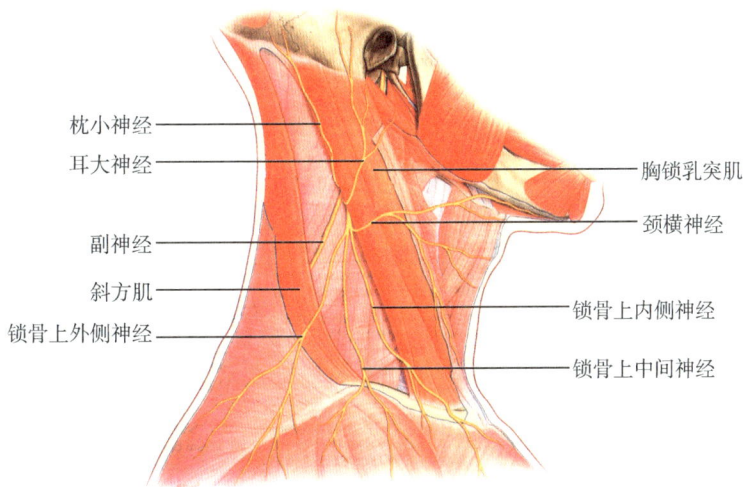

图 21 - 3 颈丛皮支的分布

2. 肌支 最重要的肌支是膈神经，为混合性神经。膈神经发出后沿前斜角肌表面下行，在锁骨下动、静脉之间经胸廓上口进入胸腔，经过肺根前方，在纵隔胸膜与心包之间下行达膈肌，支配膈肌的运动；同时接受胸膜、心包、膈下面的部分腹膜、肝、胆囊和肝外胆道等感觉。

膈神经受损后表现为同侧的膈肌瘫痪，腹式呼吸减弱或消失，严重者可有窒息感。膈神经受刺激时可发生呃逆。

三、臂丛

（一）臂丛的组成和位置

臂丛是由第 5~8 颈神经前支和第 1 胸神经前支的大部分组成，向外穿过斜角肌间隙，经锁骨后方进入腋窝，组成臂丛的神经根先合成上、中、下 3 个干，每个干又分为前、后两股，由上、中干的前股合成外侧束，下干前股自成内侧束，三干后股汇合成后束，3 个束从三面包围腋动脉（图 21 - 4）。臂丛在锁骨中点后方比较集中，位置浅表，容易摸到，常作为臂丛阻滞麻醉的部位。

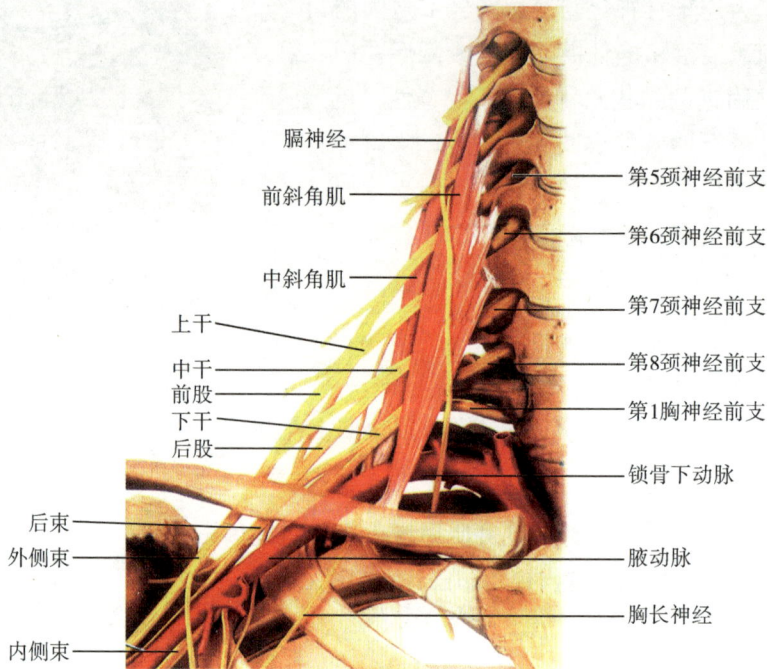

图 21 - 4　臂丛的组成

（二）臂丛的分支（图 21 -5）

1. 锁骨上部

（1）胸长神经　起自神经根，经臂丛后方进入腋窝，沿前锯肌表面伴随胸外侧动脉下降，支配此肌。损伤此神经可导致前锯肌瘫痪，出现"翼状肩"。

（2）肩胛背神经　起自神经根，穿中斜角肌，在肩胛骨与脊柱间下行，支配菱形肌和肩胛提肌。

（3）肩胛上神经　起自臂丛上干，向后经肩胛骨上缘入冈上窝，再转入冈下窝，支配冈上、下肌。

2. 锁骨下部

（1）肩胛下神经　发自后束，沿肩胛下肌前面下降，支配肩胛下肌和大圆肌。

（2）胸内、外侧神经　起自内侧束和外侧束，穿出锁胸筋膜，支配胸大肌、胸小肌。

（3）胸背神经　起自后束，循肩胛骨外侧缘伴肩胛下血管下降，支配背阔肌。在乳腺癌根治术中，清除腋淋巴结群时，应注意勿损伤此神经。

（4）腋神经　在腋窝发自臂丛后束，穿四边孔，绕肱骨外科颈至三角肌深面，分支分布于三角肌和小圆肌。余部（臂外侧上皮神经）由三角肌后缘穿出，分布于肩部和臂外侧上部的皮肤。

肱骨外科颈骨折、肩关节脱位或被腋杖压迫，都可能损伤腋神经而导致三角肌瘫痪，臂不能外展，三角肌区皮肤感觉丧失。由于三角肌萎缩，肩部骨突耸起，称"方肩"。

（5）肌皮神经　自外侧束发出后，斜穿喙肱肌，经肱二头肌和肱肌间下降并发出分支支配二肌，终支（皮支）在肘关节稍下方穿出深筋膜延续为前臂外侧皮神经，分布于前臂外侧皮肤。

（6）正中神经　发自臂丛内、外侧束，在臂部沿肱二头肌内侧沟下行，至肘窝后，经腕管至手掌。在肘部、前臂：发出许多肌支，支配除肱桡肌、尺侧腕屈肌和指深屈肌尺侧半以外的所有前臂的屈肌。在手部：分布于第 1、2 蚓状肌和鱼际肌（除拇收肌外），掌心、鱼际、桡侧三个半指的掌面及其中节和远节手指背面的皮肤。

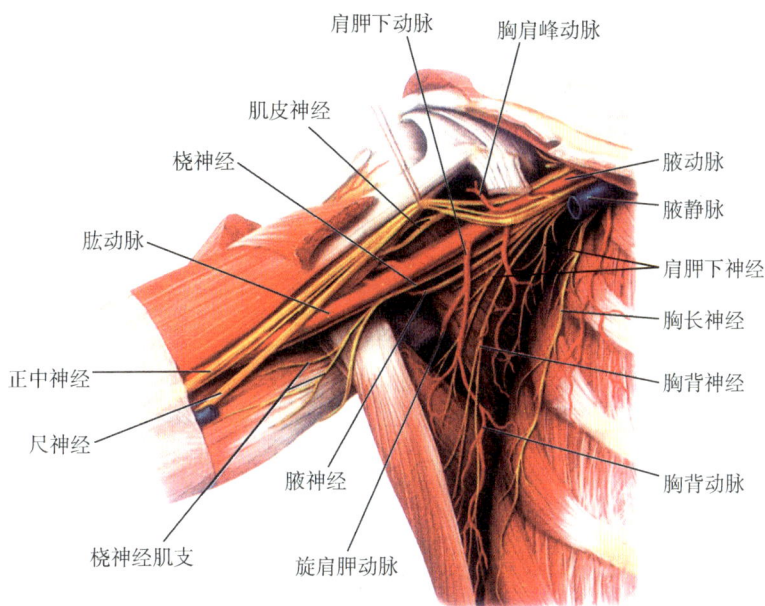

图 21-5　臂丛及其分支

在臂部受损伤时，运动障碍表现为前臂不能旋前，屈腕能力减弱，拇、示指不能屈曲，拇指不能对掌。由于鱼际肌萎缩，手掌显平坦，称"枪手"。感觉障碍以拇指、示指和中指的远节最为显著（图 21-7）。

（7）尺神经　发自臂丛内侧束，在肱动脉内侧下行至内上髁后方的尺神经沟。与尺动脉伴行至手掌。在前臂，支配尺侧腕屈肌和指深屈肌的尺侧半。在手掌，分为浅、深两支。浅支分布于小鱼际、小指和环指尺侧半掌面的皮肤。深支支配小鱼际肌、拇收肌、骨间肌及第 3、4 蚓状肌（图 21-6）。

尺神经易损部位在肱骨内上髁后方的尺神经沟。尺神经受损时，运动障碍表现为屈腕能力减弱，环指和小指的远节指骨不能屈曲。小鱼际肌萎缩变平坦，拇指不能内收，骨间肌萎缩，各指不能互相靠拢，各掌指关节过伸，第 4、5 指的指骨间关节弯曲，出现"爪形手"。感觉丧失区域以手内侧缘为主。如合并正中神经损伤，则表现为"猿手"（图 21-7）。

（8）桡神经　发自臂丛的后束，行于腋动脉的后方，并与肱深动脉一同行向外下，沿桡神经沟绕肱骨中段背侧旋向外下，在此发出肌支，支配肱三头肌、肱桡肌和桡侧腕长伸肌。在肱骨外上髁前方分为浅、深两支：浅支分布于手背桡侧半和桡侧两个半手指近节背面的皮肤，深支支配前臂的伸肌（图 21-6）。

桡神经易损部位常见于肱骨中段或中、下 1/3 交界处。损伤后的主要运动障碍是前臂伸肌瘫痪，表现为抬前臂时呈"垂腕"状态。感觉障碍以第 1、2 掌骨间隙背面"虎口区"皮肤最为明显。桡骨颈骨折时，也可损伤桡神经深支，其主要症状是伸腕能力弱和不能伸指（图 21-7）。

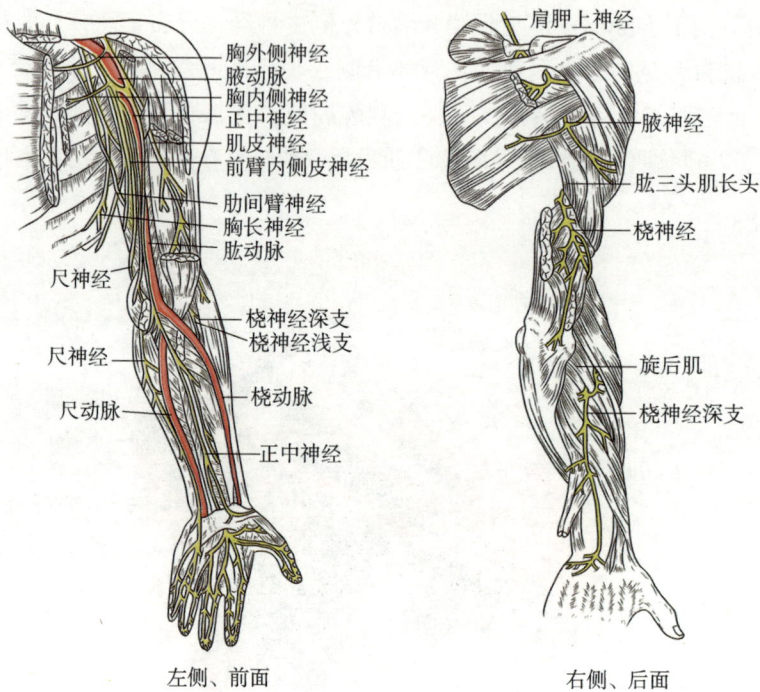

左侧、前面 　　　　　　　右侧、后面

图 21 - 6　上肢的神经

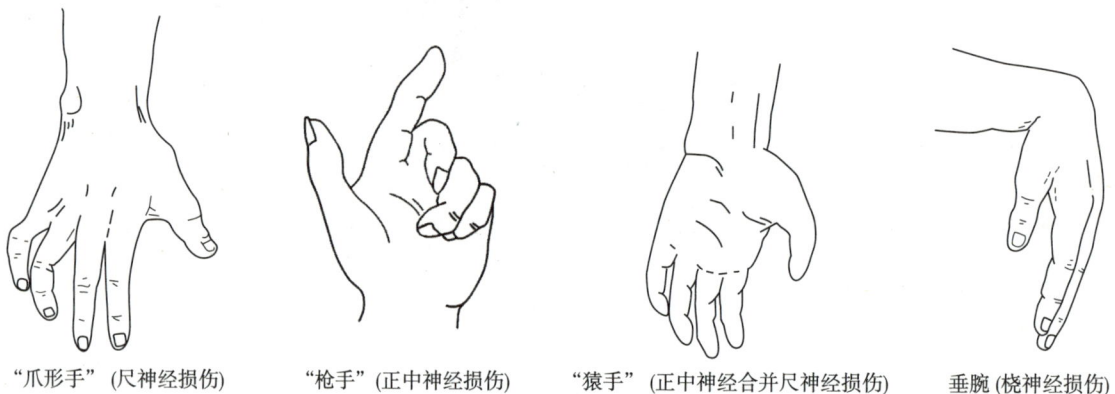

"爪形手"(尺神经损伤)　　"枪手"(正中神经损伤)　　"猿手"(正中神经合并尺神经损伤)　　垂腕 (桡神经损伤)

图 21 - 7　病理手形

💡 素质提升

世界断肢再植之父

　　陈中伟，男，1929—2004 年，浙江宁波人。1954 年毕业于上海第二医学院。复旦大学医学院中山医院外科教研室主任，骨科教授，博士生导师，中国科学院院士，第三世界科学院院士，中华医学会常务理事，国际显微重建外科学会创始会员，国际外科学会会员。12 个国际著名医学中心客座教授。为骨科与显微外科专家。

　　1963 年，他主持接好全断的右手；1974 年，在北美手外科年会作"断肢再植"创始者报告。国际上称他为"再植之父"；1996 年，他与上海交通大学合作，首创"再造手指控制的电子假手"。由于他在断肢再植与显微外科领域的突出贡献，1963 年卫生部记大功一次，1981 年获国务院颁发国家科学大会奖，1994 年被求是基金会和李鹏总理授予杰出科学家奖，1999 年获国际显微重建外科学会颁发的"千年奖"。专著有《显微外科》《创伤骨科与断肢再植》等 10 本。他首创多种显微外科手术，发表论文 130 篇，其中 33 篇发表在国外医学杂志上。

四、胸神经前支

1. 胸神经前支的组成和位置　　胸神经前支共 12 对。第 1～11 对各自位于相应的肋间隙中，称肋间神经（图 21–8）；第 12 对胸神经前支位于第 12 肋下方，称肋下神经。

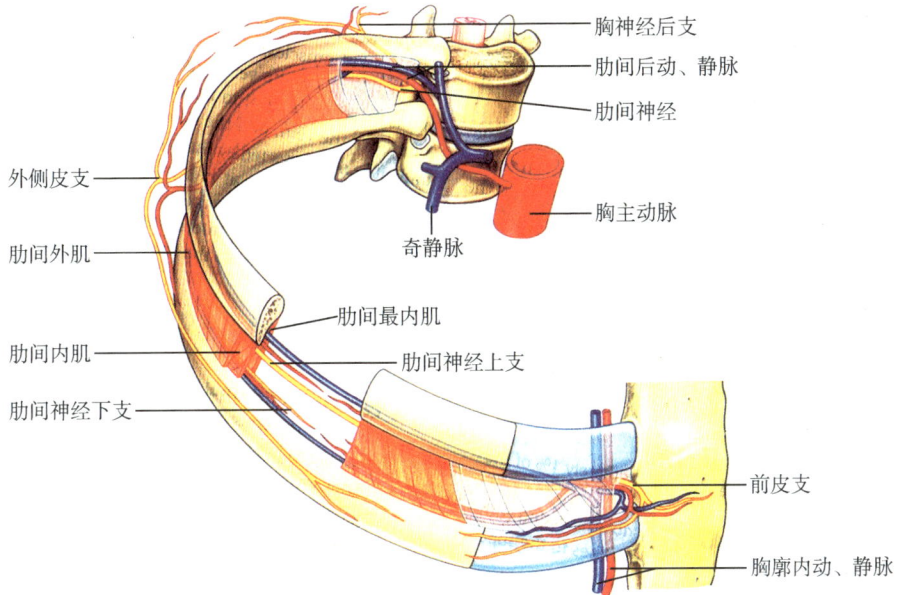

図 21－8　肋间神经

2. 胸神经前支的走行　　肋间神经的肌支支配肋间肌和腹肌的前外侧群，皮支分布于胸、腹壁的皮肤以及胸腹膜壁层。胸神经前支具有明显的节段性分布，T_2 相当于胸骨角平面，T_4 相当于乳头平面，T_6 相当于剑突平面，T_8 相当于肋弓平面，T_{10} 相当于脐平面，T_{12} 则分布于耻骨联合与脐连线中点平面（图 21–9）。临床上常以上述胸骨角、肋弓、剑突、脐等为标志，检查感觉障碍的节段。

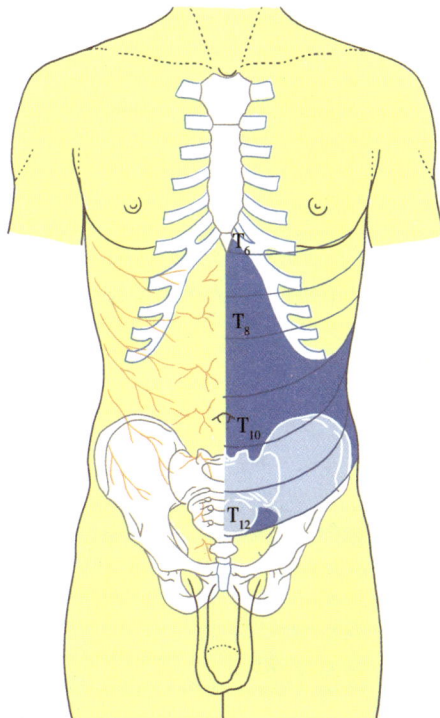

図 21－9　躯干皮神经的节段性分布

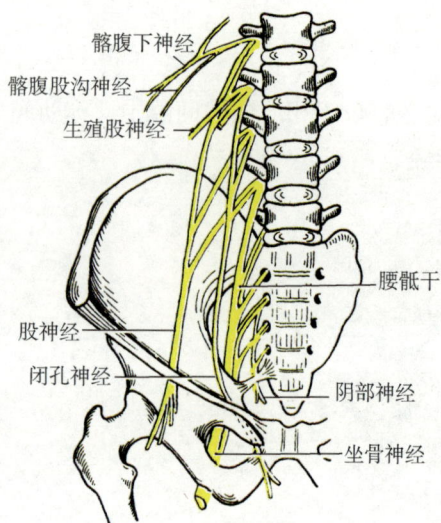

图 21 - 10　腰丛的组成及分支（前面）

五、腰丛

（一）腰丛的组成和位置

腰丛由第 12 胸神经前支的一部分、第 1 ~ 3 腰神经前支和第 4 腰神经前支的一部分组成；位于腰大肌深面，除发出肌支支配髂腰肌和腰方肌外，还发出下列分支，分布于腹股沟区及大腿的前部和内侧部（图 21 - 10）。

（二）腰丛的分支（图 21 - 11）

1. 髂腹下神经　出腰大肌外缘，在髂嵴上方进入腹内斜肌和腹横肌之间，继而在腹内、外斜肌之间前行，终支在腹股沟管浅环上方穿腹外斜肌腱膜至皮下。其皮支分布于臀外侧部、腹股沟区及下腹部皮肤，肌支支配腹壁肌。

2. 髂腹股沟神经

在髂腹下神经的下方，走行方向与该神经略同，在腹壁肌之间并沿精索浅面前行，终支自腹股沟管浅环外出。皮支分布于腹股沟部和阴囊或大阴唇皮肤，肌支支配腹壁肌。

3. 股外侧皮神经　分布于大腿外侧部的皮肤。

4. 股神经　是腰丛中最大的分支，在腰大肌与髂肌之间下行，在腹股沟中点稍外侧，经腹股沟韧带深面、股动脉外侧到达股三角，随即分为数支。①肌支：支配耻骨肌、股四头肌和缝匠肌。②皮支：有数条较短的前皮支，分布于大腿和膝关节前面的皮肤。最长的皮支称为隐神经，伴随股动脉入收肌管下行，至膝关节内侧浅出至皮下后，伴随大隐静脉沿小腿内侧面下降达足内侧缘，分布于膝下、小腿内侧面和足内侧缘的皮肤。

股神经受损表现为：屈髋无力，坐位时不能伸小腿，行走困难，股四头肌萎缩，髌骨突出，膝反射消失，大腿前面和小腿内侧面皮肤感觉障碍。

5. 闭孔神经　分布于大腿内侧肌群和大腿内侧面的皮肤。

6. 生殖股神经　皮支分布于阴囊（大阴唇）、股部及其附近的皮肤；肌支支配提睾肌。

六、骶丛

（一）骶丛的组成和位置

骶丛由腰骶干以及全部骶神经和尾神经的前支组成。骶丛位于盆腔内，在骶骨及梨状肌前面，髂内动脉的后方。

（二）骶丛的分支（图 21 - 12，图 21 - 13）

1. 臀上神经　伴臀上动、静脉经梨状肌上孔出盆腔，行于臀中、小肌之间，支配臀中、小肌和阔筋膜张肌。

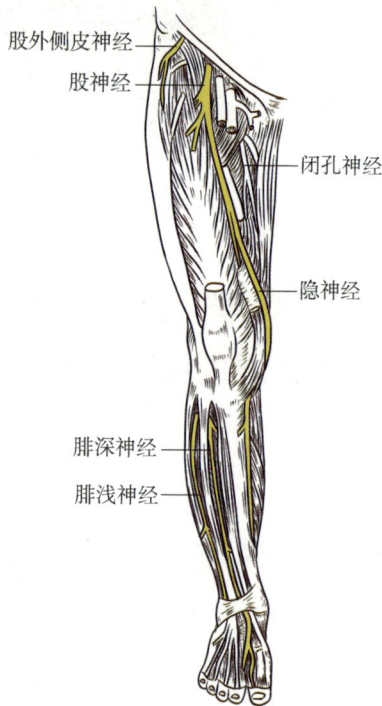

图 21 - 11　下肢的神经（前面）

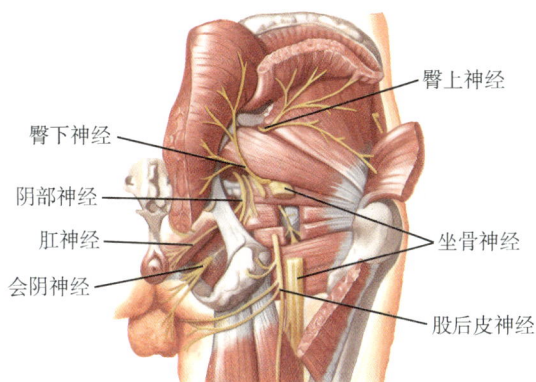

图 21－12　臀部神经（后面）

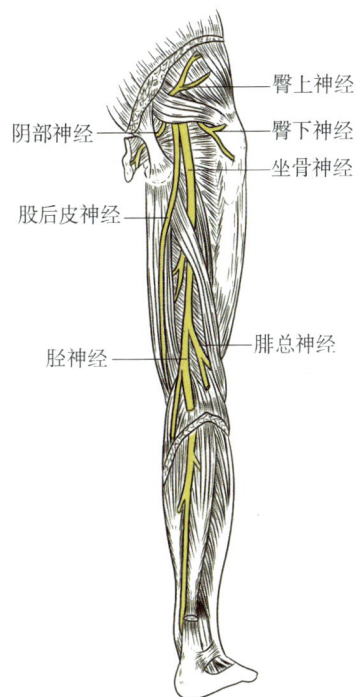

图 21－13　下肢的神经（后面）

2. 臀下神经　伴臀下动、静脉经梨状肌下孔出盆腔，达臀大肌深面，支配臀大肌。

3. 股后皮神经　出梨状肌下孔，至臀大肌下缘浅出，主要分布于股后部和腘窝的皮肤。

4. 阴部神经　伴阴部内动、静脉出梨状肌下孔，绕坐骨棘经坐骨小孔入坐骨直肠窝，向前分支分布于会阴部和外生殖器的肌和皮肤。

5. 坐骨神经　是全身最粗大的神经。经梨状肌下孔出盆腔，在臀大肌深面，经坐骨结节与股骨大转子之间行至股后，在股二头肌深面下行，一般在腘窝上方分为胫神经和腓总神经。在股后部发出肌支，支配大腿后群肌；同时发出分支分布于髋关节。

（1）胫神经　为坐骨神经本干的直接延续，伴胫后动脉下降，过内踝后方，在屈肌支持带深面分为足底内侧神经和足底外侧神经两终支入足底。肌支支配小腿后群和足底肌，皮支分布于小腿后部、足底和足背外侧缘的皮肤。

胫神经损伤的主要运动障碍为足不能跖屈，内翻力弱，不能以足尖站立。由于小腿前外侧群肌过度牵拉，致使足呈背屈及外翻位，出现"钩状足"畸形。感觉障碍区主要在足底面（图 21－14）。

（2）腓总神经　自坐骨神经发出后，沿股二头肌内侧走向外下，绕腓骨颈外侧向前，穿腓骨长肌分为腓浅和腓深神经。腓浅神经在腓骨长、短肌与趾伸肌之间下行，分出肌支支配腓骨长、短肌，在小腿下 1/3 处浅出为皮支，分布于小腿外侧，足背和第 2～5 趾背侧皮肤。腓深神经与胫前动脉相伴而行，先在胫骨前肌和趾长伸肌之间，后在胫骨前肌与拇长伸肌之间下行至足背。分布于小腿肌前群、足背肌及第 1、2 趾背面的相对缘皮肤（图 21－11）。

腓总神经在腓骨颈处位置最浅，易受损伤。腓总神经受损后的主要表现是足不能背屈，足下垂，并且内翻，趾不能伸，形成"马蹄内翻足"畸形（图 21－14）。行走呈"跨阈步态"。感觉障碍在小腿外侧面和足背较为明显。

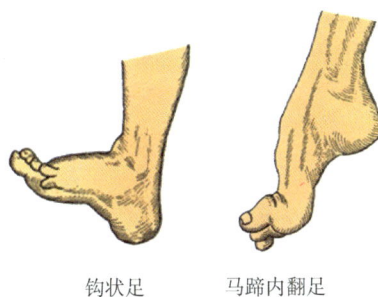

钩状足　　　马蹄内翻足

图 21－14　病理性足形

第二节　脑神经 📱微课2

PPT

≫ 情境导入

情景描述　患者，男，22 岁。因酒后斗殴致右侧面部被砍伤，疼痛并出血来院就诊。检查发现：右侧面部有一长 12cm 的刀伤，右侧额纹消失，右眼不能闭合，右侧鼻唇沟变浅，口角偏向左侧，右侧不能鼓腮，说话时右侧口角流涎，右眼角膜反射消失。收治入院后急诊手术行神经端吻合术，并在手术放大镜下进行神经束膜吻合术，术后 1 个月后上述症状均好转。

讨论　1. 面神经的管外分支和支配是怎样的？
　　　　2. 该患者损伤了面神经的哪些分支？
　　　　3. 如何鉴别面神经的管内、外损伤？

脑神经是与脑相连的周围神经，共有 12 对，其排列顺序通常用罗马字母表示，排列和名称如下：Ⅰ嗅神经，Ⅱ视神经，Ⅲ动眼神经，Ⅳ滑车神经，Ⅴ三叉神经，Ⅵ展神经，Ⅶ面神经，Ⅷ前庭蜗神经，Ⅸ舌咽神经，Ⅹ迷走神经，Ⅺ副神经，Ⅻ舌下神经（图 21-15）。12 对脑神经记忆口诀如下：一嗅二视三动眼，四滑五叉六外展，七面八听九舌咽，第十迷走十一副，十二舌下紧相随。

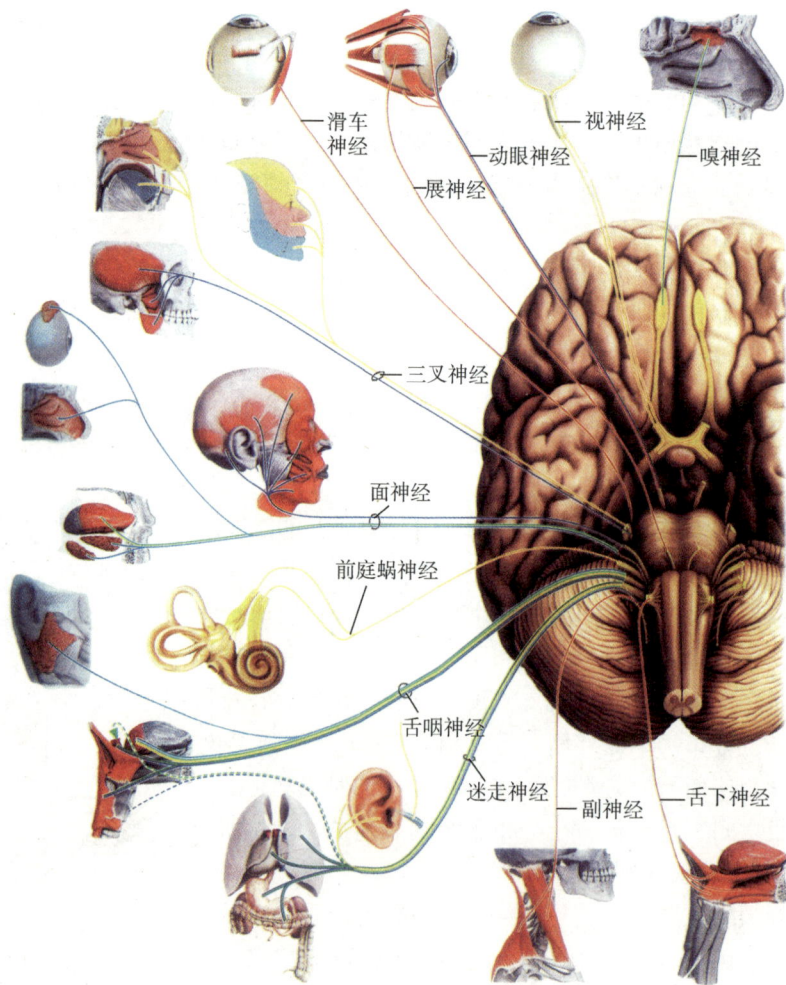

图 21-15　脑神经概观

脑神经含有 7 种纤维成分。①一般躯体感觉纤维：分布于皮肤、肌、肌腱和大部分口、鼻腔黏膜。②特殊躯体感觉纤维：分布于由外胚层分化形成的位听器和视器等特殊感觉器官。③一般内脏感觉纤维：分布于头、颈、胸腹的脏器。④特殊内脏感觉纤维：分布于味蕾和嗅器。⑤一般躯体运动纤维：支配眼球外肌、舌肌。⑥一般内脏运动纤维：支配平滑肌、心肌和腺体。⑦特殊内脏运动纤维：支配由鳃弓衍化而来的横纹肌，如咀嚼肌、面肌和咽喉肌等。

一、嗅神经

嗅神经为特殊内脏感觉纤维，由上鼻甲上部和鼻中隔上部黏膜内的嗅细胞中枢突聚集成 20 多条嗅丝（即嗅神经，图 21 - 16），穿筛孔入颅，进入嗅球，传导嗅觉。颅前窝骨折延及筛板时，可撕脱嗅丝和脑膜，造成嗅觉障碍，脑脊液也可流入鼻腔。

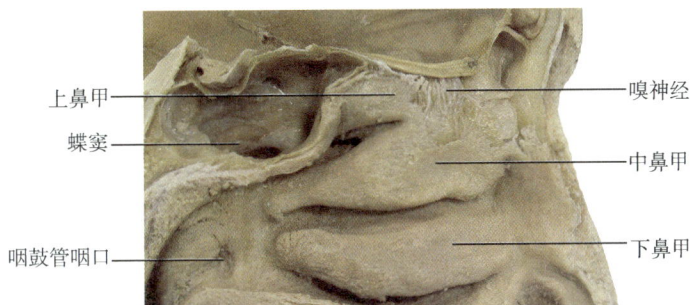

图 21 - 16　嗅神经

二、视神经

视神经由视网膜节细胞的轴突在视神经盘处汇聚，再穿过巩膜而构成。视神经在眶内行向后内，穿视神经管入颅中窝，连于视交叉，再经视束连于间脑。

三、动眼神经

动眼神经为运动性神经，其躯体运动纤维起自动眼神经核，一般内脏运动纤维起自动眼神经副核。

（一）行程及其分布

动眼神经自脚间窝出脑，进入海绵窦侧壁上部，再经眶上裂入眶，分为上、下两支，支配上直肌、上睑提肌、下直肌、内直肌和下斜肌。内脏运动（副交感）纤维在睫状神经节交换神经元后，分布于睫状肌和瞳孔括约肌，参与瞳孔对光反射和调节反射（图 21 - 17）。

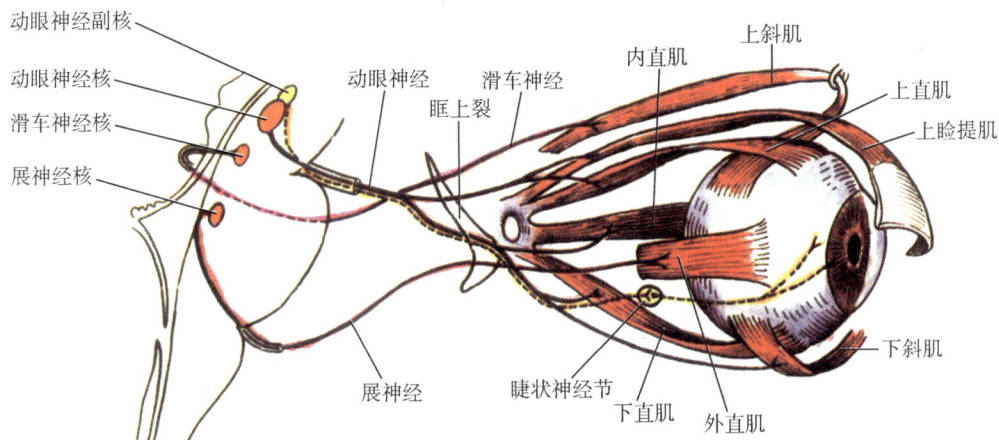

图 21 - 17　眼的神经

（二）受损表现

出现上睑下垂、瞳孔斜向外下方以及瞳孔对光反射消失、瞳孔散大等症状。

四、滑车神经

滑车神经为运动性神经，起自滑车神经核。

（一）行程及其分布

由下丘下方出脑后，绕大脑脚外侧前行，穿入海绵窦的外侧壁，经眶上裂入眶，支配上斜肌。

（二）受损表现

引起上斜肌瘫痪，眼不能外下斜视。

五、三叉神经

三叉神经为混合性神经，其特殊内脏运动纤维始于三叉神经运动核，躯体感觉纤维的胞体位于三叉神经节（半月神经节）内。

（一）行程及其分布

运动根由脑桥与脑桥臂交界处出脑，位于感觉根的前内侧，后并入下颌神经。三叉神经节中枢突聚集成粗大的三叉神经感觉根，由脑桥与脑桥臂交界处入脑，止于三叉神经脑桥核和三叉神经脊束核；其周围突组成三叉神经三条大的分支，即眼神经、上颌神经和下颌神经（图 21-18）。

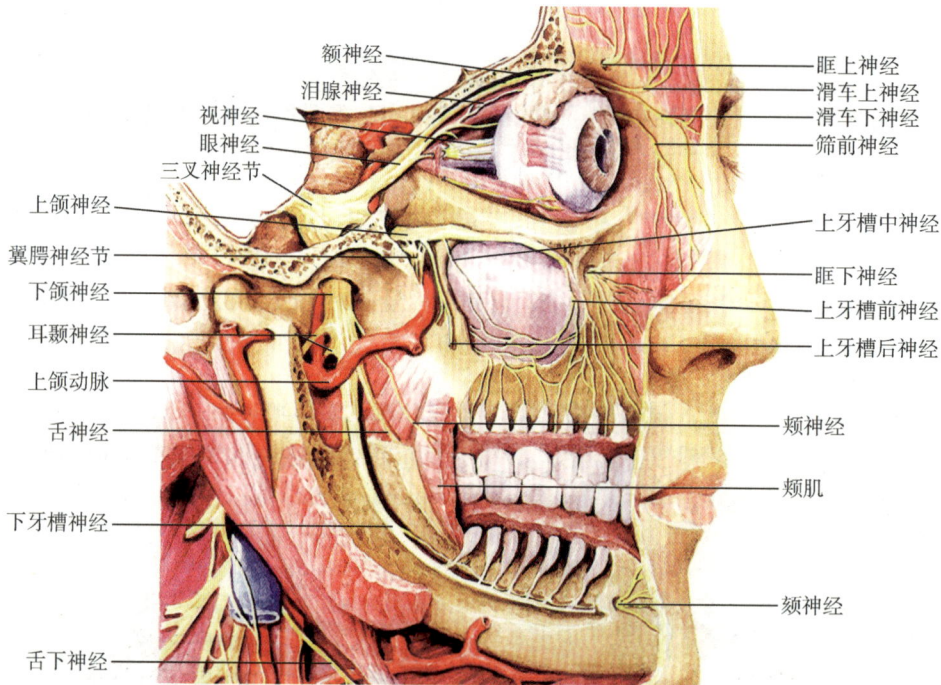

图 21-18 三叉神经

1. 眼神经 自三叉神经节发出后，穿入海绵窦外侧壁，在动眼及滑车神经下方经眶上裂入眶，分支分布于硬脑膜、眼眶、眼球、泪腺、结膜和部分鼻腔黏膜及额顶部，以及上睑和鼻背的皮肤。

2. 上颌神经 自三叉神经节发出后，进入海绵窦外侧壁，经圆孔出颅，进入翼腭窝，再经眶下裂入眶，延续为眶下神经。上颌神经分布于硬脑膜、眼裂和口裂间的皮肤、上颌牙齿以及鼻腔和口腔黏膜。

3. 下颌神经 为混合性神经,自卵圆孔出颅后,在翼外肌的深面分为前、后两干。前干细小,除发出肌支支配咀嚼肌、鼓膜张肌和腭帆张肌外,还分出一颊神经。后干粗大,除分布于硬脑膜、下颌牙及牙龈、舌前 2/3 及口腔底黏膜、耳颞区和口裂以下的皮肤外,尚有一支支配下颌舌骨肌和二腹肌前腹。

(二)受损表现

一侧三叉神经损伤,出现同侧面部皮肤及眼、口和鼻黏膜一般感觉丧失;角膜反射消失,一侧咀嚼肌瘫痪和萎缩,张口时下颌偏向患侧。

六、展神经

展神经为躯体运动性神经,起自展神经核。

(一)行程及其分布

展神经从延髓脑桥沟中部出脑,前行至颞骨岩部尖端入海绵窦,经眶上裂入眶,支配外直肌。

(二)受损表现

展神经受损可引起外直肌瘫痪,产生内斜视。

七、面神经

面神经为混合性神经,有 4 种纤维成分。①特殊内脏运动纤维:起自面神经核,支配面肌的运动。②一般内脏运动纤维:起自上泌涎核,分布于泪腺、舌下腺、下颌下腺及鼻、腭的黏膜腺。③特殊内脏感觉纤维:即味觉纤维,其胞体位于膝神经节,分布于舌前 2/3 味蕾,中枢突止于孤束核。④躯体感觉纤维:传导耳部皮肤的躯体感觉。

(一)行程及其分布

面神经由两个根组成,一个是较大的运动根,另一个是较小的中间神经(感觉和副交感纤维),自小脑中脚下缘出脑后进入内耳门,两根合成一干,穿过内耳道底进入面神经管,由茎乳孔出颅,向前穿过腮腺到达面部(图 21-19)。

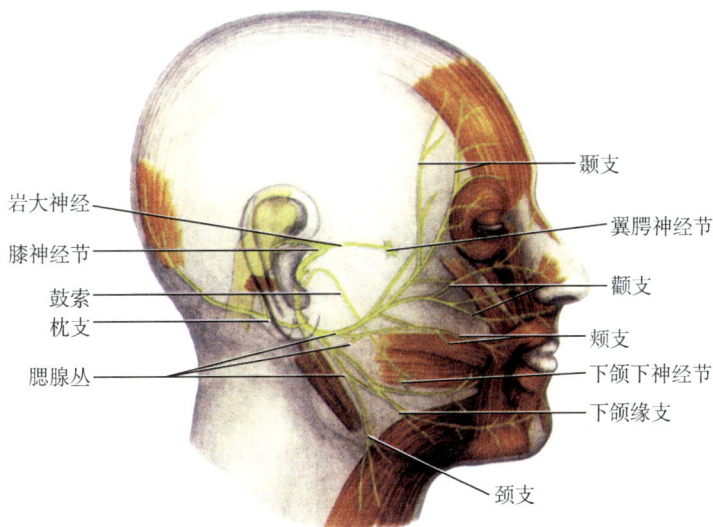

图 21-19 面神经

1. 面神经管内的分支

(1)鼓索 含有 2 种纤维:味觉纤维随舌神经分布于舌前 2/3 的味蕾,司味觉;副交感纤维进入下颌神经节，在节内交换神经元后，分布于下颌下腺和舌下腺，支配腺体分泌。

（2）岩大神经　含有副交感纤维，在翼腭神经节内交换神经元后，支配泪腺、腭及鼻腔黏膜的腺体分泌。

（3）镫骨肌神经　支配镫骨肌。

2. 颅外的分支

（1）颞支　常为 3 支，支配额肌和眼轮匝肌等。

（2）颧支　3 ~ 4 支，至眼轮匝肌及颧肌。

（3）颊支　3 ~ 4 支，至颊肌、口轮匝肌及其他口周围肌。

（4）下颌缘支　沿下颌下缘向前，至下唇诸肌。

（5）颈支　在颈阔肌深面向前下，支配该肌。

（二）受损表现

面神经受损主要表现为面肌的瘫痪。在颅外损伤，具体表现为：①伤侧额纹消失，不能闭眼，鼻唇沟变平坦；②发笑时，口角偏向健侧，不能鼓腮，说话时，唾液常从口角漏出；③因眼轮匝肌瘫痪而不能闭眼，角膜反射消失。在面神经管内受损，除了有在颅外损伤的表现外，还有听觉过敏，舌前 2/3 味觉丧失，因泌泪障碍而引起角膜干燥，泌涎障碍等。

八、前庭蜗神经

由前庭神经和蜗神经组成，属特殊躯体感觉性纤维（图 21 – 20）。

1. 前庭神经　感觉神经元的胞体在内耳道底聚集成前庭神经节，周围突穿内耳道底入内耳，分布于内耳球囊斑、椭圆囊斑和壶腹嵴中的毛细胞。中枢突组成前庭神经，经内耳门入脑，终于脑干的前庭核群和小脑。前庭神经传导平衡觉。

2. 蜗神经　神经元的胞体在蜗轴内聚集成蜗神经节（蜗螺旋神经节），其周围突入内耳，分布于内耳螺旋器上的毛细胞。中枢突组成蜗神经，经内耳门入颅腔，于脑桥延髓沟入脑，终于脑干蜗神经前、后核。蜗神经传导听觉。

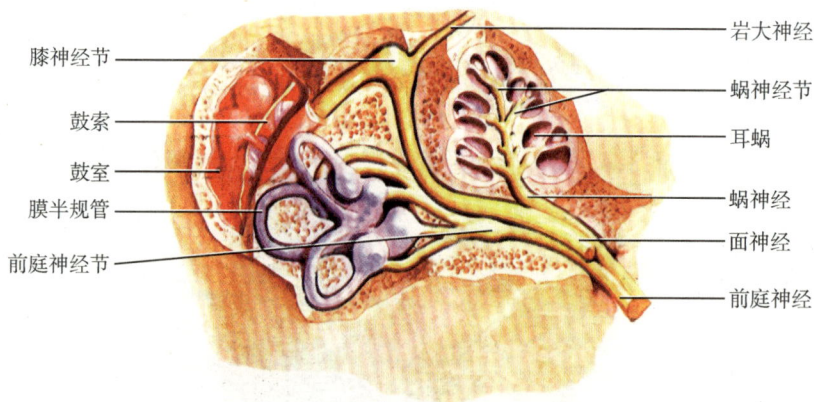

图 21 – 20　前庭蜗神经

九、舌咽神经

舌咽神经为混合性神经。含 5 种纤维成分。①特殊内脏运动纤维：起自疑核，支配茎突咽肌。②副交感纤维：起自下泌涎核，进入耳神经节，换元后，纤维支配腮腺分泌。③特殊内脏感觉纤维及一般内脏感觉纤维：胞体均位于下神经节，其周围突分布于舌后 1/3 味蕾，咽、舌后 1/3、咽鼓管和鼓室等处的黏膜，以及颈动脉窦和颈动脉小球；中枢突均至孤束核的下部。④躯体感觉纤维：分布于耳后皮肤。舌咽神经的主要分支见图 21-21。

1. 鼓室神经　发自下神经节，穿入鼓室，在鼓室内侧壁的黏膜内与交感神经纤维共同形成鼓室丛，发出许多小支，分布至鼓室、乳突小房和咽鼓管的黏膜。鼓室神经的终支为岩小神经，含副交感纤维，出鼓室入耳神经节，换元后经耳颞神经分布于腮腺，控制其分泌。

2. 颈动脉窦支　发自下神经节，在颈静脉孔下方发出，沿颈内动脉下降，分布于颈动脉窦和颈动脉小球。颈动脉窦是压力感受器，颈动脉小球是化学感受器，分别感受血压和血液中二氧化碳浓度的变化，反射性地调节血压和呼吸。

3. 舌支　发自下神经节，经舌骨舌肌深面，进入舌后，分布于舌后 1/3 的黏膜和味蕾，司黏膜的一般感觉和味觉。此外，舌咽神经还出发咽支、扁桃体支和茎突咽肌支等。

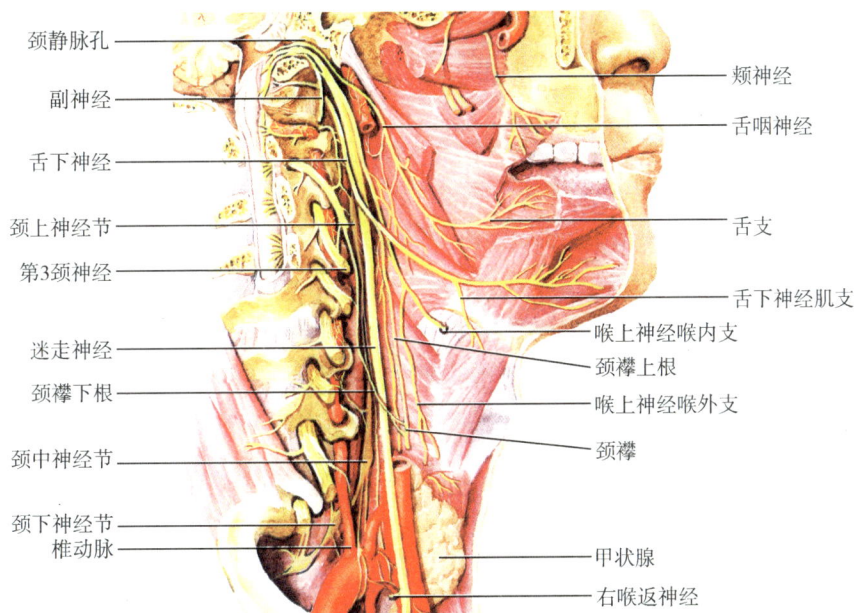

图 21-21　舌咽神经、迷走神经、副神经和舌下神经的走行

十、迷走神经

迷走神经为混合性神经，是行程最长、分布最广的脑神经。含 4 种纤维成分。①副交感纤维：起自迷走神经背核，进入器官旁或器官内的副交感神经节，换元后纤维控制颈、胸、腹部多数器官的平滑肌、心肌和腺体的活动。②特殊内脏运动纤维：起自疑核，支配咽喉部肌。③一般内脏感觉纤维：胞体位于下神经节，周围突分布于颈、胸、腹部多数器官，中枢突终止于孤束核。④一般躯体感觉纤维：胞体位于上神经节，其周围突分布于硬脑膜、耳廓及外耳道皮肤，中枢突终止于三叉神经脊束核。

迷走神经从橄榄后沟后部出脑，经颈静脉孔出颅，在此处有膨大的上、下神经节。迷走神经干在颈部位于颈动脉鞘内，在颈内静脉与颈内动脉或颈总动脉之间的后方下行达颈根部，由此向下，左、右迷走神经的行程略有差异。左迷走神经在颈总动脉与左锁骨下动脉间，越过主动脉弓的前方，经左肺根的后方至食管前面分散成若干细支，构成左肺丛和食管前丛，在食管下端延续为迷走神经前干。右迷走神经经锁骨下动脉前方，沿气管右侧下行，经右肺根后方达食管后面，分支构成右肺丛和食管后丛，向下延为迷走后干。迷走前、后干再向下与食管一起穿膈肌的食管裂孔进入腹腔，分布于胃前、后壁，其终支为腹腔支，参加腹腔丛。迷走神经的主要分支见图 21-22。

1. 喉上神经　起自下神经节，沿颈内动脉内侧下行，在舌骨大角处分为内、外支。外支支配环甲肌。内支与喉上动脉一同穿甲状舌骨膜入喉，分布于声门裂以上的喉黏膜以及会厌、舌根等。受损表

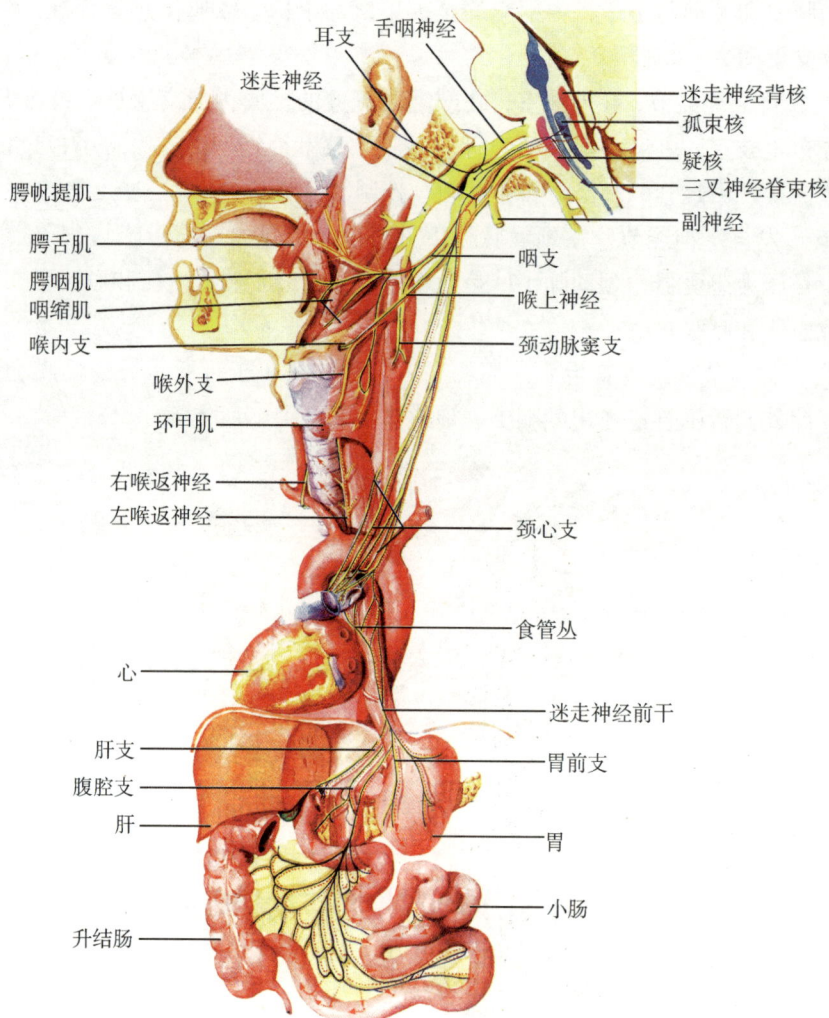

图 21 - 22　迷走神经

现：单侧喉上神经损伤，可出现声音低、粗，且易疲劳。

2. 颈心支　有上、下两支，下行入胸腔，与交感神经一起构成心丛。上支有一支称为主动脉神经或减压神经，分布至主动脉弓壁内，感受压力和化学刺激。

3. 喉返神经　右喉返神经在右迷走神经经过锁骨下动脉前方处发出，并勾绕此动脉，返回至颈部。左喉返神经在左迷走神经经过主动脉弓前方处发出，并绕主动脉弓下方，返回至颈部。在颈部，两侧的喉返神经均上行于气管与食管之间的沟内，至甲状腺侧叶深面、环甲关节后方进入喉内，称喉下神经，分出数支分布于喉，其运动纤维支配除环甲肌以外所有的喉肌，感觉纤维分布至声门裂以下的喉黏膜。喉返神经在行程中发出心支、支气管支和食管支，分别参加心丛、肺丛和食管丛。

喉返神经在入喉前与甲状腺下动脉的终支相互交错。神经经过动脉分支之间的占多数，经过动脉后方的次之，经过动脉前方的较少。在甲状腺手术结扎或钳夹动脉时，如果损伤此神经，可导致声音嘶哑。若两侧同时损伤，可引起呼吸困难甚至窒息。

4. 胃前支和肝支　在贲门附近发自迷走前干。胃前支沿胃小弯向右，沿途发出 4～6 个小支，分布至胃前壁，其终支以"鸦爪"形的分支分布于幽门部前壁。有 1～3 条肝支，参加肝丛，随肝固有动脉分支分布于肝、胆囊等处。

5. 胃后支和腹腔支　①胃后支：在贲门附近发自迷走后干。沿胃小弯深部走行，沿途分支至胃后壁。终支与胃前支同样以"鸦爪"形分支，分布于幽门窦及幽门管的后壁。腹腔支发自迷走神经后干。向右行，与交感神经一起构成腹腔丛，伴随腹腔干、肠系膜上动脉及肾动脉等分布于脾、小肠、盲肠、结肠、横结肠、肝、胰和肾等大部分腹腔脏器。

十一、副神经

副神经为特殊内脏运动性神经，自延髓发出，经颈静脉孔出颅，向后斜穿胸锁乳突肌和斜方肌，支配此二肌（图21-21）。副神经受损可以引起胸锁乳突肌和斜方肌瘫痪，肩下垂。

十二、舌下神经

舌下神经为运动性神经，主要由一般躯体运动纤维组成，由舌下神经核发出。舌下神经自延髓的前外侧沟出脑，经舌下神经管出颅，下行于颈内动、静脉之间，弓形向前达舌骨舌肌的浅面，在舌神经和下颌下腺管的下方穿颏舌肌入舌，支配全部舌内肌和舌外肌（图21-12）。一侧舌下神经完全损伤时，患侧半舌肌瘫痪，伸舌时，舌尖偏向患侧。若舌肌瘫痪时间过长，可导致舌肌萎缩。

第三节　内脏神经 微课3

PPT

内脏神经为分布于内脏、心血管和腺体的神经，按性质可分为内脏运动神经和内脏感觉神经。内脏感觉神经分布于内脏黏膜、心血管壁和腺体的内脏感受器；内脏运动神经管理心肌、平滑肌和腺体的活动。

一、内脏运动神经

内脏运动神经又称为植物性神经或自主神经。内脏运动神经自低级中枢至效应器的神经通路由两级神经元组成。第1级神经元称为节前神经元，胞体位于脑和脊髓内，由它们发出的纤维称为节前纤维。第2级神经元称为节后神经元，胞体位于自主神经节内，由它们发出的纤维称节后纤维。

内脏运动神经根据其结构、生理功能和药理特点，分为交感神经和副交感神经。两者都可分为中枢部和周围部。

（一）交感神经

1. 中枢部　交感神经低级中枢位于脊髓T_1~L_3灰质侧角内，为交感神经节前神经元胞体（图21-23）。

2. 周围部　包括交感神经节、节前纤维和节后纤维。

（1）交感神经节　按其所在部位分为：①椎旁节，对称性地位于脊柱两侧，共有22~24对和1个奇节，经节间支连成2条交感干，上端达颅

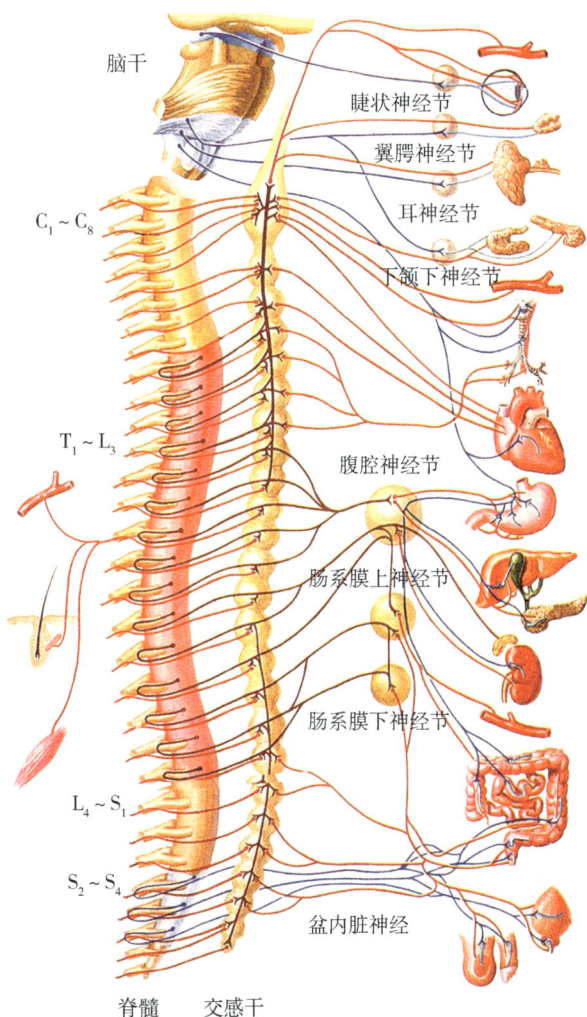

图21-23　内脏运动神经分布、走行模式图

305

底，下端两干合并于尾骨前；②椎前节，位于脊柱的前方，包括腹腔神经节、主动脉肾神经节各 1 对，肠系膜上神经节和肠系膜下神经节各 1 个。

（2）交感神经节前纤维　是脊髓侧角交感神经节前神经元发出的纤维。它们随脊神经前根出椎间孔后，到达椎旁节或椎前节换神经元。

（3）交感神经节后纤维　是椎旁节和椎前节内的节后神经元发出的纤维，分布于内脏、心血管和腺体。

（二）副交感神经

1. 中枢部　副交感神经低级中枢位于脑干副交感核和脊髓骶副交感核内，为副交感神经节前神经元胞体（图 21 - 23）。

2. 周围部　包括副交感神经节、节前纤维和节后纤维。

（1）副交感神经节　按其所在位置分为：①器官旁节，位于所支配器官的附近（见第Ⅲ、Ⅶ、Ⅸ、Ⅹ对脑神经）；②器官内节，位于所支配器官的壁内，数量较多。

（2）副交感神经节前纤维　是脑干副交感核和脊髓骶副交感核内的节前神经元发出的纤维。脑干副交感核发出的节前纤维分别加入第Ⅲ、Ⅶ、Ⅸ、Ⅹ对脑神经，至副交感神经节换神经元；脊髓骶副交感核发出的节前纤维加入盆内脏神经，到达副交感神经节换神经元。

（3）副交感神经节后纤维　是器官旁节或器官内节的节后神经元发出的纤维，分布于相应器官。其中，颅部副交感神经节后纤维的分布见脑神经；骶部副交感神经的节后纤维分布于结肠左曲以下的消化管、盆腔器官及外生殖器等。

（三）交感神经和副交感神经的比较

交感神经和副交感神经共同支配体内绝大多数器官，构成双重神经支配，但又有所不同（表 21 - 1）。

表 21 - 1　交感神经与副交感神经比较

	交感神经	副交感神经
低级中枢位置	脊髓 $T_1 \sim L_2$ 或 $T_1 \sim L_3$ 节段侧柱	脑干副交感核，脊髓 $S_2 \sim S_4$ 节段的骶副交感核
神经节的位置	椎旁神经节和椎前神经节	器官旁节和器官内节
节前、节后纤维	节前纤维短，节后纤维长	节前纤维长，节后纤维短
神经元的联系	一个节前神经元可与许多节后神经元形成突触	一个节前神经元只与少数节后神经元形成突触
分布范围	广泛（头颈部，胸、腹腔脏器，全身血管、腺体和竖毛肌）	局部（大部分血管、汗腺、竖毛肌及肾上腺髓质等处无分布）

二、内脏感觉神经

内脏感觉神经在形态上与躯体感觉神经大致相同，但在功能上有其自身特点。①痛阈较高，对切割等刺激不敏感，对牵拉、冷热、痉挛、化学物质等刺激敏感，可产生不同程度的感觉或内脏痛。②弥散的内脏痛：感觉冲动的传入途径比较分散，即一个脏器的感觉纤维经过多个节段的脊神经进入中枢，而一条脊神经包含来自多个脏器的感觉纤维，且定位不准确。

三、牵涉性痛

当某些内脏器官发生病变时，常在体表一定区域产生疼痛或感觉过敏，这种现象称为牵涉痛。牵涉性痛有时发生在患病脏器邻近皮肤区，有时发生在距离患病脏器较远的皮肤区。例如心绞痛时常感觉胸前区疼痛并向左肩、左臂内侧部放射，胆道系统疾患时常在右肩部感到疼痛等。了解牵涉性痛的发生部位，对某些内脏器官疾病的诊断具有一定意义。

目标检测

答案解析

一、单项选择题

1. 腕不能伸直是由于（　　）损伤
   A. 桡神经　　　　　　　　B. 尺神经　　　　　　　　C. 正中神经
   D. 腋神经　　　　　　　　E. 肌皮神经

2. 关于胸神经支配的节段性，描述错误的是（　　）
   A. T_2 相当于胸骨角平面　　　　　　B. T_6 相当于剑突平面
   C. T_8 相当于肋弓平面　　　　　　　D. T_{10} 相当于脐平面
   E. T_{12} 相当于耻骨联合上缘平面

3. 关于内脏运动神经，描述错误的是（　　）
   A. 分为交感神经和副交感神经
   B. 受意识支配
   C. 分为节前、节后纤维
   D. 分布于心肌、平滑肌和腺体
   E. 低级中枢位于 $S_2 \sim S_4$ 灰质侧角

4. 支配肱二头肌的神经是（　　）
   A. 正中神经　　　　　　　B. 尺神经　　　　　　　　C. 肌皮神经
   D. 腋神经　　　　　　　　E. 桡神经

5. 支配肱三头肌的神经是（　　）
   A. 桡神经　　　　　　　　B. 肌皮神经　　　　　　　C. 腋神经
   D. 正中神经　　　　　　　E. 尺神经

6. 肱骨中段骨折，易伤及（　　）
   A. 腋神经　　　　　　　　B. 正中神经　　　　　　　C. 桡神经
   D. 尺神经　　　　　　　　E. 肌皮神经

7. 动眼神经的内脏运动纤维支配（　　）
   A. 眼球的大部分肌肉　　　B. 腮腺　　　　　　　　　C. 瞳孔括约肌
   D. 舌下腺　　　　　　　　E. 下颌下腺

8. 舌前 2/3 味觉障碍，多见于（　　）损伤
   A. 三叉神经　　　　　　　B. 面神经　　　　　　　　C. 舌咽神经
   D. 舌下神经　　　　　　　E. 迷走神经

9. 支配咀嚼肌的神经是（　　）
   A. 面神经　　　　　　　　B. 上颌神经　　　　　　　C. 舌咽神经
   D. 舌下神经　　　　　　　E. 下颌神经

10. 只有交感神经支配而没有副交感神经支配的器官是（　　）
    A. 肝　　　　　　　　　　B. 横结肠　　　　　　　　C. 心
    D. 胃　　　　　　　　　　E. 肾上腺髓质

11. 关于脊神经，描述正确的是（　　）

    A. 共 31 支

    B. 管理躯体骨骼肌的运动

    C. 前支较粗大

    D. 神经丛左、右不对称

    E. 只含有躯体感觉和躯体运动纤维

12. 副交感脑神经核不包括（　　）

    A. 上泌涎核　　　　　　B. 疑核　　　　　　C. 迷走神经背核

    D. 下泌涎核　　　　　　E. 动眼神经副核

13. 下列属于混合性神经的是（　　）

    A. 脊神经　　　　　　B. 脊神经前根　　　　　　C. 脊神经后根

    D. 动眼神经　　　　　　E. 眼神经

14. 患者瞳孔向外下斜视是因为损伤了（　　）

    A. 动眼神经　　　　　　B. 展神经　　　　　　C. 滑车神经

    D. 眼神经　　　　　　E. 三叉神经

15. 患者足尖下垂并有内翻，可能损伤了（　　）

    A. 股神经　　　　　　B. 腓总神经　　　　　　C. 胫神经

    D. 闭孔神经　　　　　　E. 坐骨神经

二、思考题

1. 肱骨外科颈、肱骨中段、肱骨髁上骨折和腓骨颈骨折可分别损伤哪些神经？会产生哪些相应的临床表现？为什么？

2. 简述视器和舌的神经支配。

（韩中保　接琳琳）

书网融合……

本章小结　　微课1　　微课2　　微课3　　题库

第二十二章　神经传导通路

◎ 学习目标

1. 通过本章学习，重点把握躯干与四肢意识性本体感觉和精细触觉传导通路；躯干与四肢痛温觉和粗触觉传导通路；头面部痛温觉和粗触觉传导通路；视觉传导通路；瞳孔对光反射通路；头面部及躯干四肢运动传导通路（锥体系）。

2. 学会在临床实践中运用神经传导通路相关知识，具备理解神经传导通路不同部位损伤后临床表现的能力。

神经传导通路指从感受器到大脑皮质或从大脑皮质到效应器的神经元链。从感受器到大脑皮质的神经传导通路，称感觉（上行）传导通路；从大脑皮质到效应器的神经传导通路，称运动（下行）传导通路。

》 情境导入

情景描述　患者，男，70岁，有高血压病史20余年。在一次与他人争吵中情绪激动，突然出现语言不清，站立不稳，意识障碍。入院检查发现：左侧上、下肢瘫痪，肌张力增高；左半身深、浅感觉消失；双眼左侧半视野偏盲；伸舌时偏向左侧，舌肌无萎缩。

讨论　1. 什么原因导致患者出现上述临床症状？

2. 患者病变在哪一侧的哪个部位？

3. 患者入院检查时发现的体征分别提示损伤了什么部位的什么结构？

第一节　感觉传导通路

PPT

感觉主要包括：①肌、腱、关节的位置觉、运动觉、振动觉，又称本体感觉或深感觉；②皮肤和黏膜内的痛觉、温度觉、粗略触觉，又称浅感觉；③辨别两点之间的距离和物体纹理的感觉，称精细触觉；④听觉；⑤视觉。

感觉传导通路的共性为：①一般由三级神经元组成；②第2级神经元发出的神经纤维交叉至对侧上行；③大多数在背侧丘脑换最后的神经元；④均经过内囊；⑤投射至大脑皮质特定的感觉功能区，产生清晰的特定的感觉。

一、躯干与四肢意识性本体感觉和精细触觉传导通路 ⓔ 微课1

第1级神经元胞体为脊神经节细胞，其周围突分布于躯干和四肢的肌、腱、关节及皮肤感受器，中枢突经后根进入脊髓，组成薄束和楔束上行至延髓。第2级神经元胞体为延髓的薄束核和楔束核，发出的纤维交叉至对侧，组成内侧丘系，上行到达背侧丘脑。第3级神经元胞体在背侧丘脑腹后外侧核，发出的纤维经内囊投射至大脑皮质中央后回上2/3和中央旁小叶后部躯体感觉区（图22-1）。

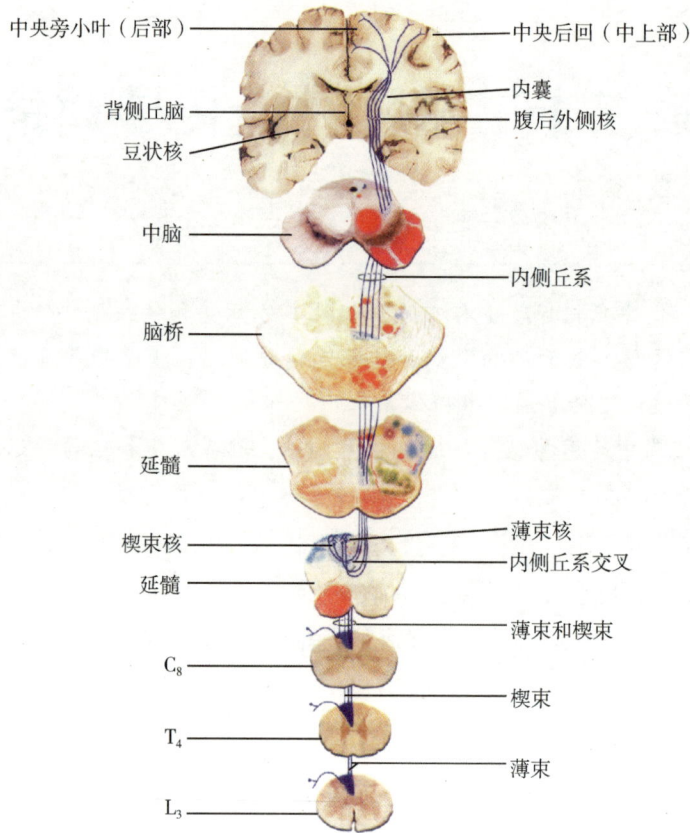

图 22 - 1 躯体与四肢意识性本体感觉和精细触觉传导通路

二、痛温觉、粗略触觉和压觉传导通路

1. 躯干与四肢痛温觉、粗略触觉和压觉传导通路 第 1 级神经元在脊神经节内，其周围突分布于躯干和四肢皮肤的痛、温度、粗触觉感受器，中枢突经后根进入脊髓，上升 1 ~ 2 个脊髓节段。第 2 级神经元胞体即脊髓后角联络神经元，发出的纤维经白质前连合交叉至对侧外侧索和前索，组成脊髓丘脑侧束（传导痛、温觉）和脊髓丘脑前束（传导粗略触觉和压觉），两者合称为脊髓丘脑束，向上止于背侧丘脑。第 3 级神经元胞体在背侧丘脑腹后外侧核，发出的纤维经内囊投射至大脑皮质中央后回上 2/3 和中央旁小叶后部躯体感觉区（图 22 - 2）。

2. 头面部的痛温觉、触压觉传导通路 第 1 级神经元胞体位于三叉神经节内，其周围突分别组成 3 个分支，分布于头面部的皮肤和黏膜，中枢突进入脑干。第 2 级神经元胞体即三叉神经中脑核和三叉神经脊束核，发出的纤维交叉至对侧，组成三叉丘系，在内侧丘系背侧上升到达背侧丘脑。第 3 级神经元胞体在背侧丘脑腹后内侧核，发出的纤维经内囊投射至中央后回下 1/3 躯体感觉区（图 22 - 3）。

三、视觉传导通路和瞳孔对光反射通路

1. 视觉传导通路 视网膜的感光细胞受到光刺激后，产生电变化，经第 1 级神经元双极细胞传给第 2 级神经元节细胞；节细胞发出的纤维组成视神经进入颅腔，来自视网膜鼻侧半的纤维左、右相互交叉，构成视交叉，来自视网膜颞侧半的纤维不交叉，交叉的纤维和不交叉的纤维合成视束，到达后丘脑；第 3 级神经元胞体在外侧膝状体，发出的纤维组成视辐射，经内囊投射到枕叶距状沟上下缘视区皮质（图 22 - 4）。

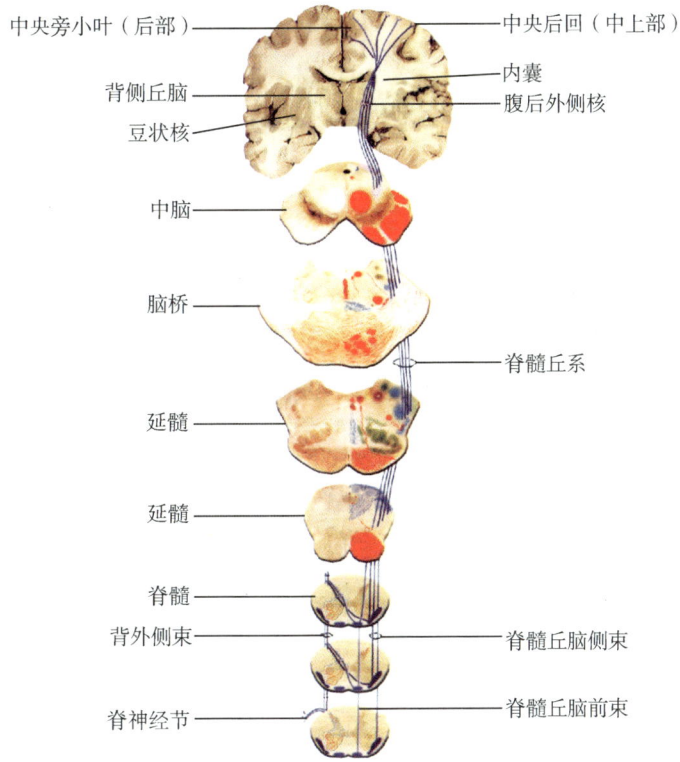

中央旁小叶（后部）　　　　　　　　中央后回（中上部）

背侧丘脑　　　　　　　　　　　　内囊

豆状核　　　　　　　　　　　　　腹后外侧核

中脑

脑桥　　　　　　　　　　　　　　脊髓丘系

延髓

延髓

脊髓

背外侧束　　　　　　　　　　　　脊髓丘脑侧束

脊神经节　　　　　　　　　　　　脊髓丘脑前束

图 22 - 2　躯干与四肢痛温觉、粗略触觉和压觉传导通路

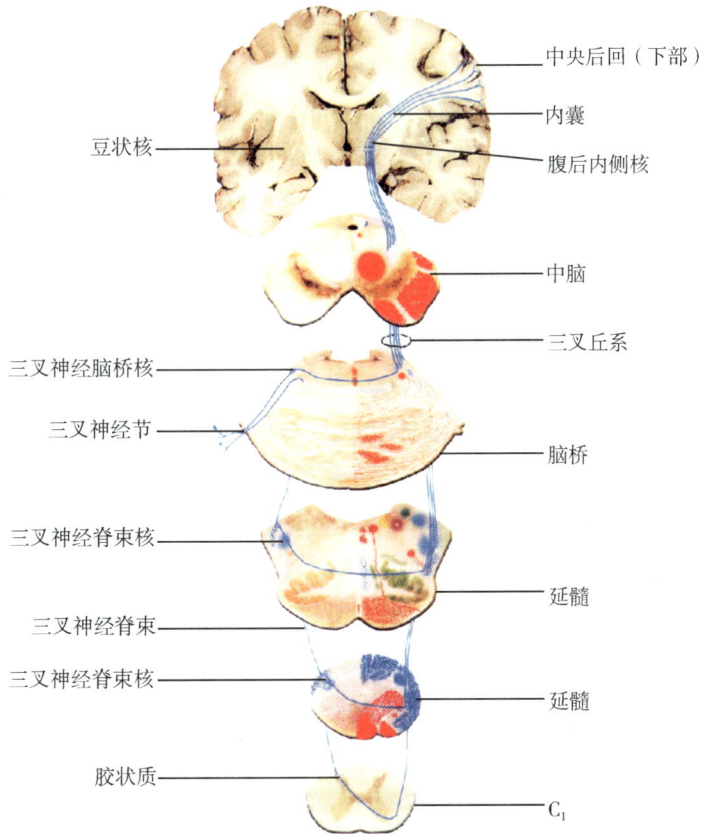

中央后回（下部）

内囊

豆状核　　　　　　　　　　　　　腹后内侧核

中脑

三叉丘系

三叉神经脑桥核

三叉神经节　　　　　　　　　　　脑桥

三叉神经脊束核　　　　　　　　　延髓

三叉神经脊束

三叉神经脊束核　　　　　　　　　延髓

胶状质　　　　　　　　　　　　　C_1

图 22 - 3　头面部痛温觉、触压觉传导通路

眼球固定向前平视时所能看到的空间范围称为视野。视觉传导通路不同部位损伤，可引起不同的视野缺陷：①一侧视神经损伤，出现同侧眼视野全盲；②视交叉中间部交叉的纤维损伤，可导致双眼视野颞侧半偏盲；③一侧视束或以后部位如视辐射或大脑皮质视区损伤，出现双眼视野对侧同向偏盲；④视交叉外侧部未交叉的纤维（双侧）损伤，可导致双眼视野鼻侧半偏盲。

2. 瞳孔对光反射通路 光照一侧瞳孔，引起两眼瞳孔都缩小，称瞳孔对光反射。其中，光照侧的反应，称直接对光反射；未照侧的反应，称间接对光反射。瞳孔对光反射通路如下：光线→视网膜→视神经→视交叉→视束→部分纤维经上丘臂→顶盖前区→双侧动眼神经副核→动眼神经→睫状神经节→瞳孔括约肌（图22-4）。

瞳孔对光反射在临床上有重要意义，反射消失可能是病危的表现。但视神经或动眼神经损伤也可引起对光反射改变：如一侧视神经受损，传入中断，患侧直接对光反射消失，而间接对光反射存在；如一侧动眼神经受损，传出中断，则患侧直接、间接对光反射都消失。

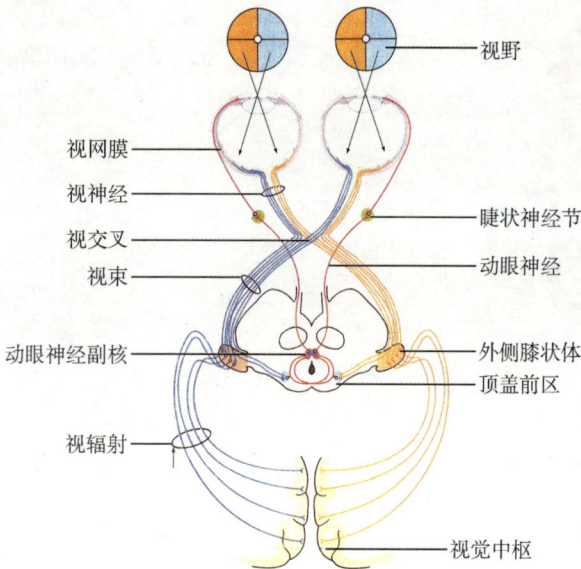

图22-4 视觉传导通路及瞳孔对光反射通路

第二节 运动传导通路

PPT

运动传导通路包括锥体系和锥体外系。锥体系的功能是支配各种随意运动。锥体外系是锥体系以外的运动传导通路，主要是调节随意运动。正常情况下两者相互协调，共同完成复杂而精巧的随意运动。

一、锥体系 ⓔ 微课2

锥体系由上、下两级运动神经元组成。上运动神经元胞体即大脑皮质内的巨型锥体细胞和其他锥体细胞，发出的纤维组成下行纤维束，大部分纤维通过延髓锥体，故名锥体束。下运动神经元胞体即脑神经运动核及脊髓前角运动细胞。锥体系包括皮质核（脑干）束和皮质脊髓束。

1. 皮质核束 上运动神经元胞体位于大脑皮质中央前回下1/3，发出的纤维组成皮质核束，经内囊下行至脑干，陆续止于双侧脑神经运动核（图22-5）；但面神经核的下部（支配睑裂以下面肌）和舌下神经核（支配舌内、外肌）只接受对侧皮质核束的纤维。下运动神经元胞体即脑神经运动核，发出的纤维随脑神经分布到头、颈、咽和喉的骨骼肌。

一侧皮质核束或相应的上运动神经元损伤时，对侧睑裂以下面肌和对侧舌肌痉挛性瘫痪，表现为对侧鼻唇沟消失，口角低垂，流涎，不能鼓腮，面歪向病灶侧；伸舌时

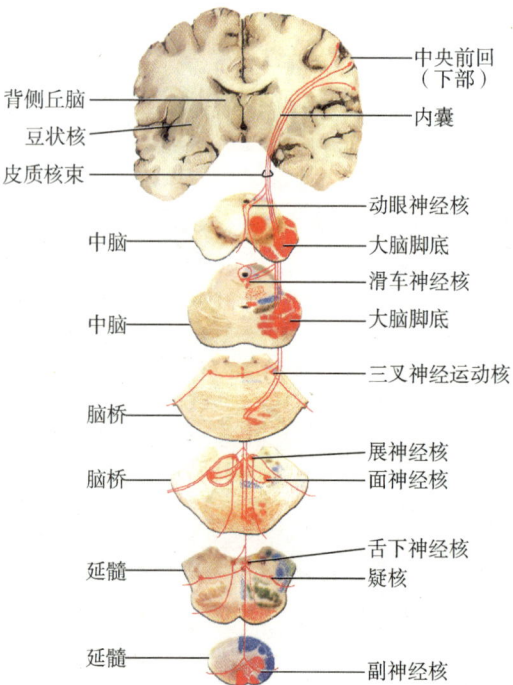

图22-5 皮质核束与脑神经运动核的联系

舌尖偏向病灶对侧，但舌肌不萎缩，称核上瘫。一侧面神经核或面神经损伤，可导致病灶侧面肌全瘫，表现为额纹消失，不能闭眼、口角下垂、鼻唇沟消失等；一侧舌下神经核或舌下神经受损，可导致病灶侧舌瘫痪，表现为伸舌时舌尖偏向患侧，伴舌肌萎缩。此两者统称为核下瘫（图 22 – 6）。

2. 皮质脊髓束　上运动神经元胞体位于中央前回上 2/3 和中央旁小叶前部，发出的纤维组成皮质脊髓束，经内囊下行，聚成延髓锥体。在锥体交叉处，大部分纤维左、右相互交叉，交叉后的纤维称为皮质脊髓侧束，走行在脊髓外侧索内；不交叉的纤维称为皮质脊髓前束，走行在脊髓前索内。皮质脊髓束双侧控制支配躯干肌的脊髓前角运动细胞，对侧控制支配上、下肢肌的脊髓前角运动细胞（图 22 – 7）。下运动神经元胞体即脊髓前角内的运动细胞，发出的纤维随脊神经支配躯干和四肢的骨骼肌。

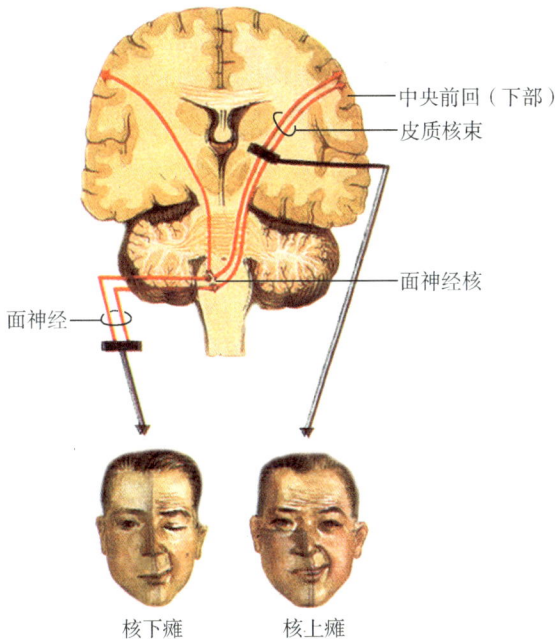

图 22 – 6　核上瘫和核下瘫

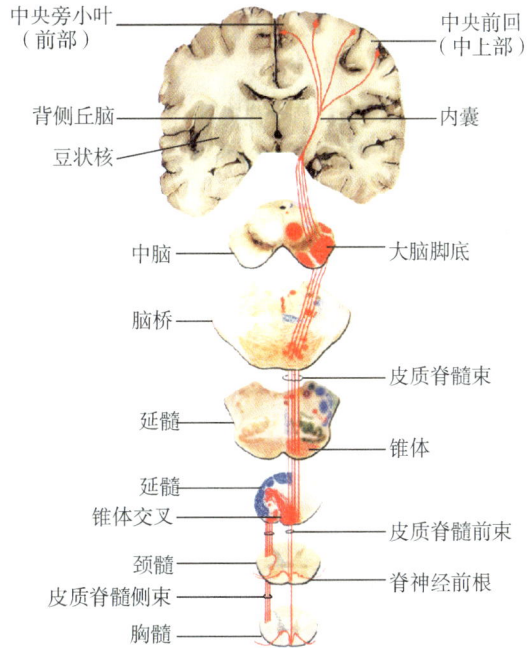

图 22 – 7　皮质脊髓束

锥体系的任何部位损伤，都可引起支配区的随意运动障碍（瘫痪）。上、下神经元损伤后的临床表现相同（表 22 – 1）。

表 22 – 1　上运动神经元和下运动神经元损伤后瘫痪表现的区别

	上运动神经元（硬）瘫	下运动神经元（软）瘫
损害部位	皮质运动区	脊髓前角运动神经元，脑干躯体运动核及其轴突
瘫痪范围	较广泛，全身肌群	较局限，单一或几块肌
肌萎缩	无或为废用性萎缩	明显，早期即可出现
肌张力	增高，呈折刀样	减低
反射	腱反射亢进，浅反射消失	腱反射、浅反射均消失
病理反射	有	无
肌纤维颤动	无	有

二、锥体外系

锥体系以外的控制骨骼肌运动的下行纤维束，称锥体外系，主要功能是调节肌紧张，协调肌群的运动，维持体态姿势和习惯性动作（如走路时双臂自然协调地摆动，就是锥体外系协调作用的结果），以协助锥体系完成精细的随意运动。

锥体外系包括大脑皮质、纹状体、背侧丘脑、底丘脑、红核、黑质、脑桥核、前庭神经核、小脑和脑干网状结构等以及它们的纤维联系。

💡 素质提升

中国神经外科之父

王忠诚，世界著名神经外科学家，中国神经外科领域开拓者与中国显微神经外科创始人，中国医学科学院神经科学研究所所长，中国工程院院士。

脑干是人的生命中枢，在这里"动刀子"被称作"在万丈深渊上走钢丝"，每一个细微动作都可能关系到患者的生死存亡。20 世纪 80 年代，王忠诚开始向当时这一被国际医学界视为手术禁区的领域进军，开创出一整套诊断及手术方案。手术数量之多，死亡率之低，位居世界第一。他率先提出脑干和脊髓具有可塑性的观点，对开展脑干和脊髓部位的手术起到了决定性作用；率先提出延髓血管母细胞瘤正常灌注压突破的观点，为降低术后死亡率提供了重要理论依据；率先提出脊髓缺血预适应的观点，对防止脊髓内肿瘤手术后瘫痪起到了关键性作用。

2001 年，在澳大利亚悉尼召开的"世界神经外科联合会第 12 次国际大会"上，王忠诚被授予"最高荣誉奖"，是第一个获此殊荣的中国人，他也因此赢得了"万颅之魂"的美誉。

目标检测

答案解析

一、单项选择题

1. 关于楔束，描述正确的是（　　）

    A. 传导对侧下半身的意识性本体感觉和精细触觉冲动

    B. 传导对侧上半身的意识性本体感觉和精细触觉冲动

    C. 传导同侧上半身的意识性本体感觉和精细触觉冲动

    D. 传导同侧下半身的意识性本体感觉和精细触觉冲动

    E. 传导同侧上半身痛、温觉和粗略触觉冲动

2. 关于皮质脊髓侧束，描述正确的是（　　）

    A. 传导痛、温觉冲动　　　　　　　　B. 传导本体感觉冲动

    C. 传导内脏运动冲动　　　　　　　　D. 传导躯体运动冲动

    E. 传导对侧躯体的深感觉

3. 视觉传导通路的第 1 级神经元是（　　）

    A. 视网膜的节细胞　　　　　　　　　B. 视网膜的双极细胞

    C. 视锥细胞　　　　　　　　　　　　D. 视杆细胞

    E. 外侧膝状体

4. 传导头面部痛温觉和触压觉的是（　　）

    A. 内侧丘系　　　　　　　　　　　　B. 外侧丘系C. 三叉丘系

    D. 脊髓丘系　　　　　　　　　　　　E. 锥体系

5. 视交叉中间部损伤，可致视野（　　）

    A. 单眼偏盲　　　　　　　　　　　　B. 双眼颞侧半偏盲

    C. 双眼鼻侧半偏盲　　　　　　　　　D. 双眼对侧同向性偏盲

    E. 双眼全盲

6. 一侧视束损伤，可致视野（　　）

    A. 单眼偏盲　　　　　　　　　　　　B. 双眼颞侧半偏盲

    C. 双眼鼻侧半偏盲　　　　　　　　　D. 双眼对侧同向性偏盲

    E. 双眼全盲

7. 关于硬瘫，描述错误的是（　　）

    A. 为上位运动神经损伤　　　　　　　B. 无肌萎缩或为废用性萎缩

    C. 肌萎缩明显　　　　　　　　　　　D. 肌张力增高

    E. 腱反射亢进

8. 关于软瘫，描述错误的是（　　）

    A. 为下位运动神经损伤　　　　　　　B. 无肌萎缩或为废用性萎缩

    C. 肌萎缩明显　　　　　　　　　　　D. 肌张力减低

    E. 腱反射消失

9. 关于面肌核上瘫，描述错误的是（　　）

    A. 为上运动神经元损伤　　　　　　　B. 患侧额纹消失

    C. 对侧鼻唇沟消失　　　　　　　　　D. 口角向患侧偏斜

    E. 对侧额纹消失

10. 关于舌肌核下瘫，描述错误的是（　　）

    A. 为舌下神经核或舌下神经受损　　　B. 患侧舌肌萎缩

    C. 对侧舌肌无萎缩　　　　　　　　　D. 伸舌时，舌尖偏向患侧

    E. 患侧舌肌无萎缩

二、思考题

1. 简述头面部浅感觉传导通路。

2. 简述视觉传导通路及瞳孔对光反射通路。

3. 何谓内囊？叙述其分部及通过的纤维束。

（王丰刚　张　华）

书网融合……

本章小结

微课1

微课2

题库

第二十三章 脑和脊髓的被膜、血管及脑脊液循环

◎·学习目标

1. 通过本章学习，重点把握脊髓被膜的层次结构及其腔隙的特点、临床意义；颈内动脉和椎-基底动脉的行程及主要分布；豆纹动脉的特点及临床意义；脑脊液的产生及循环途径；硬脑膜形成的结构，硬脑膜窦的名称、位置；海绵窦的位置及穿行结构；大脑动脉环的构成及临床意义；蛛网膜粒和蛛网膜下池的位置及临床意义。

2. 学会在临床实践中运用脑动脉、侧脑室相关知识，具备在脑血管影像成像图片上识别脑主要动脉、侧脑室的能力。

》 情境导入

情景描述 患者，女，42岁。3天前突发剧烈头痛，继而嗜睡、神志恍惚，被家人急送医院。经腰椎穿刺术和头部CT检查，提示可能为蛛网膜下隙出血。医生立即在全麻下为患者进行了脑血管造影，确诊为左侧大脑后动脉起始部动脉瘤破裂，随之为其进行了急诊介入栓塞术。

讨论 1. 腰椎穿刺术中，从皮下到蛛网膜下隙穿过了哪些层次结构？

2. 介入栓塞手术中，从颈总动脉插管要经过哪些动脉才能到达病变部位实行栓塞？

3. 栓塞手术后，左侧大脑后动脉中的血液主要从何处而来？

第一节 脑和脊髓的被膜 📱微课1

脑和脊髓的表面包有三层被膜，三层被膜相互连续，由外向内依次为硬膜、蛛网膜和软膜，有支持、保护脑和脊髓的作用。

一、脊髓的被膜

1. 硬脊膜 由致密结缔组织构成，厚而坚韧，包裹着脊髓（图23-1）。上端附于枕骨大孔边缘，与硬脑膜相延续；下部在第2骶椎水平逐渐变细，包裹马尾；末端附于尾骨。硬脊膜与椎管内面的骨膜之间的疏松间隙，称硬膜外隙，内含疏松结缔组织、脂肪、淋巴管和静脉丛，此隙略呈负压，有脊神经根通过。临床上进行硬膜外麻醉就是将药物注入此隙，以阻滞脊神经根内的神经传导。在硬脊膜与脊髓蛛网膜之间有潜在的硬膜下隙。硬脊膜在椎间孔处与脊神经的外膜相延续。

2. 脊髓蛛网膜 为半透明的薄膜，位于硬脊膜与软脊膜之间（图23-1），与脑蛛网膜相延续。脊髓蛛网膜与软脊膜之间有较宽阔的间隙，称蛛网膜下隙，两层间有许多结缔组织小梁相连，隙内充满清亮的脑脊液。蛛网膜下隙的下部，自脊髓下端至第2骶椎水平扩大，称终池，内有马尾。因此，临床上常在第3、4或第4、5腰椎间进行腰椎穿刺，以抽取脑脊液或注入药物而不伤及脊髓。脊髓蛛网膜下隙向上与脑蛛网膜下隙相通。

3. 软脊膜 软脊膜薄而富有血管，紧贴脊髓表面（图 23-1），并延伸至脊髓的沟裂中，在脊髓下端移行为终丝。

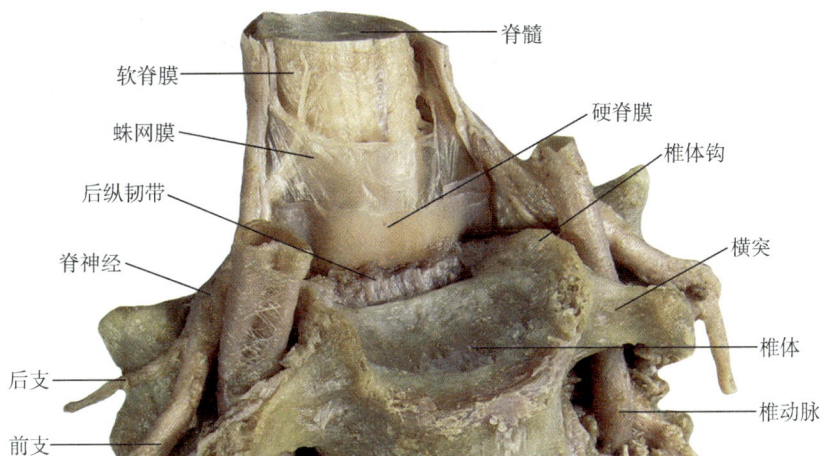

图 23-1 脊髓被膜

二、脑的被膜

（一）硬脑膜

硬脑膜（图 23-2）坚韧而有光泽，由两层合成。外层兼具颅骨内骨膜的作用，内层较外层坚厚，两层之间有丰富的血管和神经。硬脑膜与颅盖骨连接疏松，易于分离，当硬脑膜血管损伤时，可在硬脑膜与颅骨之间形成硬膜外血肿。硬脑膜在颅底处则与颅骨结合紧密，故颅底骨折时，易将硬脑膜与脑蛛网膜同时撕裂，使脑脊液外漏。如颅前窝骨折时，脑脊液可流入鼻腔，形成鼻漏。硬脑膜在脑神经出颅处移行为神经外膜，在枕骨大孔的周围与硬脊膜相延续。

硬脑膜不仅包被在脑的表面，而且其内层折叠形成若干板状突起，深入脑各部之间，以更好地保护脑（图 23-3）。这些由硬脑膜形成的特殊结构包括如下。

1. 大脑镰 呈镰刀形，伸入两侧大脑半球之间。后端连于小脑幕的上面，下缘游离于胼胝体上方。

2. 小脑幕 形似幕帐，伸入大脑和小脑之间。后外侧缘附于枕骨横沟和颞骨岩部上缘，前内缘游离形成幕切迹。切迹与鞍背形成一环形孔，内有中脑通过。小脑幕将颅腔不完全地分隔成上、下两部。当上部颅脑病变引起颅内压增高时，位于小脑幕切迹上方的海马旁回和钩可能被挤入小脑幕切迹，形成小脑幕切迹疝而压迫大脑脚和动眼神经。

3. 小脑镰 自小脑幕下面正中伸入两小脑半球之间。

4. 硬脑膜窦 硬脑膜的某些部位内、外两层分开，内衬内皮细胞，形成特殊的颅内静脉管道，称硬脑膜窦。较大的硬脑膜窦有上矢状窦、横窦、乙状窦和海绵窦等。硬脑膜窦收集脑的静脉血，经乙状窦入颈内静脉（图 23-4）。

海绵窦（图 23-5）位于蝶鞍两侧，为硬脑膜两层间的不规则腔隙，形似海绵，故得名，两侧海绵窦借横支相连。在窦的内侧壁，有颈内动脉和展神经通过；在窦的外侧壁内，自上而下有动眼神经、滑车神经、眼神经（V_1）和上颌神经（V_2）通过。

海绵窦与周围的静脉有广泛联系和交通：

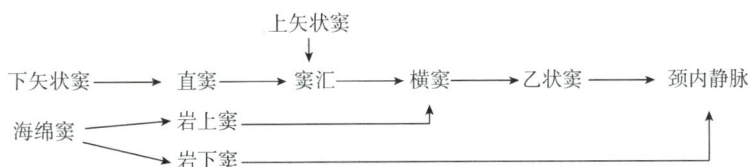

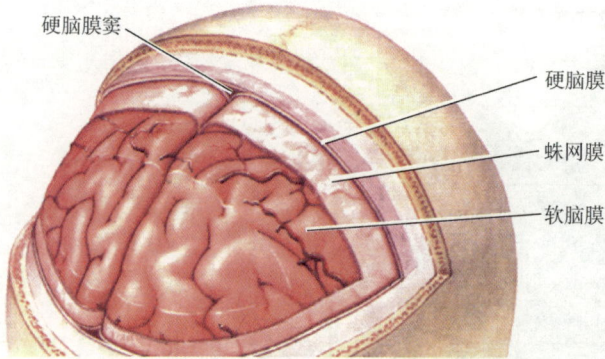

图 23 - 2　脑的被膜

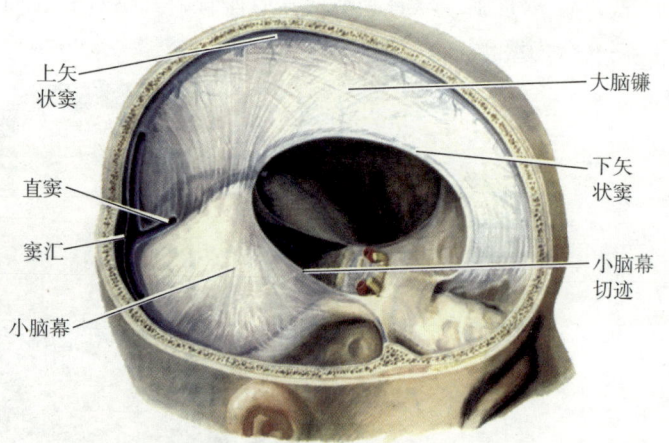

图 23 - 3　硬脑膜及其形成的结构

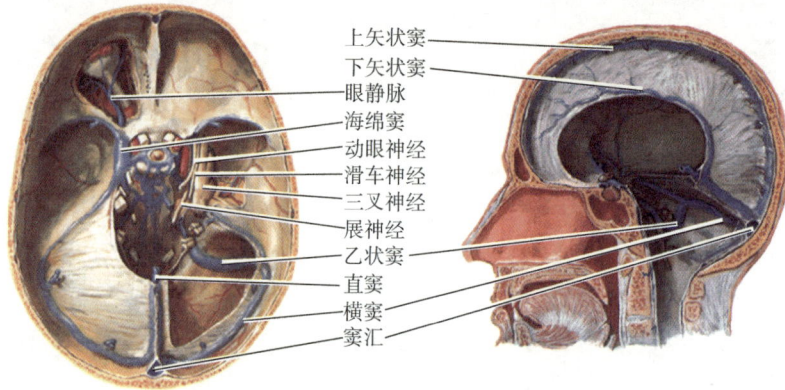

图 23 - 4　硬脑膜窦

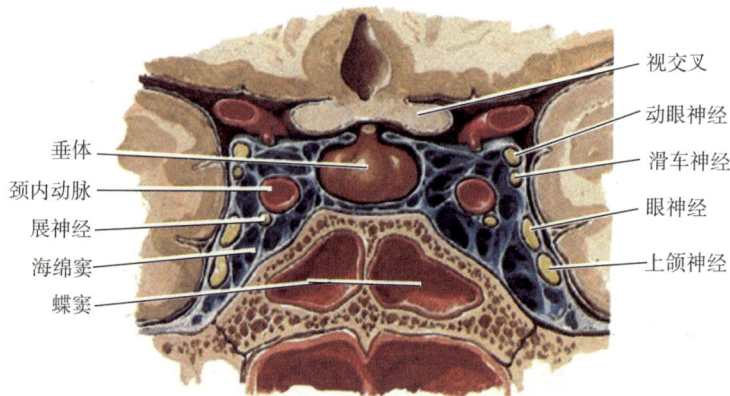

图 23 - 5　海绵窦

（二）脑蛛网膜

脑蛛网膜（图 23 - 2）薄而透明，缺乏血管和神经，与硬脑膜之间有硬膜下隙；与软脑膜之间有蛛网膜下隙，内充满脑脊液，此隙向下与脊髓蛛网膜下隙相通。脑蛛网膜除在大脑纵裂和大脑横裂处以外，均跨越脑的沟裂而不伸入沟内，故蛛网膜下隙的大小不一。此隙在某些部位扩大，称蛛网膜下池。在小脑与延髓之间有小脑延髓池，临床上可在此进行穿刺，抽取脑脊液进行检查。此外，在视交叉前方有交叉池，两大脑脚之间有脚间池，脑桥腹侧有桥池，胼胝体压部与小脑上面之间有上池，松果体突入此池。蛛网膜靠近硬脑膜，特别是在上矢状窦处形成许多绒毛状突起，突入上矢状窦，称蛛网膜粒（图23－6）。脑脊液经这些蛛网膜粒渗入硬脑膜窦，回流入静脉。

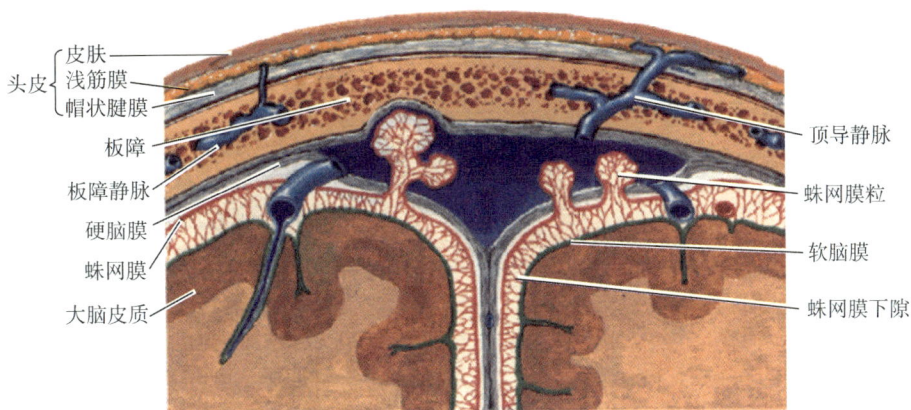

图 23－6　脑的被膜、蛛网膜粒和硬脑膜窦

（三）软脑膜

软脑膜（图 23－2）薄而富有血管，覆盖于脑的表面并深入沟、裂内。在脑室的一定部位，软脑膜及其血管与该部位的室管膜上皮共同构成脉络组织。某些部位，脉络组织的血管反复分支成丛，连同其表面的软脑膜和室管膜上皮一起突入脑室，形成脉络丛，是产生脑脊液的主要结构。

第二节　脑和脊髓的血管 🅔 微课2

一、脑的血管

（一）脑的动脉

脑的动脉来源于颈内动脉和椎动脉（图 23－7）。以顶枕裂为界，大脑半球前 2/3 和部分间脑由颈内动脉分支供应，大脑半球后 1/3 及部分间脑、脑干和小脑由椎动脉供应。故可将脑的动脉归纳为颈内动脉系和椎－基底动脉系。此两系动脉在大脑的分支可分为皮质支和中央支，前者营养大脑皮质及其深面的髓质，后者供应基底核、内囊及间脑等。

1. 颈内动脉　起自颈总动脉，自颈部向上至颅底，经颞骨岩部的颈动脉管进入颅内，紧贴海绵窦的内侧壁向前上，至前床突的内侧又向上弯转并穿出海绵窦而分支。故颈内动脉按其行程可分为 4 段：颈部、岩部、海绵窦部和前床突上部。其中，海绵窦部和前床突上部合称为虹吸部，常呈"U"形或"V"形弯曲，是动脉硬化的好发部位。颈内动脉在穿出海绵窦处发出眼动脉。颈内动脉供应脑部的主要分支如下。

（1）大脑前动脉　在视神经上方向前内行，进入大脑纵裂，与对侧的同名动脉借前交通动脉相连，然后沿胼胝体沟向后行（图 23－8）。皮质支分布于顶枕沟以前的半球内侧面、额叶底面的一部分和额、顶两叶上外侧面的上部；中央支自大脑前动脉的近侧段发出，经前穿支入脑实质，供应尾状核、豆状核前部和内囊前肢。

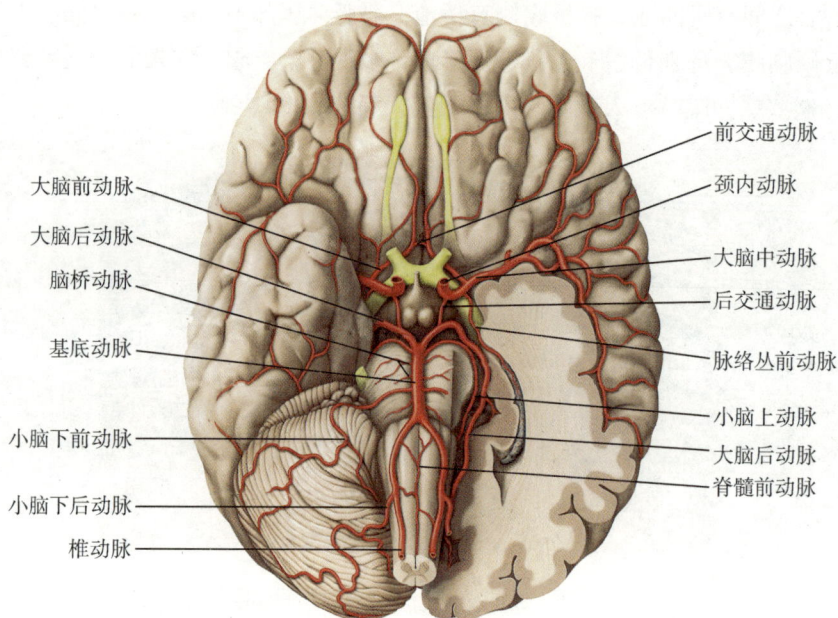

图 23 - 7　脑底的动脉

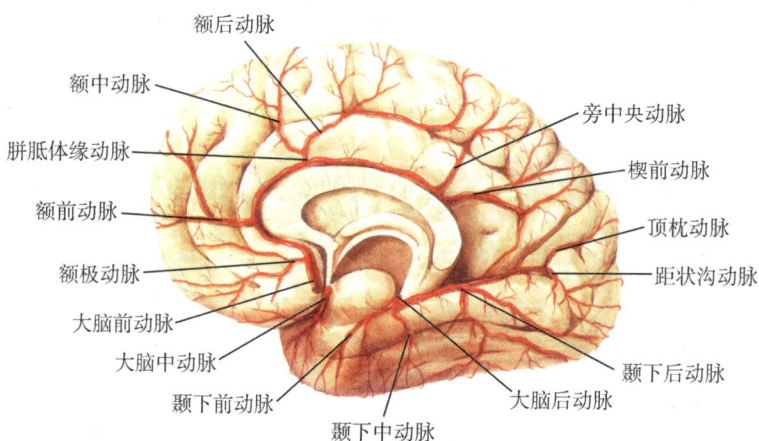

图 23 - 8　大脑半球内侧面的动脉

（2）大脑中动脉　可视为颈内动脉的直接延续，向外行进入外侧沟内，分为数支皮质支，营养大脑半球上外侧面的大部分和岛叶（图 23 - 9，图 23 - 10），其中包括躯体运动中枢、躯体感觉中枢和语言中枢。若该动脉发生阻塞，将出现严重的功能障碍。大脑中动脉途经前穿支时，发出一些细小的中央支，又称豆纹动脉，垂直向上进入脑实质，营养尾状核、豆状核、内囊前肢上部、内囊膝和后肢的前上部（图 23 - 10）。豆纹动脉行程呈"S"形弯曲，因血流动力学关系，在高血压动脉硬化时容易破裂（故又名出血动脉）而导致脑溢血，出现严重的功能障碍。

（3）脉络丛前动脉　沿视束下面向后外行，经大脑脚与海马回钩之间进入侧脑室下脚，终止于脉络丛（图 23 - 7）。沿途发出分支供应外侧膝状体、内囊后肢的后下部、大脑脚底的中 1/3 及苍白球等结构。此动脉细小且行程又长，易被血栓阻塞。

（4）后交通动脉　在视束下面行向后，与大脑后动脉吻合，是颈内动脉系与椎 - 基底动脉系的吻合支（图 23 - 7）。

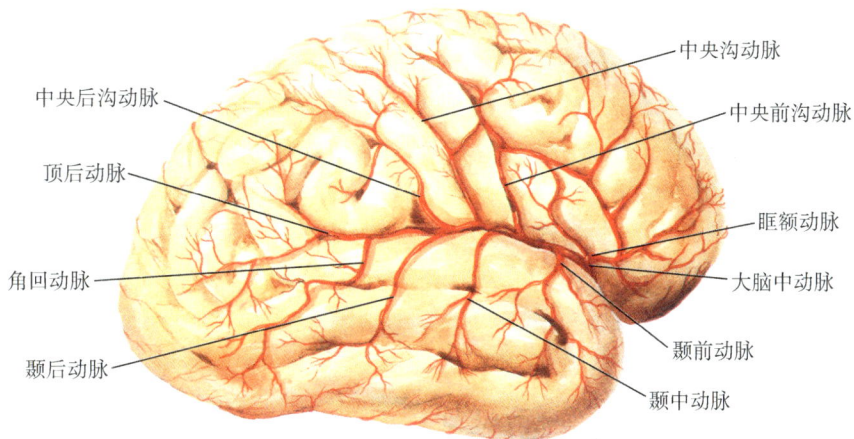

图 23 – 9　大脑半球上外侧面的动脉

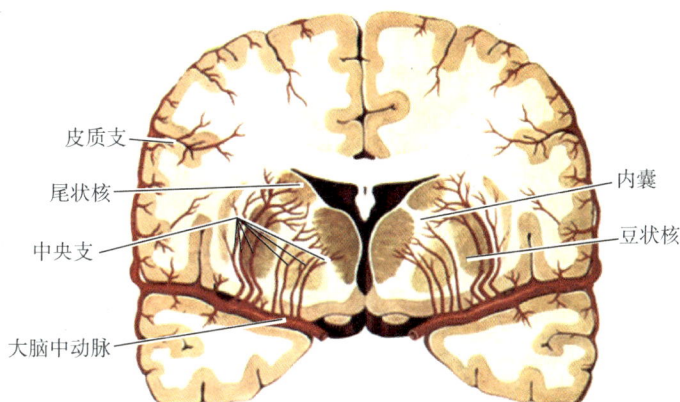

图 23 – 10　大脑半球中部、纹状体和内囊的动脉分布

2. 椎 – 基底动脉　椎动脉起自锁骨下动脉第 1 段，穿第 6 至第 1 颈椎横突孔，经枕骨大孔进入颅腔，入颅后，左、右椎动脉逐渐靠拢，在脑桥与延髓交界处合成一条基底动脉，后者沿脑桥腹侧的基底沟上行，至脑桥上缘分为左、右大脑后动脉两大终支。

（1）小脑下后动脉　是椎动脉最大的分支，通常平橄榄下端附近发出，向后外行经延髓与小脑扁桃体之间，行程弯曲，供应小脑下面后部和延髓后外侧部（图 23 – 7）。该动脉行程弯曲，易发生栓塞而出现同侧面部浅感觉障碍、对侧躯体浅感觉障碍（交叉性麻痹）和小脑共济失调等。该动脉还发出脉络膜支，组成第四脑室脉络丛。

（2）大脑后动脉　是基底动脉的终末分支，绕大脑脚向后，沿海马回钩转至颞叶和枕叶内侧面。皮质支分布于颞叶的内侧面、底面及枕叶；中央支由起始部发出，经脚间窝入脑实质，供应背侧丘脑、内侧和外侧膝状体、下丘脑和底丘脑等（图 23 – 7，图 23 – 8）。大脑后动脉起始部与小脑上动脉根部之间夹有动眼神经，当颅内高压时，海马旁回钩移至小脑幕切迹下方，使大脑后动脉向下移位，压迫并牵拉动眼神经，可导致动眼神经麻痹。

3. 大脑动脉环　由两侧大脑前动脉起始段、两侧颈内动脉末端、两侧大脑后动脉借前、后交通动脉连通而共同组成。位于脑底下方，蝶鞍上方，环绕视交叉、灰结节及乳头体周围。此环使两侧颈内动脉系与椎 – 基底动脉系相交通。在正常情况下，大脑动脉环两侧的血液不相混合，而是作为一种代偿的潜在装置。当此环的某一处发育不良或被阻断时，可在一定程度上通过大脑动脉环使血液重新分配和代偿，以维持脑的血液供应。不正常的动脉环易出现动脉瘤，前交通动脉和大脑前动脉的连结处是动脉瘤的好发部位。

（二）脑的静脉

主要收集脑和眼的静脉血，最后汇入颈内静脉。

二、脊髓的血管

1. 动脉 包括从椎动脉发出的 1 条脊髓前动脉、2 条脊髓后动脉以及从降主动脉发出的节段性动脉等（图 23 - 11）。

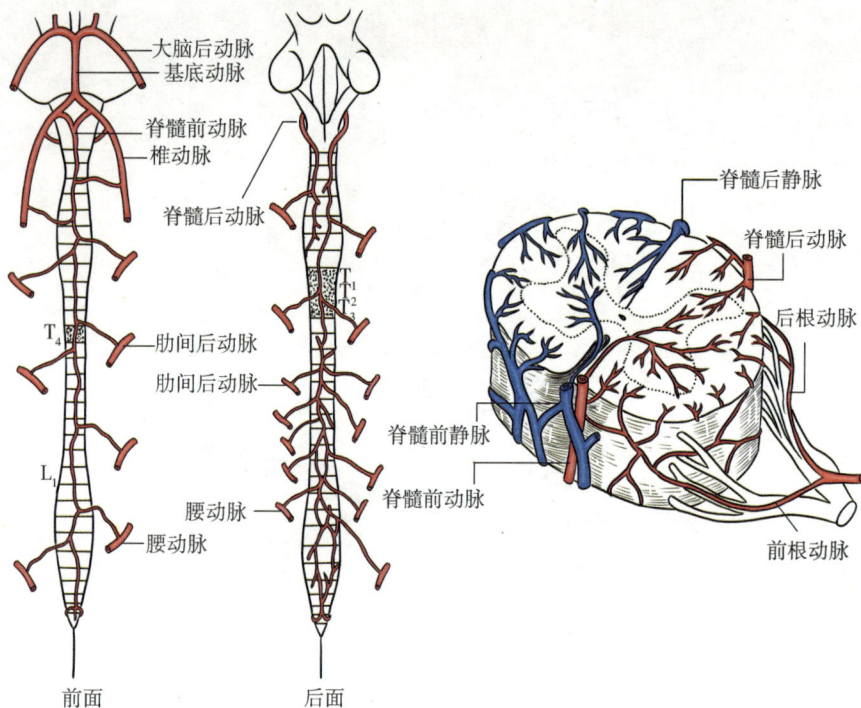

大脑后动脉
基底动脉
脊髓前动脉
椎动脉
脊髓后动脉
肋间后动脉
肋间后动脉
腰动脉
腰动脉
前面
后面

脊髓后静脉
脊髓后动脉
后根动脉
脊髓前静脉
脊髓前动脉
前根动脉

图 23 - 11　脊髓的动脉

2. 静脉 脊髓的静脉血集中于脊髓前、后静脉（图 23 - 11），再注入硬膜外隙内的静脉丛。

素质提升

全国高血压日

高血压是最常见的心血管病，是全球范围内的重大公共卫生问题。脑卒中的主要危险因素是高血压。同时，血压升高还是多种疾病的导火索，会使冠心病、心力衰竭及肾脏疾患等的发病风险增高。由于部分高血压患者并无明显的临床症状，高血压又被称为人类健康的"无形杀手"。因此，提高对高血压病的认识对于早期预防、及时治疗有极其重要的意义。

1998 年，卫生部为提高广大群众对高血压危害的认识、动员全社会都来参与高血压预防和控制工作、普及高血压防治知识，决定将每年的 10 月 8 日定为"全国高血压日"，在全国范围内掀起了防治高血压宣传活动的高潮。

第三节　脑脊液及其循环 微课3

PPT

脑脊液是充满于脑室系统、蛛网膜下隙和脊髓中央管的无色透明液体，内含各种浓度不等的无机离子、葡萄糖、微量蛋白和少量淋巴细胞，功能上相当于外周组织中的淋巴，对中枢神经系统起缓冲、保护、运输代谢产物和调节颅内压等作用。脑脊液总量在成人平均为150ml，处于不断产生、循环和回流的平衡状态，其循环途径如下。脑脊液主要由脑室脉络丛产生，少量由室管膜上皮和毛细血管产生。由侧脑室脉络丛产生的脑脊液经室间孔流至第三脑室，与第三脑室脉络丛产生的脑脊液一起，经中脑水管流入第四脑室，再汇合第四脑室脉络丛产生的脑脊液，一起经第四脑室正中孔和两个外侧孔流入蛛网膜下隙，然后，脑脊液再沿蛛网膜下隙流向大脑背面，经蛛网膜粒渗透至硬脑膜窦（主要是上矢状窦）内，回流入血液。若在脑脊液循环途径中发生阻塞，可导致脑积水和颅内压升高，使脑组织受压移位，甚至形成脑疝而危及生命。此外，有少量脑脊液可经室管膜上皮、蛛网膜下隙的毛细血管、脑膜的淋巴管和脑、脊神经周围的淋巴管回流（图23-12）。

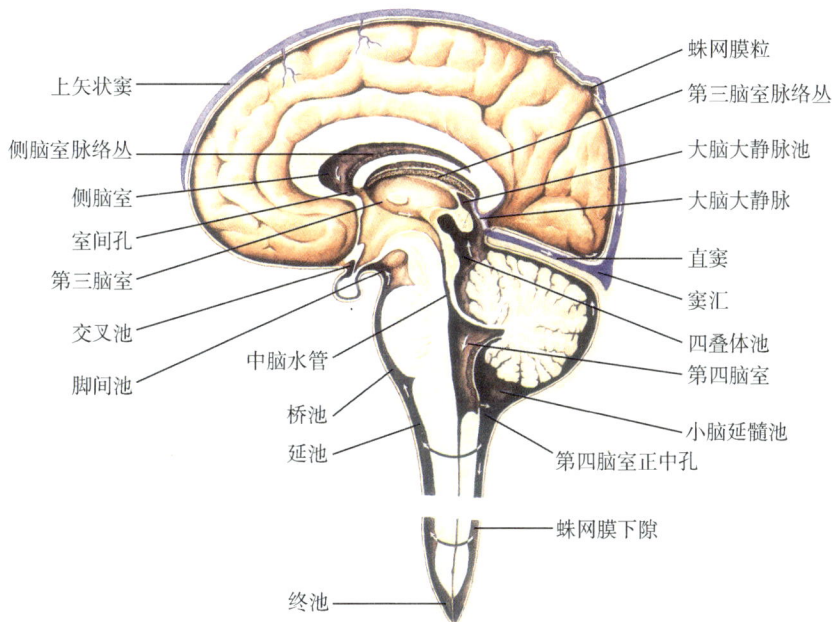

图23-12　脑脊液循环模式图

目标检测

答案解析

一、单项选择题

1. 关于硬膜外隙，描述错误的是（　）

A. 位于硬脊膜与软脊膜之间　　　　B. 呈负压

C. 位于硬脊膜与骨膜及黄韧带之间　　D. 内有脊神经通过

E. 此隙与颅腔不相交通

2. 关于蛛网膜下隙，描述错误的是（　　）

    A. 内有脑脊液

    B. 位于硬脊膜与蛛网膜之间

    C. 位于蛛网膜与软脊髓之间

    D. 不呈负压

    E. 马尾位于蛛网膜下隙的下部

3. 关于硬脑膜，描述错误的是（　　）

    A. 由两层构成

    B. 硬脑膜与颅顶骨连接疏松

    C. 硬脑膜与颅底骨结合紧密

    D. 硬脑膜与颅顶、颅底骨连接疏松

    E. 硬脑膜在某些部位内、外层分开，形成硬脑膜窦

4. 下列不属于硬脑膜形成结构的是（　　）

    A. 大脑镰　　　　　　　B. 小脑幕　　　　　　　C. 蛛网膜粒

    D. 硬脑膜窦　　　　　　E. 小脑镰

5. 豆纹动脉供给不包括（　　）

    A. 背侧丘脑　　　　　　B. 尾状核　　　　　　　C. 豆状核

    D. 内囊膝　　　　　　　E. 内囊前肢上部

6. 关于椎动脉供给，描述错误的是（　　）

    A. 大脑半球后 1/3　　　B. 小部分间脑　　　　　C. 脑干

    D. 小脑　　　　　　　　E. 大部分间脑

7. 不经过海绵窦的结构是（　　）

    A. 颈内动脉　　　　　　B. 展神经　　　　　　　C. 颈内静脉

    D. 动眼神经　　　　　　E. 滑车神经

8. 关于硬脑膜窦，描述错误的是（　　）

    A. 管壁无平滑肌

    B. 管壁内衬内皮细胞

    C. 内含静脉血

    D. 为硬脑膜在某些部位的内、外层分开而形成

    E. 管壁有少量平滑肌

9. 不参与大脑动脉环构成的是（　　）

    A. 大脑前动脉　　　　　　　　　B. 前、后交通支

    C. 颈内动脉末端　　　　　　　　D. 小脑上动脉

    E. 大脑后动脉

10. 关于脑脊液，描述错误的是（　　）

    A. 由各脑室的脉络丛产生

    B. 充满于脑室系统、硬膜外隙和脊髓中央管

    C. 无色透明

    D. 充满于脑室系统、蛛网膜下隙和脊髓中央管

    E. 最终返回静脉

二、思考题

1. 脑和脊髓的被膜有哪些？做硬膜外麻醉时，麻药注入何处？做腰麻时，注入何处？
2. 简述营养脑的动脉来源及其主要分支名称。
3. 简述脑脊液的产生和循环途径。

（王丰刚　张　华）

书网融合……

| 本章小结 | 微课1 | 微课2 | 微课3 | 题库 |

第八篇 人体胚胎学概要

第二十四章 人体胚胎早期发育

◎ 学习目标

    1. 通过本章学习，重点把握受精的概念、过程和意义；胚泡的形成和植入；二胚层胚盘的形成；三胚层的形成与分化；胎膜的组成；胎盘的结构与功能；先天性畸形的发生原因。

    2. 学会运用思维导图对人体胚胎早期发育的相关知识进行整合，从而理解人体胚胎早期发育过程及影响因素，为优生优育的宣传、保健、胎儿畸形的预防工作奠定基础；初步理解试管婴儿等辅助生育技术开展的理论基础。

≫ 情境导入

    情景描述 患者，女，33岁，孕31周。无痛性阴道流血2小时来诊，血鲜红，多于月经量。查体：子宫软，腹部无压痛。B超：胎体位置高于胎盘，胎盘附着于子宫下段，下缘到达宫颈内口。临床诊断：前置胎盘。

    讨论 1. 临床诊断的依据是什么？

           2. 前置胎盘形成的胚胎学基础是什么？

           3. 如何预防前置胎盘的发生？

    人体胚胎学是研究人体出生前的发生、发育过程及其规律的一门科学，由胚胎发育异常导致的先天性畸形也是人体胚胎学的重要研究内容。人体胚胎发生起始于受精卵，终止于胎儿出生，历时38周（约266天），可分为三个时期。①胚前期：从受精卵形成到胚胎发育的第2周末，包括受精、卵裂、胚泡形成、植入和二胚层胚盘形成等过程。②胚期：从第3周到第8周末的早期发生阶段。胚期质变剧烈，至第8周末，胚体已初具人形。③胎期：从第9周到胎儿出生，胚胎体内各组织器官进一步发生、发育，功能逐步建立，直到成熟分娩，新生命诞生。胎期量变剧烈。

    人体胚胎早期发生是从受精到第8周末，是整个胚胎发育的关键时期。

第一节 生殖细胞与受精

PPT

一、生殖细胞

生殖细胞又称为配子，包括精子和卵子。两者均为单倍体，染色体数目为23条，包括22条常染色体和 1 条性染色体。精子的染色体核型为 23，X 或 23，Y；卵子的染色体核型为 23，X。

（一）精子的发生、成熟和获能

1. 精子的发生　精子是在睾丸生精小管内发生的，从精原细胞开始，经过细胞增殖、两次减数分裂和形态变化，最终形成蝌蚪形的精子，染色体数目减半，由二倍体变成单倍体（图 24 - 1）。

2. 精子的成熟和获能　精子在生精小管内发生，转运至附睾时，虽然形态结构已经成熟，但无定向运动和使卵子受精的能力。在附睾液的作用下，精子具备了定向运动的能力和使卵子受精的潜力，但尚未释放顶体酶，精子无法穿越卵子周围的放射冠和透明带，这是由于精液内有一种糖蛋白黏附于精子头部，阻止了顶体酶的释放。因此，射出的精子虽有运动能力，却无受精能力。精子只有在进入女性生殖管道后，经子宫和输卵管分泌物的作用，该糖蛋白被去除，从而使精子获得使卵子受精的能力，此现象称为精子获能。精子在女性生殖管道内的受精能力一般可维持 1 天。目前已可将某些特殊物质加至精液内，使精子在体外获能。

（二）卵子的发生和成熟

卵子发生于卵巢中的卵泡，在受精过程中成熟（图 24 - 1）。卵子的发生过程也要经历两次减数分裂。排卵后，排出的卵细胞处于第二次减数分裂中期，当与精子相遇，受到精子穿入的激发后，完成第二次减数分裂，变为成熟的卵子。如果未受精，则在排卵后 12 ~ 24 小时内退化。

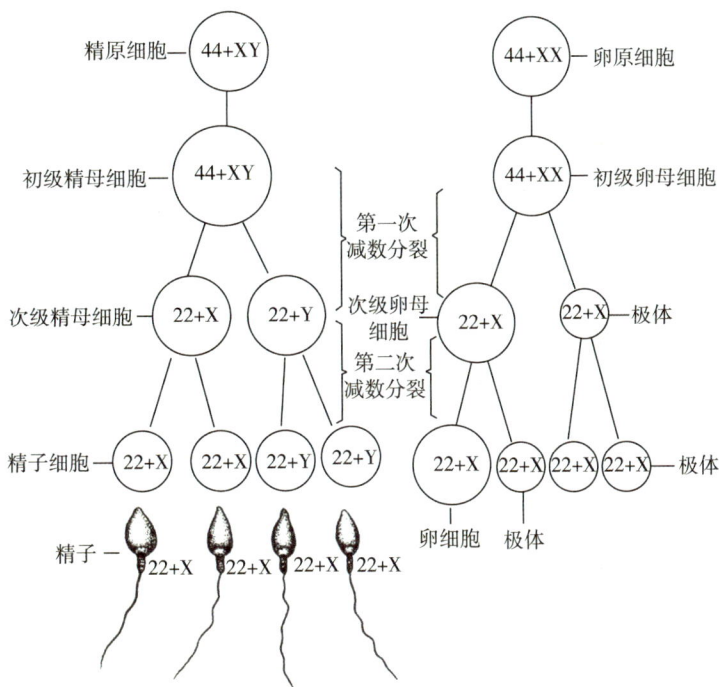

图 24 - 1　精子和卵子发生示意图

二、受精

受精是指精子与卵子结合形成受精卵的过程，一般发生在输卵管壶腹部。正常成年男性一次可射出 3 亿 ~ 5 亿个精子。

（一）受精过程

当大量获能的精子接触卵子周围的放射冠时，开始释放顶体酶，先解离放射冠，继而溶蚀透明带，这一过程称为顶体反应（图 14 - 2），形成了只能容许一个精子穿过的通道，随即精子的细胞核与细胞质进入卵子，两膜相互融合。在精、卵质膜接触的瞬间，次级卵母细胞活化，卵子浅层胞质内的皮质颗粒立即释放酶类进入卵周隙，使透明带的结构发生变化，阻止其他精子穿越透明带，这一过程称为透明带反应。这一反应保证了单精受精。

在精子穿入的激发下，卵细胞很快完成第二次减数分裂，形成1个成熟的卵子和1个第二极体。此时，精子和卵子的细胞核分别称为雄原核和雌原核。两个原核逐渐向细胞中部靠拢，核膜消失，染色体混合，形成二倍体的受精卵，又称合子（图24-2）。至此，受精过程完成。

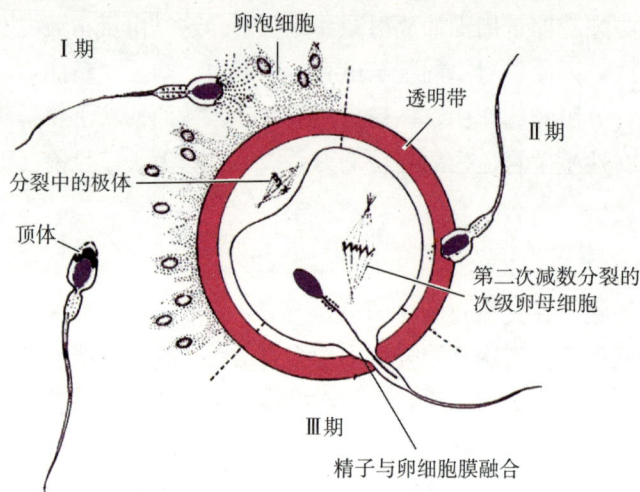

图 24-2　受精过程示意图

（二）受精的意义

1. 受精决定新个体的遗传性别　带有 X 染色体的精子与卵子结合，新个体为女性；带有 Y 染色体的精子与卵子结合，新个体为男性。

2. 精子与卵子的结合，恢复了细胞的二倍体核型　来自双亲的遗传物质随机组合，加之生殖细胞在减数分裂时曾发生染色体联会和片段交换，因而由受精卵发育来的新个体既保持了双亲的遗传特征，又具有不同于亲代的新性状。

3. 受精启动胚胎发育　精子进入卵子，使原本相对静止的卵子开始进行旺盛的能量代谢与生化合成，受精卵开始细胞分裂，启动了胚胎发育的进程。

素质提升

我国首例卵巢组织冷冻移植健康婴儿诞生

2019 年 8 月，我国首例卵巢组织冷冻移植健康婴儿在海军军医大学长征医院诞生。这标志着我国在生育力保存的理论研究及临床应用方面取得重大突破。

目前，海军军医大学长征医院已为几百例来自全国各地的女性恶性肿瘤患者及卵巢早衰患者进行了有效的生育力保存。长征医院生殖医学中心连续六年主办"卵巢早衰及生育力保存国际高峰论坛""国家级生育力保存技术培训班"，旨在将这些技术进行普及推广，为推动中国生育力保存的发展和国际影响力贡献力量。

第二节　植入前的发育

一、卵裂

受精卵一旦形成，便开始细胞分裂，并同时向子宫腔方向移动。由于受精卵被透明带包裹，细胞在分裂间期无生长过程，随着细胞数目的增加，细胞体积逐渐变小，受精卵的这种特殊的有丝分裂称为卵裂。卵裂产生的子细胞，称卵裂球。受精后第 3 天，受精卵分裂成含 12 ~ 16 个卵裂球的实心细胞团，称桑椹胚。受精后第 4 天，桑椹胚进入子宫腔（图 24 - 3）。

二、胚泡形成

桑椹胚的细胞继续分裂，当卵裂球达到 100 个左右时，细胞间出现含液体的小腔隙，然后互相融合成大腔，此时透明带溶解，胚呈囊泡状，称胚泡。胚泡中间的腔，称胚泡腔；胚泡的壁由单层扁平细胞构成，称滋养层。位于胚泡腔一侧的细胞团，称内细胞群，将来分化为胚胎和部分胎膜。覆盖在内细胞群外面的滋养层，称极端滋养层（图 24 - 3）。随着胚泡的增大，胚泡与子宫内膜相贴，开始植入。

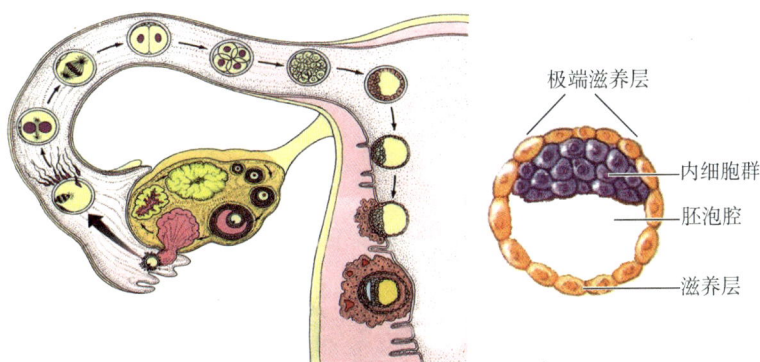

图 24 - 3　排卵、受精与植入过程示意图（左）及胚泡结构（右）

第三节　植入和植入后的发育

一、植入

植入是指胚泡埋入子宫内膜功能层的过程，又称着床。植入始于受精后第 5 ~6 天，完成于第 11 ~ 12 天。

1. 植入过程　植入时，透明带已完全消失，极端滋养层与子宫内膜接触，分泌蛋白水解酶，在子宫内膜上溶蚀出一个缺口，胚泡逐渐埋入子宫内膜功能层。当胚泡全部埋入后，缺口由附近上皮细胞增殖修复，植入完成（图 24 - 4）。

2. 植入部位　胚泡植入的部位通常在子宫底或子宫体。如果植入近子宫颈处并形成胎盘，称前置胎盘。前置胎盘可致胎儿娩出时阻塞产道或出现胎盘早期剥离而引起大出血。如果植入在子宫以外的部分，称异位妊娠。异位妊娠常见于输卵管，也可发生于卵巢、肠系膜、子宫阔韧带等处（图 24 - 5）。异位妊娠的胚胎多数因营养供应不良而早期死亡，少数植入输卵管的胚胎发育到较大后，引起输卵管破裂，发生大出血。

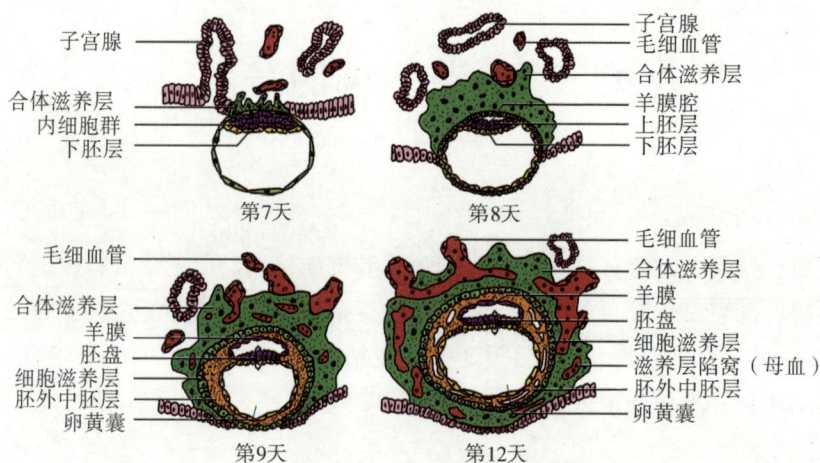

图 24 - 4　植入过程示意图

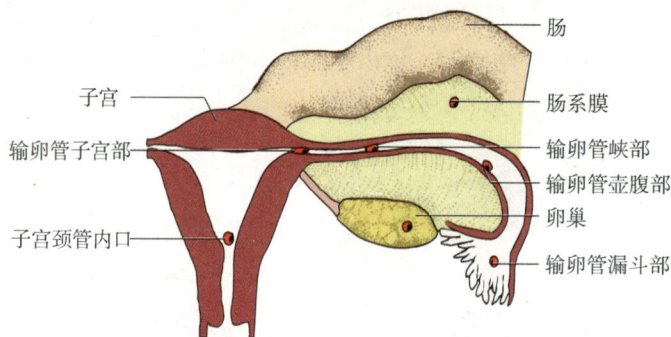

图 24 - 5　异常植入部位示意图

3. 植入条件　正常植入需要同时满足以下条件：①子宫内环境正常；②受精卵必须发育至胚泡期，并准时进入子宫腔，透明带及时消失；③孕激素、雌激素分泌正常；④子宫内膜发育阶段与胚泡发育同步。

二、蜕膜形成

1. 蜕膜　胚泡植入时子宫内膜正处于分泌期，植入后子宫内膜进一步增厚，血液供应更丰富，腺体分泌更旺盛，基质细胞变得十分肥大，其胞质富含糖原和脂滴，子宫内膜这些变化称为蜕膜反应。胚泡植入后的子宫内膜称为蜕膜。

2. 蜕膜的分部　根据蜕膜与胚泡的位置关系，将蜕膜分为三部分：①位于胚深面的蜕膜，称基蜕膜，将来形成胎盘的母体部分；②覆于胚胎子宫腔面的蜕膜，称包蜕膜；③其余部分的蜕膜，称壁蜕膜。包蜕膜与壁蜕膜之间为子宫腔（图 24 - 6），随胚胎的发育，子宫腔消失。

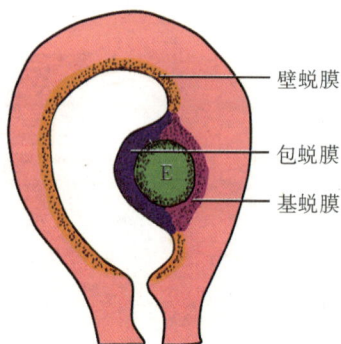

图 24 - 6　蜕膜与胚的关系示意图
E 为胚泡

三、二胚层胚盘及三胚层胚盘

（一）二胚层胚盘及相关结构的发生

1. 内细胞群的分化　胚泡植入过程中，内细胞群的细胞增殖、分化，形成有两个胚层的圆盘状的胚盘。邻近滋养层的一层柱状细胞，称上胚层；邻近胚泡腔侧的一层立方形细胞，称下胚层，中间有基膜相隔。上胚层和下胚层构成的椭圆形细胞盘，称胚盘，又称二胚层胚盘，是人体发生的原基。

继之，在滋养层与上胚层细胞之间出现一个充满液体的腔隙，称羊膜腔，腔内的液体称为羊水。由羊膜包裹羊膜腔形成的囊，称羊膜囊。下胚层周缘的细胞向腹侧生长、延伸，形成卵黄囊（图 24 - 7）。羊膜囊和卵黄囊对胚盘起营养和保护作用。

2. 滋养层的分化　植入过程中，滋养层细胞增生分化成两层细胞。内层细胞界限清楚，呈立方形，单层排列，称细胞滋养层；外层细胞较厚，细胞互相融合，细胞界限消失，称合体滋养层。在合体滋养层内出现一些小的腔隙，称滋养层陷窝，与蜕膜的小血管连通，其内充满母体血液（图 24 - 7）。

图 24 - 7　二胚层胚盘及相关结构示意图

3. 胚外中胚层的形成　受精后第 10~11 天，细胞滋养层之间出现松散分布的星状细胞和细胞外基质，充填于细胞滋养层、羊膜囊和卵黄囊之间，形成胚外中胚层。继而，胚外中胚层内出现一些小腔隙，又逐渐融合为一个大腔隙，称胚外体腔。随着胚外体腔的出现，胚外中胚层被分隔为内、外两层，分别衬贴于卵黄囊和羊膜腔的外表面及滋养层内表面。受精后第 14 天左右，随着胚外体腔的扩大，仅有少部分胚外中胚层连接于滋养层与胚盘尾端之间，称体蒂，将来发育为脐带的主要部分。

（二）三胚层胚盘及相关结构的形成

胚胎发育至第 3 周，胚盘尾端中线处的上胚层细胞迅速增生，形成一条纵行的细胞索，称原条。出现原条的一端为胚盘尾端，相对的一端为胚盘头端。原条的细胞继续增殖，继而在原条背面中线出现一纵行的浅沟，称原沟。原条头端略膨大，称原结。原结细胞增殖、下陷形成原凹。上胚层细胞增殖并通过原条在上、下胚层之间向周边迁移。首先，从上胚层迁出的部分细胞进入下胚层并逐渐全部置换下胚层细胞，称内胚层；继而，从上胚层迁出的另一部分细胞形成上、下胚层之间的夹层，称胚内中胚层，简称中胚层，此时，上胚层改称为外胚层。第 3 周末，胚盘由内、中、外三个胚层组成，三个胚层均起源于上胚层（图 24 - 8）。

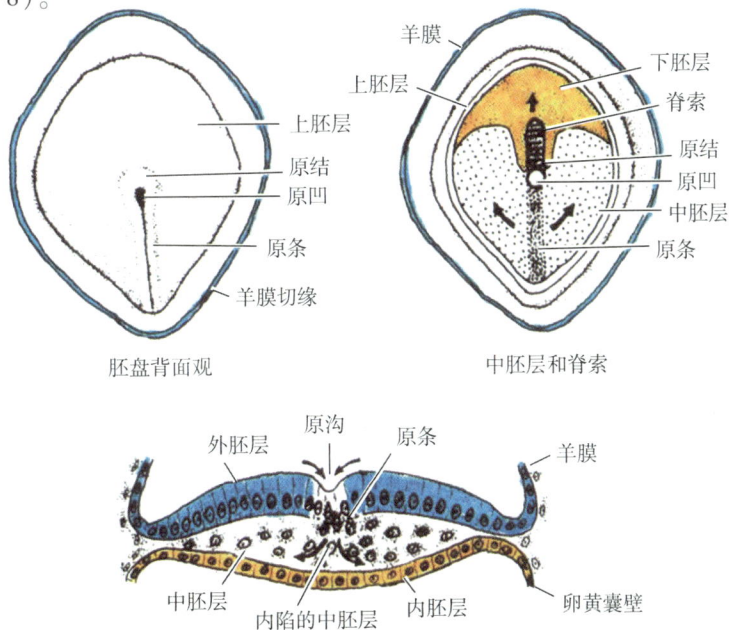

胚盘背面观

中胚层和脊索

图 24 - 8　胚盘（横切面）

示原条、中胚层的形成

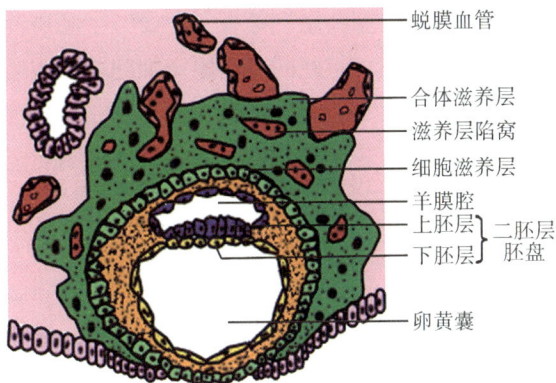

在胚盘的头端和尾端各有一个没有中胚层的区域，内、外胚层直接相贴，头端的称为口咽膜，尾端的称为泄殖腔膜。与此同时，原结细胞增生内陷于内、外胚层之间，并向前延伸形成一条细胞索，称脊索。原条和脊索为胚胎早期的中轴结构，对早期胚胎起支持作用。随着胚胎的发育，至受精后26天，原条全部消失。若原条细胞残留，可形成畸胎瘤。脊索则向胚盘头端快速增长，之后，脊索退化为成人椎间盘内的髓核。

（三）三胚层的分化和胚体形成

胚胎发育至第3周，外、中、内三个胚层已先后发生。第4～8周，三个胚层逐渐分化并形成各种组织和器官原基。

1. 外胚层的分化　在脊索的诱导下，脊索背侧中线的外胚层细胞增厚呈板状，称神经板。继而神经板中央沿胚体长轴生长，并向脊索方向凹陷，形成神经沟。神经沟的两侧缘高起，形成神经褶。第3周末，神经沟加深并愈合形成神经管。神经管是中枢神经系统的原基，将来分化为脑和脊髓以及神经垂体、松果体和视网膜等。

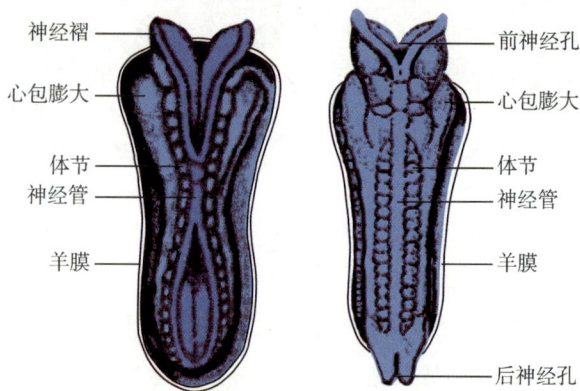

图24-9　神经管及体节的形成

神经管由胚体中段向头、尾两端延伸，最后在头、尾端各有一开口，分别称前神经孔和后神经孔（图24-9）。前、后神经孔在第4周先后愈合，若前、后神经孔未闭合，将形成无脑畸形和脊髓裂。

在神经沟闭合为神经管的过程中，神经板外侧缘的一些细胞形成一条位于神经管背侧的细胞索。该细胞索很快分裂为左、右两条，称神经嵴（图24-10），是周围神经系统的原基，将分化形成脊神经节、脑神经节、自主神经节及周围神经，并能远距离迁徙，形成肾上腺髓质等。

其余外胚层将分化为表皮及其附属器，以及角膜、晶状体、内耳迷路和腺垂体等。

2. 中胚层的分化　第3周初，脊索两侧的中胚层细胞增殖较快，由内向外依次分化成轴旁中胚层、间介中胚层和侧中胚层，其余散在的中胚层细胞统称为间充质（图24-10）。

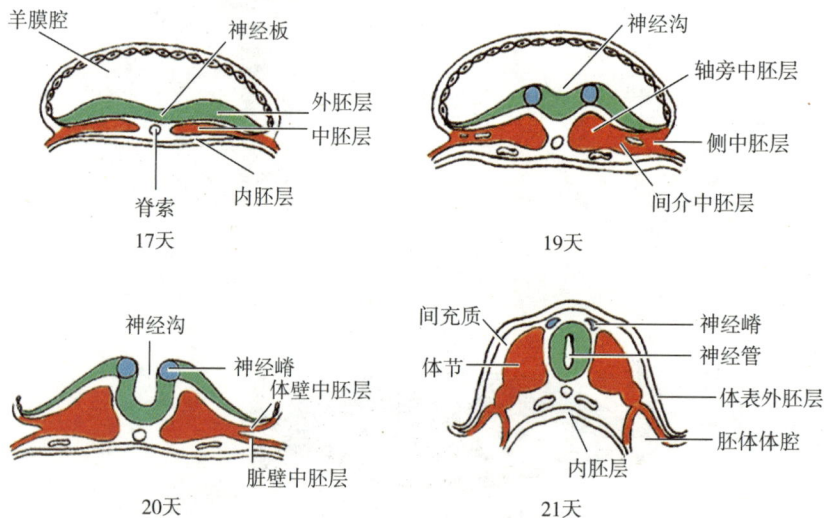

图24-10　外胚层和中胚层的早期分化

轴旁中胚层细胞迅速增殖，随即裂为块状细胞团，称体节。体节主要分化为背侧的真皮、大部分中轴骨（如脊柱）及骨骼肌等。间介中胚层分化成泌尿系统和生殖系统的主要器官和结构。侧中胚层位于间介中胚层外侧，其内先出现一些小腔隙，后融合为一个大腔隙，称胚内体腔。胚内体腔将来形成心包腔、胸膜腔和腹膜腔。胚内体腔将侧中胚层分成两层：与外胚层相贴的，称体壁中胚层，将来形成胸、腹部和四肢的真皮、骨骼和骨骼肌等；与内胚层相贴的，称脏壁中胚层，将分化为消化、呼吸系统的肌组织、血管和间皮等（图24-10）。间充质细胞可分化为血管、肌组织和结缔组织等。

3. 内胚层的分化 胚体形成的同时，内胚层逐渐被卷入胚体内，形成原始消化管（图24-11），将来主要形成消化管、消化腺、呼吸道、肺、中耳、甲状腺、胸腺、膀胱等器官的上皮组织。

4. 胚体形成 第4周初，胚盘中央部生长速度较周缘快，使扁平的胚盘向羊膜腔内隆起。胚盘周缘出现卷折，头端和尾端分别出现头褶和尾褶，两侧出现侧褶。随着胚胎的生长，头褶、尾褶和侧褶逐渐加深，平盘状的胚盘变为圆柱状的胚体。随后，上肢芽和下肢芽逐渐出现并发育成上肢和下肢，颜面部形成并发育。至第8周末，胚体的眼、耳、鼻及四肢都已可见，初具人形。

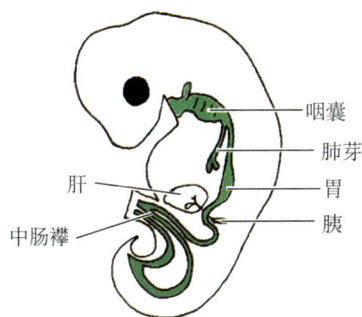

图24-11 内胚层的早期分化

第四节 胎膜与胎盘

胎膜和胎盘是对胚胎起保护、营养、呼吸、排泄等作用的附属结构，不参与胚胎本体的形成；胎盘还具有内分泌功能。胎儿娩出后，胎膜与胎盘即与子宫壁分离并被排出，总称衣胞。

一、胎膜

胎膜是受精卵分裂分化所形成的胚体以外的附属结构，包括绒毛膜、羊膜、卵黄囊、尿囊和脐带（图24-12）。

1. 绒毛膜 胚泡植入子宫内膜后，滋养层迅速增厚并分化为两层，继而向外周形成不规则、有分支的绒毛，连同胚外中胚层统称为绒毛膜。胚胎早期，绒毛分布均匀；第8周后，由于包蜕膜侧的绒毛血供不足，且绒毛受挤而退化，形成平滑绒毛膜。基蜕膜侧血供丰富，该处绒毛反复分支，生长繁茂，称丛密绒毛膜，与基蜕膜共同构成胎盘。

2. 羊膜 薄而透明，由单层羊膜上皮和少量胚外中胚层构成，内无血管。在胚胎的发育过程中，伴随着胚体凸向羊膜腔，羊膜腔逐渐扩大，羊膜和平滑绒毛膜逐渐接近，最后融合，胚外体腔消失。羊膜腔内充满羊水，胎儿在羊水中生长发育。羊水是由羊膜上皮分泌物及胚胎排泄物组成。胎儿能吞咽羊水，羊水经消化管吸收后，部分废物通过胎儿的血液循环运输至胎盘，由母体排泄。足月妊娠时，羊水有1000~1500ml。妊娠期间羊水量超过2000ml，称羊水过多，分娩时容易引起孕妇宫缩乏力和产后出血，胎儿则易产生胎位不正；羊水量少于500ml，称羊水过少，易引起羊膜与胎儿粘连。许多先天性畸形，特别是泌尿系统畸形与羊水过少有关。

羊水具有保护胎儿免受外界冲击和损害、防止与周围组织粘连的功能。分娩时，羊水可促进宫颈扩张、冲洗软产道。

3. 卵黄囊 人胚卵黄囊不发达，退化早，它的出现只是种系发生和进化过程的重演。胚胎第2周，随着二胚层胚盘的形成，在内胚层腹侧出现卵黄囊；第6周末，卵黄囊被包入脐带，并逐渐退化。但卵黄囊的内胚层是原始生殖细胞的产地；卵黄囊的胚外中胚层是胚胎最早的造血场所，称血岛，也是造血干细胞发生的地点。

4. 尿囊 是卵黄囊尾侧的内胚层向体蒂伸出的一个盲管。人的尿囊仅为遗迹性器官，没有功能。但其壁的胚外中胚层以后演变为脐动脉和脐静脉。

5. 脐带 是羊膜包绕体蒂、尿囊、卵黄囊等结构所形成的一条连于胚胎脐部与胎盘之间的圆索状结构。胎儿出生时，脐带长 40～60cm。脐带过长，易缠绕胎儿颈部或其他部位，影响胎儿发育甚至导致胎儿窒息死亡；脐带过短，胎儿娩出或分娩时易引起胎盘早期剥离，造成出血过多。

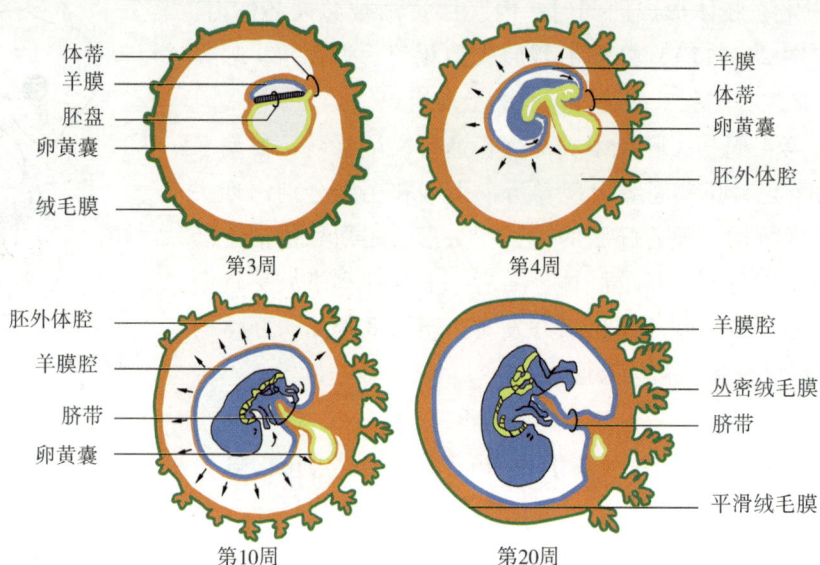

图 24 - 12　胎膜的演变

二、胎盘

1. 胎盘的结构 胎盘是由母体的基蜕膜与胎儿的丛密绒毛膜紧密结合而构成的一个圆盘状结构。胎盘中央厚，周边薄。胎盘的胎儿面有羊膜覆盖，表面光滑，其中央有脐带相连。胎盘的母体面粗糙，是剥离后的基蜕膜。胎盘的母体面可见浅沟，将胎盘分割为 15～30 个胎盘小叶（图 24 - 13）。

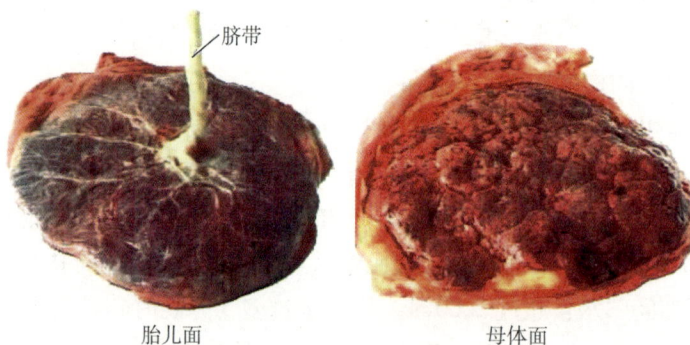

图 24 - 13　胎盘整体观

2. 胎盘的血液循环和胎盘屏障 胎盘内有胎儿和母体两套血液循环系统，两者的血液在各自的封闭管道内循环，互不相混，但可进行物质交换。胎儿血与母体血在胎盘内进行物质交换所通过的结构，称胎盘屏障或胎盘膜。胎盘屏障由合体滋养层、细胞滋养层及其基膜、薄层绒毛结缔组织、毛细血管基膜及内皮构成（图 24 - 14）。

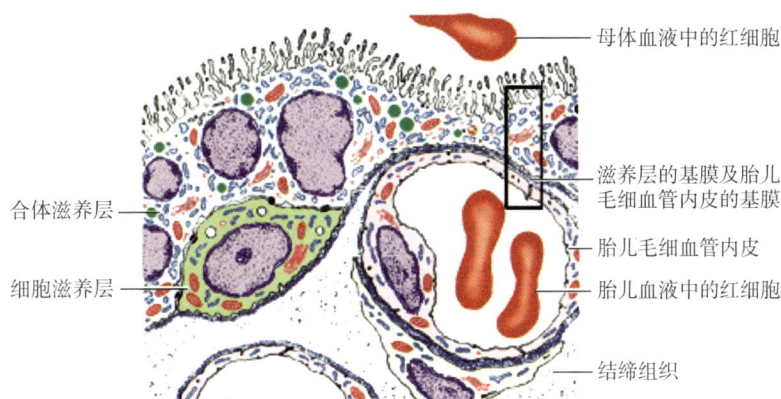

图 24－14 胎盘屏障模式图

3. 胎盘的功能

（1）物质交换　是胎盘的主要功能。胎儿的血液流经胎盘时，通过渗透、扩散等各种方式，使胎儿从母体的血液中获得 O_2 和营养物质，并以同样的方式使胎儿血液中的 CO_2 及其代谢产物排入母体血液，再由母体排至体外。

（2）屏障作用　胎盘屏障可阻挡母体内的大分子物质进入胎儿的血液循环，对胎儿有一定的保护作用。但某些病毒、激素和小分子药物可以透过胎盘屏障进入胎儿体内，影响胎儿的发育，甚至导致胎儿先天性畸形，故妊娠期妇女用药需慎重。

（3）内分泌功能　胎盘分泌多种激素，对维持妊娠起重要作用。胎盘分泌的主要激素如下。①人绒毛膜促性腺激素：于受精后 2 周末开始出现于母体血液中，9～11 周达到高峰。妊娠初期，能促进母体卵巢内的黄体生长发育，以维持妊娠。临床常检查孕妇尿中有无此激素，作为早孕的辅助诊断。②人胎盘催乳素：于妊娠第 2 个月开始分泌，能促进母体的乳腺生长发育，并能促进胎儿的代谢和生长发育。③雌激素和孕激素：于妊娠第 4 个月开始分泌，有维持妊娠的作用。

第五节　双胎、多胎与联胎

PPT

一、双胎

双胎又称为孪生，发生率在新生儿中为 1%。双胎分为以下两种。

1. 双卵双胎　卵巢一次排出两个卵细胞，各自受精后发育成两个胎儿，占双胎的大多数。它们有各自独立的胎膜和胎盘，性别相同或不同，出生后的相貌和生理特性的差异如同一般的兄弟姐妹。

2. 单卵双胎　由一个受精卵发育成两个胚胎。这种双胎儿的遗传基因完全一致，性别相同，且出生后的体态、相貌和生理特征也极为相似，血型和组织相容性抗原均相同，其组织器官可相互移植而不被排异。单卵双胎的发生原因可能如下。①从受精卵发育出两个胚泡：两个胚泡各自发育成一个胎儿，两个胎儿有各自独立的绒毛膜、羊膜和胎盘。②一个胚泡内形成两个内细胞群：两个胎儿位于各自的羊膜腔内，但共用一个绒毛膜和胎盘。③形成两个原条与脊索：如果在胚胎期发生原条分离，两个胎儿就会共用一个羊膜腔、绒毛膜和胎盘（图 24－15）。

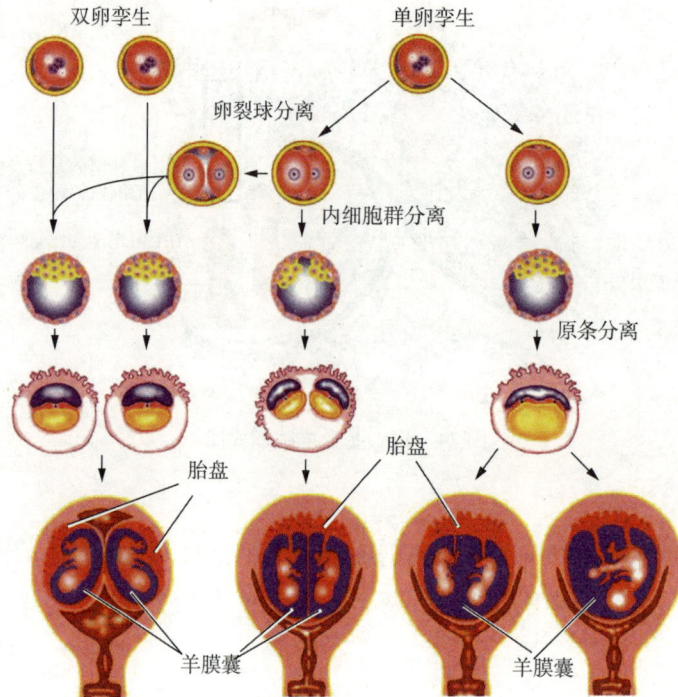

图 24 - 15　双胎形成示意图

二、多胎

多胎是指一次娩出两个以上的新生儿。多胎形成的原因与孪生相同，有单卵多胎、多卵多胎及混合多胎 3 种类型，以混合性多胎最常见。发生原因可为单卵性、多卵性和混合性。多胎发生率低，但近年随着临床应用促性腺激素治疗不孕症以及试管婴儿技术的应用，其发生率有所增高。

三、联胎

联体双胎是指两个未完全分离的单卵双胎。当一个胚泡出现两个内细胞群或一个胚盘出现两个原条，分别发育成两个胚胎时，若胚胎分离不完全，发生局部连接，则导致联体双胎。

第六节　先天性畸形

先天性畸形是由胚胎发育紊乱导致的，出生时即可见的形态结构异常。出生时即已存在，属于出生缺陷的一种。出生缺陷还包括功能、代谢和行为等方面的先天性异常。随着现代工业的发展和环境污染的日趋严重，先天性畸形的发生率有逐渐上升的趋势。

一、先天性畸形的分类

1. 整体胚胎发育畸形　多由严重遗传缺陷引起，不能形成完整的胚胎并发生早期死亡或流产。

2. 胚胎局部发育畸形　由胚体局部发育紊乱引起，同时涉及多个器官，如头面发育不全、并指畸形等。

3. 器官或器官局部畸形　由某一器官不发生或发育不全所致，如腭裂、室间隔膜部缺损等。

4. 组织分化不良性畸形　由组织分化紊乱引起，发生时间比较晚，肉眼不易识别，如先天性巨结肠、克汀病等。

5. 发育过度畸形　由器官或器官的一部分增生过度所致，如多指、并指畸形等。

6. 吸收不全畸形　由胚胎发育过程中有些应全部或部分吸收的结构吸收不全所致，如食管闭锁、肛门闭锁等。

7. 超数或异位发生性畸形　由器官原基超数发生或发生于异常部位所致，如双肾盂、异位乳腺等。

8. 发育滞留性畸形　由器官发育中途停止所致，如隐睾、双角子宫等。

9. 重复畸形　由单卵双胎未能完全分离所致，胎儿整体或部分结构不同程度地重复出现，如双头胎儿、联体胎儿等。

10. 寄生畸形　由单卵双胎的两个胎儿发育速度相差甚大所致，小胎或不完整的小胎附着于大胎的某一部位。

二、先天性畸形的发生原因

先天性畸形是胚胎发育紊乱的结果。在人类的各种先天性畸形中，约 25% 由遗传因素导致，约 10% 由环境因素导致。多数先天性畸形是遗传因素和环境因素相互作用的结果。

1. 遗传因素　包括染色体畸变和基因突变两类。若这些遗传改变累及生殖细胞，由此引起的畸形就会遗传给后代。

2. 环境因素　能引起先天性畸形的环境因素统称为致畸因子，包括生物致畸因子、物理致畸因子、化学致畸因子、致畸性药物等。

三、致畸敏感期

各种致畸因素的作用与细胞的分裂速度和分化程度关系密切。

胚前期，即受精后 2 周内，细胞分化程度低，受到致畸因子的作用时，若致畸作用强，则导致孕妇早期流产或胚胎死亡；若致畸作用弱，可由邻近的未分化细胞补偿，不出现畸形。临床上，常把受精后的前 2 周称为"安全期"。胚期，即受精后第 3~8 周，胚体内细胞增殖分化活跃，是最易受致畸因子的作用而发生畸形的时期，称致畸敏感期。在此期，孕妇应特别注意避免与致畸因子接触。在胎期，胎儿生长发育快，各器官进行组织分化和功能分化，受致畸因子作用后也会发生畸形，但多属于组织结构和功能缺陷，一般不出现器官畸形。

目标检测

答案解析

一、单项选择题

1. 精子获能的部位是（　　）

　　A. 睾丸　　　　　　　　　B. 附睾　　　　　　　　　C. 卵巢

　　D. 子宫和输卵管　　　　　E. 输精管

2. 一般情况下，植入完成的时间是（　　）

　　A. 受精后第 3~4 天　　　B. 受精后第 4~5 天　　　C. 受精后第 5~6 天

　　D. 受精后第 7~8 天　　　E. 受精后第 11~12 天

3. 胚泡植入后的子宫内膜称为（　　）

　　A. 胎膜　　　　　　　　　B. 蜕膜　　　　　　　　　C. 绒毛膜

　　D. 基膜　　　　　　　　　E. 羊膜

4. 中胚层起源于（　　）

    A. 上胚层　　　　　　　　B. 下胚层　　　　　　　　C. 外胚层

    D. 内胚层　　　　　　　　E. 滋养层

5. 神经系统起源于（　　）

    A. 上胚层　　　　　　　　B. 外胚层　　　　　　　　C. 中胚层

    D. 胚外中胚层　　　　　　E. 间充质

6. 胎膜包括（　　）

    A. 绒毛膜、羊膜、卵黄囊、尿囊和脐带

    B. 绒毛膜、壁蜕膜、卵黄囊、尿囊和脐带

    C. 绒毛膜、羊膜、包蜕膜、尿囊和脐带

    D. 绒毛膜、羊膜、卵黄囊、体蒂和脐带

    E. 绒毛膜、羊膜、卵黄囊、尿囊和基蜕膜

7. 胎盘的组成是（　　）

    A. 胎儿的平滑绒毛膜与母体的包蜕膜

    B. 胎儿的丛密绒毛膜与母体的包蜕膜

    C. 胎儿的丛密绒毛膜与母体的基蜕膜

    D. 胎儿的丛密绒毛膜与母体的壁蜕膜

    E. 胎儿的平滑绒毛膜与母体的基蜕膜

8. 下述结构中，不是由受精卵发育而来的是（　　）

    A. 蜕膜　　　　　　　　　B. 胎膜　　　　　　　　　C. 羊膜

    D. 胎盘　　　　　　　　　E. 绒毛膜

9. 胚体初具人形是在受精后（　　）

    A. 第5周末　　　　　　　B. 第6周末　　　　　　　C. 第8周末

    D. 第12周末　　　　　　　E. 第16周末

10. 致畸敏感期是在胚胎发育的（　　）

    A. 第1~2周　　　　　　　B. 第3~8周　　　　　　　C. 第9~16周

    D. 第3~8个月　　　　　　E. 前8周

二、思考题

1. 简述受精的意义。

2. 简述胚泡植入的定义、时间、过程、部位、条件及植入后蜕膜的分部。

（张　华　王丰刚）

书网融合……

本章小结　　　题库

参考文献

［1］付升旗，游言文，汪永锋．系统解剖学［M］．2 版．北京：中国医药科出版社，2023.

［2］武俊芳．组织学与胚胎学［M］．2 版．北京：中国医药科技出版社，2023.

［3］米健．正常人体结构［M］．北京：人民卫生出版社，2016.

［4］吴建清，徐冶．人体解剖学与组织胚胎学［M］．8 版．北京：人民卫生出版社，2018.

［5］柏树令，丁文龙．系统解剖学［M］．9 版．北京：人民卫生出版社，2018.

［6］李继承，曾园山．组织学与胚胎学［M］．9 版．北京：人民卫生出版社，2018.